麻醉学基础与实践

谭相舰 等◎主编

辽宁科学技术出版社

·沈阳·

图书在版编目（CIP）数据

麻醉学基础与实践 / 谭相舰等主编. — 沈阳：辽
宁科学技术出版社，2022.6

ISBN 978-7-5591-2544-6

Ⅰ. ①麻… Ⅱ. ①谭… Ⅲ. ①麻醉学 Ⅳ. ①R614

中国版本图书馆CIP数据核字（2022）第085008号

出版发行：辽宁科学技术出版社
　　　　　（地址：沈阳市和平区十一纬路25号 邮编：110003）
印 刷 者：辽宁鼎籍数码科技有限公司
经 销 者：各地新华书店
幅面尺寸：185 mm × 260 mm
印　　张：18.25
字　　数：433千字
出版时间：2022年6月第1版
印刷时间：2022年6月第1次印刷
责任编辑：郑红　于倩　邓文军
封面设计：李娜
责任校对：王玉宝

书　　号：ISBN 978-7-5591-2544-6
定　　价：120.00元

联系电话：024-23284526
邮购热线：024-23284502
http://www.lnkj.com.cn

《麻醉学基础与实践》
编委会

前　言

　　麻醉学是临床医学中发展最快的学科之一，而且继续保持着高速发展的势头。近年来，基础医学以及与麻醉密切相关的生理、药理、病理学等学科的进步，为麻醉学理论和临床工作提供了广阔的发展空间。

　　详细介绍了神经外科、普胸外科、心脏外科、泌尿外科、骨外科、普外科、产科、妇科、血管外科、耳鼻喉科、眼科、口腔颌面外科、整形外科。

　　本书理论联系实际，内容实用，对麻醉专业水平的提高起到了推进作用。因此，将本书推荐给麻醉科、外科医疗工作人员，特别是麻醉科中青年医师。希望本书能帮助你们在临床工作中获得扎实的理论基础，提高麻醉、急救、镇痛的专业水平。

　　由于编写时间仓促和学识水平有限，书中一定存在失误与不足之处，恳请读者朋友批评指正。

编　者

目　　录

第一章　神经外科手术的麻醉

第一节　麻醉对脑生理功能的影响

机体的高级神经活动都是由大脑主宰完成的，大脑的生理功能非常复杂，代谢极为活跃，其生理功能的正常发挥与脑血供与氧供有严格的依赖关系。麻醉通过影响大脑的生理功能而使机体的高级神经活动全部或部分受到抑制，避免或减轻各种刺激对机体的伤害，保证患者的安全和手术顺利进行。

一、麻醉药与脑血流及脑代谢的关系

脑代谢率对脑血流可产生重要影响，而决定脑血流的直接因素是脑灌注压，脑灌注压是指平均动脉压与小静脉刚进入硬脑膜窦时的压力差。许多麻醉用药可影响动脉压和脑代谢，进而影响脑血流。

（一）静脉麻醉药

1. 硫喷妥钠

硫喷妥钠对脑血流的自身调节和对二氧化碳的反应正常。镇静剂量对脑血流和代谢无影响，意识消失时脑代谢率可降低 36%，达到手术麻醉深度时降低 36%～50%。硫喷妥钠使脑血流减少，主要是由于该药所致的脑血管收缩、脑代谢受抑制，故大脑血流的减少不会引起脑损伤，对脑代谢的抑制主要是抑制神经元的电生理活动（而非维持细胞整合所需要的能量）。

2. 依托咪酯

依托咪酯对脑代谢的抑制同硫喷妥钠相似，所不同的是依托咪酯注射初期脑代谢率急剧下降。脑血流的最大降低发生于脑代谢最大降低之前，可能与依托咪酯直接引起脑血管收缩有关。

3. 丙泊酚

丙泊酚与硫喷妥钠相似，对脑血流和脑代谢的抑制程度与剂量相关，但可保留二氧化碳的反应性。通过抑制脑代谢使脑血流相应降低，还可降低平均动脉压和脑灌注压。

3. 羟丁酸钠

长时间，大剂量应用羟丁酸钠可出现酸中毒，可使脑血管收缩，脑血流和脑代谢降低，可造成暂时性、相对性脑缺血。用作麻醉诱导时可增加脑灌注压。

5. 氯胺酮

氯胺酮是唯一可以增加脑血流和脑代谢的静脉麻醉药。

6. 神经安定药（氟哌利多与芬太尼合剂）

神经安定药对脑代谢影响轻，可减少脑血流。

（二）吸入麻醉药

所有吸入麻醉药都不同程度地扩张脑血管，增加脑血流，且抑制脑血管的自身调节，干扰对二氧化碳的反应。氟类吸入麻醉药降低脑代谢，氧化亚氮增加脑代谢。脑血管的扩张效应；氟烷＞恩氟烷＞异氟烷、氧化亚氮和七氟烷。

（三）麻醉性镇痛药

单独使用麻醉性镇痛药对脑血流和脑代谢没有影响，甚至可以增加脑血流。临床研究结果不一，是因为与其他药物联合应用所致。

（四）肌松药

肌松药不能通过血－脑屏障，可间接影响脑血流，主要降低脑血管阻力和静脉回流阻力，对脑代谢没有影响。

二、麻醉药对颅压的影响

麻醉药对颅压的影响主要有两方面，一是对脑血管的影响，二是通过对脑脊液的产生和吸收的影响，两者最终都引起脑容量的变化。脑外科手术在硬脑膜剪开后，脑脊液被吸走，脑脊液产生增加和吸收减少已不重要。

（一）静脉全麻药对颅压的影响

氯胺酮能兴奋脑功能，增加脑血流和脑代谢，颅压也相应增高。其他静脉麻醉药不引起颅压增高，甚至可降低颅压，如硫喷妥钠，丙泊酚均可不同程度地降低颅压，苯二氮䓬类药物和依托米酯对颅压无影响，均可安全地应用于颅压升高的患者。

（二）吸入全麻药对颅压的影响

所有的吸入麻醉药可不同程度地引起脑血管扩张，致使颅压也随之相应增高，在程度上氟烷＞恩氟烷＞异氟烷、氧化亚氮和七氟烷。

（三）麻醉性镇痛药

单独使用麻醉性镇痛药，因其不影响脑血管的自动调节，故对颅压正常的患者没有影响，对已有颅压升高的患者，舒芬太尼可降低颅压。

（四）肌松药

琥珀胆碱因其可产生肌颤，一过性影响静脉回流，而致颅压增高。非去极化肌松药有组胺释放作用，组胺可引起脑血管扩张，颅压增高。

三、气管内插管对颅压的影响

大多数的神经外科手术需在气管内插管全身麻醉下进行，而气管内插管的技术操作可间接引起颅压改变。从喉镜置入暴露声门到气管导管放置到气管内，尽管临床上通过加大诱导药物的剂量，应用心血管活性药物，甚至气管内表面麻醉，但整个过程仍伴有不同程度的心血管应激反应，这种反应可致颅压升高。

四、暂时带管与气管内插管拔除对颅压的影响

神经外科患者手术结束后，是保留还是拔除气管内插管要根据不同病情和手术要求，以及术后监护条件而决定，两者各有利弊，且对颅压的影响也不尽相同。目前临床上随着病房监护条件的改善，多数患者术毕，于自主呼吸恢复后带管回病房监护室，维持适当的镇静1～2h后拔管，在这段时间内只要患者能耐受气管内插管，一般不会引起颅压升高，如果镇

静效果不够，患者发生呛咳，将会引起颅压剧升，严重时会引起颅内出血，影响手术效果。对带管的患者一定要密切监护，认真观察患者的镇静程度，防止镇静不足。无论带管时间多长，最终必将拔除，神经外科手术的患者拔管期间可引发心血管应激反应，拔除气管内插管时对气管壁及咽喉部的摩擦刺激常引起剧烈呛咳，直接造成脑静脉回流受阻而致颅压升高，呛咳可造成脑组织震荡而使手术创面出血，甚至导致手术失败。

第二节　神经外科手术麻醉的处理

一、术前评估与准备

神经外科手术患者术需常规访视，了解患者全身情况及主要脏器功能，做出 ASA 评级。对 ASA Ⅲ1、Ⅳ级患者，要严格掌握手术麻醉适应证并选择手术时机。对下列情况应采取预防和治疗措施，以提高麻醉的安全性。

（1）有颅内压增高和脑疝危象，需要紧急脱水治疗，应用 20% 甘露醇 1g/kg 快速静脉滴注，呋塞米 20～40mg 静脉注射，对缓解颅内高压、脑水肿疗效明显。有梗阻性脑积水，应立即行侧脑室引流术。

（2）有呼吸困难，通气不足所致低氧血症，需尽快建立有效通气，确保气道畅通，评估术后难以在短期内清醒者，应行气管插管。颅脑外伤已有大量误吸的患者，首要任务是行气管插管清理呼吸道，并用生理盐水稀释冲洗呼吸道，及时使用有效抗生素和肾上腺皮质激素防治呼吸道感染，充分吸氧后行手术。

（3）低血压，快心率往往是颅脑外伤合并其他脏器损伤（肝、脾破裂、肾、胸、腹、盆骨损伤等所致大出血），应及时补充血容量后再行手术或同时进行颅脑手术和其他手术。注意纠正休克，及时挽救患者生命。

（4）由于长期颅内压增高而导致频繁呕吐，致脱水和电解质紊乱患者，应在术前尽快纠正。降颅压时应注意出入量平衡，应入量大于出量，并从静脉补充营养，待病情稳定后行手术。

（5）由垂体和颅咽管瘤合并血糖升高和尿崩症等内分泌紊乱，术前也应及时给予处理。

（6）癫痫发作者术前应用抗癫痫药和镇静药制止癫痫发作，地西泮 10～30mg 静脉滴注，必要时给予冬眠合剂。如癫痫系持续发作，应用 1.25%～2.5% 硫喷妥钠静脉注射缓解发作，同时注意呼吸支持和氧供。

（7）由于脑外伤、高血压，脑出血，脑血管破裂所致蛛网膜下隙出血，使血小板释放活性物质致脑血管痉挛，常用药物有尼莫地平 10mg，静脉注射，每日 2 次。也可应用其他缓解脑血管痉挛的药物，能有效降低脑血管痉挛引发的并发症和病死率。

（8）术前用药对没有明显颅脑高压，呼吸抑制患者术前可常规用药，用量可据病情酌情减量；对于重症患者，有明显颅脑高压和呼吸抑制患者，镇痛和镇静药原则上应慎用，否则会导致高 CO_2 血症。

（9）监测除常规血压，心电图，心率，动脉血氧饱和度，还应监测有创动脉压、血气分析、呼气末 CO_2、CVP、尿量等。

（10）神经外科手术麻醉的特点：①安全无痛：麻醉要镇痛完全，对生理扰乱小，对代谢、血液化学，循环和呼吸影响最小。②肌肉松弛：在确保患者安全的条件下，麻醉要有足够的肌肉松弛。肌松药不能滥用，要有计划地慎重应用。③降低患者应激反应：要及时处理腹腔神经丛的反射—迷走神经反射。要重视术中内脏牵连反射和神经反射的问题，积极预防和认真处理，严密观察患者的反应，如血压下降，脉搏宽大和心动过缓等。可辅助局部内脏神经封闭或应用镇痛镇静药，以阻断神经反射和向心的手术刺激，维持神经平稳。④术中应保证输液通畅，均匀输血，防止输液针头脱出。如果一旦发生大出血，补充血容量不及时，或是长时间的低血压状态，可引起严重后果，甚至危及生命。

二、麻醉方法

（一）局部麻醉

在患者合作的情况下，局部麻醉适用于简单的颅外手术，钻孔引流术、神经放射介入治疗及立体定向功能神经外科手术等。头皮浸润用 0.5％普鲁卡因（或 0.75％利多卡因）含 1：20 万肾上腺素，手术开始时静脉滴入氟哌利多 2.5mg，芬太尼 0.05～0.1mg，增加患者对手术的耐受能力。

（二）全身麻醉

气管插管全身麻醉是现代常用麻醉方法，为了达到满意的麻醉效果，即诱导快速、平稳，插管时心血管反应小，麻醉维持平稳对各项生命体征影响小，目前临床上较多使用静吸复合麻醉。

1. 麻醉诱导

（1）硫喷妥钠（4～8mg/kg）；芬太尼（4～8μg/kg）或舒芬太尼（0.5～1.0μg/kg）静脉注射＋维库溴铵（0.1μg/kg）静脉注射。

（2）丙泊酚（1.5～2mg/kg）；咪达唑仑（0.1～0.3 mg/kg）＋维库溴铵（0.1mg/kg）＋芬太尼（5μg/kg）静脉注射。

（3）对冠心病或心血管功能较差的患者，依托咪酯（0.3～0.4mg/kg）＋芬太尼（5μg/kg）＋维库溴铵（0.1mg/kg）＋艾司洛尔［500μg/（kg·min）］，在充分吸氧过度通气情况下行气管插管。

2. 麻醉维持

（1）常采用吸入异氟烷（或安氟烷、七氟烷等）加非去极化肌肉松弛药及麻醉性镇定药。

（2）静脉维持泵注丙泊酚［4～6mg/（kg·h）］或咪达唑仑［0.1mg/（kg·h）］，配合吸入异氟烷（安氟烷、七氟烷等），按需加入镇痛药及非去极化肌肉松弛药。

（3）全凭静脉麻醉，使用把控技术（TCD），静脉输注丙泊酚＋瑞芬太尼及非去极化肌肉松弛药。

3. 麻醉管理

（1）仰卧头高位促进脑静脉引流，有利于降低 ICP；俯卧位应注意维持循环稳定和呼吸通畅，并固定好气管导管位置。

（2）开颅前需使用较大剂量麻醉镇痛药如芬太尼，手术结束前1～2h禁止使用长效镇痛剂如哌替啶、吗啡等，有利于术毕患者及时苏醒和良好通气。

（3）术中间断给肌松剂，应及时追加用量，防止患者躁动。对上神经元损伤患者和软瘫患者，应用肌松剂宜小剂量，应用苯妥英钠对非去极化肌松剂有拮抗作用，应加大肌松剂使用剂量。

（4）该类患者手术期间宜机械通气，并间断行过度通气，保持 $PetCO_2$ 在 4.0kPa 左右。

（5）术毕患者应迅速苏醒，但又不能有屏气或呛咳现象以免使颅内压升高、脑出血等，可使用拉贝洛尔、艾司洛尔，尼莫地平控制血压升高，也可使用芬太尼 0.05mg 静脉注射，或 2% 利多卡因 2mL 行气管内注入防止呛咳反射所致颅内压升高、脑出血等。

（6）液体管理：术前禁食，禁水丢失量按 8～10mL/kg 静脉滴注，手术中液体维持按 4～6mL/kg 补给，患者术前应用脱水剂，已有明显高涨状态，补充液应是生理盐水或等张胶体液。多数学者认为神经外科患者应维持血浆渗透压浓度达到 305～320mmol/L 较为理想，达不到时应使用脱水利尿剂。

（7）使用大剂量脱水利尿剂患者，可产生大量利尿作用，术中应加强对钾、钠、血糖和血浆渗透浓度测定，以利于及时发现和纠正。

第三节　颅脑外伤患者的麻醉

一、颅脑外伤患者的病理生理

颅脑外伤按其病理生理过程可分为原发性损伤和继发性损伤。受伤的瞬间，先为不同程度的原发性损伤，然后继发于血管和血液学的改变而引起脑血流减少，从而导致脑缺血和缺氧，脑水肿，颅压增高，进一步发生脑疝，导致死亡。因此，临床上需要对继发性损伤病理生理过程进行干预，防止其进一步发展加重损伤。

（一）脑血流的改变

研究证明，脑外伤患者在创伤急性期即可发生脑血流的变化。严重脑外伤患者约30%在外伤后 4 h 内发生缺血性改变。目前认为，这种外伤后缺血性改变是一种直接的反应性变化，而非全身性低血压所致，尽管后者可加重缺血性改变。

影响继发性改变的其他因素：

（二）高血压和低血压

由于原发性损伤之后，脑的顺应性发生改变，甚至有颅内出血，颅压增高，无论高血压还是低血压都将加重脑损伤。由于自身调节功能损害，低血压造成脑灌注压减少，导致脑缺血；而高血压可造成血管源性脑水肿，进一步升高颅压，引起脑灌注压降低。在自身调节功能保持完整的情况下，低血压可引起代偿性脑血管扩张，脑血容量增加，进而使颅压增高，造成脑灌注压进一步降低，产生恶性循环，又称为恶性循环级联反应。

（三）高血糖症

在脑缺血、缺氧的情况下，葡萄糖无氧酵解增加，产生过多的乳酸在脑组织中蓄积，可引起神经元损害。

（四）低氧血症和高二氧化碳血症

低氧血症和高二氧化碳血症都可引起颅脑损伤患者脑血管扩张，颅压增高、脑组织水肿，从而可加重脑损伤。

（五）脑损伤的机制

脑损伤的机制主要是在脑缺血的情况下激活了病理性神经毒性过程。包括兴奋性氨基酸的释放、大量氧自由基的产生、细胞内钙超载、局部NO产生等，最终引起脑水肿加重和神经元不可逆性损害。

（六）脑水肿

外伤后脑水肿和脑肿胀使脑容量增加、颅压增高，导致继发性脑损害，重者发生脑疝，甚至死亡。脑水肿分为五种情况：血管源性、细胞毒性、水平衡性、低渗性和间质性。

（1）血管性脑水肿：脑组织损伤可破坏血—脑屏障，致使毛细血管的通透性与跨壁压增加，以及间质中血管外水潴留，从而造成血管源性脑水肿。由于组胺、缓激肽，花生四烯酸、超氧化物和羟自由基、氧自由基等引起内皮细胞膜受损，激活内皮细胞的胞饮作用和内皮结合部的破裂，使毛细血管通透性增加。其次，研究发现体温升高、高碳酸血症可使内皮细胞跨膜压增高，导致毛细血管前阻力血管松弛，使脑水肿发生率和范围增加。另外，蛋白分子电负荷的改变使血管外水潴留。由于清蛋白为阴离子蛋白，容易通过受损的血—脑屏障，然后由外皮细胞清除。相反，IgG片段为阳离子蛋白，则黏附于阴离子结合部位，而潴留于间质中。临床上脑出血，慢性硬脑膜下血肿和脑肿瘤附近的水肿，均属于血管源性水肿。

（2）细胞毒性水肿：细胞毒性水肿的主要机制是在脑血流减少的情况下，能量缺乏使细胞膜泵（Na-K-ATP酶）功能受损，进而引起一系列的生化级联反应，使细胞外钾增加，细胞内钙增高，膜功能损害可引起细胞不可逆性损伤。由梗死造成的局灶性或全脑缺血、低氧，均可导致细胞毒性水肿的形成。

（3）流体静力性水肿：由于跨血管壁压力梯度增加，使细胞外液积聚。脑血管自身调节功能受损，可引起毛细血管跨壁压急剧增加。如急性硬脑膜外血肿清除后使颅内压突然下降，导致脑血管跨壁压突然增加，出现一侧脑半球弥散性水肿。

（4）低渗透压性水肿：严重血浆渗透压降低和低钠血症是渗透性脑水肿的主要原因。脑胶体渗透压超过血浆渗透压，水分即被吸收入脑。当血清钠浓度低于125mmol/L时可引起脑水肿。此外，由于性激素的不同，在同一血清钠浓度时，女性较男性更易发生脑水肿。

（5）间质性脑水肿：阻塞性脑积水、脑室过度扩大可使脑脊液—脑屏障破裂，导致脑脊液渗透到周围脑组织并向脑白质细胞外蔓延，在临床上可出现一种明显的非血管性脑水肿，即间质性脑水肿。这类水肿一旦发生，可导致脑缺血和神经元损害。

颅脑外伤初期由于静脉容量血管的扩张，脑血容量增加而出现脑肿胀，而不单是脑组织含水量的增加。其神经源性因素包括脑干刺激和脑循环中释放血管活性物质等。因此，早期的脑水肿主要由于脑血管自身调节功能下降，而脑干损害则影响动脉扩张，或静脉梗阻导致充血性或梗阻性脑水肿。如处理不当或不及时，在脑外伤的后期，随着脑水肿加重，颅内高压，脑灌注压下降，引起脑缺血，生化级联反应发生改变，发生复合性脑水肿，即血管性和细胞毒性脑水肿。

二、麻醉处理要点

（一）术前准确评估

由于颅脑外伤病情严重，麻醉医师应首先确保患者的呼吸道通畅，供氧应充分，及时开放静脉通路，以稳定循环，为抢救赢得时间，然后在极短的时间内迅速与家属沟通，了解相关病情，并掌握生命体征和主要脏器的功能情况，了解患者既往有无其他疾病，受伤前饮食情况，有无饮酒过量等。目前心肺功能状况，有无合并其他脏器损伤。脑外伤患者常因颅内压增高而发生呕吐，甚至误吸，所以这类患者均应视为饱胃患者，在插管前和插管时都应防止误吸。

（二）麻醉前合理用药

颅脑外伤患者一般不用术前镇静药，只给阿托品或东莨菪碱等抗胆碱药即可。无论何种镇静药都可引起患者呼吸抑制，特别是患者已存在呼吸减弱、呼吸节律异常或呼吸道不畅，即使少量的镇静药也可能造成呼吸抑制，使动脉血中二氧化碳分压增加，引起颅压增高。对于躁动的患者，一定要在密切监护情况下方可给予镇静。

（三）术中密切监测

术中常规监测有：心电图（ECG），脉搏血氧饱和度（SpO），呼气末二氧化碳分压（PETCO$_2$）体温、尿量、袖带血压。必要时还应动脉有创测压，动脉血气分析和电解质分析。怀疑血流动力学不稳、估计失血较多或术中可能大出血，应行深静脉穿刺置管。为操作和管理方便，穿刺点以选择股静脉为宜。

（四）麻醉诱导

颅脑外伤患者的麻醉诱导非常关键，诱导过程当中血流动力学的急剧变化将会加重脑损伤；颅脑外伤患者常常饱胃，诱导过程中发生误吸，会使病情复杂化；颅脑外伤患者常合并其他部位脏器的损伤，如颈椎损伤、胸部损伤、肝脾破裂等；此外，颅脑外伤的老年患者可合并严重的心肺疾患。因此，如不加考虑，贸然进行常规诱导，势必酿成大祸，引发纠纷。

对于全身状况较好、无其他并发症的单纯脑外伤患者，麻醉诱导用药可以选丙泊酚，咪达唑仑、芬太尼和非去极化肌松药。丙泊酚作为目前静脉麻醉药的主打药物，也适用于脑外伤患者，可降低颅压和脑代谢率，并能清除氧自由基，对大脑有一定的保护作用。应用咪达唑仑，可减少诱导期丙泊酚的用量，对减少患者医疗费用有积极作用，同时也降低因单纯应用丙泊酚所引起的低血压发生率，若患者血容量明显不足。可单独应用咪达唑仑为宜，避免应用丙泊酚引起严重低血压而加重脑损伤。咪达唑仑和丙泊酚的用量一定要个体化，一般情况下可用咪达唑仑 4～8mg，丙泊酚 30～50mg。肌松药以非去极化肌松药为宜，如必须选用去极化肌松药，应注意有反流与误吸、增高颅压和导致高血钾的可能。非去极化肌松药以中，长效为主，如罗库溴铵（0.6～1mg/kg）、维库溴铵（0.1mg/kg）、哌库溴铵（0.1mg/kg）。麻醉用药的顺序对诱导的平稳也有影响，先给予芬太尼（1.5μg/kg），后给咪达唑仑，再给肌松药，30s后给丙泊酚。这种给药方法既可避免丙泊酚注射痛刺激，又能使各种麻醉诱导用药的作用高峰时间叠加一致，可减少气管内插管应激反应。气管内插管前采用2％利多卡因行气管表面麻醉，可使插管反应降到理想程度，最大限度地维持麻醉诱导平稳。

对于全身状况较差、合并其他脏器损伤或伴有其他并发症的患者，麻醉诱导应当慎重。

（1）对病情危重，反应极差或呼吸微弱甚至停止的患者，可直接或气管表面麻醉下插管。

（2）对于发生过呕吐的患者，应在吸引清除口咽部滞留物后，再进行诱导用药，在面罩加压控制呼吸之前，应由助手压迫喉结，防止胃内容物再次溢出加重误吸，在气管内插管成功后，用生理盐水灌洗，尽可能吸引清除误吸物，以利于气体交换。

（3）对其他并发症的患者，特别是心功能较差，甚至心力衰竭患者，首先应用强心药，选择诱导药物，如采用咪达唑仑、依托咪酯等，配合适量的芬太尼和肌松药。

（4）合并其他脏器损伤的患者，尤其是内脏大出血者，应进行积极的抗休克治疗，在血压回升、心率接近正常的情况下，谨慎地进行麻醉诱导与气管内插管，以免延误手术时机。诱导用药应选择对血压影响轻、且对大脑有保护作用的药物，如咪达唑仑，即使这样，用药量也应减少，以避免血压剧烈波动。

（五）麻醉维持

颅脑外伤的患者一般都存在不同程度的颅内压增高，因此，麻醉维持一般不单独采用吸入全身麻醉，目前较多采用静脉复合全身麻醉或静脉吸入复合麻醉。静脉复合全身麻醉的维持采用静脉间断注射麻醉性镇痛药和肌松药，持续泵入静脉全麻药。麻醉性镇痛药以芬太尼为主，有条件的可用舒芬太尼和阿芬太尼，哌替啶较少使用。麻醉性镇痛药的用量一般应根据患者的实际情况决定，切忌量大，静脉全麻药也是如此。肌松药应选择对颅内压影响小的阿曲库铵、维库溴铵和哌库溴铵等。静脉全身麻醉药目前最为常用的是咪达唑仑和丙泊酚。丙泊酚优势更为明显，因手术医师希望术后能尽早评估患者的神经系统功能，丙泊酚起效和苏醒都快，而且还有脑保护作用，故选用丙泊酚更为有益。

静脉吸入复合麻醉维持是在静脉复合麻醉的基础上增加了气管内挥发性麻醉药的吸入。静脉复合麻醉的维持同上不再赘述。应该注意的是吸入麻醉药的选择，吸入麻醉药有脑血管扩张作用，异氟烷扩张作用最弱，适合应用。

（六）术中管理

颅脑外伤者容量管理非常重要。临床上常用脉搏、血压、尿量等指标进行监测。需要注意的是脑外伤者常用脱水剂，用尿量判断液体平衡情况不准确。最好监测中心静脉压，尤其是合并内脏出血休克者。在液体种类上，晶体液以乳酸钠林格液、平衡盐液和生理盐水为好，应避免应用含糖液。有大出血者，紧急时可选用胶体液，如羟甲淀粉、琥珀酰明胶（血定安）、万汶等。颅脑外伤者血－脑屏障可能存在不同程度的损害，万汶有预防毛细血管渗漏的作用，从理论上讲，输注万汶可能优于其他血浆代用品。术中应注意失血量估计的准确性，适量输血，防止血液过度稀释，术中血细胞比容最好维持在0.30左右。

术中保持过度通气，维持呼气末二氧化碳分压30～35mmHg，有利于颅压的控制。术中除了密切监测患者生命体征外，还应观察手术步骤，对手术的进程有所了解。因为脑外伤患者由于颅压升高，致交感神经兴奋性增高、血中儿茶酚胺上升，易掩盖血容量不足，一旦开颅剪开脑膜，容易发生低血压，严重者可致心搏骤停。此外，麻醉医师在观察手术操作期间，应结合所监测的生命体征指标变化，及时与手术医师沟通，并根据术中生命体征变化，做出准确的判断和正确的解释及处理。

（七）麻醉恢复期的管理

麻醉恢复期的管理非常重要，不能掉以轻心。麻醉医师应根据病情做出相应的处理。早期拔除气管内插管，有利于手术医师及时进行神经系统检查，对手术效果做出及时评估。但必须掌握拔管时机，若患者出现不耐管倾向，且呼之睁眼，可给予少量丙泊酚，吸净气管内和口腔内分泌物后，拔除气管内插管。应尽可能避免麻醉过浅和拔管时剧烈呛咳，以免由此而引起颅内压增高和颅内创面出血。

对术前情况较差、多脏器损伤或有其他严重并发症者，尤其是昏迷患者，宜保留气管导管或做气管切开，以利于术后呼吸道管理，有条件者护送专科 ICU 或综合 ICU。

三、麻醉注意事项

颅脑外伤患者麻醉一个最为关键的问题是，一定不能只注意颅脑外伤的情况而忽略了对其他脏器外伤的观察，以免贻误治疗，导致不良后果。入室后开放两条静脉通路，以备快速输血、输液，抢救休克和大出血。

无论哪种麻醉方法，麻醉诱导时都应防止误吸，以免使病情复杂化。手术过程中避免使用增高颅压的药物，控制呼气末二氧化碳分压，维持患者一定程度的过度通气。术中应注意患者水、电解质的情况，特别是患者大量应用脱水剂，极易引起水、电解质紊乱，液体量可以略欠一些，切不可过量，必要时输血，避免应用含糖液体。术中注意避免血压剧烈波动而诱发脑血管痉挛，加重脑损伤，影响术后神经功能的恢复。

脑外伤患者术后切不可盲目拔除气管导管，严重的脑水肿或脑干损伤，随时可能发生呼吸暂停，甚至死亡危险。

第四节　颅内血管病变患者的麻醉

一、颅内血管病变的病理及临床表现

颅内血管病变包括高血压动脉粥样硬化性脑出血，颅内动脉瘤、颅内血管畸形等。多数是因突发出血而就诊，平时没有症状，或头痛的症状被忽略，因此起病较急，多数需行急诊手术。

（一）高血压动脉粥样硬化性脑出血

高血压动脉粥样硬化性脑出血在临床上最常见，尤其是随着社会的老龄化和饮食结构的改变，其发生率有增加的趋势。高血压和动脉粥样硬化互为因果，互相影响。高血压的患者颅内血管壁由于长期受到高压力的冲击而发生损伤，损伤的部位在修复过程，有的恢复良好，有的会发生脂类沉积，沉积的脂类物质可形成斑块，此处的血管壁弹性降低，脆性加大，在突然受到更大的血流冲击力的情况下，血管壁即破裂发生出血。如剧烈运动，情绪激动、饮酒等因素，可使患者突然头痛、恶心、呕吐，意识障碍，严重者很快深昏迷，四肢瘫痪，眼球固定，瞳孔针尖样，高热，病情迅速恶化，数小时内死亡。特别是饮酒后，易误认为醉酒，颅脑 CT 可帮助确诊。

（二）颅内动脉瘤

颅内动脉瘤是由于脑血管发育异常而产生的脑血管瘤样突起。好发于颅底动脉及其临近动脉的主干上，常在动脉分支处呈囊状突出。颅内动脉瘤的病因可能是先天性动脉发育异常或缺陷，动脉粥样硬化、感染、创伤等，形成动脉瘤的一个共同因素是血流动力学的冲击因素，致使薄弱的血管壁呈现瘤样突起。临床上颅内动脉瘤在破裂前常无症状或仅有局灶症状，表现为一过性轻微头痛；破裂后症状严重，出现突发的、非常剧烈的头痛，常被误诊为流感、脑膜炎、颈椎间盘突出、偏头痛、心脏病以及诈病等。患者可有不同程度的意识障碍，部分患者就诊时可能完全缓解，患者是否有过突发性剧烈头痛的病史常常是确诊的重要线索。颅内动脉造影可确诊。Hunt 和 Hess 将颅内动脉瘤患者按照手术的危险性分成五级。

Ⅰ级：无症状，或轻微头痛及轻度颈强直。

Ⅱ级：中度及重度头痛，颈强直，除有神经麻痹外，无其他神经功能缺失。

Ⅲ级：嗜睡，意识模糊，或轻微的灶性神经功能缺失。

Ⅳ级：神志不清，中度至重度偏瘫，可能有早期的去大脑强直及自主神经功能障碍。Ⅴ级：深昏迷，去大脑强直，濒死状态。

若有严重的全身疾患如高血压，糖尿病，严重动脉硬化、慢性肺部疾患及动脉造影上有严重血管痉挛者，要降一级。

（三）颅内血管畸形

颅内血管畸形是指脑血管发育障碍引起的脑局部血管数量和结构异常，并对正常的脑血流产生影响。可分为动静脉畸形、毛细血管扩张症、静脉畸形、海绵状血管畸形。临床上最常见的是动静脉畸形。脑动静脉畸形是一种在胎儿期形成的先天性脑血管发育异常，无明显家族史。其病理特点是非肿瘤性的血管异常，具有粗大、扩张、扭曲的输入及输出血管，病理性血管可呈蔓状缠结且动静脉分流循环速度很快，供养动脉常常扩张并延长，近端及远端动脉襻均为纡曲状。动静脉畸形的症状体征可来自以下情况。

（1）正常神经组织受压，脑积水，脑、蛛网膜下隙、脑室出血。

（2）缺血及出血性损害导致头痛、抽搐

（3）占位导致的神经功能缺失。

（4）静脉压升高使颅压增高。

（5）"盗血"引起神经功能缺失。

（6）临床表现各不相同，有头痛、癫痫，精神异常、失语，共济失调等。还有一个罕见的症状，即三叉神经痛。

二、麻醉处理要点

（一）术前准备及麻醉前用药

麻醉医师应尽快了解病史，特别是抗高血压药的服用情况。此类患者为急诊患者，病情虽有轻重之分，但对意识障碍不严重的患者不能掉以轻心，这类患者很容易激动和烦躁，致使病情加重，影响治疗效果。所以无论患者意识如何，只要有躁动倾向，一定要给予适度的镇静，并密切监护。麻醉前用药根据病情可在手术室内麻醉前 5min 静脉推注抗胆碱药。若在做相应检查时已用镇静药，此时不必再用。

（二）术中监测

术中监测见颅脑外伤患者麻醉处理要点中的术中监测，此不再赘述。

（三）麻醉方法

颅内血管病变手术目前几乎都在显微镜下进行，要求手术野稳定清晰，所以应选择气管内插管全身麻醉，因挥发性麻醉药对脑血管影响大，故多选择静脉全身麻醉。麻醉诱导用药为：丙泊酚、咪达唑仑、依托咪酯、羟丁酸钠、芬太尼、舒芬尼、雷米芬太尼、维库溴铵、哌库溴铵等。不管选择哪几种药，都要力求诱导平稳，维持脑灌注压稳定。

（四）麻醉维持

麻醉维持药物的选择应以能更好地满足下列要求为前提：理想的脑灌注压、防止脑缺氧和脑水肿、使脑组织很好地松弛，为减轻脑压板对脑组织的压迫、在分离和夹闭动脉瘤时应控制血压，以降低跨壁压。由于没有任何一种药物可达上述要求，所以要联合用药，作用互补，以取得最佳效果。在应用静脉麻醉药的同时辅以小流量的异氟烷，可更好地进行控制性降压。维持用药可以静脉持续泵入丙泊酚，也可持续泵入咪达唑仑，镇痛药和肌松药可间断注射。镇痛药可用吗啡、芬太尼、舒芬太尼等，肌松药可选用长效哌库溴铵或中效维库溴铵。

（五）术中管理

颅内血管病变的患者术中管理非常重要，术中合理地调控血压、心率，维持血流动力学稳定，可减轻脑损害，有利于患者神经功能的恢复，合理地利用心血管活性药物，尤其对心血管并发症的患者更要因人而异，用药一定要个体化。一般常用的心血管活性药物有：艾司洛尔、硝酸异山梨酯、氨力农、硝酸甘油、硝普钠。容量管理也很重要，术中应根据液体需要量、失血量、尿量，以及 CVP 和肺毛细血管楔（PCWP）及时补液和输血，特别是在动脉瘤夹闭后应快速扩容，进行血液稀释，维持血细胞比容在正常低限范围内（0.30～0.35）。羟乙基淀粉用量超过 500mL 时为相对禁忌，因为有可能干扰止血功能引起颅内出血。

（六）麻醉恢复期管理

麻醉恢复期应根据术前患者的一般情况和手术的情况决定是否拔除气管导管。若术前患者一般情况良好，且手术顺利，可在患者自主呼吸恢复满意后拔管，完全清醒后送回病房观察。若术前一般情况较差，意识有障碍，手术难度较大，时间长，应带管将患者送监护室，借助呼吸机支持，待麻醉自然消除后拔管。

三、麻醉注意事项

对高血压动脉粥样硬化性脑出血的患者，应了解既往史，这类患者一般都有不同程度的心肌供血不足，血压、心率的剧烈波动变化，可使心肌缺血加重，严重者发生心肌梗死，所以麻醉诱导时应避免使用心肌抑制药物。

颅内动脉瘤和血管畸形的患者麻醉诱导非常关键，特别是已经有颅内出血的患者，麻醉诱导期间可再出血或出血加重，甚至可引发动脉瘤破裂，故麻醉诱导要把喉镜置入和气管内插管刺激降到最低。但麻醉也不宜过深，对颅内压正常的患者，血压可降低至基础血压的30%～35%，对已有颅内压增高的患者，血压降低有加重脑缺血的危险，一定要引起重视。

颅内动脉瘤患者术中都要求控制性降压，应该注意，为维持合理的脑灌注，在切开硬脑膜前不需降压过低。术中在监护状态下于动脉瘤夹闭前开始行控制性降压。选择对脑血流、脑代谢及颅压影响小的降压方法。在控制性降压的过程中应该注意的是：硝普钠虽然可以快速控制高血压，但可使容量血管扩张而增加脑血容量，并使颅压升高；硝酸甘油同样可使容量血管扩张而增加脑血容量，比硝普钠引起的颅内压增高还要明显且严重，因而要避免应用这两种药物。钙通道阻滞药尼卡地平、尼莫地平可增加局部脑血流，对心肌抑制轻，术中可快速控制高血压，停降压后无反跳现象，并有预防术后心脑血管痉挛的作用，可作为首选。

颅内血管畸形的患者术中要严格控制血压波动，低血压加重损害病变周围的脑组织（长期低灌注血管麻痹），一旦（AVMs）切除术后发生正常灌注压恢复综合征，出血、水肿、高颅压，而高血压又可加重其损害。因此，术后血压仍须控制在适当范围，不宜立即停止降压药。

颅内血管手术由于出血和术中对血管的刺激，术后极易发生局部脑血管痉挛，血流减慢，术中应避免使用止血药，以免在血管痉挛后发生脑血栓，影响神经功能的恢复。

注意防止动脉瘤夹闭后的血管痉挛，通过高血压［平均动脉（MAP）100mmHg］高血容量、血液稀释来增加脑血流，关键是要在轻度脑缺血进展为脑梗死之前实施，术野使用罂粟碱可扩张痉挛的血管，如果手术需要临时钳夹动脉瘤时，为改善其供血区域的侧支循环，国外常静脉注射去氧肾上腺素。

第五节　颅内肿瘤患者的麻醉

一、颅内肿瘤患者的病理生理

颅内肿瘤按部位可粗略分为大脑半球肿瘤、小脑肿瘤和脑干肿瘤，后两者位于颅后窝，又统称为颅后窝肿瘤。病理报告以神经胶质瘤、脑膜瘤多见，余为转移瘤，结核瘤等。患者可能患病数年无临床症状，随着占位病变体积的增大出现颅压升高的症状，伴视力、嗅觉障碍、偏瘫、失语等。与麻醉有关的颅内肿瘤的病理生理变化主要是肿瘤占位引起的颅压增高，颅内压是指颅内容物对颅腔壁产生的压力，临床上一般通过测量脑脊液压力了解颅压的变化情况，颅内压力正常是维持脑功能正常运转所必需的。

（一）颅压的调节

颅内容物主要有脑组织，脑脊液和血液三种成分，正常情况下，其中一种成分增加，其他两种成分则相应减少，机体通过自动调节维持颅压在一定限度之内（成人5～15mmHg，儿童4～7.5mmHg）的正常平衡状态。颅内肿瘤引起颅内容物的增加，早期可通过自动调节维持正常的颅压，随着颅内肿瘤体积增大，超过代偿限度颅内压即增高。有时颅内肿瘤

（如颅后窝病变）体积虽然很小，但也可引起颅内压增高，这主要是因为肿瘤位置引起脑脊液回流受阻，脑积水所致。

（二）脑脊液对颅压的调节作用

由脉络丛生成的脑脊液时刻在进行着新陈代谢变化，包括生成、循环和吸收。颅内压的变动可受脑脊液分泌，循环、吸收的影响，在颅内压的调节中起重要作用。当颅压增高时，脑脊液回吸收增加，而且一部分脑脊液受挤压流入脊髓蛛网膜下隙，使颅内容物总体积减小，有利于颅压降低。

（三）脑血流对颅压的调节

颅压的变化直接影响脑血流，颅压增高，脑血流减少，而脑静脉系统的血液受挤压而排出增多，脑血容量减少，因而颅压可以降低。正常情况下脑血流的调节主要通过动脉血管口径的变化来实现的，其影响因素有二氧化碳分压、动脉血酸碱度、温度等。临床上通常采用过度通气来降低二氧化碳分压，以使脑血管收缩，脑血流减少，达到降低颅压的作用，为手术提供良好的手术野。

颅压的调节有一定的限度，在这个限度之内，颅内对容积的增加有一定的代偿力，这种代偿力表现在脑脊液被挤压至脊髓蛛网膜下隙，脑部血液减少与脑组织受压向压力低处转移，以达到机体承受的病理平衡，故这个限度的极限称之为临界点。超过临界点即失代偿，这时颅内容物微小的增加，可使颅内压急剧增加，加重脑移位与脑疝，发生中枢衰竭。

二、麻醉处理要点

（一）术前准备

颅内肿瘤手术一般都是择期手术，有足够的时间进行术前准备。麻醉医师所要做的是麻醉前认真访视患者，了解病史，包括既往史、手术史等，特别是与麻醉有关的心、肺并发症，肝、肾功能情况。

（二）麻醉前用药

成人一般在麻醉前30min肌内注射苯巴比妥0.1g，东莨菪碱0.3mg。

（三）术中监测

术中监测见颅脑外伤患者麻醉处理要点中的术中监测，此不再赘述。

（四）麻醉方法

颅内肿瘤患者麻醉方法有局部麻醉、局部麻醉加神经安定镇痛术、全身麻醉。随着时代的进步，人们对麻醉的要求也越来越高，一方面，患者要求术中舒适而无恐惧，另一方面，随着显微手术的不断开展，手术医师要求良好的手术野，因此，目前所有的颅内肿瘤患者均在全身麻醉下进行手术。麻醉诱导目前可选用的药物很多，如咪达唑仑，丙泊酚、依托咪酯、羟丁酸钠等；肌松药可选择阿曲库铵、维库溴铵、哌库溴铵等；麻醉性镇痛药可选芬太尼、舒芬太尼、吗啡等。

（五）麻醉维持

见颅脑外伤患者麻醉处理要点中的麻醉维持。

（六）术中管理

颅内肿瘤患者术前常用脱水剂，因而术前常常血容量不足，术中还要丢失一部分血液，特别是手术较大时，有效循环血容量不足将更为明显，术中液体管理非常重要，最好监测中心静脉压，以指导输液。液体种类根据患者具体情况选用晶体液和胶体液，晶体液以乳酸钠林格液为主，不用含糖液，胶体液有聚明胶肽（血代），血定安、万汶等。对体质较好的患者，可采用大量输血补液，尿量保持 30mL/h 即可。以免肿瘤切除后，正常脑组织解除压迫，出现脑组织严重水肿，加重脑损害。呼吸管理见颅脑外伤患者麻醉处理中的术中管理。

（七）麻醉恢复期

麻醉恢复期的管理要求与颅脑外伤患者相同。

三、麻醉注意事项

此类患者由于术前使用脱水剂，往往伴有电解质紊乱，所以术前一定要化验电解质，以利于术中选择液体种类，保持电解质平衡。

颅内高压的处理非常重要，处理不妥病死率很高。在麻醉诱导后应立即静脉注射 20% 甘露醇 1g/kg，最好在剪开脑膜前输完，并配合过度通气，保持一定的麻醉深度，最大限度地降低颅压，以利手术的进行。

对出血多的手术，如脑膜瘤多沿大静脉窦发展，极易侵犯静脉窦，血运非常丰富，麻醉前一定要有充分的估计，多开放几条静脉通路，以备能快速输液输血。术中在分离肿瘤前进行控制性降压，注意降压的幅度，根据需要动脉压若降至 60mmHg 以下时，切不可时间过长。麻醉力求平稳，无缺氧及二氧化碳蓄积。

颅后窝肿瘤手术麻醉比较复杂，手术体位常有坐位，俯卧位、侧卧位。坐位时术中易发生气体栓塞，为预防气体栓塞，术中禁用 NO_2 与过度通气及控制性降压，可采用呼气末正压通气。下肢用弹力绷带，防止淤积性血栓形成。变动体位时要慢，避免血流动力学急剧改变。常规监测 $PETCO_2$，SpO_2，心电图 EEG，中心静脉压（CVP），必要时置右心房导管及超声多普勒气体监测仪或食管超声心动图可动态反映心内的气泡；一旦检出气泡立即通知术者关闭空气来源、右心房抽气、左侧垂头足高位、加快输液，必要时给心肌变力性药物支持。

脑干是颅后窝内极为关键的结构，手术期间生命中枢受到刺激易出现呼吸节律和心率变化，因此，对机械通气的患者应加以注意。对保留自主呼吸的患者，应密切注意呼吸节律的变化，出现异常及时通知手术医师，以减轻对脑干的牵拉刺激。还应该注意的是脑干手术时应保证手术野安静，避免麻醉减浅出现呛咳，最为稳妥的方式是应用肌松药，进行机械通气。

第六节　垂体腺瘤患者的麻醉

一、垂体腺瘤患者的病理生理及临床表现

垂体腺瘤可分为功能性和非功能性腺瘤。功能性腺瘤因过度分泌相关激素引起临床不同症状，非功能性腺瘤一般仅引起压迫症状。功能性腺瘤引起的机体病理生理变化由其分泌的激素所决定。功能性腺瘤分为生长激素（GH）腺瘤、催乳素（PRL）瘤、GH 和 PRL 混合型细胞瘤、促肾上腺皮质激素（ACTH）瘤、促甲状腺素释放激素（TRH）细胞瘤、黄体刺激素（LSH）和促卵泡素（FSH）瘤、嗜酸干细胞瘤。

垂体腺瘤的临床表现一是高分泌综合征，二是肿瘤占位的影响。早期经常表现为分泌亢进，随着肿瘤的发展，相关症状不断加重且明显，并出现垂体组织、鞍旁组织的受压改变，甚至出现垂体功能减低。

PRL 瘤是最常见的高分泌性垂体腺瘤，约占 25％，常表现为性欲减退、阳痿、乳房发育、溢乳、胡须减少，重者生殖器官萎缩，精子减少、活力低、不育。

生长激素腺瘤可以导致巨人症和肢端肥大症，在青春期前，骨髓尚未融合时发病者，表现为巨人症。肢端肥大症若发生在骨骺闭合的成人，则手足肥厚宽大，下颌突出，巨舌，皮肤变厚变粗，糖代谢异常，心脏病和周围神经病变。99％以上的肢端肥大症是由于分泌 GH 腺瘤引起。其中 20％～50％合并 PRL 或其他激素分泌。

皮质醇增多症（又称 Cushing 综合征）是由于慢性皮质醇增高引起。由垂体 ACTH 瘤引起称为库欣（Cushing）病，由于脂肪代谢异常出现向心性肥胖，满月脸，水牛背，四肢相对瘦小，动脉粥样硬化。蛋白质分解大于合成代谢，抑制胶原合成导致皮肤菲薄，毛细血管扩张，呈现多血质。腹部皮肤紫纹，毛细血管脆性增加，易出现紫癜。骨质疏松，易致病理性骨折。伤口不易愈合，促性腺激素分泌抑制，女性出现月经稀少，闭经，溢乳，不孕；男性出现性欲减退，阳痿，精子减少，睾丸萎缩。少数患者盐皮质激素（又称盐皮质类固醇）增加，导致电解质代谢紊乱，低血钾，低氯，高血钠。糖代谢紊乱，胰岛素抵抗和糖耐量减低。患者多伴有高血压、左心室肥大、心力衰竭、心律失常，肾衰竭，皮肤色素沉着及精神异常等。

垂体瘤在鞍内生长缓慢，当长至鞍上区时产生症状，压迫视神经、视交叉，出现不同程度的视力下降和视野改变。头痛常常是患者首诊的症状。头痛位于眶后、前额和双颞部，程度轻，间歇性发作。少数巨大肿瘤可至 3 脑室，引起室间孔或中脑水管梗阻，出现颅内压增高时头痛剧烈。垂体卒中时瘤体坏死、出血、瘤内压力急剧增高，蛛网膜下隙出血者突发性剧烈头痛。

二、麻醉处理要点

（一）患者术前评价及准备

麻醉医师应对病情作全面了解，注意患者基础代谢情况，了解肿瘤有无功能，术前电解质等生化指标，以及有无其他并发症，以便对患者做出准确评价。术前做必要的试验和治疗，可减少麻醉和手术的危险。垂体卒中急症手术对视力恢复有利，一般情况下，患者需要糖皮质激素替代及脱水治疗。对肢端肥大症患者应考虑到有气管内插管困难的可能，要准备充分。

（二）麻醉前用药

麻醉前用药无明显禁忌，常规应用巴比妥类药物和抗胆碱药物，一般为苯巴比妥、东莨菪碱。

（三）术中监测

术中除了常规监测 ECG，SpO_2，$PETCO_2$，体温，尿量、袖带血压外，还应对患者进行 ACTH、皮质醇、血糖和尿糖的监测。

（四）麻醉方法

垂体瘤手术常用入路是经鼻蝶和经颅，无论哪种入路，都要选择全身麻醉。经鼻蝶入路时，麻醉过程中应进行控制性降压，以减少出血，保持手术野清晰，缩短手术时间。麻醉诱导用药量要足，尤其是有甲状腺功能亢进的症状时，用量要增大，因这种情况下循环系统极易激惹。气管内插管前应对口，咽喉，声门及气管黏膜充分表面麻醉（表麻），一般用 1%丁卡因或者 2%利多卡因，最大限度地减轻气管内插管反应。

（五）麻醉维持

对经颅手术的患者一般多选用静脉复合全身麻醉，维持用药可以静脉持续泵入丙泊酚，也可持续泵入咪达唑仑，镇痛药和肌松药可间断注射。镇痛药可用吗啡、芬太尼，舒芬太尼等，肌松药可选用长效哌库溴铵或中效维库溴铵。经鼻蝶手术的患者可在静脉麻醉的基础上辅以吸入少量的恩氟烷，以更好地控制血压。

（六）术中管理

由于手术在显微镜下进行，所以一定要控制血压，同时液体量也要适当限制，必要时输血，尤其是经翼点入路手术时，血压高时颅内压将增高，且出血多，影响手术视野。经额开颅或经蝶手术时，有可能有血水流入口腔，且经蝶手术后，伤口渗液也有流入口腔的可能，所以气管内插管后需将气囊满意充气。术中监测呼气末二氧化碳分压，调整机械通气有关设定，维持患者一定程度的过度通气，以降低颅压。

（七）麻醉恢复期管理

因此类患者术前一般意识良好，多主张术后早期拔除气管导管，故垂体腺瘤患者在麻醉恢复期应注意呼吸的恢复情况，特别是 GH 腺瘤的患者，由于结缔组织增生，舌体肥大，口腔内可能有渗液，经鼻蝶入路手术后鼻腔被填塞，所以患者通气量一定要接近术前水平，SpO_2 正常，肌力恢复，完全清醒且无呼吸道梗阻的表现，吞咽反射、咳嗽反射良好后方可拔除气管导管。

三、麻醉注意事项

垂体腺瘤患者多比较年轻，一般无其他并发症，麻醉医师应该注意的是由肿瘤引起的，尤其是与内分泌有关的症状，对可能发生垂体功能衰竭的患者做出估计，以采取预防措施。对经额或翼点入路手术的患者要注意颅内压的控制，麻醉诱导应避免血压波动，手术开始时要提前加深麻醉，特别是开颅骨时，更要注意镇痛药足量。

经鼻蝶入路时，术者要进行鼻腔准备，鼻腔局部应用肾上腺素可引起血压增高、心率增快，同时鼻腔神经末梢丰富，从鼻镜的置入至手术结束，麻醉医师应注意控制血压，尽管手术时间短，但麻醉用药量一定要足以保证手术野清晰。

无论是麻醉诱导还是维持，都应避免麻醉过浅，特别是避免呛咳，在体位改变的过程中气管导管刺激，更易诱发呛咳。由于垂体腺瘤手术时间较短，所以肌松药的选择一般不选用长效药，以中、短效为宜，长效肌松药有术后发生延迟性呼吸抑制之虑，选用时一定要谨慎。

　　术中液体量不宜过多，应注意适量控制，必要时输血即可。对尿崩倾向的患者要注意纠正水，电解质紊乱，术中可应用去氨加压素（弥凝），一方面可止血，另一方面可降低血压，并有抗利尿的作用。

第二章　普胸外科手术的麻醉

麻醉学的进步极大地推动了胸部手术的发展,使该手术领域不断扩大且安全性提高。胸部手术涉及呼吸、循环和消化三大系统,包括心脏、胸内大血管、肺、食管、纵隔和胸壁等部位的手术,有时还需胸、腹联合进行手术,所以由此引起的机体病理生理改变远较其他部位的手术为甚,而患者复杂的病情也增加了麻醉管理的难度,因此胸部手术麻醉要另立章节讨论,且麻醉医师实施麻醉时应充分考虑到胸部手术相关的一系列病理生理改变,包括体位改变(侧卧位)、打开胸腔(开放性气胸)以及单肺通气引起的生理紊乱。

第一节　剖胸和侧卧位对呼吸循环的影响

一、侧卧位

侧卧位手术入路为肺、胸膜、食管、胸腔内大血管、纵隔,以及胸椎等部位手术提供了最佳视野,但这种体位可以明显地改变正常的肺通气/血流比。麻醉诱导,机械通气、神经肌肉阻滞、打开胸腔及手术挤压等均可加重对肺通气/血流比的影响。虽然下肺受血流因素影响明显,但通气却更青睐于血流相对减少的上肺。肺通气/血流比的明显异常可增加低氧血症的发生率。

二、清醒状态

在自主呼吸的条件下,患者从仰卧位转变为侧卧位时,通气/血流比可维持正常。与上肺相比,下肺的血流和通气均增加,血流增加是重力作用的结果,而通气增加的原因有:①由于下肺较多地分担了腹腔内容物的重量,使膈肌在胸腔内的位置较高(与上侧膈肌相比),从而能够更有效地收缩。②下肺则位于肺顺应性曲线更陡直处,顺应性较高。

三、麻醉诱导

麻醉诱导后引起功能残气量降低,使上肺的顺应性位于顺应性曲线更陡直处,而下肺顺应性降低。因此,麻醉后上肺较下肺通气好,而下肺血流持续增加,导致通气/血流比异常。

四、正压通气

由于麻醉后上肺顺应性高于下肺,故正压通气对上肺影响明显。神经肌肉阻滞可通过腹腔内容物使膈肌下部上升,进一步妨碍下肺通气。采用质地坚硬且使患者保持侧卧位的体位固定物也限制了下部胸腔的活动。打开胸腔后,更加重了两肺顺应性的差异,因为对上肺活动的限制减少了。所有这些因素均加重了通气/血流比异常并导致低氧血症。

五、开胸

正常情况下,双肺在胸内负压的作用下保持膨胀状态,胸内负压是肺弹性回缩力和胸壁膨胀趋势共同作用的结果。一侧胸腔被打开后,胸腔内负压消失,肺弹性回缩力使该侧肺塌陷。侧卧位下开放性气胸的患者，自主呼吸时可出现矛盾呼吸和纵隔摆动，这两种异常现象可引起进行性低氧血症和高碳酸血症。但在全身麻醉和开胸手术时选用正压通气可克服这两种现象带来的不利效应。

六、纵隔摆动

侧卧位自主呼吸时，吸气使下侧胸腔负压增加，而开胸侧胸腔负压消失，结果导致吸气时纵隔下移，呼气时纵隔上移。纵隔摆动的主要结果是减少了下肺对潮气量的贡献。开胸患者自主呼吸时亦可导致两肺之间出现矛盾呼吸。吸气时，两肺的压力差增加，上肺的气流经隆突进入下肺；而呼气时，气流方向逆转，由下肺进入上肺。

七、单肺通气

手术侧肺塌陷有利于大多数外科手术操作，但使麻醉管理变得复杂。因为塌陷肺组织虽然已无通气但仍有血流灌注，结果患者产生大量右向左肺内分流（分流比例达 20%～30%）。在单肺通气过程中，由于来自塌陷肺的未氧合血和通气肺的氧合血混合，肺泡—动脉血氧分压差增加，并常常导致低氧血症。但由于低氧性肺血管收缩（HPV）和手术对肺组织的挤压作用均可使非通气侧肺血流减少，在一定程度上降低了右向左分流的比例。

目前已知的抑制低氧性肺血管收缩并加重右向左分流的因素有：①肺动脉压过高或过低。②低碳酸血症。③混合静脉血氧分压过高或过低。④使用血管扩张剂，如硝酸甘油、硝普钠、β受体阻滞剂及钙通道阻滞剂。⑤肺部感染。⑥吸入麻醉剂。

减少通气肺血流灌注的因素同样可加重右向左分流，这些因素通过间接地增加塌陷肺的血流，抑制了低氧性肺血管收缩作用。这些因素有：①呼气末正压、过度通气或吸气峰压增高等引起通气肺气道压增高。②氧流量过低，使通气肺出现低氧性肺血管收缩。③使用血管收缩剂，血管收缩剂对氧张力正常的血管收缩作用强于低氧张力血管。④由于呼气时间过短引起自发性呼气末正压。

单肺通气时如果能维持双肺通气时的分钟通气量，则一般不会发生二氧化碳蓄积；动脉血的二氧化碳分压也不会出现明显改变。

第二节　肺隔离技术

肺隔离（lung isolation）技术在胸外科麻醉中具有里程碑的意义，该技术的出现使胸外科手术取得长足进步。

一、肺隔离的指征

肺隔离技术的应用范围广泛，从为胸内手术操作创造理想的手术野到严重肺内出血的急症抢救，都需要应用肺隔离技术。通常把肺隔离的应用指征笼统地分为相对指征与绝对指征。肺隔离的相对指征指为方便手术操作而采用肺隔离的情况，包括全肺切除、肺叶切除、肺楔形切除、支气管手术、食管手术等。肺隔离的绝对指征系需要保证通气，防止健肺感染等情况，包括湿肺、大咯血、支气管胸膜瘘、单侧支气管肺灌洗等。但这种分法并不理想，实际应用中很多相对指征会演变为绝对指征。如手术中意外发生导致必须使用肺隔离技术时相对指征就成为绝对指征。

最初应用肺隔离技术的主要目的是保护健肺，但目前肺隔离技术应用的主要目的在于方便手术操作，因此，不仅肺手术需要肺隔离，胸内其他器官的手术也需要肺隔离。

二、肺隔离的禁忌证

肺隔离并无绝对禁忌，但临床实践中有些情况不宜使用肺隔离技术。如存在主动脉瘤时插入双腔管可造成动脉瘤的直接压迫，前纵隔肿物存在时插入双腔管可造成肺动脉的压迫。理论上，插入双腔管时误吸的可能增加，因此，饱胃患者应谨慎使用双腔插管。

三、肺隔离的方法

临床上使用的肺隔离方法很多，包括双腔管、支气管堵塞、Univent 管、单腔支气管插管等。各种技术有各自的优缺点，应根据患者病情与手术需要分别选用。

（一）双腔管

1949 年 Carlens 发明的双腔管使肺隔离技术获得飞跃。20 世纪 50 年代末，Robertshaw 对 Carlens 双腔管进行改进，发明了右侧支气管插管。20 世纪 80 年代，聚氯乙烯导管代替了橡胶导管。制造技术的改进逐渐扩大了双腔管的用途，但双腔管至今仍存在一些缺陷，如定位困难需支气管镜辅助定位，右侧支气管插管易移位。

由于双腔管横截面呈卵圆形，不宜以直径反映其规格。目前以双腔管周长与相同周长单腔管的尺寸表示双腔管的规格。临床上女性身高 160cm 以下者选择 35F 双腔管，身高 160cm 以上者选择 37F 双腔管。男性身高 170cm 以下者选择 39F 双腔管，身高 170cm 以上者选择 41F 双腔管。除身高外，选择双腔管还应考虑患者体形。

双腔管的插管方法与气管内插管方法基本相同。检查套囊后先将导管充分润滑，喉镜暴露声门后支气管斜口向上插入声门，支气管套囊经过声门后左侧双腔管逆时针旋转 90°，右侧双腔管顺时针旋转 90°，推进导管至预计深度插管即初步成功。一般身高 170cm 的成人患者导管尖端距门齿 29cm，身高每增减 10cm 插管深度相应增减 1cm。聚氯乙烯导管与橡胶导管的设计不同，推进导管时不宜以遇到阻力为插管初步成功，聚氯乙烯导管推进中遇到阻力时可能造成肺叶、肺段支气管插管或支气管损伤。插管初步成功后应明确导管位置。

常用快速确定双腔管位置的方法包括听诊与支气管镜检查。听诊分三阶段进行。第一步确定气管导管的位置。即双肺通气时将主气管内套囊适当充气，听诊双肺均有呼吸音。若双肺呼吸音不一致，气道阻力大，表明双腔管插入过深，应后退 2~3cm。第二步确定支气管导管的位置。夹闭气管腔接口并使气管腔通大气，将支气管套囊充气，听诊确认单肺通气。开放气管腔接口行双肺通气，听诊双肺呼吸音清晰。第三步确定隔离效果。分别钳夹气管腔与支气管腔接口，听诊单肺呼吸音确定隔离效果。听诊法可快速诊断双腔管位置不良，但不能发现肺叶支气管堵塞的情况。支气管镜是确定双腔管位置最可靠的方法。患者体位改变后应重复上述步骤重新核对双腔管位置。

右侧双腔管插管易成功，左侧双腔管插管中易出现进入右支气管的情况。遇到这种情况后先将套囊放气，导管后退至距门齿 20cm 处，将患者头右转 90°同时将双腔管逆时针旋转 90°再向下推进导管，导管易进入左侧支气管。左侧双腔管进入右侧支气管后的另一种处理方法是夹闭主气管通气，控制呼吸并后退导管，见到双侧胸廓起伏后将患者头向右侧旋转，导管同时逆时针旋转推进易使左侧双腔管进入左支气管。在上述方法不能奏效的情况下应使用支气管镜引导插管。

1. 左侧双腔管

左侧双腔管常见的有 Rusch，Mallinckrodt，Sheridan 三种，主要区别在套囊。Rusch 与 Mallinckrodt 管的套囊内压低于 Sheridan 管的套囊内压。这些导管行肺隔离时的套囊内压较低，在 $15\sim20cmH_2O$ 之间。套囊内容量 $2\sim3mL$ 即可完成隔离，套囊内容量超过 $3mL$ 才能完成隔离时应调整双腔管位置。左侧双腔管可能进入左肺上叶或下叶的叶支气管，通过支气管镜检查可排除这种可能。

2. 右侧双腔管

右侧双腔管常见的也有 Rusch，Mallinckrodt，Sheridan 三种，主要区别在于套囊设计。三种导管的共同特点是支气管套囊后导管侧壁有一侧孔，用于右上肺通气。右侧双腔管行肺隔离时套囊内压较高，约 $40\sim49cmH_2O$，但低于 Univent 管的套囊内压。右侧双腔管插入过深易导致右上肺不张。

与其他肺隔离技术相比，双腔管具有以下优点：①利于对双肺进行吸引、通气，易行支气管镜检查。②肺隔离有效。双腔管的缺陷在于解剖变异时固定的导管设计不能发挥良好的隔离作用。

（二）Univent 管

Univent 管出现于 1982 年，系一单腔导管，导管前开一侧孔，其间通过一直径 2mm 的支气管堵塞器，支气管堵塞器可在导管腔内前后移动。Univent 管的插管方法与普通单腔气管导管相同，暴露声门后，导管送入声门，导管尖端过声门后再将支气管堵塞器继续送入支气管，左侧支气管堵塞时将导管逆时针旋转 $90°$，右侧支气管堵塞时将导管顺时针旋转 $90°$，导管插入深度与普通气管导管相同。确认双肺呼吸音后插入支气管镜，在支气管镜辅助下将支气管堵塞器送入相应的支气管内，套囊充气后听诊确定肺隔离效果。支气管堵塞器套囊不充气时即施行双肺通气。为防止堵塞器移位，在改变患者体位前可将堵塞器插入支气管较深的部位。支气管堵塞器导管较硬，有时送入支气管较困难，以进入左支气管时为甚，可将堵塞器退回气管导管腔内，在支气管镜帮助下将气管导管送入支气管，将堵塞器送入支气管后再将气管导管退回主气管即可。

Univent 管的优点在于术后保留导管方便，双肺单肺通气转换方便，能用于小儿。但该管的支气管堵塞器套囊属高容量高压套囊。堵塞器导管硬，因此有穿破支气管的可能。在不需要肺隔离的情况下意外对堵塞器套囊充气可造成急性气道梗阻。Univent 管的应用范围广泛，但与双腔管相比仍有隔离效果不稳定之嫌。

（三）支气管堵塞

支气管堵塞法系将支气管堵塞囊通过单腔气管导管送入支气管实现肺隔离的一种技术。由于手术操作的影响，尤其在右侧支气管堵塞时易发生堵塞囊移位。堵塞囊移位不仅造成隔离失败，严重时可堵塞主气管与通气肺支气管造成窒息。支气管堵塞时非通气肺的萎陷需要气体缓慢吸收或手术医师挤压完成。支气管堵塞适于手术方案改变需要紧急肺隔离而双腔管插入困难的情况。支气管堵塞法隔离肺的主要缺陷在于不能对非通气肺进行正压通气、吸引等操作。

（四）支气管内插管

支气管内插管是最早应用的肺隔离技术，该方法将单腔气管导管通过一定手法送入支气管达到肺隔离的目的。右侧支气管内插管较容易，左侧支气管插管在患者头右转 90°的情况下较易成功。支气管镜辅助下插管成功率高。右侧支气管插管易堵塞右上肺叶支气管。与支气管堵塞相似，这种肺隔离技术对非通气肺的控制有限。费用低是该技术的突出优点。

四、隔离通气（单肺通气）临床应用中的问题

单肺通气（one lung ventilation）使手术肺萎陷，不仅利于明确病变范围，创造安静的手术野，还利于减轻非切除部分肺的创伤。但单肺通气易因氧合不良造成低氧血症。

（一）单肺通气时导致低氧血症的原因

单肺通气时氧合不良的主要原因包括隔离技术机械性因素、通气肺本身的病变以及双肺的通气血流比失调。

隔离技术机械性因素包括双腔管或支气管插管位置不良影响通气，通气道被血液、分泌物或组织碎屑堵塞影响通气，通过调整插管位置与清理通气道可很快纠正这种通气不良。慢性肺疾患在单肺通气时气道内气体分布不均衡增加，小气道过早闭合易导致通气不良。单肺通气引起低氧血症的最主要原因是双肺的通气血流比例失衡。影响因素包括体位、全身麻醉、开胸以及低氧性肺血管收缩。

1. 体位、全身麻醉与开胸的影响

清醒状态下侧卧位时，膈肌较低部位向胸腔弯曲明显，能更有效收缩。同时，胸膜腔压力梯度的改变也使下肺通气比上肺通气好。肺血受重力影响向下肺分布较多。由于上肺通气与血流均下降，下肺通气与血流均增加，因此，双肺的通气血流比变化不大。

麻醉后侧卧位时，肺血分布的模式依然是下肺占优势。但肺通气的模式与清醒时相反，上肺通气比下肺通气好。所以，麻醉后侧卧位时上肺通气好但血流不足，下肺通气不良但血流灌注良好，肺通气血流比的改变必然影响肺通气。

开胸后肺萎陷，肺泡通气明显减少，但开胸侧肺血流并未相应减少，造成开胸侧肺通气不足而血流灌注良好的情况，通气血流比的降低造成肺内分流。麻醉后非开胸侧肺受腹腔内容物、纵隔、重力的影响通气不良，而血流灌注相对较多，同样造成通气血流比的降低出现肺内分流。肺内分流使动脉血氧分压下降出现低氧血症。

2. 缺氧性肺血管收缩

缺氧性肺血管收缩是肺泡氧分压下降后肺血管阻力增加的一种保护性反应。表现为缺氧区域血流减少与肺动脉阻力的升高，使血流向通气良好的区域分布。缺氧性肺血管收缩使通气血流比失调缓解，肺内分流减少，因而低氧血症得到改善。单肺通气时缺氧性肺血管收缩在减少萎陷肺血流中起重要作用。

缺氧性肺血管收缩受生理因素、疾病状态与药物的影响。影响肺血管的因素同样影响肺血管收缩。充血性心力衰竭、二尖瓣疾患，急慢性肺损伤等均可影响缺氧性肺血管收缩。钙离子通道阻断剂、硝酸盐类，硝普钠、β_2－受体激动支气管扩张剂、一氧化氮与吸入麻醉药

均可抑制缺氧性肺血管收缩。缺氧性肺血管收缩抑制后低氧血症表现明显。

（二）单肺通气的管理

针对单肺通气时发生低氧血症的原因，单肺通气时采用以下措施可减少低氧血症的发生。

（1）单肺通气应维持足够的潮气量和较快的呼吸频率。为保证通气肺的完全膨胀，减少通气血流比值失调，单肺通气时潮气量应接近双肺通气时的潮气量，呼吸频率与双肺通气时的频率相同。

（2）提高吸入氧气浓度，甚至吸入纯氧可提高通气侧肺动脉血氧分压使肺血管扩张，通气侧肺血流增加不仅降低通气血流比值失调，还有利于更多地接受非通气侧肺因缺氧性肺血管收缩而转移过来的血流。

（3）对萎陷肺采用间断膨胀，高频通气或低压 PEEP 的方法可增加功能残气量，增加动脉氧合。

（4）充分的肌松使下侧肺与胸壁顺应性增大，防止通气侧肺的肺内压、气道压过高而减少血流。

（5）保持通气侧肺导管管腔和气道通畅，有分泌物、血液与组织碎屑时应及时清除。

（6）避免使用影响缺氧性肺血管收缩的血管活性药物。

对上述方法不能奏效的低氧血症采用纯氧短暂双肺通气可迅速纠正低氧血症。

五、肺隔离的并发症

肺隔离的主要并发症是气道创伤。防止气道创伤的主要措施为插管前详细的气道评估，选择适宜规格的导管、减小肺隔离时套囊内注气容量，仅在需要隔离时才对套囊充气，避免使用氧化亚氮以及插管时轻柔操作。

第三节　　肺切除手术的麻醉

一、术前准备

肺切除术常用于肺部肿瘤的诊断和治疗，较少用于坏死性肺部感染和支气管扩张所引起的并发症。

（一）肿瘤

肺部肿瘤可以是良性、恶性，或者为交界性。一般情况下只有通过手术取得病理结果才能明确肿瘤性质。90%的肺部良性肿瘤为错构瘤，通常是外周性肺部病变，表现为正常肺组织结构紊乱。支气管腺瘤通常为中心型肺部病变，常为良性，但有时亦可局部侵袭甚至发生远处转移。这些肿瘤包括：类癌、腺样囊性癌及黏液表皮样癌。肿瘤可阻塞支气管管腔，并导致阻塞远端区域反复性肺炎。肺类癌起源于 APUD 细胞，并可分泌多种激素，包括促肾上腺皮质激素（ACTH）精氨酸加压素（AVP）等。类癌综合征临床表现不典型，有时更类似于肝转移征象。

肺的恶性肿瘤可分为小（燕麦）细胞肺癌（占20％，5年生存率为5％～10％）和非小细胞肺癌（占80％，5年生存率为15％～20％）。后者包括鳞状细胞癌（表皮样瘤），腺癌和大细胞（未分化）癌。上述肿瘤均最常见于吸烟者，但腺癌也可发生于非吸烟者。表皮样瘤和小细胞肺癌常表现为支气管病变的中央型肿瘤；腺癌和大细胞肺癌则更多表现为常侵犯胸膜的周围型肿瘤。

1. 临床表现

肺部肿瘤的临床症状有：咳嗽、咯血，呼吸困难、喘鸣，体重减轻，发热及痰液增多。发热和痰液增多表明患者已出现阻塞性肺炎。胸膜炎性胸痛或胸腔渗出表明肿瘤已侵犯胸膜；肿瘤侵犯纵隔结构，压迫喉返神经可出现声音嘶哑；侵犯交感神经链可出现霍纳综合征；压迫膈神经可使膈肌上升；如压迫食管则出现吞咽困难，或出现上腔静脉综合征。心包积液或心脏增大应考虑肿瘤侵犯心脏。肺尖部（上沟）肿瘤体积增大后可因侵犯同侧臂丛的C_7～T_2神经根分支，而导致肩痛和（或）臂痛。肺部肿瘤远处转移常侵及脑、骨骼、肝脏和肾上腺。

肺癌尤其是小细胞肺癌，可产生与肿瘤恶性扩散无关的罕见症状（癌旁综合征），其发生机制包括：异位激素释放及正常组织和肿瘤之间的交叉免疫反应。如果异位激素分泌促肾上腺皮质激素（ACTH），精氨酸加压素（AVP）及甲状旁腺素，则分别会出现库欣综合征、低钠血症及低钙血症。Lambert－Eaton（肌无力）综合征的特征是近端性肌病，肌肉在反复收缩后肌力增强（不同于重症肌无力）。其他的癌旁综合征还有肥大性骨关节病、脑组织变性，周围性神经病变、移动性血栓性静脉炎及非细菌性心包炎。

2. 治疗

手术是可治性肺部肿瘤的治疗选择之一。如果非小细胞肺癌未侵及淋巴结、纵隔或远处转移，则可选择手术切除；相反，小细胞肺癌很少选择手术治疗，因为确诊时几乎无可避免地出现转移，小细胞肺癌多选用化疗或化疗与放疗结合治疗。

3. 肿瘤的可切除性或可手术性

肿瘤的可切除性取决于肿瘤的解剖学分期，而肿瘤的可手术性则取决于手术范围和患者的生理状况。确定肿瘤的解剖学分期有赖于胸片、CT、支气管镜和纵隔镜等检查结果。同侧支气管旁和肺门淋巴结转移的患者可接受切除手术治疗，但同侧纵隔内或者隆突下淋巴结转移者的切除手术则受到争议。对于斜角肌、锁骨上、对侧纵隔或对侧肺门淋巴结转移者，一般均不予手术切除。如无纵隔转移，则有些医疗中心亦对肿瘤采取包括胸壁在内的扩大性切除；同样，无纵隔转移的肺尖部（上沟）肿瘤经过放疗后亦可手术切除。手术范围的确定原则是既要达到最大限度地治疗肿瘤，亦要保证手术后足够的残肺功能。在第5或6肋间隙经后路开胸实施肺叶切除术是大多数肺部肿瘤选择的手术方式；对于小的周围型肺部病变或肺功能储备差的患者可选择肺段切除和肺楔形切除手术。如肿瘤侵犯左、右主气管或肺门则需实施患侧全肺切除术。对于近端型肺部病变及患者肺功能较差者可选择袖状肺切除术来取代全肺切除术，即切除受累的肺叶支气管及部分左或右主支气管，并在切除后将远端支气管与近端支气管进行吻合。肿瘤累及气管时可选考虑实施袖状肺切除术。肺叶切除术的病死率为2％～3％，而全肺切除术的病死率为5％～7％。右全肺切除术的病死率较左全肺切除术高，可能是因为右侧手术切除了更多的肺组织。胸部手术后发生死亡大多数是心脏原因引起。

4. 全肺切除术的手术原则

全肺切除手术可行性虽然是一个临床问题，但术前肺功能检查结果可为手术方式的选择提供初步的参考意义，根据术前患者肺功能受损程度可预测患者手术风险大小。如果患者虽未达到上述标准但又需施行全肺切除术，则应进行分区肺功能检查。评价全肺切除术可行性的最常用指标是术后第 1 秒用力呼气量预计值（FEV_1），如果 FEV_1 预计值＞800mL 即可手术。在第 1 秒用力呼气量中各肺叶所占的比例与其血流量百分数有很好的相关性，而后者可用放射性核素（^{133}Xe、^{99}Tc）扫描技术进行测量。

术后 FEV_1＝剩余肺叶的肺血流量百分数×术前总 FEV_1

一般来说，病肺（虽无通气但有血流灌注）切除后不仅不会影响患者的肺功能，反而还可改善血氧饱和度。如术后第 1 秒用力呼气量（FEV_1）预计值小于 800mL 但还需行全肺切除术，术前应评价残肺的血管能否耐受相对增加的肺血流，但目前尚无此类评价。如果患者术前肺动脉压超过 40mmHg 或氧分压低于 45mmHg，则不易行全肺切除术；此类患者可行患侧肺动脉阻塞介入治疗。

全肺切除术后的并发症常涉及呼吸和循环系统，术前有必要对这两个系统的功能进行评价。如患者能登上 2～3 层楼而无明显气喘则提示其可耐受手术，不需其他进一步检查。患者活动时的氧耗量可作为预测术后患病率和病死率的有用指标，如氧耗量大于 20mL/kg 的患者术后发生并发症的可能性较小；如氧耗量低于 10mL/kg 的患者手术后患病率和病死率则极高。

（二）感染

肺部感染常表现为肺部单个结节或空洞样病变（坏死性肺炎）。为了排除恶性病变或明确感染类型，临床上常需实施开胸探查术。而对于抗生素治疗无效，反复性脓胸及大咯血等空洞性病变可行肺叶切除术。产生此类表现的肺部感染既可能是细菌（厌氧菌，支原体、分枝杆菌，结核），也可能是真菌（组织胞浆菌、球孢子菌、隐球菌、芽生菌，毛霉菌及曲霉菌）。

（三）支气管扩张

支气管扩张是一种支气管长期扩张状态，是支气管长期反复感染和阻塞后的终末表现。常见病因有：病毒、细菌和真菌等感染，误吸胃酸及黏膜纤毛清除功能受损（黏膜上皮纤维化及纤毛功能异常）。扩张后支气管的平滑肌和弹性组织被富含血管的纤维组织代替，故支气管扩张患者容易咯血。对于保守治疗无效的反复大量咯血且病变定位明确后可手术切除病变。如果患者的病变范围较大则可表现为明显的慢性阻塞性通气障碍特征。

二、麻醉管理

（一）术前评估

接受肺组织切除术的患者大部分均有肺部疾病。吸烟对慢性阻塞性通气障碍和冠心病患者均是重要的危险因素，接受开胸手术的许多患者常合并存在这两种疾病。术前实施心脏超声检查不仅可评估患者的心脏功能，同时可确定是否有肺心病的证据（右心扩大或肥厚）；

如果在心脏超声检查时应用多巴酚丁胺可有助于发现隐匿性冠心病。

对于肺部肿瘤患者应仔细评估肿瘤局部扩张引起的局部并发症和癌旁综合征。术前应仔细审阅胸片，CT 及磁共振等检查结果。气管或支气管的偏移会影响气管插管和支气管的位置。气道受挤压的患者麻醉诱导后可能会引起通气障碍。肺实变、肺不张及胸腔大量渗液均可导致低氧血症，同时应注意肺大泡和肺脓肿对麻醉的影响。

接受胸科手术治疗的患者术后肺部和心脏并发症发生率均增加。对于高危患者而言，如果术前准备充分在一定程度上可减少术后并发症。外科手术操作或肺血管床面积减少致右心房扩张均可导致围术期心律失常，尤其是室上性心动过速。这种心律失常的发生率随年龄和肺叶切除面积的增加而增加。

对于中、重度呼吸功能受损的患者术前应慎用或禁用镇静药。虽然抗胆碱类药物（阿托品 0.5mg 或格隆溴铵 0.1～0.2mg 肌内注射或静脉注射）可使分泌物浓缩及增加无效腔，但可有效地减少呼吸道分泌物，从而可提高喉镜和纤维支气管镜检查时的视野质量。

（二）术中管理

1. 准备工作

对于心胸手术来说，术前的准备工作越充分，就越能避免发生严重的后果。其中最常见的包括肺功能储备差、解剖上的异常、气道问题和单肺通气时患者很容易出现低氧血症，事先通盘考虑必不可少。另外，对于基本呼吸通路的管理，还需要事先准备一些东西，比如说各种型号的单腔和双腔管、支气管镜、CPAP、大小型号的麻醉插管的转换接头，支气管扩开器等。

如果手术前准备从硬膜外给患者使用阿片类药物，那么应该在患者清醒时候进行硬膜外穿刺，这比将患者诱导之后再进行操作要安全。

2. 静脉通路

对于胸科手术，至少需要条畅通的静脉通路，最好是在手术侧的深静脉通路，包括血液加温器，如果大量失血还需要加压输液装置以保证快速补液。

3. 监测

一侧全肺切除的患者、切除巨大肿瘤特别是肿瘤已经侵犯胸壁的患者和心肺功能不全的患者需要直接动脉测压，全肺切除或巨大肿瘤切除的患者可以从深静脉通路放置 CVP 监测，CVP 可以反映血管容量、静脉充盈状态和右心功能，可以作为补液的一个指标。肺动脉高压或左心功能不全的患者可以放置肺动脉导管，可以通过影像学保证肺动脉导管没有放置到要切除的肺叶里面。要注意的是不要将 PAC 的导管放置到单肺通气时被隔离的肺叶里面，这样会导致显示出的心排出量和混合静脉血氧气张力不正确。在肺叶切除患者中要注意 PAC 的套囊会明显增加右心的后负荷，降低左心的前负荷。

4. 麻醉诱导

对于大多数患者，面罩吸氧后使用快速静脉诱导，具体使用什么药物由患者术前的状态决定。在麻醉深度足够之后使用直视喉镜，避免支气管痉挛，缓和心血管系统的压力反射，这可以通过诱导药物、阿片类药物或两者同时使用来实现。有气道反应性的患者可以用挥发性吸入药物来加深麻醉。

气管内插管可以在肌松剂的帮助下进行，如果估计插管困难，可以准备支气管镜。尽管传统的单腔管能适用于大多数的胸科手术，单肺通气技术还是使得它们变得更容易。但如果外科医师的主要目的是活检而不是切除，采用单腔管更合理，可以在气管镜活检之后再放置双腔管代替单腔管。人工正压通气可以帮助防止肺膨胀不全，反常呼吸和纵隔摆动，同时还能帮助控制手术野以利于手术完成。

5. 体位

在诱导，插管、确定气管导管的位置正确之后，摆位前还要保证静脉通路的通畅和监护仪的正常工作。大多数的肺部手术患者采用后外切口开胸，术中患者侧位，正确的体位很重要，它能避免不必要的损伤和利于手术暴露。患者下面的手臂弯曲，上面的手臂升到头上，将肩胛骨从手术范围拉开。在手臂和腿之间放置体位垫，在触床的腋窝下放置圆棍，保护臂丛，同时还要小心避免眼睛受压，避免损伤受压的耳朵。

6. 麻醉维持

现在使用的所有麻醉方法都可以保证胸科手术的麻醉维持，但是大多数的麻醉医生还是使用一种吸入麻醉药（氟烷、七氟烷、异氟烷或地氟烷）和一种阿片类药物的复合麻醉。吸入麻醉药的优点在于：①短期的剂量依赖式的支气管扩张作用。②抑制气道反应。③可以吸入高纯度的氧气。④能快速加深麻醉。⑤减轻肺血管收缩带来的低氧血症。吸入麻醉药在浓度变化小于 1MAC 的范围对 HPV 影响很小。阿片类药物的优点在于：①对血流动力学影响很小。②抑制气道反应。③持续的术后镇痛效应。如果术前已经使用了硬膜外的阿片类药物，那么静脉使用要注意用量以免引起术后呼吸抑制。一般不推荐使用氧化亚氮，因为这会使吸入氧气的浓度下降。与吸入性麻醉药一样，氧化亚氮会减轻肺血管收缩带来的低氧血症，而在一些患者中还会加剧肺动脉高压。去极化肌松药的使用在麻醉维持过程中能保持神经肌接头的阻断作用，这有效地帮助外科医师将肋骨牵开。在牵开肋骨的时候要保持最深的麻醉深度。牵拉迷走神经引起的心动过缓可以通过静脉使用阿托品来解除。开胸时静脉回心血量会因为开胸侧的胸腔负压减少而下降，这可以通过静脉补液速度得到纠正。

对于一侧全肺切除的患者要严格控制输液量。输液的控制包括基本量的补充和失血的损耗两个方面，对于后者通常输注胶体液或是直接输血。侧位的时候输液有一个"低位肺"现象，就是指在侧位的时候液体更容易在重力的作用下向位于下面的肺集中。这个现象在手术中尤其是在单肺通气的时候会增加下位肺的液体流量并加重低氧血症。另外，不通气肺由于外科操作的影响再通气的时候容易发生水肿。

在肺叶切除中，支气管（或残存的肺组织）通常会被一个闭合器分离。残端通常要在 $30cmH_2O$ 的压力下检验是否漏气。在肋骨复位关胸的时候，如果使用的是单腔管，手动控制通气可以帮助避免使用肋骨闭合器的时候损伤肺边缘。在关胸前，要手动通气并直视观察确认所有的肺已经充分膨开。随后可以继续使用呼吸机通气直至手术结束。

（三）术后管理

1. 一般管理

大多数患者术后都拔管以免肺部感染。有些患者自主呼吸未能恢复不能拔除气管导管，需要带管观察以待更佳地拔管时间。如果使用的是双腔管，术毕的时候可以换成单腔管进行观察。如果喉镜使用困难可用导丝。

患者术后一般在 PACU、ICU 观察病情。术后低氧血症和呼吸性酸中毒很常见。这通常是由外科手术对肺造成的压迫或由于疼痛不敢呼吸引起的。重力作用下的肺部灌注和封闭侧肺地再通气水肿也很多。

术后约有 3% 的患者出现出血，而病死率占其中的 20%。出血的症状包括胸腔引流的增加（>200mL/h），低血压，心动过速和血小板容积下降。术后发生室上性心律失常很多，需要及时处理。急性右心衰竭可以通过降低的心排出量和升高的 CVP，血容量减少和肺动脉楔压的变化表现出来。

常规的术后管理包括右侧半坡位的体位、吸氧（40%～50%），心电监护、血流动力学监测，术后的影像学检查和积极的疼痛治疗。

2. 术后镇痛

肺部手术的患者术后使用阿片类药物镇痛和与之相关的呼吸抑制的平衡是一个矛盾。对于进行胸科手术的患者而言，阿片类药物比其他的方法具有更好的镇痛效果。注射用的阿片类药物静脉给药只需要较小的剂量，而肌内注射则剂量要大得多。另外，使用患者自控镇痛（PCA）也是个不错的办法。

长效的镇痛药，例如 0.5% 的罗哌卡因（4～5mL），在手术切口的上下两个肋间进行封闭也能收到很好的镇痛效果。这可以在手术中直视下进行，也可以在术后操作。这个方法还能改善术后的血气结果和肺功能检查，缩短住院时间。如果略加以变化，还可以在术中采用冰冻镇痛探头，在术中对肋间神经松解进行冰冻，达到长时间镇痛的效果。不足的是这种方法要在 24～48 小时之后才会起效。神经的再生在一个月左右。

硬膜外腔注射阿片类药物同时使用局麻药也有很好的镇痛效果。吗啡 5～7mg 与 10～15mL 盐水注射可以维持 6～24 小时的良好镇痛。腰段硬膜外阻滞的安全性更好，因为不容易损伤脊髓根，也不容易穿破蛛网膜，但这只是理论，只要小心操作，胸段硬膜外阻滞同样是安全的。当注射亲脂性的阿片类药物如芬太尼时，从胸段硬膜外腔注射比腰段具有更好的效果。有些临床医师提议多使用芬太尼，因为这种药物引起的迟发性呼吸抑制较少。但不管是从哪个部位注射药物进行镇痛，都要密切监测以防并发症。

有些学者提出了胸膜腔内镇痛的方法，但遗憾的是，临床看来这并不可行，可能是由于胸管的放置和胸腔内出血。

3. 术后并发症

胸科手术的术后并发症相对多见，但大多数都是轻微的，并可以逆转。常见血块和黏稠的分泌物堵塞呼吸道，会引起肺膨胀不全，所以需要及时吸痰，动作轻柔。严重的肺膨胀不全表现为一侧肺或肺叶切除后的支气管移动和纵隔摆动，这时候需要治疗性的支气管镜，特别是如果肺膨胀不全合并大量的黏稠分泌物。一侧肺或肺叶切除之后还常常导致小的裂口存在，这多是由于关胸不密合引起的，多在几天内自动封闭。支气管胸膜瘘会导致气胸和部分肺塌陷，如果在术后 24～72 小时发生，通常是由于气管闭合器闭合不牢所致。迟发的则多是由于闭合线附近气管组织血运不良发生坏死或是感染所致。

有些并发症少见但需予以足够的重视，因为它们是致命的，术后出血是重中之重。肺叶扭转可以在患侧肺叶部分切除，余肺过度膨胀时自然发生，它导致肺静脉被扭转，血液无法回流，很快就会出现咯血和肺梗死。诊断方法是靠胸片发现均匀的密度增高以及支气管镜下发现两个肺叶的开口过于靠近。在手术侧的胸腔还可能发生急性的心脏嵌顿，这可能是由于手术后两侧胸腔的压力差造成的严重后果。心脏向右胸突出形成嵌顿会引起腔静脉的扭转从而导致严重的低血压和 CVP 的上升，心脏向左胸突出形成嵌顿则会在房室结的位置造成压迫，导致低血压、缺血和梗死。心脏 X 线片的表现是手术侧的心影上抬。

纵隔手术的切除范围大，会损伤膈神经、迷走神经和左侧喉返神经。术后膈神经损伤会表现为同侧的膈肌抬高影响通气，全胸壁切除同样会累及部分膈肌造成类似的结果并合并连枷胸。肺叶切除一般不会导致下身瘫痪。低位的肋间神经损伤会导致脊髓缺血。如果胸腔手术累及到硬膜外腔，还会产生硬膜外腔血肿。

（四）肺切除的特殊问题

1. 肺大出血

大量咯血指的是 24 小时从支气管出 $500\sim600mL$ 以上的血量，所有咯血病例中只有 $1\%\sim2\%$ 是大咯血。通常在结核、支气管扩张、肿瘤或是经气管活检之后发生。大咯血是手术急症，大多数病例属于半择期的手术而非完全的急诊手术，即便如此，病死率还是高达 20% 以上（如果用内科药物治疗，病死率高于 50%）。必要时可对相关的支气管动脉进行栓塞。最常见的死亡原因是气道内的血块引起的窒息。如果纤维支气管镜不能准确定位，那么患者有必要进入手术室行刚性气管镜检查。可以人工堵塞支气管暂时减缓出血或使用激光对出血部位进行烧灼止血。

患者需要保持侧卧位，维持患侧肺处于独立的位置达到压迫止血的目的，要开放多条大容量静脉通路。麻醉术前药一般不需给予清醒患者，因为他们通常都处于缺氧状态，保持持续吸入纯氧。如果患者已经插管，可以给予镇静药帮助患者预防咳嗽。另外，套囊或其他的气管栓子要放置到肺被切除后。如果患者还没有实行气管插管，那就行清醒下气管插管。患者通常会吞咽大块的血块，所以要把他们当作饱胃的患者来处理，插管时要取半右上位并持续在环状软骨上加力。双腔管有助于分隔患侧肺和正常肺，还能帮助将两侧肺独立切除互不干扰。如果放置双腔管困难，也可以放置大管径的单腔管。Univent 管是内带可伸缩的气管套囊的单腔管，也可应用。如果气管腔有大块的血栓，可以考虑使用链激酶将其溶解。如果有活动性的出血，可以使用冰盐水使其流速减慢。

2. 肺大泡

肺大泡可以是先天的，也可以继发于肺气肿。大型的肺大泡可以因为压迫周围肺组织从而影响通气。最大的麻醉风险来源于这些肺大泡的破裂形成张力性气胸，这可以发生在任意一侧肺。诱导期间保持患者的自主通气直到双腔管套囊已将两侧肺隔离。许多患者无效腔增大，所以通气是要注意防止二氧化碳蓄积。氧化亚氮要避免使用，因为那会导致肺大泡破裂，表现为忽然出现的低血压、支气管痉挛和气道压峰值的升高，需要立即放置胸腔引流管。

3. 肺脓肿

肺脓肿源于肺部感染，阻塞性的肺部肿瘤和全身性感染的散播。麻醉要点是尽快隔离两侧肺以免感染累及对侧。静脉快速诱导、插入双腔管保持患侧肺的独立，立即将两侧套囊充气，保证在翻身摆体位的时候脓肿不会播散。在术中对患侧肺多次吸引也可以尽量减少对侧肺的感染机会。

4. 支气管胸膜瘘

支气管胸膜瘘继发于肺切除术，肺部气压伤，肺脓肿穿破和肺大泡破裂。绝大多数患者采用保守治疗，只有胸腔引流和全身的抗生素治疗失败的患者需要手术治疗。麻醉的重点是考虑患者的通气障碍，必要时使用正压通气、可能存在的张力性气胸和肺脓肿对对侧肺的污染。肺脓肿由于多在瘘口附近，所以术后很快就会被吸收。有些临床学者建议如果存在大的瘘就在清醒时插入双腔管，或是经静脉快速诱导插管。双腔管可以隔离两肺、可以对健侧肺单肺通气，对于麻醉处理很有帮助。术后可以在条件允许时拔管。

第四节　气管手术的麻醉

气管、支气管与隆突部位的疾患经常需要手术治疗。这些部位手术的麻醉有一定特殊性，麻醉医师必须了解该部位疾病的病理生理与手术特点，以制订麻醉计划。本节不包括气管切开手术的麻醉。

气管手术（tracheal surgery）麻醉中应用的通气方式可总结为以下五种：①经口气管插管至病变气管近端维持通气：该法适于短小气管手术。由于气管导管的存在，吻合气管时手术难度增加。插入气管导管时对病变的创伤可能导致呼吸道急性梗阻。②间断喷射通气：经口插入细气管导管或手术中放置通气导管至远端气管或支气管行喷射通气。该法利于手术操作，但远端通气导管易被肺内分泌物阻塞，喷射通气还可能造成气压伤。③高频正压通气：该法与间断喷射通气类似。④体外循环：由于需要全身抗凝，可能导致肺内出血，现基本不用。⑤手术中外科医师协作在远端气管或支气管插入带套囊的气管导管维持通气。该法目前应用最普遍。

一、气管疾患

先天性疾患、肿物、创伤与感染是气管疾患的常见病因。先天性疾患包括气管发育不全，狭窄，闭锁与软骨软化。肿物包括原发肿物与转移肿物。原发肿物以鳞状细胞癌、囊腺癌与腺癌多见。转移肿物多来自肺癌、食管癌、乳腺癌以及头颈部肿瘤。创伤包括意外创伤与医源性创伤。气管穿通伤与颈胸部顿挫伤可损伤气管，气管插管与气管切开也可造成气管损伤。气管手术中居首位的病因是气管插管后的气管狭窄，气管肿物次之。

二、近端气管手术的麻醉

近端气管切除重建手术一般采用颈部切口与胸部正中切口。由于手术操作使气管周围支持组织松弛，在气管插管未通过气管病变的情况下可能引起气道完全梗阻。麻醉诱导插管后静脉吸入复合维持麻醉。暴露病变气管后向下分离，切开气管前 10 分钟停用氧化亚氮。于气管前贯穿气管全层缝一支持线，缝支持线时气管导管套囊应放气以防损伤。在气管切口下 2cm 处穿结扎线，切开气管后外科医师将手术台上准备好的钢丝强化气管导管插入远端气管。连接麻醉机维持麻醉与通气。病变气管切除后，以缝合线牵拉两气管断端，麻醉医师通过患者头颈部俯屈可帮助两气管断端接近。如果切除气管长，两气管断端不能接近，应行喉松解使气管断端接近。气管断端采用间断缝合，所有缝合线就位后彻底吸引气管内的血液与分泌物，快速拔出远端气管的气管导管，同时将原经口气管插管管口越过吻合口，麻醉与通气改此途径维持。缝合线打结后应检查是否漏气。气管导管交换中应防止气管导管进入一侧支气管。

手术结束待患者完全清醒后拔除气管导管。由于手术室条件好，气管导管最好在手术室拔除。吻合口水肿较常见，因而拔管前应准备纤维气管镜与其他再插管的物品。拔管后气道通畅，病情稳定后应送入 ICU 继续严密观察。ICU 应做好再插管的准备。为减轻吻合口张力，患者应保持头俯屈体位。

三、远端气管与隆突手术的麻醉

靠近隆突部位的气管切除与隆突成形术一般采用右侧开胸入路，必要时行左侧单肺通气。麻醉的一般原则与近端气管手术相同。手术中通气可以采用全程单肺通气与部分单肺通气。全程单肺通气采用单腔气管导管或双腔管行支气管插管。部分单肺通气则需要手术中交换气管导管，即开始行双肺通气，暴露病变气管后手术台上行支气管插管后单肺通气。病变切除吻合口缝合线就位后拔除支气管插管，同时将主气管内的气管导管向下送入支气管，吻合完毕再将气管导管退回主气管内。手术结束后拮抗肌肉松弛药，待自主呼吸良好，患者清醒后在手术室拔管。拔管时同样应准备纤维支气管镜等再插管的设备。

四、术后恢复

气管手术后患者应在 ICU 接受密切监护。进入 ICU 后最好行胸部 X 线检查以排除气胸。患者应保持头俯屈的体位减轻吻合口张力。面罩吸入湿化的高浓度氧气。隆突手术影响分泌物排出，必要时可使用纤维支气管镜辅助排痰。术后吻合口水肿可引起呼吸道梗阻，严重时需要再插管。由于体位的影响，ICU 插管最好使用纤维支气管镜。术后保留气管导管的患者应注意气管导管的套囊不应放置于吻合口水平。需要长时间呼吸支持的患者可考虑气管切开。

靠近喉部位的气管手术后易出现喉水肿，表现为呼吸困难、喘鸣与声嘶。治疗可采用改变体位（坐位）、限制液体、雾化吸入肾上腺素等措施，喉水肿严重时需要再插管。

术后疼痛治疗的方案应根据手术方式，患者痛阈与术前肺功能确定。近端气管手术的术后镇痛可采用镇痛药静脉注射，肌内注射以及患者自控给药的方式。远端气管与隆突手术的术后镇痛可选择硬膜外镇痛、胸膜内镇痛、肋间神经阻滞镇痛与患者自控镇痛等方式。

患者在 ICU 过夜，病情稳定后可返回病房。

第五节 肺移植手术的麻醉

一、术前准备

肺移植是终末期的肺部疾病或肺动脉高压的治疗手段。接受此手术的患者一般都有呼吸困难并且预后很差。适应证随原发病的不同而不同。主要的病因有：①肺泡纤维化。②支气管扩张。③慢性阻塞性肺气肿。④α_1-抗胰岛素物质缺失。⑤肺淋巴瘤。⑥特发性肺间质纤维化。⑦原发性肺动脉高压。

⑧Eisenmenger 综合征。手术例数受合适的供体数量限制。患者大多在静息时或仅有轻微活动后即出现气短并有静息状态下的缺氧（$PaCO_2 < 50mmHg$）和氧需求量增加。进行性$PaCO_2$增加也很常见。患者可能有呼吸机依赖。心肺联合移植不是必需的，因为患者的右心功能不全可以在肺动脉高压得以纠正后好转，但患者要求左心功能良好，没有冠心病和其他严重疾病。

单肺移植一般被用于慢性阻塞性肺疾病的患者，双肺移植则被应用于肺泡纤维化、肺气肿和血管性疾病的患者。年轻的患者做双肺移植的较多。Eisenmenger 综合征的患者需要做心肺联合移植。

供体器官的选择基于大小和 ABO 配型。血清病毒学检查也必不可少。

二、麻醉管理

（一）术前处理

术前处理应有效调和受体与供体的状态，尽量减少移植缺血时间，避免移植前非必要的麻醉时间延长。术前可给予口服环孢霉素、抗酸剂、H_2拮抗剂和甲氧氯普胺。患者通常对止痛药敏感，所以术前药通常可以等患者进入手术室之后再给。诱导前还可给予咪唑硫嘌呤。

（二）术中处理

1. 监护

与心脏手术一样，术中的有创监测要注意无菌原则。由于三尖瓣反流的存在，放置漂浮导管监测 PAC 会有一定难度。深静脉穿刺应在诱导后完成，因为患者在清醒时通常难以平卧。当手术进行到肺切除时，要及时将漂浮导管后撤（如果漂浮导管是放置在手术侧），在移植完毕后可以把它重新放回肺动脉。要注意避免静脉液体中进入气泡。卵圆孔未闭的患者由于右心室动脉高压的存在有发生栓塞的危险。

2. 诱导和麻醉维持

采取头高位，可选快速诱导。也可用氯胺酮、依托咪酯和阿片类药物的一种或几种进行慢诱导，这样可以避免血压骤降。使用琥珀酰胆碱或其他非去极化肌松药插管。从诱导到插管完毕要保持回路内压力，避免通气不足和高碳酸血症，以免进一步导致肺动脉高压。低血压要使用血管活性药物（多巴胺等）维持而避免液体扩容。

麻醉维持通常是阿片类药物的持续输注，可结合或不结合使用吸入麻醉药。术中通气困难常见，进行性 $PaCO_2$ 升高时有发生。呼吸机要适时调节，维持动脉 pH 的正常以免出现碱中毒。肺泡纤维化的患者分泌物很多，要及时吸痰。

3. 单肺移植

单肺移植可以不用进行体外循环，取后外侧切口，置左侧双腔管或单腔管，术中行单肺通气。是否采用体外循环取决于术中对于患侧肺的夹闭和与之对应的肺动脉夹闭时的反应，如果出现持续的血氧饱和度<88%，或是忽然出现的肺动脉高压，提示需要体外循环。前列

腺素 E_1、硝酸甘油等可用于控制肺动脉高压防止右心衰竭。有时也必须使用多巴胺来维持血压。如果确实需要体外循环，左侧开胸则行股动脉-股静脉短路，右侧开胸则行右心室-主动脉短路。

供体肺切除后，将其与受体进行肺动脉、肺静脉和气管吻合，用网膜包裹帮助血供恢复。所有工作结束后可用支气管镜对吻合口进行观察。

4. 双肺移植

双肺移植可用一个"蚌壳式"的胸廓切除，正常的体外循环很少用到。如果患者 CO_2 张力长期高则容易导致碱中毒，常需静脉给予酸剂。

5. 移植后处理

供体肺吻合后，双肺通气得以恢复，移植后气道压以维持双肺膨胀良好为佳。吸入氧气浓度应<60％。通常用甲泼尼龙，以免血管痉挛。在保存液被冲出供体肺时常常会引起高钾血症。移植后停止体外循环，将漂浮导管放回到肺动脉，适当给予肺血管活性药物和收缩药物是必需的。移植前后，经食管超声心动图可以帮助诊断左、右心衰竭的发生和判断肺血流情况。

移植会扰乱神经反射，淋巴回流和支气管血液循环。呼吸节律不会受影响，但隆突以下的咳嗽反应会消失，部分患者会出现气道反应增高。肺血管收缩很常见。淋巴回流的阻断可导致肺水增多和移植肺的水肿。术中补液要最少化。支气管血液循环受阻则会导致吻合口缺血坏死。

（三）术后处理

术后处理应尽早拔管，最好行胸段硬膜外镇痛。术后常发生急性应激反应、感染、肾衰竭竭和肝衰竭。肺功能恶化可能继发于应激反应和再灌注损伤。偶尔需要暂入氧舱。为鉴别应激和感染，需时常进行气管镜检和气管镜下的活检。院内革兰阴性杆菌、巨细胞病毒、假丝酵母菌、曲霉菌和间质性浆细胞肺炎菌为感染的常见病原。其他的并发症包括外科并发症如膈神经损伤、迷走神经损伤和左侧喉返神经损伤。

第六节　支气管镜与纵隔镜手术的麻醉

一、气管镜手术的麻醉

支气管镜在肺疾病的诊断治疗中有重要意义。从硬支气管镜到纤维支气管镜，支气管镜的应用范围不断扩大。支气管镜目前主要用于气管支气管异物取出，肺内引流、大咯血的治疗、气道与肺肿物的诊断与治疗。

从适应证看，硬支气管镜与纤维支气管镜并无区别，但临床上支气管镜的选择受很多因素控制。如设备条件、医师的经验、使用安全性与患者舒适度等。纤维支气管镜具有检查范围广、创伤小等优点，但在一些治疗性操作中使用受限。因此，纤维支气管镜主要用于诊断性检查，而硬支气管镜主要用于治疗性操作。

术前药的使用应考虑患者一般情况、手术类型，使用的支气管镜类型以及麻醉方式。使用术前药的主要目的在于缓解焦虑、提高痛阈、减少分泌与抑制反射。常用的术前药为阿片类药、镇静安定药与抗胆碱药。

麻醉方式的选择应根据选用的支气管镜类型，拟行手术，患者一般情况与患者要求综合考虑。可选择的麻醉方式包括局部麻醉与全身麻醉。

局部麻醉主要用于一般情况较好可配合的患者，手术操作较简单，手术时间一般较短。通过局部麻醉药雾化吸入与喷雾，对整个呼吸道施行表面麻醉。环甲膜穿刺注射局部麻醉药是声门下呼吸道表面麻醉的有效方式。舌咽神经阻滞与喉上神经阻滞对缓解声门上刺激有效，是较好的辅助措施。辅助神经阻滞时应防止误吸。使用局部麻醉还应注意局部麻醉药过敏，防止局部麻醉药过量中毒。

全身麻醉是支气管镜手术主要的麻醉方式。硬支气管镜手术对镇静、镇痛与肌松要求高，一般均选择全身麻醉。麻醉药的选择应考虑患者一般情况与手术类型。目前主张使用短效药物，保证术后迅速恢复。

麻醉诱导可采用吸入诱导，也可采用静脉诱导。麻醉维持的方式多根据支气管镜通气方式确定。硬支气管镜可使用的通气方式包括自主呼吸、正压通气与无呼吸氧合。自主呼吸主要用于异物取出。无呼吸氧合维持时间短，现很少使用。正压通气是硬支气管镜主要的通气方式，包括间断正压通气，喷射通气、高频喷射通气等形式。纤维支气管镜在无气管插管的情况下均采用自主呼吸。有气管插管的情况下可依靠一些辅助设备控制呼吸。在可以控制呼吸的情况下一般采用静脉吸入复合麻醉维持，静脉注射中短效肌肉松弛药创造安静的手术野。手术中保留自主呼吸时可采用静脉维持或静脉吸入复合维持。

支气管镜手术的并发症涉及手术并发症与麻醉并发症。硬支气管镜可造成途径组织的创伤，包括牙齿、口咽黏膜、喉以及支气管。组织活检后可引起出血。麻醉相关的并发症包括通气不足与麻醉过浅带来的并发症。通气不足表现为低氧血症与高碳酸血症，可通过辅助呼吸纠正。麻醉过浅时手术刺激可诱发心律失常与血压波动，应加深麻醉消除。

二、纵隔镜手术的麻醉

纵隔镜最早用于肺癌分级中纵隔淋巴结活检，以确定手术切除的可能性。后来逐渐用于纵隔上部淋巴结活检、纵隔肿物活检与后纵隔肿瘤的手术。虽然计算机断层扫描（CT）与磁共振成像（MR）能发现纵隔内异常的肿物与淋巴结，但诊断的敏感性与特异性均不及纵隔镜。纵隔镜常与支气管镜检查结合用于治疗方案的确定。气管明显移位、上腔静脉综合征，大血管动脉瘤、前纵隔肿物的患者不宜行纵隔镜手术。

胸骨上切迹切口入路的纵隔镜手术又称颈部纵隔镜手术，主要用于上纵隔病变的诊断治疗。胸骨左缘第2肋间切口与胸骨旁纵切口入路的纵隔镜手术又称前纵隔镜手术，主要用于前纵隔，肺门、上腔静脉区域病变的诊断治疗。

纵隔镜手术可采用的麻醉方法包括局部麻醉与全身麻醉。麻醉方法的选择考虑手术医师的习惯、患者意愿以及患者病情。由于纵隔镜手术潜在大出血的可能，选用全身麻醉更可靠。

纵隔镜手术的麻醉并无特殊，但应强调纵隔肿物对动脉、静脉与气管可能造成的压迫。对气管的压迫可能造成气管移位，麻醉诱导前应充分估计控制气道与气管插管的难度，必要时可采用清醒插管。纵隔肿物对大血管的压迫可能导致麻醉诱导与正压通气时循环功能的恶化，可考虑采用自主呼吸或改变患者体位的方法防止低血压。

术前药并无特殊要求。入手术室后开放一条静脉通道（16～18G），手术中遇有明显出血时可再开放一条静脉通道。常规监测血压，心电图与血氧饱和度。麻醉诱导与维持的方法很多，以静脉快速诱导、静脉吸入复合维持的麻醉方法较常用。由于手术操作接近大血管、气管等重要解剖部位，麻醉中应创造安静的手术野，使用肌肉松弛药是一种理想的选择。由于手术时间短，应选用中短效的肌肉松弛药如阿曲库铵与维库溴铵。手术可能带来上纵隔与气管等部位的刺激，因此要有足够的麻醉深度防止呛咳。

纵隔镜手术的并发症并不多见，包括出血，气胸，神经损伤、食管损伤与气体栓塞。活检中对大血管的创伤可导致危及生命的严重出血。静脉出血可采用直接压迫与填塞压迫的方法止血。动脉出血则需紧急手术止血。胸膜创伤可导致气胸，出现气胸应行胸腔引流。操作中可能损伤喉返神经与膈神经，出现后应对症处理。

第七节 食管手术的麻醉

食管起自颈部环状软骨水平，终止于第 11 或 12 胸椎，直径约 2cm，长 25cm。在颈部位于气管后，进胸后微向左侧移位，在主动脉弓水平又回到正中，在弓下再次向左移位并通过膈肌。行程中有三个狭窄，分别位于颈部环状软骨水平、邻近左侧支气管水平与穿过膈肌水平。食管外科将食管人为地分为三段。即环状软骨水平至进胸腔积液平（$C_6 \sim T_1$）为颈段食管，胸廓内部分（$T_{1 \sim 10}$）为胸段食管，膈肌水平以下为腹段食管。

食管手术的麻醉应考虑患者的病理生理、并存的疾患与手术性质。大部分食管手术操作复杂。术前反流误吸造成呼吸功能受损伤、食管疾病本身影响进食造成营养不良。食管疾患常伴吞咽困难与胃食管反流，因而气道保护是食管手术麻醉应考虑的重点。

一、麻醉前评估

食管手术术前访视中应注意的问题主要有以下三方面：食管反流、肺功能与营养状况。

（一）反流误吸

食管功能障碍易引起反流，长期的反流易导致慢性误吸。对有误吸可能的患者应进行肺功能评价并进行合理治疗。反流的主要症状有胃灼热、胸骨后疼痛或不适。对反流的患者麻醉时应进行气道保护。行快速诱导时应采用环状软骨压迫的手法，或采用清醒插管。麻醉诱导时采用半坐位也有一定帮助。

（二）肺功能

食管疾患引起反流误吸的患者多存在肺功能障碍。恶性食管疾患的患者常有长期吸烟史。对这些患者应行胸部 X 线检查，肺功能检查与血气分析了解肺功能状况。术前应行胸部理疗、抗生素治疗、支气管扩张药治疗，必要时可使用激素改善肺功能。

（三）营养状况

食管疾患因吞咽困难导致摄入减少，加上恶性疾患的消耗，患者有不同程度的营养不良。营养不良对术后恢复不利，因此术前应改善患者的营养状况。

二、术前用药

食管手术术前药的使用原则与一般全身麻醉术前药的使用原则相同。由于反流误吸的可能增加，这类患者术前镇静药的用量应酌情减量。由于手术刺激造成分泌的增加，抗胆碱药（阿托品 0.4mg 或胃肠宁 0.2mg 肌内注射）的使用非常必要。为防止误吸还应使用抗酸药（西咪替丁或雷尼替丁）与胃动力药。

三、监测

手术需要的监测水平主要根据患者病情、手术范围、手术方式以及手术中发生意外的可能性大小确定。麻醉医生的经验也是决定监测水平的影响因素。常规监测心电图、血压与血氧饱和度。应建立可靠的静脉通道。对需要长时间单肺通气的患者与术中术后需要严密观察心血管功能的患者应行有创血压监测。液体出入量大以及手术对纵隔影响明显的应考虑中心静脉置管。

四、内镜食管手术的麻醉

大部分食管手术术前需要接受胃镜检查明确病变的位置与范围。在食管狭窄病例，胃镜检查还能起到扩张性治疗的作用。

电子胃镜诊断性检查的麻醉并不复杂，大多数病例仅在表面麻醉下接受胃镜检查。由于患者存在一定程度的吞咽困难，胃镜检查中镇静药的使用应谨慎。使用镇静药一定要保留患者的气道保护性反射。

对不能配合表面麻醉的患者与行普通胃镜检查的患者多实施全身麻醉。选择较细的气管导管固定于一侧口角一般不妨碍胃镜检查。根据气管插管的难易程度可选择清醒插管与静脉快速诱导插管。麻醉维持可采用吸入麻醉、静脉麻醉或静脉吸入复合麻醉，为保证患者制动，可采用中短效肌肉松弛药。手术结束后拮抗肌肉松弛药，待患者完全清醒后拔管。

胃镜检查术后疼痛很轻，术后镇痛的意义不大。对反流明显的患者应采用半坐位。

在病情严重不能耐受手术的患者，为解决吞咽问题可采用食管支架技术。食管支架的放置不需开胸，一般在胃镜辅助下放置。食管异物的取出同样多在胃镜辅助下实施，不需开胸。

五、开胸食管手术的麻醉

食管手术采用的手术入路较多，腹段食管手术仅通过腹部正中切口即可，麻醉原则与腹部手术麻醉相同。大部分食管手术为胸段食管手术，需要开胸，部分手术甚至需要颈胸腹部联合切口（如 IvorLewis 手术）。由于左侧主动脉的干扰，食管手术多采用右侧开胸。为创造理想的手术野，减轻对肺的损伤，麻醉一般采用单肺通气。

对一些肺功能差不能耐受开胸的患者可采用颈部与腹部联合切口的术式。经颈部与膈肌食管裂孔游离食管并切除。但此术式游离食管时对后纵隔的刺激可导致明显的循环功能抑制，游离食管还可能造成气管撕裂，因此临床上应用较少。

食管切除后一般以胃代替。在胃不能与食管吻合的情况下需要与空肠或结肠吻合，使手术难度增加，手术切口自然需要开胸与开腹联合。空肠一般用于游离移植，需要显微外科参与。代结肠的位置可以在皮下，胸骨后或胸内肺门前后。

开胸食管手术的麻醉一般采用全身麻醉。应根据手术范围与患者病情选择使用麻醉药。范围大的手术还可考虑胸部硬膜外麻醉辅助全身麻醉及用于术后镇痛。

麻醉诱导应充分考虑误吸的可能，做好预防措施。为方便手术操作，开胸手术应尽量使用隔离通气技术。

手术中麻醉医师应了解外科医师的操作可能带来的影响，并与外科医师保持密切交流。手术操作可能导致双腔管或支气管堵塞囊位置改变影响通气，对纵隔的牵拉与压迫可导致循环功能的剧烈变化。手术中遇到上述情况，麻醉医师应及时提醒外科医师，双方协作尽快解决问题。

手术近结束时应留置胃管，胃管通过食管吻合口时应轻柔，位置确定后应妥善固定，避免移动造成吻合口创伤。留置胃管的目的在于胃肠减压，保护吻合口。

六、麻醉恢复

由于存在误吸的可能，拔管应在患者吞咽、咳嗽反射恢复，完全清醒时进行。因此，拔管前应拮抗肌肉松弛药，有良好的术后镇痛。

拔管时机的选择需考虑患者病情与手术范围。术前一般情况好，接受内镜检查，憩室切除等短小手术的患者多在术后早期拔管。气管食管瘘手术后气道需要一段时间的支持，因此拔管较晚。为促进呼吸功能恢复，拔管前应有良好镇痛。

对于不能短时间内拔管的患者应考虑将双腔管换为单腔管。换管一般在手术室进行，换管要求一定的麻醉深度。采用交换管芯的方法较简便，一些交换管芯还能进行喷射通气。有条件时亦可在气管镜帮助下换管。

七、术后并发症

食管手术后并发症主要来自三方面，术前疾病影响导致的并发症、麻醉相关并发症与手术相关并发症。

术前因反流误吸造成肺部感染、继发性哮喘使肺功能降低的患者术后拔管困难。营养不良的患者肌力恢复慢易造成术后脱机困难。

麻醉相关的并发症主要为麻醉诱导与拔管后的误吸。应掌握严格的拔管指征。拔管时患者应清醒，能排除分泌物，有良好的镇痛作用。拔管时采用半坐位利于引流，可减少误吸的发生。术后疼痛影响分泌物排除造成局部肺不张、肺炎时可能需要再次插管进行呼吸支持。

手术相关并发症与手术方式有关。术后吻合口瘢痕形成可导致食管狭窄，可采用扩张治疗。胃镜检查可能导致食管穿孔，食管穿孔引起纵隔炎可能危及患者生命，应禁食禁水并静脉注射抗生素治疗，必要时行食管部分切除。食管切除手术的术后并发症还包括吻合口漏。

第八节　纵隔肿瘤手术的麻醉

上、前、中纵隔的汇合处正好位于上腔静脉中段、气管分叉，肺动脉主干、主动脉弓以及心脏的头侧面。对于成人，这个区域的大部分肿瘤是支气管肺癌和淋巴瘤的肺门淋巴结转移；而婴幼儿多为良性的支气管囊肿、食管重叠或者畸胎瘤。这个区域的肿瘤可以引起气管隆崎处的气管支气管树、肺动脉主干及心房（和上腔静脉）的压迫和阻塞。胸部 CT 是最重要的诊断方法，因为它可以确定这些关键组织的压迫程度和大小。纵隔肿瘤麻醉中最常见的并发症为气道压迫，一篇综述中 22 例患者有 20 例出现气道梗阻。虽然气道梗阻是最主要的症状，但常常此时其他两到三个器官也有不同程度受压和存在并发症的潜在可能性，麻醉中如不特别注意，也没有丰富经验，每一个并发症都有可能危及生命，引起急性衰竭和死亡。总之，纵隔肿瘤麻醉的主要处理原则是：尽可能选择局部麻醉；全麻前尽可能进行化疗或放疗；如果必须全麻，应用纤维支气管镜检查气管支气管，并且清醒插管并保持自主呼吸。下面将分别讨论主要并发症及其麻醉管理。

一、气管支气管压迫

大部分引起气道梗阻的前纵隔肿瘤源自淋巴组织。但是，也有一部分源自囊液体、畸胎瘤、胸腺瘤和甲状腺瘤等良性病变。在进行化疗或放疗之前应做组织学诊断。大部分有气道梗阻的纵隔肿瘤患者，首先需要面临诊断手术的麻醉（如颈部或斜角肌的淋巴活检、霍奇金病的开腹活检）。重要的是，术中出现严重气道问题的患者不是术前均有呼吸道受压症状。

这些患者的麻醉管理有两点要优先考虑：

第一，肿瘤压迫气道常常可危及生命，因为压迫阻塞通常发生在气管分叉处，位于气管导管的远端，打断自主呼吸可导致气道梗阻。对于有气管压迫和扭曲的患者，气管插管时，若导管口贴在气管壁上或者导管通过狭窄部分时，管腔被完全堵塞或形成一锐角，均可引起气道完全阻塞。考虑到全麻存在潜在的致死性气道阻塞可能，因此手术时尽量首选局部麻醉。

第二，淋巴瘤对化疗或放疗的反应通常极佳，胸片显示治疗后肿瘤显著缩小，症状也有所好转。有些患者即使不活检，其细胞性质也有较大可能预知。因此，如有可能淋巴瘤患者应在全身麻醉前进行化疗或放疗。

如果肿瘤位于上，前和中纵隔，患者表现呼吸困难和（或）不能平卧而需活检，则尽可能选择局麻。如细胞类型对化疗或放疗敏感，在进一步外科治疗前，应先行化疗或放疗。经过这些治疗后，应仔细复习肿瘤的放射学表现，并对肺功能做出动态评估。

如果患者没有呼吸困难且能平卧，应作 CT 扫描、流速－容量环以及超声心动图检查以评估肿瘤的解剖和功能位置。如果三种检查结果之一呈阳性，即使没有症状，活检时也应选择局麻。

如果使用全麻，那么诱导前应在局麻下以纤维支气管镜对气道进行评估。纤维支气管镜外套加强型气管导管，在纤维支气管镜检查完以后，插入气管导管。全麻诱导采用半斜坡卧位。

整个手术保留自主呼吸，避免使用肌松剂，以防胸腔内压力波动过大，使已软化的气管支气管系统发生塌陷。在场人员应该具备快速改变患者为侧卧或俯卧位的能力。应随时准备好一硬质通气支气管镜，以通过远端气管和隆突部位的梗阻，同时应备好体外循环相关人员和设备。

术后前几个小时，必须严密观察患者，因器械操作后肿瘤水肿而体积增大，有可能发生气道阻塞而需再次插管和机械通气。

二、肺动脉和心脏的压迫

纵隔肿瘤压迫肺动脉和心脏的情况非常罕见，因肺动脉干部分被主动脉弓和气管支气管所保护。肺动脉压迫的处理原则与气管支气管压迫一样。因这类患者需诊断性操作（如组织活检），故大多数患者是第一次施行麻醉。这些患者的术前评估同支气管压迫患者。若知道细胞类型或高度怀疑，首先可考虑放疗；若可能，所有诊断性操作应在局麻下进行，若患者要求全麻或患者在仰卧位、坐位、前倾位甚至俯卧位时症状加重，期间可考虑给予全麻，并且整个过程中保留自主呼吸，维持良好的静脉回流、肺动脉压和心排出量。可考虑增加容量负荷和给予氯胺酮等来维持静脉回流、肺动脉压和心排出量。术前也需备好体外循环。

三、上腔静脉综合征

上腔静脉综合征是由上腔静脉的机械阻塞引起。上腔静脉综合征的发生原因按发病率多少包括：支气管肺癌（87%），恶性淋巴瘤（10%），良性病变（3%）如中心静脉高价营养管，起搏器导管产生的上腔静脉血栓、特发性纵隔纤维化，纵隔肉芽肿以及多结节性甲状腺肿。上腔静脉综合征的典型特征包括：由于外周静脉压增加（可高达 40mmHg）引起上半身表浅静脉怒张；面颈部、上肢水肿；胸壁有侧支循环静脉和发绀。静脉怒张在平卧时最明显，但大多数病例在直立时静脉也不会像正常人一样塌陷。颜面部水肿明显，眼眶周围组织肿胀以至于患者不能睁开双眼，严重的水肿掩盖了静脉扩张症状。大部分患者有呼吸道症状（呼吸急促、咳嗽、端坐呼吸），这是由于静脉淤血和黏膜水肿阻塞呼吸道引起，这些均是预后不良的征兆。同样地，患者精神行为改变也是脑静脉高压和水肿特别严重的征象。发展慢的上腔静脉阻塞，症状出现也较隐蔽；急性阻塞时，所有的症状进展极明显。上腔静脉综合征最典型的放射学特征为上纵隔增宽。静脉造影可以确诊（但不是病因学诊断），病因学诊断可通过开胸探查、胸骨切开、支气管镜，淋巴活检等方式来确诊。

大部分伴有上腔静脉综合征的恶性肿瘤患者可先行化疗和放疗（指未完全阻塞的患者）。但是，对于完全阻塞或几乎完全阻塞的患者［通常表现为脑静脉高压和（或）呼吸道阻塞的症状］以及经放疗、化疗后无效的患者，应考虑行旁路术或采用正中胸骨切口手术切除病变。这种手术通常非常困难，因为组织分界不清，解剖变形，中心静脉压异常高以及出现不同程度纤维化。

拟行上腔静脉减压术的患者麻醉前评估应包括仔细的呼吸道检查。面颈部的水肿同样可以出现在口腔、口咽部和喉咽部。另外，呼吸道还可能存在外部的压迫和纤维化，正常运动受限，或存在喉返神经损害。如果疑有气道压迫，应行 CT 扫描。

为减轻气道水肿，患者以头高位护送到手术室。在麻醉诱导前，所有患者均行桡动脉穿刺置管。根据患者情况术前可从股静脉置入中心静脉导管或肺动脉导管，至少应在下肢建立一大口径静脉通道。术前用药仅限于减少分泌物。麻醉诱导方法取决于气道评估结果。如果诱导前患者必须保持坐位才能维持呼吸，那么应选择使用纤维支气管镜或喉镜清醒插管。

术中最主要的问题是出血。相当多的失血是由于中心静脉压太高。由于术野组织的解剖变形，手术相当困难，随时可能发生动脉出血。因此，当胸骨切开时手术室内应有备血。

术后，特别是纵隔镜，支气管镜检后上腔静脉的压迫并没解除，则可能发生急性呼吸衰竭而需气管插管和机械通气。这种急性呼吸衰竭的机制还不清楚，但最可能的原因是：上腔静脉综合征可引起急性喉痉挛和支气管痉挛；呼吸肌功能受损（恶性病变患者可能对肌松药有异常反应）；肿瘤加重了气道的阻塞。因此，这些患者在术后几小时应密切监护。

第九节　先天性膈疝手术的麻醉

一、病理及临床特点

（1）先天性膈疝的发病率约为 1/4000。

（2）膈疝分型：①后外侧型膈疝约占 80%，经 Bochdalek 孔疝出，又称胸腹裂孔疝，多为左侧，疝入物多为胃、小肠、结肠、脾和肝左叶等腹腔脏器。②食管裂孔型约占 15%～20%，一般较小，不损害肺功能。③Morgagni 裂孔型约占 2%。

（3）新生儿期膈疝临床表现为呼吸急促和发绀，哭吵或喂奶时加剧。哭吵时患侧胸腔的负压加大，使更多的腹腔脏器疝入胸腔，造成呼吸极度窘迫。

（4）消化系统症状比较少见，疝入胸腔内的肠管嵌闭或伴发肠旋转不良时出现呕吐。

（5）体格检查：患侧胸部呼吸运动明显减低，呼吸音消失，纵隔移位，心尖冲动移向对侧。当较多的腹腔内脏进入胸腔内，呈现典型的舟状腹。

（6）胸部 X 线片：需与先天性肺叶气肿相鉴别。

（7）伴随畸形：①肠旋转不良（40%）。②先天性心脏病（15%）。③泌尿系统异常。④神经发育异常。⑤Cantrell 五联症（包括脐膨出、前侧膈疝、胸骨裂、异位心、室间隔缺损等心内缺损）。

（8）手术治疗为经腹径路行内脏复位和修补膈缺损。

二、术前准备

（1）护理患儿时将其置于半卧位和半侧卧位。可以插入鼻胃管持续低压吸引；以防止胸腔内的内脏器官充气加重对肺的压迫。

（2）对呼吸困难的患儿应给予气管内插管及机械通气治疗。使用肌松药便于控制呼吸，减少挣扎，降低氧耗，同时使气道压力下降，减轻肺损伤。

（3）避免气道压力过高，防止发生张力性气胸。

（4）高频通气可能促进气体交换，减少气道压力的波动。

（5）通过过度通气、持续输注芬太尼、吸入一氧化氮，降低肺血管阻力。

（6）术前建立可靠的静脉通路，首选上肢外周静脉。

（7）注意保暖，密切监测患儿的中心体温变化。

三、麻醉管理

（1）采用静吸复合麻醉方法。麻醉诱导和维持可给予芬太尼。吸入低浓度的异氟烷或七氟烷。氧化亚氮使肠管扩张，损害肺功能，故不宜使用。

（2）采用氧气/空气混合通气，纯氧通气有引起早产儿晶状体后纤维增生的危险。

（3）术中监测气道压力，吸气峰压一般不超过 2.45～2.94kPa（25～30cmH$_2$O）。

（4）动脉穿刺置管连续监测血压并及时进行血气分析。颈内静脉置管监测中心静脉压并指导补液治疗。

（5）膈疝修补后不要即刻张肺，以免造成肺损伤。

（6）术后送 ICU 继续呼吸治疗，其中部分患儿可能需要较长期的呼吸机支持。

第三章　心脏外科手术的麻醉

心脏外科手术的麻醉是令人兴奋、具有挑战性和具有精神回报的工作。要做好临床管理需要全面了解正常和异常的心脏生理；了解相关的麻醉药，血管活性药和心脏活性药的药理学作用；熟悉体外循环和外科手术引起的生理扰乱。因为心脏外科麻醉领域在不断地进展，所以讨论的一些问题还可能存在争论。

第一节　冠心病手术的麻醉

一、病理生理简述

缺血性心脏病指心肌相对或绝对缺血而引起的心脏病，其中约 90％ 因冠状动脉粥样硬化引起；约 10％ 为其他原因如冠状动脉痉挛，冠状动静脉瘘，冠状动脉瘤、冠状动脉炎等引起。因冠状动脉粥样硬化及冠状动脉痉挛引起的缺血性心脏病，简称冠心病，我国 40 岁以上人群中的患病率为 5％～10％。

（一）心脏代谢的特点

（1）心肌耗氧量居全身之冠，静息时可达 $7～9mL/$ （100g・min）。

（2）冠脉血流量大，静息时成人约 $60～80mL/$ （100g・min），最高达 $300～400mL/$ （100g・min）。

（3）毛细血管多，与心肌纤维比例达 1∶1。

（4）心肌富含肌红蛋白，每克心肌含 1.4mg，从中摄取大量氧。

（5）心肌富含线粒体，对能量物质进行有氧氧化而产生 ATP，当心肌耗氧量增加时，氧摄取率并不增加，而是靠增加冠脉血流量来补充氧，如果后者未能相应增加，即可出现心肌缺氧；心肌也可从脂肪酸、葡萄糖、乳酸等获取部分能量物质。

（6）一旦心肌缺血，供应心脏的血流不能满足心肌代谢需要时即可引起代谢紊乱，主要是高能磷酸化合物生成明显减少，而代谢中间产物在心肌中堆积，从而引起心肌损伤。

（二）心肌氧供需失衡

冠状动脉粥样硬化以及各种原因引起冠状动脉损伤时，冠状动脉狭窄、血栓形成、血流受阻、血流量下降、含氧量下降。增加心肌耗氧的因素有：①心率加快，增快次数愈多，耗氧量愈大，且因心室舒张期缩短，可影响血液充盈和心肌灌注。②心肌收缩力增强，耗氧量增加。③心室壁收缩期或舒张期张力增加，都使氧耗量上升。

（三）冠心病心肌功能，代谢与形态改变

（1）冠脉供血不足区域的局部可表现收缩期膨出，由此降低心功能。缺血时间越长，膨出范围越扩大，心肌收缩舒张越降低，可致心泵功能减弱，心排出量减少，严重者出现心力

衰竭；95％心肌梗死局限于左室的某部位，承受收缩期高压力和较大的血流剪切应力冲击。

（2）心肌缺血时，心肌高能磷酸化合物减少，缺血15分钟时ATP下降65％，缺血40分钟时下降90％以上；同时细胞膜离子通透性改变，K^+外流，Ca^{2+}，Na^+，Cl^-等内流入细胞，导致膜电位消失。

（3）心肌坏死时，心肌细胞内的各种酶释入血循环；其中心肌肌钙蛋白（cTn）与CK－MB是心肌梗死标志物，尤其是cTn具有高度灵敏性和特异性。据此，可对心肌梗死做出确诊。心肌肌钙蛋白IcTnI）可在3～6小时从血中检出，持续7～10天；心肌肌钙蛋白T（cTnT）在6小时检出，敏感性稍差，持续10～14天。CK－MB是心肌坏死的早期标志物，在梗死发生4小时内其水平升高，峰值出现在18～24小时，3～4天恢复正常。CPK正常值上限为总CPK的3％～6％；6～9小时的敏感性可达90％，24小时后敏感性接近100％。

（4）传统血清酶化验包括谷氨酸酰乙酸转氨酶（SGOT，SGPT），乳酸脱氢酶（LDH），肌酸激酶（CK）等；血脂代谢检查包括胆固醇、低密度脂蛋白和高密度脂蛋白等，均证明与冠心病的发病与程度密切相关。冠心病发病和死亡与胆固醇含量高、低密度脂蛋白含量高及高密度脂蛋白含量低呈正相关。此外，乳酸产生增多可出现心肌酸中毒、糖酵解增强和脂肪氧化障碍，也有诊断价值。

（5）心肌缺血时，心肌细胞线粒体肿胀，出现无定形致密颗粒，肌膜破裂、胞核溶解和消失、心肌坏死。根据缺血程度心肌细胞坏死可表现为可逆或不可逆性变化。病理可分心肌透壁性梗死和非透壁性梗死，后者仅累及心内膜下层。

（四）心肌梗死过程中的并发症

（1）心律失常，检出率64.3％，包括各种心律失常，如室上性、室性心动过速，房性、室性心动过缓，以及Ⅰ度至Ⅲ度房室传导阻滞。

（2）心功能不全的程度取决于梗死面积大小。梗死面积占左室心肌25％以上者，20％～25％可出现心力衰竭；梗死面积≥40％以上时可出现心源性休克，发生率10％～15％。

（3）心脏组织破损可能在心肌梗死后1周发生，常见室间隔穿孔，多数因前降支闭塞引起，因右冠状动脉及左旋支闭塞也可引起。室间隔穿孔尤其在老年合并高血压者，突然的左向右分流可导致血流动力学骤变，左心负荷增加而发作急性肺水肿甚至左心衰竭。如因右冠脉后降支供血不足，由其单独供血的后内侧乳头肌可发生断裂，从而引起急性二尖瓣严重反流，发生率25％～50％，病死率48％。

（4）室壁瘤可因心肌梗死区的心肌收缩力降低，或愈合期纤维组织替代心肌组织，在心脏收缩压力的作用下梗死区组织膨出而形成室壁瘤，发生率10％～38％，可能继发室壁瘤破裂，好发部位在左室前壁或心尖侧壁，如果破口小或有血栓与心包粘连，可形成假性室壁瘤。

（5）由心肌梗死区内膜面可出现血栓形成，多见于前壁和心尖部梗死病例，常于心肌梗死后10天内发生；血栓脱落可引起脑动脉、肺动脉、肢体及内脏血管栓塞，发生率为5％左右。

（6）心脏破裂可因急性心脏压塞而猝死，约占心肌梗死病死率的3％～13％，常发生在心肌梗死后1～2周，好发部位在左室前壁下1/3处。

二、术前评估与准备

(一) 临床征象与检查

(1) 手术前应了解患者的心理状态、对手术的理解程度与疑虑问题；属何种精神类型，乐观开朗与悲观脆弱对术后康复有密切关系。手术可诱发精神失常，冠心病手术也不例外，何况还有 CPB 的不利因素。1999 年调查 398 例 CPB 手术，术后第 1 天的神经精神并发症总发病率为 35.4%，术后 10 天仍有 5.5%。398 例中，101 例为冠心病手术，占 25.4%，术后第 1 天发生神经精神并发症者为 45.5%，10 天为 7.9%，且其严重程度远比先心病和瓣膜病者为高。

(2) 心脏功能评估可按常规分级：Ⅰ级 (体力活动不受限，一般活动无症状)；Ⅱ级 (一般活动引起疲劳、心悸、呼吸困难或心绞痛；休息时感觉舒适)；Ⅲ级 (轻活动即感心悸、呼吸困难、心绞痛，休息后缓解)；Ⅳ级 (休息时也有症状或心绞痛)。

(3) 在常规 12 导联心电图中，心肌梗死可出现有 Q 波及无 Q 波两种特征：有 Q 波提示透壁性心肌梗死，无 Q 波表示为非透壁性或心内膜下心肌梗死；T 波、ST-T 段及 R 波常出现改变，或呈传导异常。但心电图在相当一部分心肌梗死患者仍属正常，因此不能完全根据心电图改变来判断病情。

(4) 射血分数 (EF)：有整体射血分数和局部射血分数之分。整体射血分数指左室或右室收缩期射出的血量占心室舒张末期容量的百分比，是临床常用的心功能指标，主要反映心肌收缩力，在心功能受损时它比心排血量指标敏感。成人正常左室射血分数 (LVEF) 为 $60\% \pm 7\%$，右室射血分数 (RVEF) 为 $48\% \pm 6.0\%$。一般认为 LVEF<50% 或 RVEF<40% 即为心功能下降。心肌梗死患者若无心力衰竭，EF 多在 40%~50%；如果出现症状，EF 多在 25%~40%；如果在休息时也有症状，EF 可能<25%。EF 可通过左室导管心室造影获得，也可通过超声心动图、核素心脏池造影、超高速 CT 和磁共振检查获得。

(5) 心脏舒张功能是心室耗能量的主动过程，用心室顺应性表示。左室舒张功能失调是冠心病早期征象，先于收缩功能减退出现，对了解心功能有帮助，可通过多普勒超声和核素检查，或左心导管检查获得。

(6) 冠状动脉造影：目前还是最为重要的诊断手段，可提供明确而具体的病变程度和部位。通过计算血管直径可了解其截面积 (狭窄程度)。如血管直径减少 50%，其截面积减少 75%；直径减少 75%，截面积减少达 94%。

(7) X 线检查：可了解肺部及心脏扩大等情况。心脏扩大者，70% 以上患者的 EF<40%。

(8) 心肌梗死后血液生化标志物：在近年已采用以蛋白质量为主的检测，取代了以往以酶活性为主的检测 (详见前文)。

(二) 手术危险因素

影响手术效果的危险因素如下：①年龄大于 75 岁。②女性，冠脉细小，吻合困难，影响通畅率。③肥胖。④EF<40%。⑤左冠状动脉主干狭窄>90%。⑥术前为不稳定性心绞痛，心力衰竭。⑦合并瓣膜病，颈动脉病，高血压，糖尿病、肾及肺疾病。⑧心肌梗死后 7 天内手术。⑨PTCA 后急症手术。⑩再次搭桥手术；或同期施行其他手术。

（三）术前治疗与用药检查

据统计，自 1974—1997 年共施行冠心病搭桥手术 1401 例，其中术前并存陈旧性心肌梗死者占 66.9％；吸烟及肺功能低下占 49.7％；高血压占 47.1％，糖尿病占 12.2％。冠心病搭桥手术前应对这些并存症予以积极治疗和准备。

（1）重点保护心肌功能，保证心肌氧供需平衡，避免心绞痛发作。常用药物有：①硝酸酯类，如硝酸甘油。②钙通道阻滞药，如硝苯地平（心痛定），尼卡地平、尼莫地平、地尔硫卓（合心爽），维拉帕米（异搏定）等。③β-肾上腺素能受体阻断药，如普萘洛尔（心得安）、美托洛尔，艾司洛尔（esmolol）等。

（2）术前对中，重度高血压患者应采取两种以上降压药治疗，包括利尿药、β-受体阻断药、钙通道阻滞药、血管紧张素转换酶抑制药，α-受体阻断药等，应一直用到手术前，不宜突然停药，否则反可诱发心肌缺血、高血压反跳和心律失常。

（3）糖尿病患者：在我国因冠心病而死亡者占 22.9％，比非糖尿病的冠心病患者高 5～10 倍。糖尿病合并高血压者约有 50％并存自主神经病态，使心脏对血管容量变化的代偿能力降低，临床表现心血管系不稳定。①糖尿病主要有两型：胰岛素非依赖型糖尿病，可通过控制饮食或服降糖药治疗，但术前 12 小时应停止服药；胰岛素依赖型糖尿病，术前需用胰岛素治疗，手术治疗的标准为：无酮血症酸中毒，尿酮体阴性，空腹血糖小于 11.1mmol/L（200mg/dL），尿糖阴性或弱阳性，24 小时尿糖定量 5～10g。采用胰岛素治疗者应尽量避用 β-受体阻断药，否则可因 α 受体兴奋反而抑制胰岛素分泌，糖耐量更趋异常，诱发或加重低血糖反应。②高血糖可使缺血性脑损伤恶化，增加糖尿病手术患者的病死率。缺血细胞以葡萄糖无氧代谢为底物，产生大量乳酸，使细胞 pH 下降，使细胞膜损伤增大。高血糖可影响伤口愈合，影响白细胞的趋化，调整和吞噬作用，术后康复受影响。③术前、术中及术后应重复检查血糖，根据血糖值给胰岛素：胰岛素（IU/h）＝血糖（mg/dL）÷150。也可先用微量泵按 5％葡萄糖 1.0mg/（kg·min）（相当于 1.2mL/（kg·h）输注，然后根据血糖测定值加用相应的胰岛素。此外，每输入 1L 葡萄糖液加入 KCl30mmol，以补偿钾的细胞内转移。输注胰岛素前先冲洗输液管道以减少管道吸收胰岛素，保证剂量准确。④长期应用鱼精蛋白锌胰岛素的糖尿病患者，CPB 术后应用鱼精蛋白时有可能发生过敏反应，重者甚至死亡。因此，应先用小剂量鱼精蛋白拮抗试验，即将鱼精蛋白 1～5mg 缓慢在 5 分钟以上注入，观察无反应后再缓慢注入预计的全量。

（4）对吸烟者，术前应禁烟 2 个月以上。如果合并呼吸系感染，先积极治愈后再手术。

（5）冠心患者常长期使用一系列治疗药物，术前应进行检查。①服用阿司匹林或含阿司匹林药者，术前 1 周应停止使用，以免手术中渗血加剧。②术前必须抗凝者，改用肝素一直到术前。③术前洋地黄治疗者，除合并心动过速不能停药外，最好在术前 12 小时停用。④长期使用利尿药者，最好在术前数天起停药，以便调整血容量及血钾。⑤口服降糖药者，至少自术前 12 小时起停药。⑥慢性心力衰竭或肝脏淤血者，常缺乏凝血因子，术前给予维生素 K 或新鲜冷冻血浆补充。

三、麻醉管理

(一) 麻醉原则

用于冠心病手术的麻醉药应具备以下特点：不干扰血流动力学、不抑制心肌、不引起冠状动脉收缩，不经肺肝肾脏排出，无毒性，麻醉起效快、消失也快，兼有术后镇痛作用，但目前尚无完全符合上述特点的麻醉药。因此，需严格掌握冠心病麻醉特点（即保持氧供耗平衡，避免氧供减少，氧耗增加），采取合理复合用药原则来完成手术。有人观察到，冠脉搭桥患者进手术室时的心肌缺血发生率为 28%～32.5%，麻醉诱导期为 46%～48%，心肺转流前为 39.3%，转流后为 32.1%。提示掌握冠脉搭桥手术的麻醉具有相当的困难性。

(二) 麻醉前用药

对冠心病患者必须尽量做到减轻其恐惧不安心理，给予安慰和鼓励，以防血压升高、心率加快甚至诱发心绞痛。术前晚睡前应给催眠药。术日晨可用地西泮 5～10mg 口服，或咪达唑仑 5～10mg 肌内注射，吗啡 0.05～0.2mg/kg 和东莨菪碱 0.2～0.3mg 肌内注射。对心脏储备能力低下的患者吗啡用量应适当减少。东莨菪碱需慎用于 70 岁以上老人，因可能引起精神异常。术前尚需根据病情给予抗高血压药、抗心绞痛药如阿替洛尔、异山梨酯、合心爽、硝酸甘油等。

(三) CPB 冠脉搭桥手术的麻醉

患者平卧变温毯手术床，面罩吸氧，安置心电图、脉搏氧饱和度、桡动脉测压、中心静脉压等监测。必要时做肺动脉插管监测。

(1) 麻醉诱导药可选用咪达唑仑、地西泮、依托咪酯、芬太尼等。单纯吸入麻醉药或静脉麻醉药往往不能减轻围术期应激反应，加用芬太尼可弥补此缺陷，用量为 10～20μg/kg 不等。应用较大剂量芬太尼的同时或先后，应注射肌松药，以防胸腹肌僵直不良反应。肌松药常用哌库溴铵（阿端），维库溴铵等。

(2) 如果手术在小切口或胸腔镜下施行，要经右颈内静脉置入两个带球囊导管，一个为术中施行冠状静脉窦逆灌心停跳液使用；另一个插入肺动脉供监测压力用；麻醉维持可用较大剂量芬太尼 20～40μg/kg，辅以异丙酚微量泵持续输注或间断静脉注射，或再吸入低浓度异氟烷或恩氟烷。随着体外转流时间延长，往往血压逐渐升高，可经心肺机或中心静脉管注射地西泮、异丙酚、氯胺酮、压宁定、尼卡地平，或其他短效降压药处理。

(3) 我们观察到，在 CPB 手术中的血流动力学可维持平稳，但 CPB 中及后的机体氧代谢有明显改变，表现氧耗上升，氧摄取率和乳酸浓度明显升高，脑氧饱和度明显降低，这与非生理性灌注 CPB 带来的应激反应和炎症反应有关。

(4) 在停 CPB 后常出现心率加快、心排量增加，氧供氧耗与氧摄取率都明显上升，乳酸浓度继续升高，提示机体尚处于氧债偿还阶段。因此，冠心病搭桥 CPB 手术前后必须保证足够的通气和供氧，维持满意的血压，停 CPB 后及时恢复血红蛋白浓度和红细胞比积，保证足够的血容量，维持中心静脉压平稳，需要时应用硝酸甘油，以维护心脏功能。

(四) 非 CPB 下冠脉搭桥手术的麻醉

1967 年非 CPB 下左乳内动脉与左前降支搭桥手术获得成功，由于其操作技术较难、手术条件要求较高，开展较缓慢，直到 20 世纪 90 年代中期随着手术技术和器械条件等的进步，非 CPB 下搭桥手术今已有迅速发展。北京阜外医院在 1996 年完成首例非 CPB 搭桥手术，其麻醉处理与 CPB 搭桥手术者基本相同：①以静吸复合或静脉复合麻醉为主，由于无 CPB 刺激，芬太尼用量可减少，总量 $5\sim30\mu g/kg$，辅以吸入低浓度麻醉药或静脉短效麻醉镇痛药。②为手术游离乳内动脉方便，有时需用双腔支气管插管施行术中单肺通气。③以往为提供心跳缓慢的手术操作条件，常用腺苷、钙离子拮抗剂或 β-阻断药，以控制心率在 35～60bpm；如今已采用心脏固定器，而不再需要严格控制心率，由此提高了麻醉安全性。④手术在吻合血管操作期间往往都出现血压下降，以吻合回旋支时最为明显。⑤搭右冠状动脉桥时常出现心率增快，同时肺毛细血管楔压上升，中心静脉压增高，左、右心室每搏做功指数减少，提示左及右室功能减弱，需应用 α-肾上腺素受体激动剂如去氧肾上腺素或去甲肾上腺素等调整血压，但乳酸含量仅轻微增高，脑氧饱和度无明显变化。提示非 CPB 手术中的氧代谢紊乱和缺氧程度比 CPB 手术者轻，术毕可早期拔管。⑥有人采用硬膜外麻醉-全麻联合麻醉，认为可阻断心胸段交感神经，利于减轻应激反应，减少全麻药用量，且又可施行术后镇痛，但应注意有发生硬膜外血肿的可能。⑦近年在非 CPB 下还开展 CO_2 激光，铒激光和准分子激光穿透心肌打孔再血管化术，使心腔内血液经孔道灌注心肌以改善缺氧。主要适用于因冠脉病变严重无法接受冠脉搭桥手术者、PTCA 者、全身状况很差者，或作为冠脉搭桥手术的一种辅助治疗。

（五）危重冠心患者的辅助循环

冠心病患者心脏功能严重受损时，需依靠辅助循环措施，以减少心脏做功，提高全身和心肌供血，改善心脏功能，使用率约为 1%～4%。北京阜外医院自 1974—1998 年共施行冠脉搭桥手术 1704 例，其中 25 例（1.5%）术后需行左心机械辅助（22 例为左心辅助＋IABP，3 例为单纯左心辅助），辅助时间最短 30 分钟，最长 72 小时，平均 568 ± 918 分钟。经辅助循环后 19 例（76%）脱离 CPB 机，其中 12 例（48%）出院。辅助循环的成功主要取决于其应用时机，以尽早应用者效果好。适应证为术前心功能不全，严重心肌肥厚或扩张；术中心肌缺血时间＞120 分钟；术终心脏指数＜2.0L/（m^2·min）；术终左房压＞20mmHg；术终右房压＞25mmHg；恶性室性心律失常；术终不能脱离 CPB。

常用的辅助循环方法有以下几种：①主动脉内球囊反搏（IABP）：为搭桥手术前最常用的辅助循环措施，适用于术前并存严重心功能不全，心力衰竭，心源性休克的冠心病患者，由此可为患者争取手术治疗创造条件。将带气囊心导管经外周动脉置入降主动脉左锁骨下动脉开口的远端，导管与反搏机连接后调控气囊充气与排气，原理是心脏舒张期气囊迅速充气以阻断主动脉血流，促使主动脉舒张压升高，借以增加冠脉血流，改善心肌供氧；心脏收缩前气囊迅速排气，促使主动脉压力，心脏后负荷及心排血阻力均下降，由此减少心肌耗氧。②人工泵辅助有滚压泵，离心泵两种。滚压泵结构简单，易于操作，比较经济，缺点是细胞破坏较严重，不适宜长时间使用。离心泵结构较复杂，但细胞破坏少，在后负荷增大时可自动降低排出量，生理干扰较轻，适用于较长时间使用，但也只能维持数天。③心室辅助泵有气驱动泵和电动泵两型。气驱动型泵流量大，适于左、右心室或双心室辅助，但泵的体积大，限制患者活动。近年逐渐采用可埋藏型电动型心室辅助泵，如 Heartmate（TCI）和 Nevacor，连接在心尖以辅助左心功能。④常温非 CPB 搭桥手术中，有时出现心率太慢和血压太低而经药物治疗无效者，可继发循环衰竭，此时可采用微型轴流泵，根据阿基米德螺旋原理采用离心泵驱动血液以辅助循环，常用 Hcmopump 和 Jarvik 泵。在轴流泵支持下施行常温冠脉搭桥手术，可比 CPB 下手术的出血少，心肌损伤轻。轴流泵的优点是用患者自体肺进行血液氧合；不需要阻断主动脉；不存在缺血再灌注损伤；降低心脏负荷，减少心肌耗氧，增加心肌血流，增强心肌保护；减少肝素用量，减少手术出血。但轴流泵本身在目前尚需继续探索和改进。

四、术后管理

（一）保证氧供

（1）维持血压和心脏收缩功能，必要时辅用小剂量儿茶酚胺类药。同时保证足够的血容量，使 CVP 维持满意水平。应用小剂量硝酸甘油，防止冠脉痉挛和扩张外周血管。

（2）维持血红蛋白浓度，手术顺利者维持 8g/dL 和 Hct24％水平，可不影响氧摄取率，混合静脉血氧张力及冠状窦氧张力。但在：①心功能不全，无力提高心排出量或局部血流。②年龄＞65 岁。③术后出现并发症而增加机体耗氧。④术后需机械通气辅助呼吸等严重情况时，血红蛋白浓度应维持 10g/dL 和 Hct30％或更高。

（3）维持血气及酸碱度正常，充分供氧，监测 pH，调整呼吸机参数使血气达到正常水平。积极治疗酸中毒、糖尿病及呼吸功能不全。

（二）减少氧耗

（1）保持麻醉苏醒期平稳，避免术后期过早减浅麻醉，应用镇静镇痛药以平稳渡过苏醒期。

（2）预防高血压和心动过速，针对性使用 α－阻断剂（压宁定），β－阻断剂（美托洛尔），钙离子拮抗剂等短效药。如果仍出现血压升高，试用小剂量硝普钠，但应注意术后患者对硝普钠较敏感，需慎重掌握剂量。心率以控制在小于 70bpm，其心肌缺血率约为 28％，而心率高于 110bpm 者则可增至 62％。

（三）早期发现心肌梗死

冠脉搭桥患者围术期心肌缺血率为 36.9％～55％，其中 6.3％～6.9％发生心肌梗死。临床上对小范围局灶性心肌梗死不易被发现；大范围者则引起低心排综合征或重度心律失常，其中并发心源性休克者约 15％～20％，病死率高达 80％～90％；并发心力衰竭者为 20％～40％。早期发现心肌梗死具有重要性，其诊断依据有：①主诉心绞痛；无原因的心率增快和血压下降。②心电图出现 ST 段及 T 波改变，或心肌梗死图像。③心肌肌钙蛋白（cTn），CK－MB，肌红蛋白（Myo），核素扫描，Tc－焦磷酸盐心肌热区心肌显像可支持早期心肌梗死的诊断，有重要价值。

（四）术后镇痛

心脏手术后创口疼痛不仅患者痛苦，更可引起机体各系统一系列病理生理改变，例如：①患者取强迫体位，导致肌肉收缩，肺活量减少，肺顺应性下降，通气量下降，容易缺氧和 CO_2 蓄积。②患者不能有效咳嗽排痰，易诱发肺不张和肺炎。③患者焦虑不安，精神烦躁、睡眠不佳，可使体内儿茶酚胺、醛固酮、皮质醇、肾素－血管紧张素系统分泌增多，引起血管收缩、血压升高，心率加快、心肌耗氧增加；还可引起内分泌变化，使血糖上升，水钠潴留、排钾增多。④引起交感神经兴奋，使胃肠功能抑制，胃肠绞痛、腹胀、恶心，尿潴留等。综上所述，对冠脉搭桥手术后施行镇痛具有极重要意义。

临床习用肌内注射吗啡施行术后镇痛，存在不少缺点需要改进。1999 年 Loick 等报道70 例搭桥手术后，用三种术后镇痛方法，25 例用硬膜外腔给镇痛药；24 例用静脉持续输注镇痛药；21 例用常规肌内注射吗啡法作为对照；以血流动力学、血浆肾上腺素、去甲肾上腺素、氢皮质酮，心肌肌钙蛋白 T，心肌酶和心电图等作为观察指标，比较其心脏缺血发生率，对照组＞70％，静脉持续镇痛组 40％，硬膜外镇痛组为 50％，提示镇痛组的各指标变化均明显低于对照组，证明术后镇痛可减少心肌缺血改变，提高冠心病手术疗效。近年开展芬太尼或吗啡患者自控镇痛（PCA）法，患者根据自己的感受而按需用药，用药量减小，效果更好。

第二节　　心脏瓣膜病手术的麻醉

心脏瓣膜病是多见病，发病原因较多，包括风湿性、非风湿性、先天性、老年性退变以及冠状动脉硬化等，其中以风湿病瓣膜病最为常见。在初发急性风湿热的病例中，有 50％～75％（平均 65％）患者的心脏受累；余 35％虽当时未见心脏明显受累，但以后 20 年中约有 44％仍然发生瓣膜病。在 20～40 岁人群患心脏病者，约 70％为风湿性心脏病。成人风湿性心脏病中，约 1/3～1/2 病例可无明显风湿病史。风湿热后可累及心脏瓣膜，甚或侵犯其附属结构（包括瓣膜环，腱索、乳头肌），主要病理改变为胶原纤维结缔组织化和基质部非化脓性炎症。

一、病情、病理特点与估计

（一）二尖瓣狭窄

正常二尖瓣瓣口面积 4～6 cm²，瓣孔长径 3～3.5 cm，静息时约有 5L 血液在心脏舒张期通过瓣口。

（1）风湿性瓣膜病变包括前后瓣叶交界粘连、融合；瓣膜增厚、粗糙、硬化、钙化，结疤；腱索缩短、黏着；左房扩大血液潴留。风湿性炎症也可使左房扩大，左房壁纤维化及心房肌束排列紊乱，导致传导异常、并发心房纤颤和血栓形成。房颤使心排出量减少 20％；血栓一般始于心耳尖，沿心房外侧壁蔓延。

（2）瓣口缩小可致左房压上升，左房扩张；由于左房与肺静脉之间无瓣膜，因此肺静脉压也上升而迫使支气管静脉间交通支扩大，血液从肺静脉转入支气管静脉而引起怒张，可能发生大咯血。同时肺毛细血管扩张淤血及压力上升，导致阻塞性肺淤血、肺顺应性下降、通气/血流比减少，血氧合不全，血氧饱和度下降。肺毛细血管压超过血胶体渗透压（约 20～28mmHg），可致肺间质液淤积而出现肺水肿。

（3）肺静脉高压先引起被动性肺动脉压上升，以后肺小动脉痉挛，属代偿性机制；但随时间延长，肺小动脉由功能性痉挛演变为器质性改变，包括内膜增生、中层增厚、血管硬化和狭窄，肺血管阻力增加，肺血流量减少，肺循环阻力增高可高达接近体循环压力，右心负荷增加，肺动脉干扩大，右室肥厚扩大，右房压上升，甚者可致三尖瓣相对关闭不全而导致右心衰竭及外周静脉淤血；另外由于心肌炎或心肌纤维化也可导致右心功能不全。

（4）二尖瓣狭窄患者的左室功能大部分保持正常，但 1/3 患者的射血分数低于正常；由于右室功能不全，或室间隔收缩力减低，也影响左心功能，长期的前负荷减少可使左室心肌萎缩和收缩力减低。

（5）二尖瓣狭窄的病理生理特点为：左室充盈不足，心排出量受限；左房压力及容量超负荷；肺动脉高压；右室压力超负荷致功能障碍或衰竭；多伴心房纤颤，部分有血栓形成。

（二）二尖瓣关闭不全

二尖瓣结构包括瓣叶、瓣环、腱索、乳头肌、左房和左室。

（1）二尖瓣任何结构发生病变时，即可引起二尖瓣关闭不全。主要系风湿热引起的瓣膜后遗症包括瓣叶缩小、僵硬、瘢痕形成；瓣环增厚、僵硬；腱索缩短，融合或断裂；乳头肌结节变和淀粉样变、缩短、融合、功能失调。此外，当二尖瓣后叶粘着于二尖瓣环而与左房相连，导致左房扩大可牵引后叶移位而发生关闭不全。左室扩张使乳头肌向外下移位，导致二尖瓣环受牵拉和扩张，也可发生反流。

（2）二尖瓣关闭不全时，左室收缩期血液除向主动脉射出外，部分血液反流回左房，重者可达 100mL，因此左房容量和压力增高；最初左心泵功能增强，肌节数量增加，容量和重量增大。左房扩大时，75%发生心房纤颤。一旦左室功能下降，每搏量减少，反流增剧、肺淤血，可引起肺动脉高压，右室过负荷及心力衰竭。

（3）临床症状主要来自肺静脉高压和低心排量。在慢性二尖瓣关闭不全时，只要维持左心功能，左房与肺静脉压可有所缓解，临床症状较轻。急性二尖瓣关闭不全时，由于发病急而左房、左室尚未代偿性扩大，此时容易出现左房功能不全，左室舒张末压增高和左房压顺应性降低，临床上可早期出现肺水肿。急性二尖瓣关闭不全多因腱索或乳头肌断裂或功能不全引起。腱索断裂可在原有瓣膜病基础上发生；也可因二尖瓣脱垂，外伤及感染性心内膜炎引起；也可因冠心病供血不足，心肌梗死引起。

（4）二尖瓣关闭不全的病理生理特点为：左室容量超负荷；左房扩大；右心衰竭、肺水肿；左室低后负荷；多伴有心房纤颤。

（三）主动脉瓣狭窄

正常主动脉瓣口面积 $3 \sim 4cm^2$，孔径 2.5cm。主动脉瓣狭窄可因风湿、先天畸形或老年退变而引起。

（1）风湿炎症使瓣叶与结合处融合，瓣沿回缩僵硬，瓣叶两面出现钙化结节，使瓣口呈圆形或三角形，在狭窄的同时多数伴有关闭不全。

（2）瓣口狭窄后，左室与主动脉压差 $>5mmHg$（系正常值）；随着狭窄加重，压差也增大，重者可 $>50mmHg$。由于左室射血阻力增加，左室后负荷加大，舒张期充盈量上升，心肌纤维伸展、肥大、增粗呈向心性肥厚，心脏重量可增达 1000g，致心肌耗氧增加，但心肌毛细血管数量并不相应增加。因左室壁内小血管受到高室压及肥厚心肌纤维的挤压，血流量减少；左室收缩压增高而动脉舒张压降低，可影响冠状动脉供血，严重者可因心肌缺血而发作心绞痛。

（3）当左室功能失代偿时，心搏量和心排出量下降，左室与主动脉间压差减小，左房压、肺毛细血管压、肺动脉压、右室压及右房压均相应升高，临床上可出现低心排综合征。

（4）如果伴发心房纤颤，心房收缩力消失，则左室充盈压下降。

（5）主动脉狭窄的病理生理特点为排血受阻，左室压超负荷，心排出量受限；左室明显肥厚或轻度扩张；左室顺应性下降；心室壁肥厚伴有心内膜下缺血；心肌做功增大，心肌需氧增高。

（四）主动脉瓣关闭不全

主动脉瓣或主动脉根部病变均可引起主动脉瓣关闭不全。

（1）慢性主动脉瓣关闭不全的 $60\% \sim 80\%$ 系风湿病引起，瓣叶因炎症和肉芽形成而增厚、硬化、挛缩、变形；主动脉瓣叶关闭线上有细小疣状赘生物，瓣膜基底部粘连。其他病因有先天性主动脉瓣脱垂、主动脉根壁病变扩张、梅毒、马方综合征、非特异性主动脉炎以及升主动脉粥样硬化等。

（2）主动脉瓣关闭不全时，左室接纳从主动脉反流的血液每分钟可达 $2 \sim 5L$ 之多，致使舒张期容量增加，左室腔逐渐增大，肌纤维被动牵长，室壁增厚，左室收缩力增强，左室收缩期搏出量较正常高，此时左室舒张末压可暂时不上升。但一旦左心失代偿，即出现舒张末压上升，左室收缩力、顺应性及射血分数均下降；左房压、肺小动脉楔压、右室压、右房压均随之上升，最后发生左心衰竭、肺水肿，继后出现右心衰竭。因主动脉舒张压下降可直接影响冠脉供血，可出现心绞痛症状。

（3）急性主动脉瓣关闭不全可因感染性心内膜炎、主动脉根部夹层动脉瘤或外伤引起，由于心脏无慢性关闭不全过程的代偿性左室心肌扩张和肥厚期，因此首先出现左室容量超负荷，最初通过增快心率、外周阻力和每搏量取得代偿，但心肌氧耗剧增；随后由于左室充盈压剧增，左室舒张压与主动脉压差缩小，收缩压及舒张压均下降，同样冠脉血流量也下降而致心内膜下缺血加重，最后出现心力衰竭。

（4）主动脉关闭不全的病理生理特点为左室容量超负荷；左室肥厚、扩张；舒张压下降，降低冠状动脉血流量；左室做功增加。

（五）三尖瓣狭窄

三尖瓣狭窄多系风湿热后遗症，且多数与二尖瓣或主动脉瓣病变并存，由瓣叶边沿融合，腱索融合或缩短而造成。其他尚有先天性三尖瓣闭锁或下移 Ebstein 畸形。

（1）因瓣口狭窄致右房淤血，右房扩大和房压增高。由于体静脉系的容量大，阻力低和缓冲大，因此右房压在一段时间内无明显上升，直至病情加重后，静脉压明显上升，颈静脉怒张，肝大，可出现肝硬化、腹腔积液和水肿等体循环淤血症状。

（2）由于右室舒张期充盈量减少，肺循环血量、左房左室充盈量均下降，可致心排出量下降而体循环血量不足。

（3）由于右室搏出量减少，即使并存严重二尖瓣狭窄，也不致发生肺水肿。

（六）三尖瓣关闭不全

三尖瓣关闭不全多数属于功能性，继发于左心病变和肺动脉高压引起的右室肥大和三尖瓣环扩大，由于乳头肌，腱索与瓣叶之间的距离拉大而造成关闭不全；因风湿热引起者较少见。①其瓣膜增厚缩短，交界处粘连，常合并狭窄；因收缩期血液反流至右房，使右房压增高和扩大。②右室在舒张期尚需接纳右房反流的血液，因此舒张期容量负荷过重而扩大。③当右室失代偿时可发生体循环淤血和右心衰竭。

（七）肺动脉瓣病变

肺动脉瓣狭窄绝大多数属先天性或继发于其他疾病，常与其他瓣膜病变并存，且多属功能性改变，而肺动脉瓣本身的器质性病变很少；因风湿热引起者很少见。在风湿性二尖瓣病、肺源性心脏病、先心病 VSD，PDA，马方综合征，特发性主肺动脉扩张、肺动脉高压或结缔组织病时，由于肺动脉瓣环扩大和肺动脉主干扩张，可引起功能性或相对性肺动脉瓣关闭不全。因瓣环扩大，右心容量负荷增加，最初出现代偿性扩张，当失代偿时可发生全身静脉淤血和右心衰竭。

（八）联合瓣膜病

侵犯两个或更多瓣膜的疾病，称为联合瓣膜病或多瓣膜病。

（1）常见的原因是风湿热或感染性心内膜炎，往往先只有一个瓣膜病，随后影响到其他瓣膜。例如风湿性二尖瓣狭窄时，因肺动脉高压而致肺动脉明显扩张时，可出现相对性肺动脉瓣关闭不全；也可因右室扩张肥大而出现相对性三尖瓣关闭不全。此时肺动脉瓣或三尖瓣本身并无器质病变，仅只是功能及血流动力学发生变化。又如主动脉瓣关闭不全时，由于射血增多可出现主动脉瓣相对性狭窄；由于大量血液反流可影响二尖瓣的自由开放而出现相对性二尖瓣狭窄；也可因大量血反流导致左室舒张期容量负荷增加，左室扩张，二尖瓣环扩大，而出现二尖瓣相对性关闭不全。

（2）联合瓣膜病发生心功能不全的症状多属综合性，且往往有前一个瓣膜病的症状部分掩盖或减轻后一个瓣膜病临床症状的特点。例如二尖瓣狭窄合并主动脉瓣关闭不全比较常见，约占 10%。二尖瓣狭窄时的左室充盈不足和心排出量减少，当合并严重主动脉瓣关闭不全时，可因心搏出量低而反流减少。又如二尖瓣狭窄时可因主动脉瓣反流而使左室肥厚有所减轻，说明二尖瓣狭窄掩盖了主动脉瓣关闭不全的症状，但容易因此而低估主动脉瓣病变的程度。又如二尖瓣狭窄合并主动脉瓣狭窄时，由于左室充盈压下降，左室与主动脉间压差缩小，延缓了左室肥厚的发展速度，减少了心绞痛发生率，说明二尖瓣狭窄掩盖了主动脉瓣狭窄的临床症状，如果手术仅解除二尖瓣狭窄而不矫正主动脉瓣狭窄，则血流动力学障碍可加重，术后可因左心负担骤增而出现急性肺水肿和心力衰竭。

（九）瓣膜病合并冠心病

部分瓣膜患者可并存冠心病，因此增加了单纯瓣膜手术的危险性。有人采取同期施行二尖瓣手术与冠脉搭桥手术，占 15%～20%。有医院曾对 550 例瓣膜患者于术前施行冠状动脉造影检查，结果并存冠状动脉 50%以上狭窄者占 13.8%，其中发生于 40～49 岁者占 8.8%，50～59 岁者占 12.8%，60～69 岁者占 20.9%。

可见在瓣膜手术前如果未发现冠心病，则十分危险。有学者曾遇 1 例二尖瓣置换术后收缩无力，不能有效维持血压，经再次手术探查证实右冠状动脉呈索条状，当即施行右冠状动脉搭桥，术后心脏收缩恢复有力，顺利康复。为保证术中安全和术后疗效，对瓣膜病患者凡存在下列情况者：心绞痛史、心电图缺血性改变，年龄 50 岁以上者，术前均应常规施行冠状动脉造影检查。

（十）瓣膜病合并窦房结功能异常

多次反复风湿热链球菌感染，可形成慢性心脏瓣膜病，部分可合并心房纤颤，有的可合并窦房结功能异常。我们对 CPB 瓣膜手术患者在麻醉诱导前，将心电图二级食管电极经鼻腔置入食管，以观察 P 波最大的位置，测定三项指标：窦房结恢复时间（SNRT），正常为 <1500ms；校正窦房结恢复时间（CSNRT），正常为 <550ms；窦房结传导时间（SACT），正常为 <300ms。如果出现上列任何一项异常者，即可判为窦房结功能异常，且这种异常往往在 CPB 手术后仍然保持。风湿性瓣膜患者即使术前为窦性心律，但由于麻醉药物的影响以及手术致心肌损伤等原因，常会出现窦房结功能异常。

因此，术中保护窦房结功能具有重要性，可采取下列保护措施：①维持满意的血压，以保证窦房结供血。②手术操作尽量避免牵拉和压迫窦房结组织，特别在处理上腔静脉插管或阻断时尤需谨慎。③缩短阻断心脏循环的时间。④在阻断心肌血流期间要定时充分灌注停跳液，以使心肌均匀降温，可保护窦房结组织。

二、手术前准备

（一）患者的准备

1. 心理准备

无论瓣膜成形术或瓣膜置换术都使患者经受创伤和痛苦；置换机械瓣的患者还需要终身抗凝，给患者带来不便。这些都应在术前给患者从积极方面解释清楚，给以鼓励，使之建立信心，精神安定，术前充分休息，做到在平静的心态下接受手术。

2. 术前治疗

（1）除急性心力衰竭或内科久治无效的患者以外，术前都应加强营养，改善全身情况和应用强心利尿药，以使血压、心率维持在满意状态后再接受手术。

（2）术前存在呼吸道感染或局灶感染者需积极防治，手术应延期进行。

（3）长期使用利尿药者可能发生电解质紊乱，特别是低血钾，术前应予调整至接近正常水平。

（4）重症患者在术前 3～5 天起应静脉输注极化液（含葡萄糖，胰岛素和氯化钾）以提高心功能和手术耐受力。

（5）治疗药物可根据病情酌情使用，如洋地黄或正性肌力药及利尿药可用到手术前日，以控制心率、血压和改善心功能。但应注意，不同类型的瓣膜病有其各自的禁用药，如 β-阻断药能减慢心率，用于主动脉瓣或二尖瓣关闭不全患者，可能反而增加反流量而加重左心负荷；心动过缓可能促使主动脉瓣狭窄患者心搏骤停。二尖瓣狭窄合并心房纤颤，要防止心率加快，不应使用阿托品；主动脉瓣狭窄患者不宜使用降低前负荷（如硝酸甘油）及降低后负荷（钙通道阻滞药）的药物以防心搏骤停。

（6）术前合并严重病窦综合征、窦性心动过缓或严重传导阻滞的患者，为预防麻醉期骤发心脏停搏，麻醉前应先经静脉安置临时心室起搏器。

（7）对药物治疗无效的病情危重或重症心力衰竭患者，在施行抢救手术前应先安置主动脉内球囊反搏（IABP），并联合应用正性肌力药和血管扩张药，以改善心功能和维持血压。

3. 麻醉前用药

除抢救手术或特殊情况外，应常规应用麻醉前用药，包括术前晚镇静安眠药。手术日晨最好使患者处于嗜睡状态，以消除手术恐惧。麻醉前用药不足的患者其交感神经处于兴奋状态，可导致心动过速等心律失常，同时后负荷增加和左心负担加重，严重者可因之诱发急性肺水肿和心绞痛，从而失去手术机会。一般麻醉前可用吗啡 0.2mg/kg，东莨菪碱 0.3mg；如若患者心率仍快，麻醉后可再给东莨菪碱。

(二) 麻醉前考虑

1. 二尖瓣狭窄手术

（1）防止心动过速，否则舒张期缩短，左室充盈更减少，心排量将进一步下降。

（2）防止心动过缓，因心排出量需依靠一定的心率来代偿每搏量的不足，若心动过缓，血压将严重下降。

（3）避免右侧压力增高和左侧低心排，否则心脏应变能力更小，因此对用药剂量或液体输沙量的掌握必须格外谨慎。

（4）除非血压显著下降，一般不用正性肌力药，否则反而有害；有时为保证主动脉舒张压以维持冠脉血流，可适量应用血管加压药。

（5）房颤伴室率过快时，应选用洋地黄控制心率。

（6）保持足够的血容量，但又要严控输入量及速度，以防肺水肿。

（7）患者对体位的改变十分敏感，应缓慢进行。

（8）术后常需继续一段时间呼吸机辅助通气。

2. 二尖瓣关闭不全手术

（1）防止高血压，否则反流增加，可用扩血管药降低外周阻力。

（2）防止心动过缓否则反流增多。

（3）需保证足够血容量。

（4）可能需要用正性肌力药支持左室功能。

3. 主动脉瓣狭窄手术

（1）血压下降时，可用血管收缩药维持安全的血压水平。

（2）除非血压严重下降，避免应用正性肌力药。

（3）避免心动过缓，需维持适当的心率以保证冠脉血流灌注。

（4）避免心动过速，否则增加心肌氧需而形成氧债。

（5）保持足够血容量，但忌过量。

（6）对心房退化或丧失窦性心律者应安置起搏器。

4. 主动脉瓣关闭不全手术

（1）防止高血压，因可增加反流。

（2）防止心动过缓，否则可增加反流和心室容量及压力，同时降低舒张压而减少冠脉供血。

（3）降低周围阻力，以降低反流量。

（4）需保证足够的血容量。

5. 多瓣膜病或再次瓣膜置换手术

（1）麻醉诱导应缓慢，用芬太尼较安全，需减量慎用吸入麻醉药。

（2）因粘连重，手术困难，出血较多，需维持有效血容量。

（3）心脏复苏后多数需正性肌力药及血管扩张药支持循环。

（4）注意维持血清钾在正常浓度，预防心律失常。

（5）术后约1/3患者需安置心表起搏器。

6. 带起搏器手术患者

对瓣膜病合并窦性心动过缓、房室传导阻滞患者，术前多已安置起搏器；对部分双瓣置换或再次瓣膜置换手术患者也需安置起搏器；某些先天性心脏病如二尖瓣关闭不全，法洛四联症等手术也需安置起搏器。起搏器可受到外界的干扰和影响，包括非电源及电源因素。非电源因素如血液酸碱度、血内氧分压及电解质变化，都影响起搏阈值。电源因素如雷达，遥测装置，高频装置等电磁波的干扰。术中应用电烙是常规止血方法，对已安置起搏器的患者术中原则上应避用电烙止血，以防发生心室纤颤或起搏器停止工作，但不易做到，故需加强预防措施：①手术全程严密监测心电图，尤其在使用电烙时需提高警惕。②开胸过程或安置起搏器前仔细充分止血，以减少以后使用电烙的次数。③使用电烙前暂时关闭或移开起搏器，尽量缩短电烙的时间。④万一发生心律失常，首先停用电烙，如仍不恢复则心内注药，按摩心脏，电击除颤。

（三）麻醉药物选择

镇痛安眠药，吸入麻醉药及肌肉松弛药对心脏及血管都产生各自不同的作用。对瓣膜患者选择麻醉药物应作全面衡量，考虑以下几方面问题：①对心肌收缩力是抑制还是促进。②对心率是加快还是减慢；某些病例因心率适度加快而可增加心排出量；心率减慢对心力衰竭、心动过速或以瓣膜狭窄为主的病例可能起到有利作用，但对以关闭不全为主的瓣膜病则可增加反流量而降低舒张压，增加心室容量和压力，使冠状动脉供血减少。③是否扰乱窦性心律或兴奋异位节律点，心律失常可使心肌收缩力及心室舒张末期容量改变，脑血流及冠状血流出现变化。④对前负荷的影响，如大剂量吗啡因组胺释放使血管扩张，前负荷减轻，对以关闭不全为主的瓣膜病则可能引起低血压；对以狭窄为主的瓣膜病也应维持一定的前负荷，否则也可因左室充盈不足而减少心排出量。⑤用血管收缩药增加后负荷，对以关闭不全为主的瓣膜病可引起反流增加和冠脉血流减少，从而可加重病情，此时用血管扩张药降低后负荷则有利于血压的维持。⑥对心肌氧耗的影响，如氯胺酮可兴奋循环，促进心脏收缩及血压升高，但增加心肌氧耗，选用前应衡量其利弊。

三、麻醉管理

（一）麻醉诱导

瓣膜患者都有明显的血流动力学改变和心功能受损，麻醉诱导必须谨慎操作，要严密监测桡动脉直接测压、心电图和脉搏血饱和度。选择诱导药以不过度抑制循环、不影响原有病情为前提：①对轻及中等病情者可用地西泮、咪达唑仑、依托咪酯、芬太尼诱导；肌松剂可根据患者心率选择，心率不快者可用泮库溴铵，心率偏快者用阿曲库铵、哌库溴铵等。②对病情重，心功能Ⅲ～Ⅳ级患者，可用羟丁酸钠、芬太尼诱导，不用地西泮，因可引起血压下降。③对心动过缓或窦房结功能差者，静脉注射芬太尼或羟丁酸钠可能加重心率减慢；对主动脉瓣关闭不全患者可引起血压严重下降，也影响冠状动脉供血而发生心律失常，因此可改用小剂量氯胺酮诱导，对维持血压和心率较容易。④最好应用气相色谱—质谱仪检测血中芬太尼浓度。我们曾用诱导剂量芬太尼 $20\mu g/kg$ 和泮库溴铵 $0.2mg/kg$，即使不用其他辅助药也能满意完成诱导，注入后 1 分钟测得的血芬太尼浓度为 $52.6ng/ml$。据报道血芬太尼浓度 $\geqslant 15ng/mL$ 时，血压升高及心动过速的发生率小于 50%。

（二）麻醉维持

可采用以吸入麻醉为主，或以静脉药物为主的静吸复合麻醉。①对心功能差的患者以芬太尼为主，用微量泵持续输注，或间断单次静脉注射用药。②对心功能较好者，以吸入麻醉药为主，如合并窦房结功能低下者可加用氯胺酮。③诱导持续吸入 1% 恩氟烷，我们曾采用 NORMAC 吸入麻醉药浓度监测仪观察，1 小时后呼出气恩氟烷浓度平均 0.61%，吸入 2 小时后平均 0.71%；CPB 前平均 0.77%，CPB 结束时平均仅 0.12%，此时临床麻醉深度明显减浅。如果采用芬太尼 $50\mu g/kg$ 复合吸入异氟烷麻醉，并采用膜肺 CPB 45 ± 8.9 分钟，异氟烷的排出浓度低于 0.1%。提示采用膜肺排出异氟烷的速度远较鼓泡式肺者为缓慢。④我们在静脉注射芬太尼 $20\mu g/kg$ 诱导后，血芬太尼浓度立即达到 $52.6ng/mL$，随后用微量泵持续输注芬太尼，劈胸骨前血芬太尼浓度为 $23.6\sim24.1ng/mL$，转流后降为 $3.6\pm0.8ng/ml$，较转流前下降 72%。可见无论吸入麻醉药或静脉麻醉药，经体外转流后其血内浓度都急剧下降，提示麻醉减浅。因此，在体外转流前、中、后应及时加深麻醉，静脉麻醉药可直接注入 CPB 机或经中心静脉测压管注入；吸入麻醉药可将氧气通过麻醉机挥发罐吹入人工肺。

（三）减少术中出血措施

瓣膜置换手术的出血量往往较多，应采取减少术中出血措施，尽量少用库血。①我们测试单瓣置换手术的库血输注量平均 860mL，如果施行自体输血，平均仅需库血 355mL；双瓣置换手术需输库血平均 1260mL，如果施行自体输血，平均仅需库血 405mL。②如果采用自体输血结合术中回收失血法，则库血输注量可更减少。我们在麻醉后放出自体血平均每例 $540\pm299mL$，术中回收出血，再加 CPB 机余血经洗涤后回输，平均每例输注自体血 $777\pm262mL$，围术期输注库血量可减少 52.5%。③CPB 前及中应用抑肽酶，也可显著减少术中出血，效果十分明显。

四、术后急性循环衰竭并发症

复杂心脏 CPB 手术后，容易突发急性心脏功能衰竭或血容量急剧减少，循环难以维持，患者生命难以保证，其中严密监测、尽早发现、抓紧抢救是手术成功的关键。

（一）CPB 手术后的临床监测与早期诊断

对下列临床监测情况需高度重视：①精神状态异常，表现为烦躁、躁动，精神恍惚，反应淡漠甚至昏迷。②肢体紧张度异常或瘫痪。③皮肤颜色变暗甚至青紫。④心电图示心率减慢或心律失常，甚至呈等电位直线。⑤尿量减少或无尿。⑥动脉压急剧下降或脉压很小，需首先排除测压管道不通畅、凝血或误差等情况。⑦中心静脉压突然降低或严重升高，需首先排除液体未输入或输入过多过速。⑧检查心表起搏器或辅助循环装置的工作是否正常，排除其故障。⑨胸腔引流液突然急剧增加，鉴别引流液性质是否与血液接近。⑩血红蛋白浓度明显下降；血清钾很低或很高；血气 pH 下降，呼吸性或代谢性酸中毒；ACT 显著延长等。

（二）急性循环衰竭的抢救措施

心搏骤停或严重心低排综合征的临床表现为无脉搏，无呼吸、无意识状态，提示血液循环已停止，全身器官无灌流，首先大脑受到缺血严重威胁。因此，必须采取紧急抢救措施，包括：①尽早心肺复苏（CPR），施行有效胸外心脏按压、人工呼吸及应用针对性药物。②主动脉内球囊反搏（IABP），常用于瓣膜术后急性心低排综合征，以支持心脏充盈，减少心肌氧需，增加冠脉灌注，从而改善血流动力学及心肌供血。尽早开始是抢救成功的关键。③急症体外循环再手术，常用于瓣膜术后出血，常见左房顶破裂，左室后壁破损，瓣周漏、卡瓣等情况。有学者在 1984—1995 年期间共施行 CPB 手术 18513 例，其中急症 CPB 抢救手术 130 例，占 0.7%。Rousou 在 1988—1993 年间 3400 余例 CPB 手术中，有 16 例急症 CPB 抢救再手术，存活率 56.3%，以往 13 例只施行 CPR 抢救，存活率仅 15.4%。提示及时采用 CPB 再手术抢救可明显提高生存率。④在心脏或肺脏功能严重衰竭时，应用体外膜肺氧合（ECMO）抢救具有明显提高生存的效果，可使肺脏和心脏做功减少，全身供血恢复，不致缺氧，文献有使用 ECMO 长达 1 个多月而获得成功的报道。

第三节　先天性心脏病手术的麻醉

一、先天性心脏病的病理生理

先天性心脏病（简称先心病）种类繁多，同种病变之间的差别也很大。病理生理取决于心内分流和阻塞性病变引起的解剖和生理变化。从血流动力学角度可以分以下四种类型：分流性病变、梗阻性病变、反流性病变和混合性病变。

（一）分流性病变

分流性病变的病理生理特点是在体循环和肺循环之间存在交通，通过交通产生分流。分流可能是某种病变的主要表现，也可能是减轻某种严重病变症状的代偿现象。分流包括心内分流（如房、室间隔缺损）、心外分流（如动脉导管未闭和体肺侧支）。分流的流速取决于分流两端的压力梯度和相关的血管床血管阻力，而分流量的大小取决于解剖缺损的大小。

（1）非限制性分流：解剖缺损较大，两端压力梯度较小，分流量的大小主要由影响分流的血管床的阻力决定。

（2）限制性分流：解剖缺损较小，分流量较为固定，血管床阻力对分流的影响不明显。

（二）梗阻性病变

梗阻性病变可发生在主动脉和肺动脉的瓣膜上，瓣膜或瓣膜下。无论左侧还是右侧心室流出道发生梗阻性病变，都会引起相应心室的肥厚和扩大。心肌肥厚则氧需增加，最后发展到冠状动脉供血不足，可导致心肌缺血。

（1）右侧梗阻病变：早期即发生肺血流减少和可能出现低氧血症。长期低氧引起凝血功能异常和侧支循环的形成等。

（2）左侧梗阻病变：表现为心排出量下降和体循环灌注不足，长期可引起左心室肥厚导致心肌缺血或纤维化。任何影响心率和容量的因素，都可能诱发心肌缺血和心搏骤停。

（3）动力性梗阻和固定性梗阻：动力性梗阻（右室流出道梗阻和肥厚性心肌病）的心肌收缩性降低可以减轻梗阻的程度。固定的梗阻（肺动脉闭锁或瓣膜狭窄）的程度不受心肌收缩性的影响。

（三）反流性病变

反流性病变可以是先天的（如艾伯斯坦畸形、房室通道缺损和二尖瓣裂等），但更常见的是因先天性心脏病变而带来的继发改变。长期的容量和压力负荷引起心脏解剖和生理改变，导致瓣膜反流。反流量的大小取决于心脏的前负荷、后负荷和心率。

（四）混合性病变

混合性病变是先天性的缺陷引起氧合血和非氧合血在心腔或大血管内混合，如三尖瓣闭锁、单心室、共同动脉干和肺静脉畸形引流等。由于存在非限制性的血流交通，肺血管阻力和体循环血管阻力则明显影响分流量。

二、麻醉前准备

（一）术前禁饮食

（1）小于 6 个月患儿，可在术前 4 小时喂奶和固体食物，术前 2 小时喂清水（如苹果汁，糖水或白水）。

（2）6 个月～3 岁患儿，可在术前 6 小时喂奶和固体食物，术前 2～3 小时喂清水。

（3）3 岁以上患儿，术前 8 小时可食奶和固体食物，3 小时喝清水。

（二）手术室内准备

1. 麻醉操作时室内温度

麻醉操作使小儿身体大部分暴露在空气中，半岁以内小儿应使室内温度保持在 23℃ 以上，变温毯保温，新生儿最好使用保温气毯。

2. 麻醉相关仪器准备

麻醉机、吸引器、监护仪和急救设备（如除颤器）常规检查、待用。

3. 呼吸参数设定

潮气量 10～12mL/kg；呼吸次数：新生儿 30～35 次/分，2 岁以内 25～30 次/分，2～5 岁 20～25 次/分，5～12 岁 18～20 次/分。

（三）气管插管准备

经鼻气管插管易于固定，便于口腔护理，患儿易于耐受，可用于带管时间长的患儿。但操作要轻柔，以免鼻腔出血。注意鼻道的清理，避免鼻内容物堵塞和污染气管导管。经口腔插管适于带管时间短的患儿。低压气囊导管对于预防术后肺内感染和避免气管压伤更为有利。

1. 导管内径（mm，ID）选择

早产儿 2.5～3.0；新生儿 3.0～3.5；1 个月～6 个月 3.5～4.0；6 个月～1 岁 4.0

～4.5；1～2岁导管为4.5～5.0；2岁以上可以按4＋年龄/4计算。

2.鼻腔插管深度（cm）

（1）早产儿：鼻翼至耳垂的距离＋2；0～4岁为10＋体重（kg）/2；4岁以上为14＋年龄/2。

（2）气管导管上有刻度，点状线一般为鼻插管和口插管深度之间的标记。

（3）口腔插管深度为鼻腔插管深度减2cm。

（4）气管导管插入后要在听诊双肺呼吸音对称后方可固定。

3.插管物品准备

（1）气管导管：准备所插导管和上、下0.5号的气管导管各1根。

（2）吸痰管两根：粗的插入导管内作引导管，细的用来气管内吸痰。

（3）喉镜、镜柄和插管钳；润滑油和棉签等。

4.插管后处理

用吸痰管排除胃内气体；双眼涂抹眼药膏保护眼睛。

（四）常规准备的紧急用药

山莨菪碱（2mg/mL），10％葡萄糖酸钙，异丙肾上腺素（4μg/mL），麻黄碱（1.5mg/mL），去甲肾上腺素（4μg/mL）或去氧肾上腺素（40μg/mL）。

三、麻醉管理

（一）基础麻醉

患儿接入手术室后一般采取以下两种方法使其安静入睡，然后连接心电图，脉搏血氧饱和度和无创血压袖带监护，再立即进行动脉和外周静脉穿刺置管。

（1）吸入七氟烷：先面罩吸入8％的七氟烷诱导入睡，然后降低吸入浓度至5％，保持气道通畅。

（2）氯胺酮5～7mg/kg和阿托品0.01～0.02mg/kg或长托宁0.02～0.04mg/kg混合肌内注射。

（二）麻醉诱导

（1）诱导药物：患儿开放静脉后可开始静脉诱导。常用药物有咪哒唑仑、维库溴铵、芬太尼和地塞米松等。

（2）面罩通气时，可以根据病种和患儿当时状态选择吸入氧浓度。新生儿和左向右分流量大的患儿尽量避免吸入纯氧，依赖动脉导管循环的患儿可吸入低浓度氧或空气。

（3）气管插管：插管动作要轻柔，注意小儿最狭窄处在声门下，送入导管困难时，及时更换小0.5号气管导管。

（三）麻醉维持

（1）麻醉用药：可以间断给予阿片类药（芬太尼、舒芬太尼），肌松药（维库溴铵、哌库溴铵等）和镇静药（咪哒唑仑等），或经体外循环机给予异氟烷。

（2）一个月以上的小儿在体外循环中可用丙泊酚（200mg）加氯胺酮（50mg）静脉输注。

（四）特殊注意事项

（1）存在心内分流病变，尤其是右向左分流，在静脉给药时，要注意排气避免气栓。

（2）高危出血风险或预计时间较长的体外循环手术，建议准备血小板。

（3）先心病小儿静脉注射肝素后，动脉和静脉血的 ACT 值在一定时间内存在很大差别，故 ACT 测定应以静脉血为准。

（4）常温非体外全麻手术，常规准备自体血回输装置。

四、呼吸管理

（1）可以采取容控或压控通气模式，吸呼比 1 ：（1～2），气道压力不宜超过 30cmH$_2$O。

（2）发绀患儿吸入氧浓度80％以上；严重左向右分流患儿吸入氧浓度50％以下。

（3）欲行体－肺动脉分流术者，在避免缺氧的情况下，尽量吸入 30％～50％ 的低浓度氧，以观察和比较分流前后的氧供情况。

（4）增加肺血管阻力轻度高碳酸血症、调节通气量使呼气末 CO$_2$ 分压在 45～55mmHg，吸入低浓度氧或空气。

（5）降低肺动脉压力吸入高浓度氧、轻度过度通气，呼气末 CO$_2$ 分压维持在 25～30mmHg 等。

（6）体外循环期间静态膨肺，气道压力维持在 5～8cmH$_2$O，氧流量 0.3～0.5L/min，氧浓度 21％。

（7）开始通气前气管内吸痰，开放升主动脉适时膨肺，但压力不宜超过 30cmH$_2$O。明显肺不张时，膨肺偶可达到 40cmH$_2$O，但要避免肺损伤。

五、循环管理

（一）心率和心律

1. 维持循环稳定的参考心率

（1）体外循环前：新生儿 150 次/分以上；6 个月以内婴儿在 130 次/分以上；2 岁以内小儿 120 次/分以上；3 岁以内小儿在 110 次/分以上；5 岁以内小儿在 100 次/分以上。

（2）体外循环后：新生儿 160 次/分以上；6 个月以内婴儿在 140 次/分以上；3 岁以内小儿在 130 次/分以上；5 岁以内小儿在 110 次/分以上。

2. 药物不能维持满意心率，往往需要安装临时起搏器

（1）窦性心动过缓时，起搏电极放置在心房外膜，可维持满意的心排出量。

（2）心房和房室传导阻滞时，电极需放置在心室外膜。

（3）瓣膜反流时，需要安装双腔临时起搏器，心房和心室均需放置起搏电极。

3. 室上性心动过速治疗（小儿心脏手术中较易发生）

（1）喷洒冰水在窦房结区，有时可以暂时缓解。

（2）适当牵拉窦房结区，可以部分中止发作。

（3）使用去氧肾上腺素、腺苷（50μg/kg）、美托洛尔等治疗。

（4）顽固性室上性心动过速，可持续静脉输注艾司洛尔［负荷量：250～500μg/kg，维持量：50～300μg/（kg·min）］。

（5）严重影响循环时，可以电击（同步或非同步）除颤复律。

（二）体外循环前重症小儿维持循环稳定

（1）发绀患儿可以给予5％碳酸氢钠（2mL/kg）＋5％葡萄糖液共50mL输注。

（2）低血容量者，可以适量补充5％清蛋白和洗涤浓缩红细胞。

（3）肺内分流过多者，外科适当束缚肺动脉，增加体循环流量。

（4）肺血过少者，以补充容量为主，适当增加外周血管阻力。

（5）必要时补充钙剂和持续输注正性肌力药（如多巴胺）支持。

（三）脱离体外循环机困难的处理

1. 重度肺动脉高压

（1）适当过度通气，不使用PEEP；吸入NO。

（2）通过中心静脉输注血管扩张药，降低肺动脉压；左房管输注血管加压药物，提高灌注压。

（3）适当给予碳酸氢钠维持血液偏碱状态。

（4）维持足够的右室前负荷。

2. 左心功能异常

（1）根据左房压缓慢还血，维持较快的心率，降低左室前负荷。

（2）在使用其他血管活性药基础上，可以经左房管加用肾上腺素输注。

（3）心律存在问题时使用双腔起搏器为宜。

（四）重症患儿体外循环后循环维持

（1）根据心脏饱满程度和左、右房压回输机器血。

（2）鱼精蛋白中和后最好使用洗涤后的红细胞。

（3）通气调整肺循环血管阻力。

（4）使用正性肌力药或其他血管活性药。

（5）必要时持续输注葡萄糖酸钙（5～10mg/h）。

（五）体外循环后早期反常性血压

（1）部分患儿体外循环后出现主动脉压和外周动脉压反转现象，术后可以持续数小时而逐渐恢复正常。

（2）停机过程中外周动脉压过低时，要进行主动脉根部测压：①当主动脉根部压与外周动脉压差别大时，先缓慢还血以补充容量，不急于加大正性肌力药的剂量。如果还血主动脉根部压力增高，左房压也升高，而外周动脉压无变化时，有可能主动脉插管过粗，需尽快调整停机，拔出主动脉插管。②主动脉根部压与外周动脉压均低时，输血后左房压升高，往往存在心功能异常，需调整呼吸循环状态，加大正性肌力药物的支持。

六、凝血管理

（一）鱼精蛋白中和肝素

（1）鱼精蛋白和肝素之比为（1～1.5）mg：100U。

（2）重度肺动脉高压者可经主动脉根部或左房管推注鱼精蛋白，亦同时可推注葡萄糖酸钙（15～30mg/kg）。

（3）静脉推注鱼精蛋白要缓慢，一旦推注过程中血压逐渐下降，暂停推注鱼精蛋白。心率未减慢者可首选推注钙剂和小量回输机血。伴心率有减慢者，首选山莨菪碱处理，必要时给予小量肾上腺素。

（二）改善凝血功能（重症手术和长时间体外循环手术）

（1）手术切皮前即持续输注抑肽酶和乌司他丁。

（2）推注鱼精蛋白后，立即开始输入血小板和血浆。

（3）渗血明显多时，可使用凝血酶原复合物和纤维蛋白原等。

（4）输入洗涤的机器剩余血，而非肝素化的机血。

七、其他管理

（一）手术室内吸入 NO 的注意事项

（1）有效吸入浓度 10～80ppm，吸入接口在气管导管与螺纹管的弯接头处。

（2）NO 流量＝吸入浓度×分钟通气量/NOppm（NO 人口呼吸环路内时）。

（3）NOppm 为 NO 钢瓶内的浓度（我院小儿手术室内 NO 瓶浓度为 100ppm）。

（4）新鲜气体流量不得小于 2 倍分钟通气量，以保证有毒气体 NO 的排除。

（5）如存在心肌抑制和顽固性低血压，需立即停止吸入 NO。

（二）微量泵输注常用药液的配制（50mL 液体所含药量 mg）

（1）多巴胺/多巴酚丁胺：体重（kg）×3。

（2）肾上腺素：体重（kg）×0.3。

（3）异丙肾上腺素：体重（kg）×0.03。

（4）硝酸甘油：体重（kg）×0.9（新生儿 kg×3）。

（5）米力农：体重（kg）×0.6/0.9/1.2（负荷量体重（kg）×25～50μg，需在复温时经体外循环机注入）。

（三）药物输入速度计算

（1）当 50mL 药液中药物含量是体重（kg）×3mg 时，泵入 1mL/h 相当于输入速度：1μg/（kg·min）kg×3（mg）÷50（mL）÷60（min）÷kg×1000（μg）。

（2）其他按配制的倍数不同，用上式依次推算。

（四）补充碳酸氢钠的计算方法

（1）补碱按细胞外液总量来补充：即补碱量（mmol）＝Kg×$\triangle$BE×0.2。

（2）1gNaHCO$_3$＝12mmolHCO$_3^-$；1gNaHCO$_3$＝20mL5％NaHCO$_3$。

（3）故补 5％的碳酸氢钠量（mL）＝Kg×$\triangle$BE×0.2×20/12＝Kg×$\triangle$BE/3。

（五）补充氯化钾的方法

（1）低钾小儿补钾量安全范围：0.2～0.5mmol/（kg·h）。

（2）小儿钾浓度：>3.0mmol/L 不主张积极补钾。

（3）50mL 不同浓度的溶液含钾量：3％‰，2mmol；6‰，4mmol；9‰，6mmol；12‰，8mmol；15‰，10mmol；30‰，20mmol。

（4）安全补钾速度简易用法：30‰KCl 每小时泵入毫升数≤体重数；15‰KCl 每小时泵入毫升数≤2 倍体重数。

八、不同病种先心病的麻醉

(一) 动脉导管未闭 (PDA)

1. 病理生理

(1) 分流量的大小取决于导管的直径和体血管阻力 (SVR) 与肺血管阻力 (PVR) 之比值 (SVR/PVR)。

(2) 动脉导管分流，使主动脉舒张压降低，心肌灌注减少。

(3) 主动脉分流使肺血增多，左室舒张末容量增大，导致左室扩张，肥厚和舒张末压力升高。

(4) 当左房压增高时导致肺水肿，肺血管阻力增高，从而右心负荷增加。

2. 外科处理

(1) 小婴儿常温全身麻醉下导管结扎或切断缝合术，左后外侧切口。

(2) 年龄大的合并严重肺动脉高压的患者，一般在体外循环下正中切口行导管闭合术。

(3) 大部分单纯 PDA 可以在放射科介入封堵。

3. 麻醉管理

(1) 同时监测右上肢和股动脉血压，辅助判断主动脉缩窄和避免外科误操作。

(2) 常温全麻结扎动脉导管时，可用硝普钠控制性降压，平均动脉血压可暂时维持在 $40\sim50\mathrm{mmHg}$。

(3) 深低温低流量体外循环经肺动脉缝闭时，采取头低位，避免主动脉进气和利于头部灌注。

(二) 主－肺动脉间隔缺损

1. 病理生理

(1) 与动脉导管未闭相似。

(2) 分流直接从主动脉灌入肺动脉，缺损较大，分流量多。

(3) 缺损较大时，早期即出现充血性心力衰竭。

(4) 肺动脉高压和肺血管阻塞性病变发生早。

2. 外科处理

(1) 体外循环下缺损修补。

(2) 深低温停循环。

3. 麻醉管理

(1) 小婴儿体外循环前控制肺血流，使氧饱和度维持在 $80\%\sim85\%$。

(2) 体外循环前控制肺血流量呼吸管理外，外科可临时环缩肺动脉，增加肺血管阻力。

(3) 术前存在营养不良和肺血管病变严重者，麻醉诱导时吸 80% 以上浓度的氧，呼吸管理要避免诱发肺动脉高压危象。

(4) 体外循环后要降低肺血管阻力，镇静、适当过度通气。

(5) 使用硝酸甘油、米力农，必要时吸入 NO。

(三) 共同动脉干

1. 病理生理

(1) 主动脉和肺动脉共干，同时给冠状动脉、肺动脉和体循环动脉供血。根据肺动脉在共干上的发出位置不同分为 4 型。一组半月瓣连接两个心室。

(2) 新生儿初期，随着 PVR 的下降，肺血流逐渐增加，最后导致充血性心力衰竭（CHF）。

(3) 肺静脉血和体循环静脉血通过室间隔缺损不同程度双向混合。

(4) 肺血过多，心脏做功增加，舒张压降低，容易发生心肌血供不足。

(5) 婴儿早期即可发生肺血管梗阻性病变。

2. 外科处理

(1) 由于肺动脉高压出现早，新生儿期是外科手术的最佳时间。

(2) 从共干根部离断肺动脉，修补共干；修补室间隔缺损；使用带瓣同种血管重建右室—肺动脉通道。

(3) 术后早期病死率 5%～18%。

(4) 由于残余室缺和共干瓣膜狭窄或反流，可能出现右心功能不全。

(5) 由于修补室缺或右室切口，易发生完全性右束支阻滞、完全性房室传导阻滞、房室交界性心动过速等心律失常。

3. 麻醉管理

(1) 体外循环前的管理与主—肺动脉间隔缺损相似。

(2) 存在 CHF 可使用正性肌力药支持。

(3) 使用大剂量芬太尼麻醉（大于 $50\mu g/kg$），以保持血流动力学稳定。

(4) 术中尽量维持 Qp/QS 平衡，避免过度通气和吸入高浓度氧。

(5) 当平衡难以调整时，手术者可暂时压迫肺动脉来限制肺血流，以改善体循环和冠状动脉灌注。

(6) 已经有明显肺动脉高压的较大婴儿，麻醉中吸入氧浓度可提高到 80% 以上。

(7) 体外循环后，大部分患儿需要正性肌力药支持，降低心脏前后负荷，维护左右心脏的功能。

(8) 由于此类患儿常合并有 DiGeorge 综合征，静脉持续输注钙剂有利于维持循环稳定。

(9) 体外循环后，要适当过度通气，纯氧通气，纠正酸中毒和吸入 NO。

(10) 术后镇静和机械通气至少 24h，以避免发生肺动脉高压危象。

（四）房间隔缺损（ASD）

1. 病理生理

(1) 分流量取决于缺损的大小和右室与左室的相对顺应性。

(2) 右室容量超负荷，导致右室肥厚，顺应性逐渐下降。

(3) 肺血增多，随年龄增长，肺血管发生病变。

(4) 分流量大的发生房性心律失常的比例增加。

(5) 肺动脉高压发生较晚，一般 10 岁以内没有症状，很少发展为 Eisenmenger 综合征。

2. 外科处理

(1) 常规外科治疗体外循环下房间隔直视修补。

(2) 杂交手术右侧胸部切口显露右心房，在食道超声的引导下，经右房直接将封堵器置于缺损处。

（3）部分 ASD 可以在放射科介入封堵。

3．麻醉管理

（1）由于婴幼儿期很少有心肺功能改变，所以麻醉无特殊要求。

（2）体外循环后不可以参考中心静脉压值回输液体，以免发生急性肺水肿。

（3）杂交手术是常温全麻下进行，注意保温，准备自体血回输装置。

（4）放置封堵器过程中，位置不当时可引起二尖瓣位置异常，血压会发生明显变化。

（5）无特殊情况，一般不需使用正性肌力药和血管活性药。可以手术室内气管拔管。

（五）室间隔缺损（VSD）

1．病理生理

（1）缺损分四种类型；膜周型、肺动脉干下型、肌型和混合型。是最常见的先天性心脏病（占 20%）。

（2）缺损大小与临床症状相关。肺血多，常表现左心室肥厚。

（3）心脏杂音由大变弱甚至消失，是肺动脉压进行性增高的发展过程。

（4）限制性 VSD 分流量取决于缺损的大小和左右室间压力差。

（5）非限制性 VSD 分流量仅依赖于 PVR/SVR 之比，左右室间无压差。

（6）15% 的患者在 20 岁左右发展为不可逆的严重肺血管梗阻性病变。

（7）非限制性 VSD 婴儿在生后 3 个月内可发生 CHF。

2．外科处理

（1）正中或右侧胸部切口，体外循环直视下 VSD 修补。

（2）杂交手术正中切口开胸，在 TEE 的引导下，直接经右心室放入封堵器。

3．麻醉管理

（1）非限制 VSD 小婴儿麻醉管理，体外循环前要适当限制肺血流，避免肺损伤和体循环灌注不足。

（2）严重肺动脉高压患儿要防止 $PaCO_2$ 增高，以避免肺动脉压进一步升高，肺血流减少。脱离体外循环机困难时，首先排除外科因素（残留 VSD 和存在 PDA），联合使用正性肌力药和血管活性药。留置左房管为脱离体外循环机时泵入药物使用。术后早期加强镇静镇痛，降低肺血管的反应性。

（3）房室传导阻滞时有发生，常用山莨菪碱和异丙肾上腺素治疗，必要时使用临时起搏器。

（4）有明显心室肥厚和扩大者，常需使用多巴胺、多巴酚丁胺、米力农和硝酸甘油等药物。

（六）心内膜垫缺损

1．病理生理

（1）可分为部分，过渡和完全三型。常伴发各种综合征，如 21－三体、Noonan 综合征和 ElisvanCreveld 综合征。

（2）部分型心内膜垫缺损（PECD）发生 CHF 取决于左向右分流量和二尖瓣反流程度。

（3）过渡型的症状相对最轻。

（4）完全型心内膜垫缺损（TECD）缺损为非限制性，早期即可出现肺动脉高压或 CHF。

2. 外科处理

（1）PECD 可在 2～5 岁时修补，手术与房间隔缺损类似，二尖瓣反流纠正如何影响术后效果。

（2）TECD 最佳手术期为 3～6 个月，较为安全，控制 CHF，防止发生肺血管梗阻性病变和减轻瓣环扩张。根治手术：体外循环下闭合房间隔和室间隔缺损，修复两个房室瓣。对反复肺内感染和解剖上不能做双心矫治的，先行肺动脉环缩手术，再择期二期手术。

3. 麻醉管理

（1）体外循环前控制肺血流，限制吸入氧浓度和防止过度通气。

（2）TEE 评估矫治后房室瓣功能和心室功能。

（3）术中放置左房测压管，指导容量管理和使用正性肌力药等血管活性药物。

（4）体外循环后肺动脉高压的处理：吸入 100% 的氧，过度通气，用大剂量阿片类药加深麻醉，吸入 NO。适当给予碳酸氢钠可以降低肺动脉压力。对于吸入 NO 无反应的肺动脉高压，可能对硫酸镁有效，初始剂量 20mg/（kg·h）。

（5）大部分脱离体外循环时需要正性肌力药支持。

（6）脱离体外循环机困难，可以从左房管使用缩血管药物，而右房管使用血管扩张药。

（7）对于有房室瓣反流和残余 VSD，使用米力农和降低后负荷。

（8）房室传导功能异常者，使用房室顺序性起搏对于减少房室瓣反流和改善心脏功能有益。

（七）右室双出口

1. 病理生理

（1）大动脉转位型（Taussig－Bing 畸形）肺动脉下 VSD，伴有或不伴有主动脉狭窄。表现类似伴有 VSD 的大动脉转位（TGA）。肺血流增加，易发生 CHF 和肺血管病变。

（2）伴大 VSD 型主动脉下 VSD，不伴有肺动脉狭窄。由于肺血管阻力低，故肺血过多。

（3）法洛四联症型主动脉下 VSD，伴有肺动脉狭窄。肺血流梗阻为固定性。

2. 外科处理

（1）室间隔修补＋将肺动脉与左室连通＋大动脉调转术。

（2）室间隔修补＋将主动脉与左室连通。

（3）姑息手术 Block－Taussig 分流术；肺动脉环缩术。

（4）单心室矫治分期双向格林和全腔静脉与肺动脉吻合术。

3. 麻醉管理

（1）肺血过多者应注意避免降低肺血管阻力，维持脉搏氧饱和度在 80%～85%。

（2）肺血少者应注意改善肺血流，避免增加肺血管阻力。

（3）围术期肺动脉高压者需过度通气、吸入 100% 的氧、适当碱化血液，深镇静和保持肌松。

（4）及时诊断和处理心律失常。

（5）常需使用正性肌力药物支持。

（八）肺静脉畸形引流

1. 病理生理

（1）部分性肺静脉畸形引流。病理生理变化与单纯的房间隔缺损类似。左向右分流导致肺血增加，右房和右室扩大，肺动脉扩张。分流量大小取决于参与畸形引流的肺静脉支数，畸形引流的肺叶，肺血管阻力和右心房室的顺应性。

（2）完全性肺静脉畸形引流。完全性肺静脉畸形引流分四型：心上型，心内型，心下型和混合型。肺血管梗阻性病变发生早。伴有梗阻的肺静脉畸形引流，患儿生后的第一周即出现明显的发绀和呼吸窘迫，需紧急外科治疗。无梗阻的肺静脉畸形引流，肺血过多，轻微发绀。氧饱和度一般为 $85\%\sim90\%$。右侧房室扩张，限制性的卵圆孔（或房间隔缺损）供给左心容量，左心发育小。室间隔向左侧移位，导致左室心排出量进一步减少。

2. 外科处理

（1）部分性肺静脉畸形引流无症状和无房间隔缺损，分流量少，可不手术。左向右分流量较大，Qp：Qs 大于 2：1，需要外科手术治疗。反复肺内感染，尤其是伴有"镰刀"综合征的，需要外科手术治疗。

（2）完全性肺静脉畸形引流有梗阻的一旦诊断明确，需要急诊外科手术治疗。无引流梗阻伴有限制性房水平分流的，需要行房间隔切开或球囊扩张术，以及药物治疗，在 1 岁内择期行矫治术。

（3）有非限制性房水平分流的，可择期 1 岁内行矫治术。

（4）部分患者可能需要深低温停循环下行修补术。

（5）外科手术一般是切开和扩大肺静脉畸形连接处，与左心房吻合。

3. 麻醉管理

（1）部分性肺静脉畸形引流的麻醉类似于肺血多的 ASD。

（2）完全性肺静脉畸形引流：体外循环前吸入 100% 的氧，过度通气，纠正代谢性酸中毒，使用正性肌力药维持循环稳定。体外循环后吸入 NO，降低肺血管阻力。防止肺动脉高压危象（过度通气，吸入 100% 的氧，碱化血液，充分镇静和肌松）。严重肺动脉高压可以使用硫酸镁和前列腺素 E_1。体外循环后，避免左房压过高，维持低水平血压有助于防止未适应的左心过度负荷所致损伤。术前存在肺水肿，体外循环产生的炎性反应，采用压力控制通气的方式，给予适当变化的 PEEP，改善肺的顺应性。使用正性肌力药物如多巴胺，多巴酚丁胺和肾上腺素等，使用降低肺血管阻力和体循环阻力药物如米力农、硝酸甘油和酚妥拉明等，减少心脏做功和增加心排出量。使用药物或临时起搏器最佳化心率和节律，减轻左室负荷。

（九）主动脉瓣狭窄

1. 病理生理

（1）重度的主动脉瓣狭窄常与左心发育不良并存。

（2）重度单纯的主动脉瓣异常新生儿常有心内膜下纤维弹性组织增生（开始于胎儿期）。心肌的舒张功能下降，使左室舒张末容积减少，射血分数降低。

（3）中等程度的主动脉瓣狭窄，左心明显肥厚扩大。

（4）跨瓣压差大于 50mmHg 的为重度，常表现呼吸困难，代谢性酸中毒和心源性休克。

2. 外科处理

（1）新生儿重度主动脉狭窄需要急诊经皮球囊扩张术才能存活，等待进一步的外科治疗。

（2）非重度狭窄的年长患儿一般可行主动脉瓣修补或置换（Ross 手术）。

3. 麻醉管理

（1）心肌肥厚，注意维持心肌氧供与氧耗的平衡。

（2）避免心动过速，以免影响心脏舒张期充盈。

（3）积极处理心律失常，心房功能的异常严重影响心排出量，可以静脉注射利多卡因，冷盐水心脏表面刺激和超速起搏处理心律失常，严重影响循环的心律失常，需紧急电转复。

（十）主动脉瓣下狭窄

1. 病理生理

（1）主动脉瓣下狭窄常在生后 1 年内发现，是进行性发展的疾病。

（2）梗阻程度与年龄相关。

（3）50% 的患儿伴有主动脉反流。

2. 外科处理

（1）手术切除纤维性隔膜或狭窄环。

（2）由于病情发展较快，且易发生主动脉瓣反流，故多主张早期手术治疗。

（3）术后易发生轻度主动脉瓣反流，狭窄复发率较高。

3. 麻醉管理

（1）管理类似于主动脉瓣狭窄。

（2）降低心肌氧耗，维持氧供需平衡。

（3）保证心脏的前后负荷，避免低血压的发生。

（十一）主动脉瓣上狭窄

1. 病理生理

（1）常合并脏器动脉狭窄，部分患者合并 Wiliam 综合征（智力低下，特殊面容和高钙血症）。

（2）狭窄部常累及冠状动脉窦，易造成冠状动脉缺血。有猝死的危险。

2. 外科处理

切开升主动脉狭窄内膜，自体心包加宽补片。

3. 麻醉管理

同主动脉瓣狭窄。

（十二）主动脉缩窄

1. 病理生理

（1）典型的主动脉缩窄位于左锁骨下动脉远端到动脉导管开口的周围。

（2）严重主动脉缩窄在生后的最初几周内可出现呼吸困难和呼吸衰竭。狭窄远端体循环低灌注，代谢性酸中毒。动脉导管的闭合可以导致左室后负荷急剧增加，引起 CHF 和心源性休克。

（3）中度缩窄出现症状较晚，逐渐出现缩窄近端体循环高血压和左心功能不全。

2. 外科处理

（1）左侧开胸主动脉修补左锁骨下动脉片翻转成形术；缩窄切除端端吻合术；人工补片主动脉成形术等。

（2）并发症术后高血压；残余狭窄或再复发；截瘫；动脉瘤形成。

3. 麻醉管理

（1）新生儿最初几天，由于动脉导管未闭，上、下肢的压差不明显。

（2）新生儿左室衰竭需静脉持续输注前列腺素 E 来维持动脉导管开放。

（3）重度狭窄的小儿术前需要气管插管机械通气，以减轻心，肺做功。

（4）减少肺血的呼吸管理（高二氧化碳通气、限制吸入氧浓度）。

（5）纠正酸中毒和使用正性肌力药来维护心脏功能。

（6）常温全身麻醉，术中监测右侧上肢动脉压和下肢股动脉压。

（7）术中中心温度不宜超过 37.5℃，且可以适度降温至 35℃。

（8）动脉阻断或钳夹动脉前，静脉注射肝素 200U/kg（ACT＞200s），并使用自体血回收装置。

（9）动脉阻断或钳夹后，注意控制血压和维护心脏功能。

（10）术后早期可出现高血压，持续 2.周左右，可使用血管扩张药和 β 受体阻滞药。

（十三）主动脉弓中断

1. 病理生理

（1）分型。

A 型：中断末端紧靠左锁骨下动脉远端。B 型：中断位于左锁骨下动脉和左颈总动脉之间。C 型：中断位于无名动脉和左颈总动脉之间。

（2）新生儿早期可无症状，一旦动脉导管闭塞，则出现 CHF 和代谢性酸中毒。

（3）27％的患儿合并 DiGeorge 综合征（低钙血症、胸腺阙如、面部发育异常）。

2. 外科处理

（1）深低温体外循环。

（2）深低温停循环＋区域性脑灌注。

（3）一期手术根治。

3. 麻醉管理

（1）一经诊断静脉持续输注前列腺素 E_1 使用正性肌力药和利尿药。

（2）麻醉选择以大剂量阿片类药为主，维持循环的稳定。

（3）动脉压选择左、右上肢和下肢同时监测。

（4）使用血液回收装置、新鲜冰冻血浆和血小板。

（5）体外循环后需要正性肌力药物支持。

（6）DiGeorge 综合征体外循环后需要补充较大剂量钙。

（十四）三尖瓣下移（Ebstein 畸形）

1. 病理生理

（1）三尖瓣瓣叶下移至右室腔，右房扩大，右室房化，右室腔发育异常。可发生右心功能不全。常有卵圆孔未闭和房缺，可产生右向左分流。

（2）新生儿早期血流动力学不稳定，随着肺动脉阻力的降低，可有改善。

（3）易发生室上性心律失常、右束支传导阻滞和预激综合征（10%～15%）。

2. 外科处理

（1）三尖瓣成形术适于前瓣叶发育好，右室腔发育尚可者。

（2）Starnes 手术适于重症新生儿。扩大房间隔缺损，闭合三尖瓣口，建立体肺分流。

（3）严重右心系统发育不良，可行分期单心室生理根治术或一个半心室矫治术。

3. 麻醉管理

（1）维持前负荷，避免心肌抑制和外周血管扩张。

（2）麻醉以大剂量阿片类药（芬太尼）为主，辅以低浓度异氟烷。

（3）体外循环前易发生室上性心律失常，有时需要紧急建立体外循环。

（4）由于右心房室严重扩张肥厚，体外循环后易发生室性心律失常，故可预防性持续输入利多卡因或胺碘酮。

（5）使用正性肌力药米力农、多巴酚丁胺等改善右心功能。

（6）术后早期充分镇静和镇痛。

（十五）法洛四联症

1. 病理生理

（1）病理解剖特点非限制性室间隔缺损；右室流出道梗阻（RVOT）；主动脉骑跨；右室肥厚。

（2）RVOT 程度不同，表现为发绀轻重有别，梗阻轻的可无发绀。

（3）缺氧发作与 RVOT 梗阻性质有关：动力性梗阻是由于漏斗部肥厚和心室异常肌束形成。漏斗部痉挛引起急性的肺血减少，低氧的静脉血分流至体循环，表现缺氧发作。固定性梗阻由肺动脉瓣增厚，发育不良和二瓣化导致肺血减少引起。

（4）肺动脉瓣完全梗阻（肺动脉瓣闭锁）时，肺血流来源于 PDA，支气管动脉和体肺侧支。

（5）常有主肺动脉或分支不同程度的发育不良。

（6）常合并的畸形房间隔缺损，动脉导管未闭，完全性的心内膜垫缺损，多发室间隔缺损。

（7）少见合并畸形永存左上腔，冠状动脉起源异常和左、右肺动脉起源异常。

2. 外科处理

（1）姑息手术体—肺动脉分流术。

（2）根治手术。

（3）问题和并发症室缺残余漏；房室传导阻滞；右室流出道残余狭窄；灌注肺和低心排

综合征。

3. 麻醉管理

（1）缺氧发作防治：术前避免过度控制液体摄入，麻醉前 2～4 小时可以喝适量的清水。发绀较重者，麻醉诱导后，经静脉持续输入碳酸氢钠 1～2mL/（kg·h）。5% 清蛋白（20% 清蛋白 10mL＋林格液 30mL）扩充容量。心率过快，氧饱和度迅速降低时，可用艾司洛尔（10mg/mL）单次静脉注射，剂量 0.5～1.0mg/kg；氧饱和度迅速降低，心率快，血压也明显降低时，可用去氧肾上腺素（20μg/mL），单次静脉注射 1～10μg/kg。

（2）麻醉管理原则：使用降低心肌兴奋性的麻醉药物，吗啡类药麻醉为主。避免使用明显降低外周血管阻力药物。手术使右心室解剖发生改变，功能受到影响，常需要正性肌力药支持。心室压力测定收缩压 RV/LV＞0.7，常需要重新进行右室流出道的疏通。体外循环时间较长时，肺血管阻力增加，可采取降低肺血管阻力的处理。由于右室流出道的疏通和肺血管阻力较低，以及左室术前发育较差，体外循环后，左房压有时偏高。此时一般需要微量泵持续输注肾上腺素，根据左房压适当限制循环容量。术前发绀较重者，体外循环后渗血可能较多，常需输入血浆，血小板和止血药等促进凝血功能。对房室传导紊乱，需要安置临时起搏器。

（十六）大动脉转位（TGA）

1. 病理生理

（1）循环特点：肺循坏与体循环关系为平行循环，而非顺序循环。两循环之间的交通有房间隔，室间隔或动脉导管未闭，是患儿赖以生存的条件。两循环之间的交通为通常为双向分流。

（2）分类：①室间隔完整 TGA（TGA－IVS）：若限制性的房水平分流量，可影响动脉氧饱和度。在伴有非限制性的 PDA 时，动脉氧饱和度较高，但容易发生 CHF。在伴有 ASD 和 PDA 分流不能满足机体氧需时，患儿表现为酸中毒和循环衰竭。②室间隔缺损 TGA（TGA－VSD）：房水平的混合是左房到右房；室水平的混合是从右室到左室，但也存在双向分流；易发生 CHF。一般 4～6 周肺血管阻力达到生后最低，故是有症状 CHF 期。伴有主动脉梗阻的易早期发生肺血管病变。③室间隔缺损和解剖左室流出道梗阻 TGA（TGA－VSD/LVOTO）：常伴有室间隔缺损，LVOTO 限制肺血流，并决定肺循环和体循环血流的平衡。梗阻导致肺血减少可发生发绀。

2. 外科处理

（1）TGA－IVS：应在生后三周内行解剖矫治术（ASO）；酸中毒，循环衰竭患儿需要机械通气和持续静脉输注前列腺素 E 维持动脉导管开放，球囊房间隔扩开术为增加房水平的血混合。以上处理无效，提示存在肺动脉高压，需急诊外科治疗。三周以上则根据术中测压结果决定一期手术或二期手术。左室收缩压大于右室收缩压的 60%，则行一期手术。左室收缩压占右室收缩压的 50%～60%，一期手术后可能需要辅用 ECMO 治疗。左室收缩压小于右室收缩压的 50%，则行二期手术治疗：一期行肺动脉环缩术，同时加做改良的 BT 分流术，训练左室功能。在训练 1～2 周内尽快行二期矫治术（ASO）。

（2）TGA－VSD：6 个月内行 ASO 和 VSD 修补术。6 个月以上导管检查评估肺血管阻力决定是否可行 ASO 手术。

（3）TGA－VSD/LVOTO：根据年龄和狭窄程度决定做 REV，Nikaidoh 和 Rasteli 手术。

3. 麻醉管理

（1）ASO 手术：多为新生儿和婴儿手术，注意保温，避免酸中毒。前列腺素 E。使用直到开始体外循环。避免使用对心脏功能抑制作用较强的药物。体外循环后避免高血压，收缩压维持在 50~75mmHg。尽量低的左房压（4~6mmHg），来维持适当的心排出量。维持较快心率，避免心动过缓。体外循环后需要正性肌力药和血管活性药的支持。

（2）REV，Nikaidoh 和 Rasteli 手术：一般为 TGA（VSD 和 LVOTO），患儿年龄相对较大，心脏功能较好。手术难度大，时间较长，创伤面大，渗血较多，需要输入血小板，凝血酶原复合物和血浆等。备洗红细胞机，在鱼精蛋白中和后使用。需要血管活性药支持，多巴胺和多巴酚丁胺等。较易发生肺动脉瓣反流，给予降低肺血管阻力处理（呼吸管理和药物）。

（3）肺动脉环缩术＋BT 分流术：常温全麻下手术，备自体血回输装置。动脉压力监测在非锁骨下动脉分流侧（一般在左侧）或股动脉。环缩后右室收缩压为主动脉收缩压的 60%~80%。需要正性肌力药支持。

（十七）矫正性大动脉转位

1. 病理生理

（1）心房与心室连接不一致和心室与大动脉连接不一致。

（2）常合并畸形：室间隔缺损，肺动脉瓣狭窄伴解剖左室流出道狭窄，以及三尖瓣畸形导致的解剖右心室房室瓣反流。

2. 外科处理

（1）功能性矫治术纠正伴随的其他畸形（如室间隔缺损）。

（2）解剖矫治术包括双调转手术（心房调转＋动脉调转；心房调转＋Nikaidoh 手术）和双调转＋双向格林手术。

3. 麻醉管理

（1）解剖矫治术手术时间较长，调整好麻醉深度。

（2）食道超声和压力测定可以发现腔静脉和肺静脉梗阻。

（3）放置房室顺序起搏电极，在术中和术后心率和循环的维持起重要作用。

（4）手术开始即持续静脉微量泵输入抑肽酶和乌司他丁，停机后输入血小板和血浆等促进凝血功能。

（十八）左心发育不良综合征

1. 病理生理

（1）二尖瓣狭窄或闭锁，左心室严重发育不良，主动脉瓣狭窄或闭锁，主动脉根部细小。

（2）体循环血运来源于未闭的动脉导管。生后肺血管阻力的降低，使体循环灌注受损。

（3）体循环阻力代偿增高，肺血容量进一步增加。代谢性酸中毒和器官功能紊乱。

（4）肺充血和组织低灌注，可导致突然的动脉导管闭合。患儿常常在生后 1 个月内死亡。

2. 外科处理

（1）介入治疗（替代 NorwoodI）：包括动脉导管放置支架，然后适当扩大房间隔缺损以改善体循环血供，待患儿 6 个月后再行 Norwood l、Ⅲ期手术。

（2）NorwoodI 期手术：一般在生后 1 个月内进行；手术将房间隔切除开；近端肺动脉与升主动脉吻合，同种血管补片扩大主动脉弓。体肺分流（或右室－肺动脉人工血管），需要深低温停循环（18℃～20℃），

（3）NorwoodⅡ期手术：在 NorwoodI 期手术后，约生后 4～10 个月进行双向 Glenn 或 Hcmi－Fontan 手术。

（4）NorwoodⅢ期手术：在 NorwoodⅡ期手术后，大约在生后 18～24 个月进行全腔肺动脉吻合术或 Fontan 手术。

（5）心脏移植根治，供体心脏包括整个动脉弓，但供体来源有限。

3. 麻醉管理

（1）持续静脉输入前列腺素 E_1 ［0.02～0.1μg/（kg·min）］直到开始体外循环。

（2）麻醉诱导开始即给予正性肌力药支持心脏功能［多巴胺 2～5μg/（kg·min），肾上腺素 0.02～0.05μg/（kg·min）］。

（3）动脉监测避免使用右侧桡动脉（体肺分流影响测压）。

（4）麻醉以吗啡类药为主，小量的镇静药为辅。

（5）体外循环开始至术后恢复期，适当使用 α－受体阻滞药改善体循环的器官灌注。

（6）SvO_2 的监测对于调整体肺循环的平衡和器官灌注至关重要。

（7）体外循环后改变体循环血管阻力更容易调整 Qs/Qp。

（8）维持较高血红蛋白，满足器官的氧供。

（9）停体外循环早期使用新鲜血浆和血小板促进凝血功能。

4. ECMO 使用

（1）排除外科原因，经过调整体肺循环的平衡和使用正性肌力药均不能满足脏器的氧供。

（2）脑氧饱和度持续低于 40%，SvO_2 低于 30%。

（3）一般 ECMO 术后支持时间 48～96 小时。

（十九）单心室

1. 病理生理

（1）一个心室腔通过两个房室瓣或共同房室瓣与两个心房连接。

（2）体循环和肺循环的静脉血在心室水平完全混合。

（3）SVR 与 PVR 的平衡和心排出量影响脏器的氧供。

（4）肺血过多时，氧饱和度>85%，肺顺应性减低，心室扩张，低心排。

（5）肺血过少时，氧饱和度<75%，发绀，心肌缺氧，心排出量减少。

2. 外科处理

（1）肺动脉束带术：适于肺血多者，减少肺血，为后期手术治疗做准备。

（2）体肺分流术：适于肺血少者，增加肺血，为后期手术作准备。

（3）双向 Glenn 手术：上腔静脉与肺动脉端侧吻合，减轻单心室的容量负荷。

（4）全腔静脉－肺动脉吻合术：在双向 Glenn 手术的基础上，使用外管道使下腔静脉和主肺动脉端端吻合。生理水平上达到根治的目的。

3. 麻醉管理

（1）双向 Glenn 手术：一般不需要体外循环辅助，常温，全身麻醉。颈内静脉穿刺点要尽量取高位，留置双腔套管不宜过深，以避免影响手术操作。双腔套管用于测压和术后持续输入硝酸甘油，降低肺动脉压。股静脉留置双腔套管，为输入血管活性药（多巴胺）和备快速输液使用。阻断血管前给予肝素（200～400U/kg）吻合结束后鱼精蛋白可以按1：（0.5～0.8）的比例中和。上腔静脉阻断期间，尽管经导管引流上腔血至右心房，但上腔静脉压仍然较高（20～40mmHg），故应维持较高体循环压力，以保障脑灌注。备自体血简易回输装置；术中失血较多时，从股静脉快速输血补液。手术开始后即经股静脉泵入多巴胺2～3μg/（kg·min），在体循环压力低时可增至5～8μg/（kg·min）。吻合后，需要输入5%清蛋白、血浆和红细胞提高上腔静脉压（肺动脉压）在14～16mmHg，以维持循环的稳定。呼吸管理降低肺血管阻力，必要时吸入 NO。

（2）全腔静脉－肺动脉吻合术：体外循环辅助或非体外循环下常温全身麻醉完成手术。体外循环辅助下吻合术麻醉管理较容易。非体外循环下手术需颈内静脉和股静脉均留置套管，为使用血管活性药和快速输血补液用。呼吸管理降低肺血管阻力，必要时吸入 NO。吻合后需要输入5%清蛋白、血浆和红细胞提高静脉压（肺动脉压）在14～16mmHg，以维持循环的稳定。

第四节　缩窄性心包炎手术的麻醉

一、病情特点与估计

心包由脏层与壁层纤维浆膜构成，两层浆膜之间的腔隙称心包腔，内含 15～25mL 浆液。心包可因细菌感染，毒性代谢产物、心肌坏死波及心外膜等原因而发生炎症，偶尔因外伤而引起炎症。

（1）心包感染的主要菌源为结核菌和化脓菌，有的在渡过急性感染期后逐渐演变为慢性缩窄性心包炎，其特点是渗出物机化，纤维性变；钙盐沉积于冠状沟、室间沟，右心室和膈面；两层心包粘合成一层坚实盔甲状的纤维膜，逐渐增厚形成瘢痕和钙化，厚度一般为0.5cm，重者可达1.0～2.0cm。

（2）由于心脏长时间受坚硬纤维壳束缚和压迫，跳动受限，心肌可出现不同程度萎缩，纤维变性、脂肪浸润和钙化，收缩力减弱、舒张期心室充盈不全、心室压上升而容量减少，导致心排出量下降，脉压缩小，心脏本身和全身供血障碍，心率代偿加快。

（3）左心室受压可影响肺循环，出现肺淤血而通气换气功能下降。

（4）心脏腔静脉回血受阻，尤以腔静脉入口和房室环瘢痕狭窄者，回心血量严重受阻，可致上腔静脉压增高，头、面、上肢、上半身血液淤滞和水肿；如果下腔静脉回流严重受阻时，腹腔脏器淤血肿大，下肢肿胀，胸、腹腔渗液。

（5）临床症状：因病因不同，发病急缓、心脏受压部位和程度等不同而各异。如结核性缩窄性心包炎往往起病缓慢，但自觉症状进行性加重，同时有低热、食欲缺乏、消瘦等结核病症状，包括劳动时呼吸困难、全身无力，腹胀、下肢水肿，重症者出现腹腔积液、全身情况恶化、消瘦、血浆蛋白减少、贫血、恶病质。

（6）体征：呈慢性病容或恶病质，面部水肿，黄疸或发绀；吸气时颈静脉怒张，端坐呼吸；腹部膨隆，肝大压痛，漏出液性腹腔积液；下肢凹陷性水肿，皮肤粗糙；心音遥远但无杂音，心前区无搏动，脉搏细速，出现奇脉（即脉搏在吸气时明显减弱或消失，是心脏舒张受限的特征），血压偏低、脉压缩小，可测出吸气期血压下降，静脉压升高；叩诊胸部有浊音，漏出液性胸腔积液，呼吸音粗，有啰音。

（7）X线：心脏大小多无异常，心影外形边缘平直，各弓不显，心包钙化（占15%～59%），心脏搏动弱或消失，上腔静脉扩张，肺淤血，胸腔积液约55%。

（8）CT：可了解心包增厚程度。

（9）超声心动图：为非特异性改变，可见心包增厚，心室壁活动受限，下腔静脉及肝静脉增宽等征象。

（10）心电图：T波平坦，电压低或倒置，QRS低电压，可在多导联中出现；T波倒置提示心肌受累，倒置越深者心包剥离手术越困难；常见窦性心动过速，也可见心房纤颤。其他检查有心导管、心血管造影、核素心肌灌注显像等检查。

二、术前准备

缩窄性心包炎为慢性病，全身情况差，术前应针对具体情况进行全面性积极纠正。特殊准备包括：

（1）胸、腹腔积液经药物治疗效果不显时，为保证术后呼吸功能，可在术前1～2天尽量抽尽胸腔积液；腹腔积液也可在术前1～2天抽吸，但抽出量不宜过多，速度应避免过快，否则容易发生血压下降。术前抽出胸腹腔积液，除改善通气功能外，还有防止心包缩窄一旦解除后，因胸腹腔积液大量回吸入体循环而诱发急性心力衰竭的危险。

（2）对结核性心包炎首先抗结核病治疗，最好经3～6个月治疗待体温及血沉恢复正常后再手术。若为化脓性心包炎，术前应抗感染治疗，以增强术后抗感染能力。

（3）准备呼吸循环辅助治疗设施。特别对病程长，心肌萎缩，估计术后容易发生心脏急性扩大、心力衰竭者，应备妥机械呼吸机及主动脉球囊反搏（IABP）等设施。术中可能发生严重出血，或心室纤颤，需准备抢救性体外循环设备。

（4）备妥术中监测设备，包括无创动脉血压、心电图、脉搏血氧饱和度、呼气末 CO_2 等；必要时准备有创动脉血压，中心静脉压等监测。化验监测包括血气分析、血常规、血浆蛋白，电解质等，对围术期应用利尿剂者尤其重要，对维持血钾水平，预防心律失常和恢复自主呼吸有利。记录尿量、检验尿液，了解血容量和肾功能。

三、麻醉方法

缩窄性心包炎患者多数全身虚弱，麻醉前用药以不引起呼吸、循环抑制为准。术前晚及手术当日晨可给予镇静催眠药以充分休息。麻醉前30分钟一般可用吗啡0.1mg/kg和东莨菪碱0.2～0.3mg肌内注射。

（1）麻醉诱导：对缩窄性心包炎患者是极其重要的环节，由于血压偏低和代偿性心动过速，循环代偿功能已十分脆弱，处理不当可能猝死。因此，必须在严密监测血压、心电图下施行缓慢诱导方法，备妥多巴胺、去氧肾上腺素等药，根据当时情况随时修正麻醉用药处理方案。诱导前应尽早面罩吸氧；诱导必须掌握影响循环最小，剂量最小，注药速度最慢的原则，避免血压下降和心动过缓，可采用羟丁酸钠、依托咪酯或氯胺酮结合芬太尼诱导；肌松药以选用影响循环轻微而不减慢心率的药物，如泮库溴铵，借以抵消心动过缓，也可选用影响血压心率较小的阿曲库铵。

（2）麻醉维持：以采用对循环影响轻的芬太尼为主的静吸复合或静脉复合麻醉。对心功能较好的患者可在手术强刺激环节（如切皮、劈开胸骨或撑开肋骨）时，加吸低浓度异氟烷、七氟烷或地氟烷；肌松用泮库溴铵、哌库溴铵或阿曲库铵等维持。

（3）麻醉期管理：首先需严格管理液体入量；在心包完全剥离前执行等量输液或输血原则；待剥离开始至完成期间应及时改为限量输液原则，否则可因心包剥脱、心肌受压解除、腔静脉回心血量骤增而引起心脏扩大，甚至诱发急性心脏扩大、肺水肿、心力衰竭。因此，除严格控制液体入量外，有时还需及时施行洋地黄制剂及利尿药治疗。心包剥离过程中手术刺激可诱发心律失常，应立即暂停手术，静脉注射利多卡因治疗。如果血压偏低，采用微量泵持续输注小量正性肌力药。机械通气的潮气量避免过大，以防进一步阻碍回心血量而引起血压下降。

（4）手术结束后应保留气管插管在ICU继续机械通气，维持正常血气水平，控制输液输血量，继续强心、利尿、保护心脏功能，防止低钾、低钠，应用止血药以减少术后出血量。

第五节　体外循环

体外循环（cardio pulmonary bypass，CPB）指将血液从上下腔静脉或右心房引流出来，经氧合器完成气体交换，进行氧合与排除CO_2，再将氧合好的血液泵入动脉的人工循环。在体外循环下可以阻断心脏与大血管血流，切开心脏及大血管，进行心血管直视手术。体外循环自1953年成功应用于临床以来，已广泛应用于各种心血管手术、心肺移植、介入支持治疗，中毒抢救等方面。

一、基本装置

体外循环基本装置包括灌注泵、氧合器与变温器，回流室、过滤器、超滤器等。其基本原理是未氧合的静脉血通过上下腔静脉插管或右房管从上下腔静脉或右心房以重力引流的方式至静脉回流室，经滚压泵或离心泵抽吸进入变温器与氧合器，变温器一般和氧合器制作成一整体，完成气体交换和血液变温，氧合后的血液经动脉滤器滤除栓子，经动脉管道与动脉插管进入人体动脉，完成人工血液循环。

（一）灌注泵

灌注泵包括滚压泵和离心泵，一般以滚压泵为主，为体外循环的动力部件，相当于人工心脏的作用，驱动引出体外的静脉血液单向循环至体内动脉系统。常用的滚压泵由泵头和泵管组成，泵头的转子松紧适度地挤压泵管驱使血液单向流动，其流量即人工心排出量＝每分钟转头的转速×每转泵管的排空容积。滚压泵的主要缺点是容易引起血液的挤压破坏。离心泵的最大优点是减少血液成分破坏和大量空气栓塞危险，可较长时间转流，其工作原理是由旋转磁场驱动泵头中的磁性椎体旋转，依靠离心力驱动血流沿椎体表面流动。

（二）氧合器

氧合器包括鼓泡式氧合器和膜式氧合器（简称膜肺）。氧合器一般与变温器制作成一个整体，起到血液氧合，排除 CO_2 的气体交换与血液降温或复温作用，相当于人工肺。鼓泡式氧合器将氧气发散成微小气泡，在氧合室内与血液充分混合成微小血泡，血液与氧气直接接触完成氧合，同时进行血液变温，再经特制的祛泡装置后成为含氧丰富的动脉血流入储血器。其特点是结构简单，氧合性能好，价格低，缺点是由于血、气直接接触，易引起血液蛋白变性，血细胞破坏。目前临床上一般使用膜式氧合器。膜式氧合器通过特制的高分子薄膜或中空纤维管分隔血液与氧气，依靠薄膜或纤维管壁对气体的弥散作用完成对血液的气体交换，进行血液氧合，排除 CO_2，同时完成变温过程。膜式氧合器血、气不直接接触，无须祛泡过程，对血液破坏少，性能优于鼓泡氧合器，临床上已几乎完全取代鼓泡式氧合器。

（三）过滤器

体外循环中会产生许多栓子，包括血栓、气栓，组织碎片、赘生物、滑石粉、小线头等。体外循环动，静脉系统均安装有过滤器，静脉系统过滤器主要对库血、心内外吸引来的血液以及预充液体过滤，动脉过滤器一般置于灌注泵之后，作为体外循环的最后一道安全屏障，可以显著减少心血管手术的脑部及全身栓塞并发症。

（四）超滤器

体外循环常用超滤器来排除多余的水分或进行血液浓缩。超滤器一般由聚丙烯树脂或醋酸纤维素膜组成半透膜，入血口接体外循环动脉端，出血口接体外循环静脉端，由于半透膜两端存在静水压差，从而产生超滤液。婴幼儿手术一般采用改良超滤，为一种在体外循环结束后仍可以进行超滤的方法。其方法为血液通过动脉插管引出，经过超滤器超滤后，最终回流入右心房，或血液经滚压泵从下腔静脉引出，经过超滤器超滤后回流入上腔静脉。

二、机器预充及稀释度

转流前体外循环的部分管道必需使用液体或血液充满，包括静脉引流管、氧合器、灌注泵管以及动脉管道等，充分排除管道内气体，防止气体栓塞，这部分液体及血液即预充液，此过程叫机器预充。预充液的量除了与体外循环管道的粗细、长短有关外，还与氧合器的类型，型号有关，氧合器贮血器内最低安全液面所需的液体量是预充液的主要部分。

可作为预充的液体有 5％葡萄糖、生理盐水、乳酸林格液等晶体液和血浆、清蛋白、胶体羧甲淀粉、库血或自体血等。取何种液体和预充多少量，按患者的年龄、体重、术前血红蛋白浓度、预计的血液稀释度而定。多采用中度稀释，使患者转流后 HCT 达到 20％～25％，或血红蛋白 70～80g/L。血液稀释不仅可以节约用血，降低血液黏滞度，改善微循环，增进组织灌注，而且可以减少血细胞破坏、血栓形成及全身栓塞症状，减少脑血管并发症的发生率。成人一般完全采用晶胶体液混合预充即可，小儿一般需要一定比例的晶胶体液与血液混合预充，以避免血液过度稀释。

三、体外循环环路监测

体外循环中应严密监测灌注流量，灌注压力与动脉压力、中心静脉压力、鼻咽温与直肠温度、尿量、血液平面、动脉血气、电解质及酸碱平衡、胶体渗透压、肝素抗凝等。

(一) 生理指标的监测

1. 动脉压力

动脉压力是反映血容量、有效灌注流量和血管阻力三者关系的一个指标，与组织灌注密切关系。体外循环一般维持 MAP50～80mmHg，高龄、高血压，糖尿病，颈动脉狭窄等患者应维持较高的动脉压力，婴幼儿及儿童一般维持在 30～70mmHg。转机中动脉压力过高可加重溶血或脑出血，可采用加深麻醉、扩张外周血管等处理，动脉压力过低时应增加灌注流量，停用扩血管药，或使用缩血管药物如去氧肾上腺素处理。

2. 中心静脉压

体外循环中由于落差虹吸效应，静脉引流通畅时，CVP 一般为零或负值。如果 CVP 增加，如上腔静脉插管过深可以导致脑静脉回流不畅致脑水肿，下腔静脉插管过深，可致肝静脉或下半身静脉回流不畅，致腹腔脏器水肿。

3. 温度

一般监测鼻咽温度与直肠温度，也可监测鼓膜、膀胱等部位温度。鼻咽温近似脑温，直肠温近似中心温度。体外循环一般需要将机体降至适当温度，以降低组织代谢率。机体代谢与体温直接相关，体温每下降 7℃，组织代谢率下降 50％。临床一般将低温分为浅低温 32℃～28℃，深低温 27℃～20℃，超深低温 20℃～11℃。

4. 尿量

体外循环中要求尿量一般＞1mL/ (kg·h)。转机时间过长，血细胞溶解破坏可致血红蛋白尿，尿液呈淡红色至棕褐色，需要用碳酸氢钠碱化尿液，以防止肾小管堵塞。

(二) 灌注指标的监测

1. 灌注流量

灌注流量即人工心排出量，成人高流量为≥2.4L/ (min·m²)，中流量为 1.8～2.4L/ (min·m²)，低流量为＜1.8L/ (min·m²)。也可按体重计算，＜50mL/ (kg·min)为低流量，＞80mL/ (kg·min) 为高流量。婴幼儿高流量可达 3.5L/ (min·m²) 或 150～200mL/ (kg·min)，而成人很少超过 2.8 ～ 3.0L/ (min·m²) 或 80～100mL/(kg·min)。

2. 泵压

泵压指动脉供血管路的压力，一般主泵压应＜200mmHg 为宜，停搏液灌注管路压力成人 240mmHg 左右，儿童 150mmHg 左右。应注意转中泵压突然增加，一般与主动脉插管位置不当，或插入主动脉夹层、动脉管路扭曲有关，应及时处理，避免泵管破裂危险。

3. 氧合器血平面

氧合器血平面反映体内容量平衡，应特别注意氧合器血平面排空致空气栓塞。

4. 肝素抗凝与鱼精蛋白拮抗

体外循环一般需要使用肝素 3mg/kg 静脉注射抗凝，使 ACT＞480 秒以上。转中由于肝素代谢，应定时检测 ACT，维持 ACT＞480 秒以上。体外循环结束后应使用鱼精蛋白中和肝素，用量一般为肝素总量的 1.0～1.5 倍，使 ACT 回复至基础值水平。体外循环后将氧合器和管道内剩余血回输时也需用鱼精蛋白 3～5mg/100mL 拮抗。

5. 血气酸碱电解质分析

体外循环中应维持血气酸碱电解质均在正常范围，避免缺氧，代谢性酸中毒，高钾血症或低钾血症、低钙与低镁等。注意血糖，乳酸水平的变化，如果乳酸持续增高，说明体外循环中组织灌注不充分，应积极调整。静脉氧饱和度（SvO_2）应维持在 70%～80% 为宜。

四、体外循环基本方法

体外循环一般根据手术部位、手术种类采用相应的体外循环方法，包括完全体外循环与部分体外循环。完全体外循环指患者的心脏及肺完全停止工作，患者完全依靠体外循环提供气体交换与血液循环灌注，包括浅低温体外循环，深低温停循环或深低温低流量体外循环以及常温体外循环。部分体外循环指在体外循环辅助下，维持患者自主心跳，维持自主循环，患者的自主循环与体外循环同时并存的一种状态。常见于体外循环主动脉阻断前、主动脉开放后至停机前的一段时间，称为并行循环，也可在体外循环不阻断主动脉维持心脏自主跳动下进行房间隔缺损修补，动脉导管未闭结扎等手术。部分体外循环还包括左心转流等。

（一）浅低温体外循环

为最常用的体外循环方式，体外循环中鼻咽温维持在 32℃～28℃，适用于大多数心血管手术。成人灌注流量 50～80mL/（kg·min），维持动脉压力 50～80mmHg，血红蛋白稀释至 60～80g/L，儿童 10～15kg 灌注流量一般为 125mL/（kg·min），15～30kg 为 100mL/（kg·min），35～50kg 为 75～80mL/（kg·min），小儿灌注压力可稍低于成人，HCT 维持 25% 左右，停机时 HCT 达到 30% 左右。体外循环中一般使用 α 稳态管理，不必向体外循环中吹入 CO_2，即 PH 稳态管理。心脏停搏液采用晶体停搏液或含血停搏液，根据手术种类以及医院习惯具体使用。

（二）深低温停循环或深低温低流量体外循环

许多手术需要在无血流条件下进行，则需要深低温停循环，一般包括新生儿、婴幼儿复杂心内畸形、成人主动脉弓部手术以及胸主动脉手术。体外循环中一般将鼻咽温慢慢降至 22℃～20℃，然后停止体外循环。应注意停循环期间重要脏器如脑、脊髓、肾脏功能保护，如头部重点低温，放置冰帽，脊髓蛛网膜下隙穿刺脑脊液引流，静脉注射甲泼尼龙 15mg/kg，降温，复温均匀等。深低温停循环时间小儿一般不超过 60 分钟，成人不超过 45 分钟。

为缩短停循环时间，减少术中重要脏器损伤，在深低温停循环时，成人常同时采用右锁骨下动脉或腋动脉插管低流量选择性脑灌注，下半身通过股动脉插管分别灌注的方法。

（三）常温体外循环

常温体外循环时需维持患者体温接近正常。由于没有低温保护作用，常温体外循环需要维持较高的灌注流量与灌注压力，以满足机体代谢需要。其主要优点是减少低温对凝血系统的影响，减少机体缺血再灌注损伤等。

（四）左心转流

适合于胸主动脉瘤手术，或左心功能不全时行左室辅助左心减压等。维持患者自主心跳，上半身血流由患者自主循环供应，下半身血流由体外循环供应，经左房插管→回流室→动脉泵→变温器→动脉滤器→股动脉。由于左房血为氧合血，故一般不用氧合器。肝素用量为3mg/kg。

六、体外循环及麻醉处理

体外循环中应维持患者全身灌注满意，维持血气，酸碱、电解质及渗透平衡。一般在心包切开后静脉注射肝素3mg/kg，使ACT达到480秒以上才能开始转机。由于体外循环预充液对麻醉药物浓度具有稀释作用，体外循环开始前应加深麻醉，一般在转机前给地西泮0.2mg/kg或咪达唑仑0.1mg/kg，芬太尼10～20μg/kg，非去极化肌松药如维库溴铵0.2mg/kg等。体外循环中可以经体外循环回路给予吸入麻醉药维持麻醉。转中一般维持MAP50～80mmHg，高龄，高血压、糖尿病、颈动脉狭窄等患者应维持较高的动脉压力，婴幼儿及儿童一般维持MAP30～60mmHg。转机中动脉压力过高可加重溶血或脑出血，可采用加深麻醉，扩张外周血管等方法处理，动脉压力过低可增加灌注流量，停用扩血管药，或使用缩血管药物如去氧肾上腺素处理。心脏复跳后辅助循环时间一般为主动脉阻断时间的1/3～1/5。辅助足够时间后，待动脉灌注流量减至15～20mL/（kg·min），心脏前负荷适度，心肌收缩有力，ECG基本恢复正常或术前状态，鼻咽温度37℃，直肠温度36℃，末梢温暖，血红蛋白浓度＞80g/L，血气酸碱电解质正常，即可缓慢停机。当自主循环满意，拔除上下腔插管或右房管、左心引流管，术野无明显出血后，使用1.0～1.5倍肝素量的鱼精蛋白中和肝素，拔除主动脉插管。

五、体外循环的并发症

（一）中枢神经系统损伤

包括脑梗死，脑缺氧，术后认知功能障碍，脊髓缺血致截瘫、偏瘫等，与体外循环中栓子，脑灌注压力、流量异常，深低温停循环脊髓缺血缺氧再灌注损伤有关。

（二）肺损伤

包括体外循环后肺不张，灌注肺、膈神经与膈肌功能受损，与体外循环中肺萎陷导致肺泡表面活性物质合成减少，手术刺激压迫肺脏，体外循环中各种炎性因子激活，膈神经损伤及膈肌功能下降有关。

（三）肾损伤

包括体外循环后急性肾功能不全或肾衰竭，需要透析治疗等，与体外循环中灌注压过低，术后低心排等有关。

（四）消化系统并发症

包括应激性溃疡、肠出血，肝功能障碍等，与体外循环中灌注压力过低，消化系统缺血缺氧有关。

（五）凝血功能障碍

与体外循环激活凝血、纤溶系统，导致红细胞、血小板与凝血因子大量破坏消耗有关，临床表现为术中术后出血增加。

第四章　心脏病患者施行非心脏手术的麻醉

第一节　手术前评估

心脏病患者能否承受麻醉与手术，主要取决于心血管病变的严重程度和代偿功能，以及其他器官受累情况和需要手术治疗的疾病等。因此情况较为复杂，需要对患者作全面了解与评估。病史、体格检查、实验室资料和各项必要的特殊检查应该完全。至于心功能方面检查项目可按患者心脏病变情况和具体条件拟订，并结合各项检查所需价格与对患者有否价值全面评估，应避免对病情处理无益的过多检查，花费医疗资源。

一、手术前评估简史

早在 1950 年就发现围手术期心肌梗死是造成不良结局的重要问题，随着冠心病发病率不断增长，此问题显得更为突出。经过几十年的努力，主要集中研究心脏病严重程度与手术结局的关系，术前哪些临床和实验室检查结果与患者预后有关，以及在围手术期如何设法降低患者的并发症与病死率。总结了多年来的主要研究成果，对临床实践有帮助，尤其是 1996 年美国心脏病协会对心脏病患者进行非心脏外科手术提出了围手术期心血管评价指南，可作为当今临床麻醉工作者的参考和依据。

二、心功能分级

依据患者活动能力和耐受性估价心脏病的严重程度，从而预计对麻醉和手术的耐受情况在临床实际工作中有价值。目前多采用纽约心脏病协会（NYHA）四级分类法，对心脏病患者心功能进行分级：Ⅰ级为体力活动不受限，无症状，日常活动不引起疲乏心悸和呼吸困难等；Ⅱ级为日常活动轻度受限，且可出现疲劳、心悸，呼吸困难或心绞痛，但休息后感舒适；Ⅲ级为体力活动显著受限，轻度活动即出现症状，但休息后尚感舒适；Ⅳ级为休息时也出现心功能不全症状或心绞痛综合征，任何体力活动将会增加不适感。此是多年来传统分级，就原则而论仍有实用价值。若心功能为Ⅰ～Ⅱ级患者进行一般麻醉与手术安全性应有保障。Ⅳ级患者则属高危患者，麻醉和手术的危险性很大。Ⅲ级患者经术前准备与积极治疗，可使心功能获得改善，增加安全性。由于心功能分级参差太大，量化程度不够，许多有关因素无法概括，因此目前以采用多因素分析法作为补充。

三、心脏危险指数

Goldman 等在临床实际工作中把患者术前各项相关危险因素与手术期间发生心脏并发症及结局相互联系起来，依据各项因素对结局影响程度的大小分别用数量值表示，从而对心脏病患者尤其是冠心病患者行非心脏手术提供了术前评估指标，并可用于预示围手术期患者的危险性、心脏并发症和病死率。虽然有些学者如 Detsky 对此做了更改和补充了心绞痛内容，但原则上仍大同小异。Goldman 等提出的多因素心脏危险指数（cardiacriskindex,

CRI），共计 9 项，累计 53 分。此外，传统认为心脏危险因素如吸烟，高血脂、高血压，糖尿病，周围血管病变、心绞痛，心肌梗死时间超过 6 个月等均未包括在内，可能认为这些均是非直接相关因素，以及病例数不足，相当一部分的心肌缺血，心绞痛为无痛性，因此未达到统计上有意义的程度。由于此分类法简单方便，目前仍有临床参考价值。其后，Zeldin 等作了前瞻性研究，证实多因素心脏危险指数的实用价值，且阐明了心功能分级与心脏危险因素记分对围手术期心脏并发症与死亡之间的相关性，两者联合评估可有更大的预示价值。

四、常规与特殊检查

（一）心电图

1. 常规心电图

心脏病患者术前常规心电图检查可以正常，如冠心病患者休息时常规心电图至少有 15％在正常范围。但多数患者存在不同程度的异常，如节律改变，传导异常和心肌缺血表现等，不仅可作为术前准备与治疗的依据，且有助于术中、术后处理和鉴别因代谢、电解质紊乱以及其他系统病变引起心电图改变的参考。

2. 运动试验

心电图运动试验可用做判断冠状动脉病变，部分冠心病患者常规心电图虽可以正常，但通过运动试验心电图就会显示异常。运动增加心率、每搏容量、心肌收缩性和血压，共同引起心肌氧需量增加。因此，可作为围手术期患者对应激反应承受能力的估计。最大心率与收缩压乘积（RPP）可粗略反映患者围手术期的耐受程度。Gutler 等在血管外科手术患者中发现，术前运动试验心电图阳性者，术后心肌梗死发生率高。在心电图平板运动试验，若患者不能达到最大预计心率的 85％即出现明显 ST 段压低，围手术期心脏并发症发生率高达 24.3％。而患者运动可达预计心率，且无 ST 段改变者，心脏并发症发生机会仅 6.6％。心电图运动试验时出现 ST 段压低，反映心内膜下心肌缺血，而 ST 段升高则提示跨壁心肌缺血或原心肌梗死区室壁运动异常。血压下降常表示存在严重心脏病应立即终止试验。运动试验心电图阳性定义为 ST 段压低大于 1mm 伴典型心前区疼痛或 ST 段压低大于 2mm，常可帮助临床冠心病的诊断，但试验阴性并不能完全排除冠心病的可能，尤其是存在典型冠心病病史者。若患者存在左心室肥厚、二尖瓣脱垂、预激综合征以及服用洋地黄类药等常会出现假阳性。若患者无法达到预计心率，运动耐受差，血压下降，以及服用 β－阻断剂会引起判断困难和假阴性。运动试验虽然有用，但在危重患者，血管外科患者由于无法达到必要的运动量而使应用受限。

3. 动态心电图

连续心电图监测不仅用于术前 24 小时动态心电图检查，判断是否存在潜在的心肌缺血、心率变化和有否心律失常，且可应用于术中和术后连续监测。最近有学者对 176 例外周血管手术患者术前作 24 小时动态心电图检查，发现有静止缺血表现的 32 例中的 12 例（37.5％）发生术后心脏并发症。相反，术前动态心电图未见静止缺血表现的 144 例，仅 1 例发生心脏并发症。表明 24 小时动态心电图检查无心肌缺血和心律异常发现，围手术期发生心脏并发症机会不多。对于运动受限患者，休息时心电图正常，采用动态心电图检查有其价值。因为此项检查可了解患者心肌有否静止缺血，一旦存在可及早进行药物处理。一般认为此项检查心肌缺血敏感性可达 92%，特异性 88%，阴性预示值 99%，且由于是非创伤性检查可较多采用。

（二）超声心动图

1. 常规超声心动图

目前一般医疗单位均已开展此项技术，观察心脏搏动时声波反射，了解心室腔二维图形，可了解室壁运动情况、心肌收缩和室壁厚度、有无室壁瘤和收缩时共济失调、瓣膜功能是否良好、跨瓣压差程度以及左心室射血分数等。若左心室射血分数小于 35% 常提示心功能差，围手术期心肌梗死发生率增高，充血性心力衰竭机会也增多。围手术期采用经食管超声多普勒，可动态连续监测上述指标，及早发现心肌缺血、心功能不全，且可评估外科手术效果。虽然价格昂贵，技术要求也高，但近年来在一些医疗中心已作为术中监测项目。

2. 超声心动图

应激试验在进行超声心动图检查时，采用药物使患者心脏产生应激，心率增快，观察心室壁是否出现异常或原有壁活动异常有否加重，从而判断心肌缺血及其严重程度。常用药物为多巴酚丁胺，每分钟 $10\sim40\mu g/kg$ 或阿托品 $0.25\sim1.0mg$ 静脉注射，使心率增快到预计目标。此项检查适用于不能进行运动耐量试验、休息时 ECG 正常的患者，其结果对预示围手术期并发症发生有帮助。检查结果若心室壁异常活动范围越大，围手术期发生心脏原因的并发症机会也越多，具有一定的量化价值。

（三）双嘧达莫-^{201}T1 闪烁照相术

静脉注射放射性物质 ^{201}T1，随血流进入心肌细胞，分布程度与供应心肌细胞血流成比例。在心脏 ^{201}T1 闪烁照相时，缺血区的心肌血流灌注不足将表现为放射性物质减少或缺失。双嘧达莫（潘生丁）是一个血管扩张剂，引起正常冠状动脉、周围血管扩张和血流增加，并反射性引起心动过速。粥样硬化的冠状动脉由于狭窄不能扩张，使供应该区域血管的血流降低而发生冠状动脉窃血现象，使相应的心肌血供减少。因此，当双嘧达莫与 ^{201}T1 联合应用时，缺血区心肌摄取 ^{201}T1 将比正常心肌为少，表现为充盈缺损，然后停止注射双嘧达莫，数小时后再行闪烁摄片观察双嘧达莫是否存在再分布，判断 ^{201}T1 分布缺损是否可逆。若不可逆，提示以往曾发生心肌梗死，冠状血管阻塞造成固定缺损。相反，若存在可逆性缺损，常提示心肌缺血。该方法用于判断冠状动脉病变敏感性和特异性均胜过运动试验心电图，但不能提供心脏功能情况信息。双嘧达莫 ^{201}T1 闪烁照相显示有再分布以及左心室腔明显增大，围手术期心脏事件并发症明显增加。若检查正常，无灌注缺损，则围术期并发症机会很少。问题是此项检查的阳性特异性较低（10%～25%），且发现再分布缺损与不良结局并无绝对绝对相关。有许多严重不良结局可出现在无再分布缺损的患者。再分布缺损与围术期缺血也无相关，严重缺血意外可发生在并无再分布缺损的患者。有学者在 457 例随机腹主动脉外科手术患者也证实 ^{201}T1 再分布与围手术期心肌梗死，较长时间心肌缺血和其他不良结局并无显著相关。因此提出避免常规使用 ^{201}T1 闪烁照相术。

（四）冠状动脉造影

冠状动脉造影是判断冠状动脉病变的金标准，可观察到冠状动脉精确的解剖结构，冠状动脉粥样硬化的部位与程度。同样可进行左心室造影，了解左心室收缩功能，射血分数和左心室舒张末充盈压。进行冠状动脉造影指征有：①药物难以控制的心绞痛或休息时也有严重的心绞痛发作。②近期心绞痛症状加重。③运动试验心电图阳性。④双嘧达莫—^{201}T1闪烁照相存在可逆性缺损。⑤超声心动图应激试验有异常，提示缺血。通过冠状动脉造影可判断患者是否需作冠状动脉旁路手术。

五、术前评估指南

心脏病患者进行非心脏手术，传统的术前评估方法常依据病史，体格检查、临床表现以及各项常规与特殊检查结果进行评估，存在一定的局限性。如许多血管外科手术患者常可伴有冠状动脉病变，但仅有少数在围手术期发生心脏原因的并发症。目前各项检查对发现冠状动脉病变的敏感性相对较高，而特异性较低。若试验结果为阴性，一般表示情况良好，预计发生心脏并发症的机会很少。

(一) 心血管危险因素临床预示

根据病史、体格检查、各项常规和特殊试验结果估计患者围手术期发生心脏原因的并发症的机会而分成高危、中危和低危。

1. 高危

（1）近期心肌梗死病史（心肌梗死后7～30天）伴严重或不稳定心绞痛。

（2）充血性心力衰竭失代偿。

（3）严重心律失常（高度房室传导阻滞、病理性有症状的心律失常、室上性心动过速心室率未得到控制）。

（4）严重瓣膜病变。

2. 中危

（1）心绞痛不严重。

（2）有心肌梗死病史。

（3）曾有充血性心力衰竭史或目前存在代偿性心力衰竭。

（4）糖尿病（需治疗）。

3. 低危

（1）老年。

（2）心电图异常（左心室肥厚、束支传导阻滞、ST－T段异常）。

（3）非窦性节律（房颤）。

（4）有脑血管意外史。

（5）高血压未得到控制。

(二) 体能状态

患者的体能状态也是很重要的指标，通过对患者日常活动能力的了解，从而估计患者的最大活动能力。现用代谢当量水平（metabolic equivalen tlevels，METs）表示。1MET是休息时的氧消耗，如40岁男性、体重60kg，分钟氧耗约相当于3.5mL/kg，依此为基础单位，对不同的体力活动就可计算出不同的MET。良好的体能状态，体能活动一般可大于7METs；中等体能状态为4～7METs。若METs小于4则提示患者体能状态差。由于METS与患者体力活动时氧消耗密切相关，目前已有不同的体力活动测试出的METs值。

（三）外科手术危险性

不同的外科手术类型会对患者产生不同的应激反应而产生不同的影响。如老年急诊患者行胸，腹腔内手术可能伴有大出血或体液丢失，因此属高危。而血管外科手术不仅对患者血流动力学影响大，且常伴有冠心病或术前存在心肌梗死。根据不同类型的非心脏外科手术操作与围手术期发生心脏原因并发症或死亡的机会而分为高、中、低危。

（1）高危手术预计心脏意外危险、心源性死亡发生率大于 5%。如：①急诊大手术，特别是老年患者。②主动脉或其他大血管手术。③周围血管手术。④预计长时间的外科操作，伴大量体液或（和）血液流失。

（2）中危手术心脏意外危险发生率小于 5%。如：①颈动脉内膜剥脱术。②头、颈部手术。③胸、腹腔内手术。④矫形外科手术。⑤前列腺手术。

（3）低危手术心脏意外危险发生率小于 1%。如：①内镜操作。②体表手术。③白内障手术。④乳房手术。

因此，根据患者的危险因素、体能状况和外科手术的危险性，1996 年美国心脏学会/美国心脏协会（American College of Cardiology/American Heart Association，ACC/AHA）对非心脏手术患者围手术期心血管评价提出了指南，可作为判断和处理患者的流程。

第二节　麻醉前准备与用药

一、调整心血管用药

心脏病患者一般需药物治疗，术前应对常用的药物品种进行调整。抗心律失常药、抗高血压药应继续应用至手术日。突然停用 β－受体阻断药、中枢作用的抗高血压药（甲基多巴、可乐定）、硝酸甘油或钙通道阻滞剂会引起心肌缺血、高血压意外和心律失常。因此，原则上均不能随便停药。

（一）洋地黄类药

洋地黄药用于充血性心力衰竭，房颤或房扑等，以改善心功能和控制心室率，目前多用地高辛。洋地黄类药由于治疗窗小，逾量会引起心律失常如室性早搏、不同程度的房室传导阻滞、房性心动过速甚至室颤。术前可按需测定地高辛血药浓度以便结合临床实际情况调整药量。低钾会加重洋地黄引起心律失常作用，因此要注意血钾水平，尤其是急性低钾影响更大。目前一般主张在术前 1 天或手术当天停止服用地高辛，然后术中、术后按具体情况经静脉用药。

（二）利尿药

常用吩噻嗪类药治疗心功能不全、充血性心力衰竭，纠正体液负荷过度。因为利尿药缓解心力衰竭症状最为迅速而确切，所有有症状的心力衰竭患者，均需应用。但较长时间应用会引起低钾。通常用药两周以上，即使血钾在正常范围，体内总钾量常会下降 30%～50%，应重视术前补钾并维持血钾在 3.5mmol/L 以上。此外，血容量不足也不能忽视，过度利尿会使血容量减少，心排出量降低，组织灌注不足，造成麻醉期间低血压，因此应适当纠正血容量。目前，已有大量证据表明，神经内分泌的激活在慢性心力衰竭的发生发展中起关键作用。国际心力衰竭治疗指南的综合意见是：全部心力衰竭患者，均需应用血管紧张素转化酶抑制剂（ACE抑制剂），并建议与利尿剂合用。ACE抑制剂可抑制利尿剂引起的神经内分泌激活，而利尿剂可加强ACE抑制剂缓解心力衰竭症状的作用。轻度心力衰竭选择利尿剂酚吩嗪类，中度以上一般均需应用襻利尿剂，必要时可合用，二者有协同作用。此外，保钾利尿剂纠正低钾血症，优于补充钾盐。螺内酯是醛固酮受体拮抗剂，对抑制心肌间质纤维化可能有作用，因而，优于其他的保钾利尿剂。小剂量螺内酯（25mg/d）与ACE抑制剂以及襻利尿剂合用，可做为严重充血性心力衰竭患者的术前准备。

（三）β-受体阻断药和钙通道阻滞药

β-受体包括主要分布于心肌的β-受体和分布于支气管及血管平滑肌的β-受体。心肌上的β-受体中约有20%～25%为β-受体。β-受体阻断剂具有抑制窦房结，房室结及心肌收缩力的功能，即所谓负性频率、负性传导和负性肌力作用。其中负性频率和负性肌力效应可明显地降低心肌耗氧量而与心绞痛的治疗作用相关。对房室结的抑制作用主要用于室上性心动过速的治疗，或在心房纤颤时控制心室率。β-受体阻断剂对于除变异性心绞痛以外的缺血性心脏病所有阶段都是一项有效的治疗方法，可降低心肌梗死急性期及梗死后的病死率。

不同的β-受体阻断剂的一个显著差异在于药代动力学。药物的半衰期从10分钟左右到30小时以上不等，脂溶性或水溶性也不同，不同制剂的不良反应也有差异。应根据药物的特性和患者的具体情况选择合适的β-受体阻断剂，以求将不良反应减至最小。例如：对于有慢性阻塞性肺疾病的患者应使用具有心脏选择性的制剂；伴凌晨发作心绞痛的患者则需要超长效的β-受体阻断剂；而对于一个四肢发凉或休息时心动过缓的患者，具有扩血管特性的β-受体阻断剂可能更有益。

β-受体阻断剂的不良反应有三种主要机制：①平滑肌痉挛（导致支气管痉挛和肢体发凉）。②过度的心脏抑制作用（导致心动过缓、心脏传导阻滞、过度负性肌力作用）。③穿过血脑屏障（导致失眠、抑郁）。因此，β-受体阻断剂的使用有其禁忌证。其绝对禁忌证有：①严重心动过缓、高度心脏传导阻滞、明显左心室衰竭。②严重哮喘或支气管痉挛。对于任何患者在给予β-受体阻断剂治疗前应询问过去或现在有无哮喘。若忽视这条规则，可能产生致命后果。③严重抑郁。④坏疽、皮肤坏死、严重或恶化的间歇跛行，休息痛等外周血管疾病、雷诺现象。

通常认为β-受体阻断剂对变异性心绞痛无效甚至有害。变异型心绞痛的性质与卧位型心绞痛相似，也常在夜间发作，但发作时心电图表现不同，显示有关导联的ST段抬高，而与之相对应的导联中则ST段压低（其他类型心绞痛则除aVR及V_1外各导联ST段普遍压低）。目前已有充分资料证明，变异型心绞痛是由于在冠状动脉狭窄的基础上，该支血管发生痉挛，引起一片心肌缺血所致。但冠状动脉造影正常的患者，也可由于该动脉痉挛而引起本型心绞痛。冠状动脉的痉挛可能与α肾上腺素能受体受到刺激有关，患者迟早会发生心肌梗死。β-受体阻断后，α-受体活性增强，可能导致冠脉痉挛。钙拮抗剂是变异性心绞痛的标准治疗药物，具有非常好的临床效果。

β—受体阻断剂主要用于治疗缺血性心脏病、频发性心绞痛、室性和（或）房性心律失常以及中、重度高血压。尤其适用于高血压并发心绞痛、心肌梗死后患者以及心率较快者。文献报道在心肌梗死后合并心力衰竭，同时有糖尿病患者最适合使用美托洛尔（倍他洛克），可使心脏猝死率下降 40%～50%。此外，使用β—受体阻断剂能改善患者心功能、运动能力和生活质量，降低患者住院率和各种病残发生率。目前对心脏病患者使用β—受体阻断剂已有了新的认识：①这类制剂可能是有效的抗室性心律失常药物。②低剂量的β—受体阻断剂可用于充血性心力衰竭，以对抗心力衰竭时增强的肾上腺素能活性及β—受体下调。β—受体阻断剂单独使用或与其他药物联合，对于 70%～80% 的典型心绞痛患者是非常有效的治疗方法。对于轻至中度的高血压患者治疗有效率为 50%～70%。在缺血性心脏病变患者，术中心肌缺血大多与心动过速有关，术前应用β—受体阻断剂有预防作用，对患者有益。

钙通道阻滞剂一般对围手术期心肌缺血无保护作用，由于其对交感肾上腺素无抑制作用，因此对麻醉与外科引起的伤害性刺激无保护作用。遇有患者用β—受体阻断剂治疗效果欠佳，则联合应用钙通道阻滞剂，如硝苯地平、尼卡地平可有效地控制顽固性胸痛。由于硝苯地平对心脏传导、节律和心肌收缩的抑制作用不及维拉帕米显著，因此在心功能正常或左心室功能轻度抑制患者，硝苯地平与β—受体阻滞剂联合应用仍属安全。但要注意硝苯地平的降压作用会被β—受体阻滞剂加强而造成不良结果。在所有的钙通道阻滞剂中，维拉帕米一般不主张与β—受体阻断剂联合应用，尤其是存在传导异常或左心室功能受损者。

（四）抗高血压药

高血压患者术前应该用抗高血压药，控制血压于适当水平，否则术中，术后心肌缺血的机会增多。目前对高血压患者术前血压应控制于何水平、控制多长时间才能手术，尚无定论，但理想的血压应控制在 140/90mmHg。Prys－Roberts 发现若舒张压大于 110mmHg，围手术期心肌缺血、心肌梗死，心律失常，神经并发症和肾功能不全机会明显增加；而舒张压低于 110mmHg，其结果与非高血压患者相似。抗高血压药物有中枢肾上腺素能神经阻滞剂、神经节阻滞剂、肾上腺素受体阻断剂、扩血管药、ACE 抑制剂、钙拮抗剂和利尿药等，种类繁多。但目前仍以 β—受体阻断剂和吩噻嗪类利尿药为一线药物，然后按需选用 ACE 抑制剂、钙通道阻滞剂和 α 受体阻断剂等。若患者有心功能不全，使用 ACE 抑制剂显然优于 β—受体阻断剂。高血压患者术前控制高血压的药物一般不必停用，而可用至术日晨。患者术前口服可乐定后，血压控制良好，则连续用药或暂时改为贴片。因骤停可乐定会引起急性高血压反跳，而改用可乐定贴片替代口服用药，高血压反跳就相对少见，且对术后暂时不能进食的患者有利。至于常用量的硝酸甘油类的扩血管药、钙通道阻滞药硝苯地平、ACE 转化酶抑制剂如卡托普利、依那普利等原则上也不必提早停药。

二、麻醉前用药

麻醉前用药的主要目的是解除患者对手术的焦虑，紧张情绪，做好术前对患者的解释工作。一般术前用药以略重为宜。由于苯二氮䓬类药对呼吸循环影响较小，可用咪达唑仑 7.5mg 术前两小时口服或 0.05～0.075mg/kg 术前 30 分钟肌内注射。阿托品可由常规改成选择性应用，冠心病，高血压以及存在房颤的患者原则上不使用。一般心功能良好、心率不快患者可用阿托品 0. 3mg 加苯巴比妥钠 0. 1g 肌内注射，心率大于 80bpm 可用东莨菪碱 0. 3mg 替代阿托品；也可用哌替啶 1mg/kg（50 mg 为限）加阿托品或东莨菪碱。高血压，冠心病患者应酌量增加手术前用药量，哌替啶 1 mg/kg（或吗啡 0. 1mg/kg）加氟哌利多 2. 5 ~5mg 肌内注射，并按需加用小剂量 β－受体阻断剂，如普萘洛尔 10mg 或美托洛尔 12. 5 ~25mg，术前 2 小时口服，以缓和气管插管时的应激反应。心动过缓患者若心率小于 55bpm，阿托品用量可增至0. 5mg。中枢作用的 α_2－肾上腺能受体激动剂，如可乐定具有抗焦虑、镇静、镇痛、止吐，减少唾液腺分泌和稳定血流动力学作用，常用 5μg/kg 术前 1. 5 小时口服。但心力衰竭、低血容量，房室传导阻滞或窦房结功能不全患者则不宜使用。

三、术前准备和监测

心脏病患者进行非心脏手术，术中和术后监测应该依据患者心脏病变状况、手术类型、创伤大小及时间、急诊或择期手术、监测装备，技术水平、有否 SICU 供术后监测治疗以及价格和效果分析而采取不同的监测项目。一般心脏病患者心功能良好，进行中、低危择期手术，常规监测可采用非创伤性测血压、脉搏、血氧饱和度，听诊器听心音，呼吸音以及连续心电图监测心率、心律。较重患者或一般心脏病患者施行大手术，术中预计血流动力学波动较大时，除上述监测外应经皮作动脉和中心静脉置管直接连续监测动脉压和中心静脉压，并插入导尿管监测尿量和进行体温监测。严重心功能不全或心脏病变严重，特别是左、右侧心脏功能可能不一致时，除上述监测外，应作肺动脉压、肺毛细血管楔压和心排出量的监测，从而对血流动力学的评判提供较全面的依据，有利于调整麻醉和指导临床治疗用药。所有患者均应随时按需作血气、pH、血液生化和电解质测定。备好各种抢救药物及装备，建立良好的静脉通路。通过很好的训练，经食管超声心动图（TEE）监测是一个比较有用的监测技术，可监测心室大小改变，收缩效能、新旧心肌异常活动区和急性，慢性瓣膜病变。目前认为用 TEE 可较 ECG 和血压监测更早地发现心肌缺血。

第三节 麻醉原则与选择

无论先天性或后天性心脏病，麻醉时首先应该避免心肌缺氧，保持心肌氧供/需之间的平衡。

在明确上述关系的基础上，麻醉实施时应特别注意以下问题：①心动过速不仅增加心肌氧需要，且会使心肌氧供减少，对有病变心脏甚为不利，应力求预防和积极针对病因处理。②避免心律失常，心律失常可使心排出量降低，并使心肌氧需增加。③保持适当的前负荷是维持血流动力学和血压稳定的基础。血压显著的升高或下降均应避免。因此，升压药与降压药的应用要及时，并注意适应证和用法用量。④避免缺氧和二氧化碳蓄积，或 $PaCO_2$ 长时间低于 30mmHg。⑤及时纠正电解质和酸碱紊乱。⑥避免输血、输液过多引起心脏前负荷增加造成氧供/需失平衡和肺间质体液潴留过多影响气体交换，同时也要防止输血，输液不足造成低循环动力。⑦加强监测，及早处理循环功能不全的先兆和各种并发症。⑧尽可能缩短手术时间并减少手术创伤。

心脏病患者手术麻醉选择应依据手术部位、类型、手术大小以及对血流动力学影响等全面考虑。不论选用何种麻醉方式虽不会影响患者结局但均应达到：①止痛完善。②不明显影响心血管系统的代偿能力。③对心肌收缩力无明显的抑制。④保持循环稳定，各重要脏器如心、肺、脑、肝、肾的血流量不低于正常生理限度。⑤不促使心律失常和增加心肌氧耗量。

一、局部麻醉

适合上述要求的局麻神经阻滞，仅能完成体表，肢体小手术。注意局麻药的用量和用法，局麻药中加入肾上腺素可使局麻药安全剂量增加，但应避免逾量而引起心动过速。为提高局麻效果，可于术前半小时肌内注射哌替啶 $1mg/kg$ 和氟哌利多 $2.5\sim5mg$，并按需静脉注射芬太尼 $0.05\sim0.1mg$ 辅助局麻，应指出，心脏病患者手术，若不适当地选用局麻而导致完成手术有困难时，会陡增心脏负担和危险性。

二、椎管内阻滞

心脏病患者进行非心脏外科手术，椎管内阻滞是否优于全麻一直有争论。有人认为椎管内阻滞患者麻醉过程中，可基本保持清醒，遇有胸、颈、腭等部位疼痛常是心绞痛开始，提示心肌缺血。但最近证明术中心肌缺血 70% 以上为无痛、静止型，因此认为心肌缺血指标可靠性很差。但有证明在曾发生过心肌梗死的患者，在蛛网膜下隙阻滞下手术，再次心肌梗死发生率小于 1%，而全麻下手术为 2%～8%，并在全髋置换患者得到同样证明。究其原因可能此项麻醉使术中出血减少，降低了血栓形成和栓塞机会，对肺功能影响较小以及术后良好镇痛。

骶麻对血流动力学无显著影响，阻滞完全可适应肛门、会阴区手术和膀胱镜检查等。蛛网膜下隙阻滞，若阻滞平面控制欠妥，对血流动力学影响大，会引起血压急剧下降，用于心脏病患者有一定危险，因此仅适用于会阴、肛门和下肢手术，且平面必须控制在 T_{10} 左右，但蛛网膜下隙阻滞用药量小，阻滞完全是其优点。连续硬膜外阻滞可分次小量经导管注入局麻药液，阻滞范围可以适当控制，对血压影响也较缓和，只要患者心功能良好，即使是上腹部手术也可选用。术中加强管理，适当补充液体，维持血流动力学相对稳定并不困难。术后可保留导管进行镇痛，效果确切，尤其对危重患者有利，对减少心、肺并发症有利。

三、全身麻醉

心脏病患者进行非心脏手术，全麻是经常采用的麻醉方法。对病情严重，心功能储备差、手术复杂，术中会引起显著的血流动力学不稳定以及预计手术时间冗长的患者均主张采用气管内全麻，可维持呼吸道畅通，有效的给氧和通气，术中遇有意外事件发生，抢救复苏均较方便。全麻诱导应充分给氧，理想的全麻诱导应该是迅速、平稳而无兴奋，使患者从清醒状态进入适当的麻醉深度，对交感和副交感神经系统不发生过分的兴奋或抑制，尽量减小对血流动力学影响。因此，要注意由于气管插管所造成强烈应激反应的不良后果，常用的静脉诱导药如咪达唑仑，硫喷妥钠，依托咪酯，异丙酚和氯胺酮均各有利弊，优劣也是相对而言，重要在于麻醉者能根据患者不同情况灵活掌握达到扬长避短。为了缓和气管插管时的应激反应，应该加用适量的阿片类药如芬太尼 $2\sim4\mu g/kg$ 并按需加小量 $\beta-$ 受体阻断药艾司洛尔 $0.25\sim0.5mg/kg$ 或拉贝洛尔 $2.5\sim5mg$ 以及利多卡因 $1mg/kg$。肌松药可用琥珀胆碱或短效非去极化肌松药。麻醉维持用强效吸入全麻药如氟烷、恩氟烷和异氟烷等，通过调节吸入麻醉药浓度可迅速、方便地调整麻醉深浅。但所有强效吸入全麻药当吸入浓度超过 1. 0MAC 均会抑制心肌，扩张动静脉血管和抑制交感活动，使心肌氧耗减少，对患者有益。问题是这些药同样会抑制心血管功能，特别是心血管功能储备有限的患者，往往在未达到适当的麻醉深度之前就可引起心血管系统的抑制。目前已较少地单独应用强效吸入全麻药，而大多采用与静脉镇痛药复合应用的方式。大剂量镇痛药如芬太尼镇静镇痛作用强，对血流动力学影响小，无组胺释放，作用时效相对较短，易于掌握。芬太尼可使心率缓慢，减少心肌氧耗，与肌松药潘库溴铵合用既可调整心率同时避免胸壁僵直，一度曾被认为是心脏病患者手术麻醉较理想的麻醉方式与药物。但芬太尼用量即使高达 $40\sim50\mu g/kg$，术中遇有强烈刺激，血流动力学仍会引起波动，进一步追加用量也未必完全有效，少数患者麻醉期间意识并不能保证完全消失，且用量大，在心脏病患者进行非心脏手术，术后发生长时间呼吸抑制而需机械通气机会多，陡增术后呼吸管理的麻烦。为此可采用以芬太尼为基础，通常用量控制在 $0.5\sim0.7mg$（$8\sim12\mu g/kg$）之内，术中可按麻醉深浅，血流动力学变化情况随时调整吸入全麻药，显然较单纯采用大剂量芬太尼全麻更为理想。近年有在心脏病患者进行非心脏手术采用阿芬太尼、苏芬太尼和雷米芬太尼替代芬太尼，临床实践提示只不过是时效和效能方面有所差别，本质上并无多大异同。以往曾对异氟烷会引起冠状动脉窃血问题的争论，但至今临床尚无可信赖的证据。事实上异氟烷用于血管外科或心脏外科患者麻醉，围手术期心脏并发症或心肌缺血意外发生率并无增加。曾认为氧化亚氮用于心脏病患者特别在心力衰竭患者可增加肺血管阻力和局部心肌缺血，目前看来并不重要。

四、联合麻醉

在硬膜外阻滞基础上加用全麻而形成的联合麻醉于 20 世纪 80 年代中期在复旦大学附属中山医院就已开展，近年来已广泛应用于临床。硬膜外阻滞加全麻，气管插管和机械通气用于上腹部手术、大血管手术和胸科手术在欧洲同样获得了普遍采用，而美国使用则比较少，最近有增加的趋势。由于此种联合麻醉技术会增加手术期间处理的复杂性，因此要求麻醉工作者有一定的技术与经验。心脏病患者进行胸腹部手术，包括胸腹主动脉瘤手术，采用联合麻醉只要配合恰当，用药合理，并注意容量调整，确有优点可取。对缓和术中应激反应，稳定心率和血流动力学有益，麻醉操作并不困难，且术后可保留硬膜外导管供术后镇痛，可降低危重患者术后呼吸和循环系统并发症。已知，支配心脏的交感神经激活引起冠状血管收缩是引起心肌缺血的主要因素。硬膜外阻滞，尤其是高位硬膜外阻滞不仅可消除外科手术带来的伤害性刺激引起的交感肾上腺系应激反应，且可不同程度的阻滞支配心脏的交感活动，消除冠状动脉反射性的血管收缩。在高血压和冠心病患者采用联合麻醉，虽然麻醉和手术期间低血压机会增多，但血压波动尤其是高血压机会少见，只要及时补充、调整容量，采用血管活性药预防和处理，麻醉管理一般并不困难。文献报道，在清醒有严重冠状动脉病变患者，行冠状动脉造影，硬膜外阻滞可增加狭窄段冠状动脉内径，而对非狭窄区冠状动脉则无影响，同时不改变冠状动脉灌注压，心肌血流，氧消耗和乳酸摄取。同样在血管外科手术患者，硬膜外阻滞联合全麻与单纯全麻（芬太尼/咪达唑仑/N_2O）相比，前者对心室收缩时壁活动异常并无增加。Yeager 等在高危患者术中，术后采用硬膜外阻滞比单纯全麻术后用阿片类药静脉镇痛围手术期并发症显著降低。联合麻醉，术后采用硬膜外镇痛，患者苏醒质量好，可早期拔管，发生心肌缺血、心律失常和高血压机会也少。有学者在冠状动脉旁路手术患者进行了随机研究，胸部硬膜外阻滞用布比卡因（0.375%8mL）加苏芬太尼联合麻醉与苏芬太尼/咪达唑仑/N_2O全麻比较，联合麻醉术中、术后血流动力学不稳定和心肌缺血机会明显减少。当然联合麻醉对患者结局并无多大影响，是否有广泛采用价值，仍需更多的临床实践验证。

第四节 各种心脏病麻醉的特点

心脏病患者由于病变种类和性质不同，引起病理生理和血流动力学改变也各异，因此麻醉医师应依据病史、体检和有关各项检查结果，对心肺功能做出正确的判断和评估。

一、先天性心脏病

先天性心脏病非心脏手术的麻醉处理需了解心肺功能受损而有较大危险性的临界指标，并对先天性心脏病患者的心肺功能进行评估。心肺受损有较大危险性的临界指标包括：①慢性缺氧（$SaO_2 < 75\%$）。②肺循环/体循环血流比> 2.0。③左或右室流出道压力差$> 50mmHg$。④重度肺动脉高压。⑤红细胞增多，$Hct > 60\%$。

通常先天性心脏病临床症状较轻和心功能良好的患者，手术能顺利进行，但应重视：①肺动脉高压。②严重的主动脉瓣或瓣下狭窄及未根治的法洛四联征。③注意近期有无充血性心力衰竭，心律失常、昏厥和运动量减少等。

先天性心脏病患者若已经进行过手术纠治，术后心功能良好，则与常人无异，若未做纠治而需行非心脏手术，则可根据肺血流特点将先天性心脏病简单地分为：①肺血流增多性疾病：房间隔缺损、室间隔缺损和动脉导管未闭等。肺血流增多通常由于存在左向右分流引起，为了维持正常的体循环血流，需增加心排出量，导致心室容量负荷增加和心脏储备下降。肺血流增加引起肺血管增粗以及扩大的左心房可压迫大小气道和左总支气管。肺血流增加后期可因肺血管的渐进性病变导致肺动脉高压。②肺血流减少性疾病，导致氧合不足，如法洛四联症，肺动脉瓣闭锁、三尖瓣闭锁、艾伯斯坦畸形等。这些患者由于心内右向左分流或完全性动静脉血混合（大动脉转位）都存在发绀。③流出道阻塞性疾病；如主动脉瓣狭窄，肺动脉瓣狭窄，主动脉缩窄，向心性间隔肥厚等。心脏做功增加，心室肥厚和缺血，心肌氧供/氧需不稳定，麻醉和手术期间容易发生心律失常。一般而言，发绀型比非发绀型麻醉和手术危险性大。左向右分流的动脉导管、室间隔或房间隔缺损，心功能良好、无严重肺动脉高压，麻醉处理和正常人类似。麻醉期间外周血管阻力适当降低（如硬膜外阻滞或较深全麻），血压适度下降反可缓和左向右分流，改善肺淤血。右向左分流的法洛四联症等增加肺血管阻力，增加右向左分流，加重发绀，因此气管内全麻时，气道压力不宜持续过高。外周阻力降低，血压下降同样增加右向左分流，因此在选用椎管内麻醉时要特别注意预防血压下降。全麻可选用氯胺酮。遇有血压过度下降可选用去氧肾上腺素（苯肾上腺素）0.1～0.2mg 或甲氧明 2～3mg 静脉注射。增加吸入氧浓度一般并不能明显改善发绀。由于右向左分流，肺血流量减少，理论上吸入麻醉药作用缓慢，而静脉麻醉药效应可变得强而迅速，但临床上并未发现有明显的改变。阻塞性先天性心脏病应注意左室流出道梗阻患者，麻醉期间应保持冠脉灌注压和心脏的正性肌力状态，在主、肺动脉狭窄，心脏射血能力（每搏量）主要依靠心室充盈和变力状态，过分的心脏抑制、低血容量和缺乏合适的心房收缩时间都应避免，应维持心肌氧供和氧需平衡，维持外周血管阻力以保持足够的冠脉灌注压，较浅的静脉复合麻醉将有益于此类患者。

二、瓣膜性心脏病

瓣膜性心脏病这是常见的后天性心脏病，麻醉和手术危险性取决于充血性心力衰竭，肺动脉高压，瓣膜病变性质和程度以及有无心律失常和风湿活动存在。二尖瓣狭窄阻碍血流从左房进入左室，左室充盈不足，左房压升高引起肺静脉和肺动脉压升高，可导致肺水肿和右心负荷增加而衰竭。严重二尖瓣狭窄患者心功能差大多伴房颤，在情绪紧张、手术刺激强烈及麻醉深度不恰当时可引起心动过速、外周血管收缩和静脉回流增加，极易发生肺水肿，对这类患者在未做二尖瓣扩张术或瓣膜置换术前，不宜施行一般择期手术。瓣膜性心脏病患者进行非心脏手术麻醉时应注意患者术前用利尿药情况，由于血容量不足，麻醉诱导会发生严重的低血压。房颤患者，术前洋地黄用量不足，麻醉前心室率过速可加用地高辛 0.125～0.25mg 或去乙酰毛花苷 0.2mg 静脉注射。血压正常可试用普萘洛尔 0.25～0.5mg，美托洛尔6.25～12.5mg 或维拉帕米 2.5mg 控制心室率于 70～80bpm。若用维拉帕米后心室率获得控制并转为窦性节律，可按需输注维拉帕米 0.6～1.2μg/（kg·min），维持疗效。麻醉前即刻若患者出现肺水肿先兆，常与患者过度焦虑紧张有关，伴心室率增快，外周血管收缩，除加用适量的洋地黄类药外，立即静脉注射吗啡 5～10mg 面罩加压供氧、必要时可采用硝酸甘油和上述治疗药物。待情况稍稳定立即开始全麻诱导，硫喷妥钠、氟烷会抑制心肌而加重已存在的低心排应慎重使用。术中注意调整输血补液量，预防术后肺水肿。二尖瓣关闭不全麻醉的危险性比二尖瓣狭窄为小。患者左室容量负荷过重，一般心脏做功增加有限。麻醉手术期间应该避免心率缓慢，以免反流量增加，因此宜控制心率 80～90bpm，以减少反流量。主动脉瓣狭窄或关闭不全，血液流力学变化大致与二尖瓣狭窄或关闭不全类似，但往往比后者严重。主动脉瓣狭窄，麻醉期间应尽量保持窦性节律和正常血容量。但由于主动脉瓣狭窄，左心室排血障碍，左室向心性肥厚，心室顺应性降低，心室内容量稍有增加就会使充盈压明显上升，患者常存在心肌缺血、心排出量不足。麻醉和手术期间一旦发生室性心律失常往往难以救治，因此要格外慎重。瓣膜性心脏病患者进行非心脏手术麻醉要点可作为麻醉期间拟达到的目标，联合瓣膜病变患者则根据病变性质、主次、程度综合考虑。

三、慢性缩窄性心包炎

心脏活动受限，心排出量常降低，血压偏低，脉压窄，常有呼吸困难，静脉压升高、肝大、胸腹腔积液等。病情严重者应先解决缩窄之心包才能进行常规择期手术。慢性缩窄性心包炎患者麻醉的主要危险是动脉压下降，心率减慢和心肌抑制，特别是麻醉诱导期。当然如果做心包剥脱术，在解除缩窄后应注意容量负荷过大和心脏后负荷的增加，因为这会引起刚解除缩窄的心肌负荷过重而发生心功能不全和肺水肿。

四、冠状动脉粥样硬化性心脏病

是目前心脏病患者进行非心脏手术最多见的病例，术前应依据心脏危险因素预示患者属高危、中危或低危，不同手术类型的危险性以及患者的体能情况和心肺功能的代偿情况判断手术的危险性和决定麻醉的取舍。目前认为常用的麻醉药与麻醉方法并不影响这类患者手术的最终结局，关键问题是如何应用、合理掌握，对临床随时可发生的问题有能力及时正确的判断与处理。冠心病患者进行非心脏手术病死率为一般患者的 2～3 倍，最常见的原因是围手术期心肌梗死，其次是严重的心律失常和心力衰竭，平静时心电图正常并不能否定此病存在。冠状动脉造影证实三支血管阻塞程度达 50％的患者中，平静时心电图正常者可达 15％。术前曾有过心肌梗死，若无并发症（低危），1 年内自然病死率为 2％；若广泛心肌梗死（高危）、射血分数＜35％，1 年自然病死率＞25％。以往认为心肌梗死后 6 个月内不宜进行非心脏手术，主要由于围手术期间心肌再梗死机会多，且一旦再发后病死率高达 50％。但近年来临床资料发现非心脏手术患者，即使以往或 6 个月内有过心肌梗死史，围手术期心脏并发症与病死率未必显著增加。一般认为心肌梗死后有下列情况者问题较严重：①多次心肌梗死。②心力衰竭症状与体征。③左心室舒张末压＞18mmHg。④心脏指数＜2.2L/（min·m²）。⑤左心室射血分数＜40％。⑥左心室造影显示多部位心室运动障碍。⑦体能差。由于目前对急性心肌梗死已可进行紧急溶栓治疗和冠状血管成形术，因此，以往提出再梗死的危险性同样可能不再适用于无上述严重问题的大多数患者。为此，心肌梗死后普通外科择期手术可延迟至梗死后 6 个月；急诊手术病情危及生命当需进行，应采用全面血流动力学监测，尽量维持循环动力稳定、缓和应激反应和保持心肌氧供需平衡；恶性肿瘤估计可切除，如患者属低危，一般梗死后 4～6 周就可考虑进行外科手术，仅在高危患者则需在作心导管，超声心动图或心脏核素检查后再做出决定是否需要预先作经皮冠状动脉成形术，或同时作冠状动脉主动脉旁路吻合术。临床评估围手术期是否发生心肌缺血的方法主要是根据心电图，经食管超声心动图和肺动脉楔压来进行，这些方法各有其优缺点。

多年来已观察到冠心患者进行非心脏手术，麻醉期间心肌急性缺血与增加心肌需氧相关，即增加心率，心脏容积或（和）心室收缩时心室壁张力。并认为冠状动脉狭窄后冠状血管已最大限度地扩张。麻醉患者 ST 段压低常伴有心率或（和）血压升高，尤其是心率增快或收缩压与心率乘积增加有关。因此，麻醉和手术期间除采用阿片类药、麻醉辅助药或用全麻药使麻醉达到适当的深度，控制血流动力学变化，减少波动，避免心肌缺血意外、心肌梗死和不良结局，合理应用血管活性药物预防或治疗急性心肌缺血尤其重要。

冠状动脉病变者围手术期处理应该力争达到以下目标：

（1）预防交感神经系统活动增加：手术前解除焦虑，适当用阿片类药物。术中吸入麻醉药和 β－阻断药能够预防应激反应和儿茶酚胺释放。若患者手术前应用 β－阻断药，则术中应继续使用并维持至术后。

（2）降低心率：降低心率可增加缺血心肌的氧供和减少氧需，β－阻断药对于减少和缓和由于心率增加产生的有害作用是最有效的方式。

（3）维持冠脉灌注压：严重冠状动脉狭窄，当舒张压降低时，将引起冠脉血流降低，因此可采用输液、去氧肾上腺素或降低吸入麻醉药浓度等维持灌注压。

（4）降低心肌收缩性可达到降低心肌需氧，可用 β－阻断药或（和）吸入麻醉药达到目的。

（5）预处理心肌，防止心肌顿抑或梗死：采用有激发 ATP 依赖钾通道作用的制剂，如吸入麻醉药或阿片 δ_1－受体激动剂。

五、肥厚性阻塞性心肌病

重症患者由于左心室明显肥厚、坚硬，一旦麻醉期间丧失窦性节律会发生灾难性的意外。心脏病理变化的部位及程度决定患者的临床症状，主要表现为舒张期功能障碍和肺淤血，晚期患者引起二尖瓣反流和影响右心功能。左心室流出道阻塞常为动力性，若左心室舒张末容量降低、动脉血压下降，内源性（伤害性刺激）或外源性（洋地黄或儿茶酚胺）刺激作用引起左心室收缩性增加均可加重左心室流出道的阻塞。因此麻醉期间必须维持心室充盈压高于正常范围，并避免用正性肌力药。可采用对外周阻力影响较小的吸入全麻药加深麻醉，分次小量应用 β－受体阻断药或（和）去氧肾上腺素增加动脉血压，达到预防和治疗左心室流出道阻塞的目的。由于蛛网膜下隙阻滞和硬膜外麻醉会引起血管扩张、血压下降，一般不宜采用。

六、心脏传导阻滞

不论何种原因引起完全性房室传导阻滞伴有心动过缓症状，严重窦性心动过缓、充血性心力衰竭，心律失常需药物治疗，而此类药物又会抑制心脏基本节律，当停搏期＞3.0 秒或基本节律＜40bpm 是安装心脏起搏器指征。此外，房室结功能不全，心动过缓已引起临床症状，急性心肌梗死后持续进行性 Ⅱ 度房室传导阻滞或完全性传导阻滞以及 Ⅱ 度房室传导阻滞伴有临床症状和有症状的双束支传导阻滞等亦应考虑术前安装起搏器，以保证术中安全。一般认为单纯双束支传导阻滞，患者无任何症状，麻醉期间很少会发展到完全性传导阻滞。曾有学者综合了 8 篇报道共计 339 例慢性双束支传导阻滞患者，仅 1 例在围术期发展成完全性房室传导阻滞，出现于气管插管时，且亦为暂时性。因此，术前对这类患者一般不必装临时起搏器，麻醉选择与处理并无困难。

七、预激和预激综合征

预激是一种房室传导异常现象，冲动经附加通道下传，提早兴奋心室的一部分或全部，引起部分心室肌提前激动。有预激现象者称为预激综合征或 WPW（Wolf－Parkinson－White）综合征，常合并室上性阵发性心动过速发作。预激综合征患者大多无器质性心脏病，也可见于某些先天性或后天性心脏病。预激诊断主要靠心电图，其心电图特征有：①PR间期缩短至0.12秒以下，大多为0.10秒。②QRS 时限延长达 0.11 秒以上。③QRS 波群起始部粗钝，与其余部分形成顿挫，及所谓的预激波或 δ 波。④继发性 ST－T 波改变。不同旁路的预激综合征患者心电图可仅表现为部分上述特征。

治疗：预激本身不需特殊治疗，并发室上性阵发性心动过速时，治疗同一般室上性阵发性心动过速。可以采用：①刺激迷走神经，手术前一般不用阿托品。②维拉帕米、普萘洛尔，普鲁卡因胺或胺碘酮缓慢静脉注射。③可用普萘洛尔或其他 β－阻断药长期口服预防室上性阵发性心动过速发作。④药物不能控制，心脏电生理检查确定旁路不应期短或房颤发作时心室率达 200 次/分左右者，可用电，射频、激光或冷冻法消融，或手术切断旁路。

第五节　麻醉和手术期间常见并发症处理

一、低血压

麻醉与手术期间多见低血压，主要原因有：①失血，血容量绝对或相对不足。②全麻过深或麻醉药对心血管的抑制作用。③心律失常。④体位改变。⑤缺氧或（和）二氧化碳蓄积。⑥椎管内麻醉阻滞平面过高。⑦心力衰竭或心肌梗死等。原则上应该预防为主，然后针对原因加以纠正。参照中心静脉压或 PCWP 补足血容量，调整麻醉深度和维持良好通气。至于由于外周血管阻力降低（全麻药的血管扩张作用，脊麻，硬膜外阻滞）所引起的低血压，可在积极扩容的基础上，应用 α－肾上腺素受体激动药如去氧肾上腺素 0.1～0.2mg 或甲氧明 2～3mg 静脉注射以维持血压于安全水平上，由于剂量小，作用时效短，可按需重复使用。若同时伴有心率减慢可加用阿托品 0.15～0.2mg 或麻黄素 5～8mg 静脉注射，疗效不够理想可改用多巴胺 1.0～1.5mg 静脉注射。低血压因心功能不全引起时，常伴有血管阻力增加、心排出量低，除强心外，合理调整血容量后，应及早使用血管扩张药。

二、高血压

引起高血压的原因：①患者精神紧张、术前用药量不足，入手术室时血压增高，尤其是高血压患者术前降压治疗不满意。②全身麻醉深度不够或部位麻醉止痛不全。③气管插管或外科操作引起强烈的交感应激反应。④早期缺氧、二氧化碳蓄积。⑤输血、输液过量等。

针对高血压的处理：①针对原因预防为主。②调整麻醉深度，保证完全止痛。全凭静脉麻醉时，常有麻醉深度不足，止痛不全，理应及时加用吸入全麻药。部位阻滞不完善时，应按需辅以镇痛药。③保持良好的通气，使动脉血气 pH 在正常范围。④经上述处理血压仍高且伴心率快速时可静脉注射普萘洛尔 0.25～0.5mg，需要时可重复，总量一般不宜超过 2mg；或静脉注射拉贝洛尔 5mg，效果不明显时可追加 10mg；亦可用短效 β 受体阻断药艾司洛尔 0.25～0.5mg/kg 并可按需重复使用，尤适用于交感肾上腺能应激引起的血压增高。如果舒张压升高为主则可采用肼苯达嗪或双氢阱苯达嗪静脉注射，初量 5mg，必要时可追加 10mg，此药起效较缓，持续时间较长，由于具有直接血管扩张作用可降低外周血管阻力。乌拉地尔具有外周和中枢双重的作用机制，在外周阻断突触后 α－受体，扩张血管；同时作用于中枢 5－HT$_{1a}$ 受体，降低延髓心血管中枢的反馈调节而起降压作用。此药降压作用缓和，降低血压的同时对心率影响甚小，自限性降压，极少将血压降至较低水平，无血压反跳，使用相对比较安全，静脉注射初量 25mg，需要时 5 分钟重复，或以 9～30mg/h 静脉滴注维持。

三、心功能不全

心功能不全主要指左心衰竭和心排出量减少伴急性肺水肿，常见于严重高血压，冠心病患者。至于右心衰竭相对少见，以中心静脉压升高为主要表现，但临床症状与体征常不够明确而容易忽略。心脏病患者进行非心脏手术，麻醉处理得当一般发生机会不多。治疗原则以改善心肌收缩力、降低心室射血阻力，减轻肺充血。改善氧合和预防严重的心律失常。一般采用强心，利尿和改善心脏负荷等措施。具体步骤：①建立良好的通气，充分供氧，使用气道持续正压或呼气末正压，一般为 $3.75 \sim 7.5 mmHg$。②静脉注射吗啡 10mg（非全麻患者）。③心率快呈室上性心动过速或快速房颤等可应用洋地黄类药，如近期未服用过此类药时采用地高辛 0.5mg 静脉注射，以后隔 $2 \sim 4$ 小时追加 0.25mg；或用去乙酰毛花苷 C $0.4 \sim 0.6mg$，以后隔 $1 \sim 2$ 小时追加 0.2mg。④肺水肿伴可疑容量过荷时静脉注射呋塞米（呋塞米）$10 \sim 20mg$。⑤应用增强心肌收缩力的药物。异丙肾上腺素适用于心率过缓、心排出量低下的患者，每 100mL 液体内加 $0.1 \sim 0.2mg$，开始以 $1 \sim 2.5 \mu g/min$ 滴注，依据效应及是否出现室性早搏而调节用量。

　　肾上腺素同样可增加心肌收缩力和心率，小量时扩张外周血管（β 作用），较大量时收缩血管（α 作用），适用于心功能损害，动脉压降低和心排出量不足患者，常用 $1 \sim 5 \mu g/min$ 试探，依据效应调节用量。多巴胺除增加心肌收缩力和心率外，小剂量 $2 \sim 4 \mu g/(kg \cdot min)$ 使肾血管阻力降低，肾小球滤过率增加，外周血管阻力降低或不变；用量超过 $10 \mu g/(kg \cdot min)$ 时外周 α 受体作用占优势，引起外周和肺血管阻力均增高。⑥应用血管扩张药减轻心脏前，后负荷和心肌耗氧量。硝普钠可使动静脉血管均扩张，作用迅速，效果确切，开始 $20 \sim 50 \mu g/min$，依据效应逐渐调节直至达到理想的血流动力学状态，逾量会发生血压显著下降，尤其血容量不足的患者。硝酸甘油扩张静脉、降低心脏前负荷为主，由于较少引起动脉舒张压下降，特别适用于冠心患者，可舌下含 $0.3 \sim 0.6mg$，$2 \sim 3$ 分钟显效，持续约 30 分钟；或每分钟 $0.2 \sim 1.0 \mu g/kg$ 静脉滴注；硝酸甘油贴片则可起预防和维持治疗作用。酚妥拉明以扩张动脉为主，能兴奋心脏 β—受体，出现正性肌力作用和心率加速。常以每分钟 $1.5 \sim 2.0 \mu g/kg$ 静脉滴注，超量会引起心动过速及低血压。临床上心功能不全常属多种因素的综合表现，应按具体情况选用或联合选用上述各种方法与药物。低血容量常常也是循环功能不全的重要原因，治疗时必须注意血管内容量是否足够，特别是外科手术患者，不得忽视。

四、心律失常

　　心律失常是麻醉期间常见并发症。手术前有心律失常者，麻醉和手术期间常易再发。反之，经过适当的麻醉处理也常可使之消失。

（一）窦性心动过速

　　心率达 $120 \sim 160 bpm$，主要不是心脏本身异常，常反映其他病因。首先应纠治病因如低血容量、发热、焦虑，低氧血症、充血性心力衰竭、全麻过浅，部位麻醉止痛不全或范围不够等。因此，药物治疗直接减慢心率常非恰当之举，应该纠正基本原因。当窦性心动过速发生心肌缺血，损害心脏功能时则在心电图和动脉压监测下缓慢静脉注射普萘洛尔 $0.25 \sim 0.5mg$，可渐增至总量达 5mg；或拉贝洛尔 5mg；短效艾司洛尔 $0.25 \sim 0.5mg/kg$ 静脉注射，必要时行连续点滴，效果确切。

（二）窦性心动过缓

　　首先解除原因，循环良好，心率在 50bpm 以上可不必处理；若心率慢伴血压下降，可用阿托品 0.2～0.3mg 静脉注射，并加用麻黄碱 5～6mg 静脉注射；或用多巴胺 0.5～1.0mg 静脉注射。窦房结功能低下伴有症状，术前应考虑装起搏器。

（三）室上性心动过速

可使用各种方法刺激迷走神经，常可终止室上性心动过速，或用去氧肾上腺素 0.1～0.2mg 静脉注射使血压升高，亦可酌用洋地黄类药，尤其是联合应用地高辛和 β－受体阻断药可显著降低术中和术后室上性心律失常。钙通道阻滞药如维拉帕米、地尔硫卓（硫氮草酮）亦有效，若同时用 β－受体阻断药会增加心肌抑制作用。若患者血压低、升压药作用不显著，上述药物作用效果不良时可采用电复律或超速心脏起搏。

（四）室性早搏

偶然发生可不必治疗，若每分钟早搏超过 4～5bmp、多源性、连续 3 次以上、或期前收缩发生在前一个 QRS 综合波接近 T 波峰值时则应处理，室性期前收缩由于洋地黄类药逾量引起，可用苯妥英钠 100mg 静脉注射，必要时可每 5 分钟 1 次重复使用，直至早搏消失。通常室性早搏首选利多卡因 50～75mg 静脉注射，隔 20 分钟可重复 1 次，维持用 1～4mg/min。普鲁卡因胺作用类似于利多卡因，首次静脉注射 100mg，每 4～5 分钟重复，直至控制室早或总量 15mg/kg，维持用 2～6mg/min。β－受体阻断药艾司洛尔单独应用并不一定有效，但在围术期由于交感肾上腺素能活性增加而引起室性早搏则特别有效。溴苄胺静脉注射负荷量 5mg/kg，然后用 1～10mg/min 静脉滴注维持，特别当室早对利多卡因或普鲁卡因胺无效时可能有效，但伴低血压患者应慎用或禁用。室性早搏患者除注意血钾外，血镁也要注意，低镁使钠钾泵活动受限而增加钠钙交换，细胞内钙升高，降低细胞内钾。慢性缺镁常见于用利尿药、嗜酒、胃肠道吸收差等情况，此时血镁并不反映细胞内镁。因此，临床上对洋地黄中毒心律失常，顽固性室性心律失常，用利多卡因和普鲁卡因胺无效时，即使血镁正常，仍可试用镁治疗。可用硫酸镁每 2～3 分钟静脉注射 2g，然后 10g/10h 静脉滴注；控制良好则再 10g/5h 维持，以恢复细胞内镁。常见副反应为低血压，用小量钙即可逆转。

第六节　手术后处理

心脏病患者进行非心脏手术，虽手术完成但麻醉药的作用并未消失，机体的各项代偿功能并未恢复，因此麻醉工作者应对具体情况作全面评估。重点应注意：

（1）依据病情与手术情况，选择适当的拔管时间。若患者情况良好，手术创伤不大，术后可早期拔管，拮抗残余肌松药作用可用新斯的明 30μg/kg，静脉注射后 15 秒再注阿托品 15μg/kg 以减少拮抗药对心率的影响。若病情较重，手术范围广，创伤大，术中血流动力学不稳定以及出血，体液丧失较多，患者则应带气管导管入 PACU 或 SICU 进行数小时机械通气，待患者完全清醒，血流动力学稳定，氧合良好才拔除气管导管。拔管前若需进行气道吸引，则应在血压、心率稳定的条件下进行，避免强烈的应激反应。

（2）对疑有术中阿片类药用量过多，术后通气功能恢复不全的患者，均不主张用钠洛酮拮抗阿片类药物的作用，以防引起患者剧痛，循环亢进、心率血压骤然上升甚至心力衰竭等不良后果。

（3）椎管内阻滞术后原则上应待阻滞平面开始消退，血流动力学稳定，才能搬动。否则，直立性低血压的危险依然存在，应注意预防。

（4）术后注意血容量及体液容量调整，保持血流动力学稳定，并按需及时应用血管活性药和正性肌力药，保持足够的尿量与电解质平衡。

（5）提供良好的镇痛，尤其是硬膜外阿片类药与低浓度的局部麻醉药联合镇痛对重症患者有帮助。

（6）维持体温于正常范围。手术后低体温常引起患者寒战，机体氧耗可增加 2～3 倍，造成氧供需失衡，尤其对冠心患者不利，常由此而引起心肌缺血。若体温＜35℃，ECG 显示心肌缺血的机会增加 3 倍。并有证明中度低温（34℃）会引起心脏收缩与舒张功能异常。

（7）加强监测及早发现病情变化，以便及时处理。连续监测 ECG 不仅可了解心率与节律的变化，对发现心肌缺血仍是目前临床上最方便且有用的手段。冠心患者术后心肌缺血常是心肌梗死的先兆，因此在术后 12 小时及 1～3 天每日作 12 导联心电图检查、记录，对及早预防心肌梗死有帮助。

（8）加强呼吸管理，注意肺水肿发生先兆。术后和拔除气管导管后 2～3 小时常是肺充血和肺水肿好发时期。可由于麻醉与手术期间输血，输液过量，尤其是伴有肾功能不全、患者气道不畅，术后镇痛不全，外周血管收缩，血压升高，心率增快，心肌缺血，引起左房压，肺动脉压和肺血管滤过压增加，以及术中出血而过多地输注晶体液造成胶体渗透压下降。早期临床表现为呼吸频率增加，呼吸困难和肺底部啰音，并常伴有动脉低氧血症。处理原则首先应及时发现，解除病因。对症处理使患者镇静，并静脉注射呋塞米 10～20mg，但必须注意血清钾浓度。按需应用血管扩张药如硝酸甘油、硝普钠、转换酶抑制剂或（和）正性肌力药物如小剂量多巴胺、多巴酚丁胺，同时面罩吸氧、正压气道通气。经采用上述措施 1～2 小时后，病情未得到控制与改善，则应进一步作创伤性血流动力学监测，并考虑行正压机械通气。

第五章 泌尿外科手术的麻醉

泌尿外科手术方式多样，从内镜诊断到多种恶性肿瘤的根治术，其复杂程度差异很大。接受泌尿外科手术的患者大多年龄较大，并存有多种其他疾病，其围术期管理较为复杂。因此，麻醉医师必须对泌尿外科各种手术适应证，操作技术流程、并发症等相关知识有全面的了解，才能制订合理的麻醉方案。特别值得注意的是，泌尿外科手术中各种特殊体位的摆放可能导致患者出现多种神经损伤并发症。另外，腹腔镜及手术机器人等技术的发展和应用使泌尿外科手术适应证、手术方式进一步扩展；一方面这些微创技术的应用使得麻醉和围术期的管理相对复杂，另一方面也使得许多由于并存其他严重疾病而不适合接受传统手术的患者有了手术治疗的可能，从而给麻醉医师带来了更多的挑战。

第一节 泌尿系统解剖学

一、肾

肾脏位于脊柱两旁 T_{12} 到 L_4 水平腰大肌内侧缘的腹膜后间隙中，左肾上端平 T_{11} 下缘，下端平 L_2 下缘，右肾由于位于肝下方而较左肾位置低半个椎体。肾脏周围充满了脂肪，并被肾周筋膜（或称 Gerota 筋膜）包裹。双侧肾上腺也包裹在肾周筋膜内，位于两肾上极。膈肌运动传递到双肾，可导致双肾在每一次呼吸中位置产生 $4\sim5cm$ 的偏移。肾实质分为皮质和髓质两部分，髓质又分为若干个肾锥体，肾锥体的尖端称为肾乳头。肾乳头被肾小盏包绕，多个肾小盏汇合成肾大盏，后者又汇入肾盂。肾盂末端逐渐变窄，移行为输尿管。

每一侧肾脏的血供均由单一的一根肾动脉提供，只有少数变异情况下才有多根动脉血供。肾动脉起始于肠系膜上动脉下方，从肾门进入肾脏，右肾动脉自后方越过腔静脉进入右肾。肾静脉走行在肾动脉前方，左肾静脉自前方越过主动脉。肾的淋巴循环引流进入腰区淋巴结。

肾脏接受主要来源于迷走神经和腹腔丛的肾丛神经支配。肾的交感缩血管神经和传入神经来源于 T_8 到 L_1 水平。因此，典型的肾性痛患者常感觉到肋膈角和十二肋以下的疼痛，而肾脏手术的麻醉中，为了满足皮肤和腹壁切口的镇痛要求，阻滞平面应达到 T_8。

二、输尿管

输尿管由肾盂延续而来，沿腰肌向下走行，越过髂总动脉，自盆底两侧下行，最终进入膀胱基底部。输尿管上段血供来源于肾动脉，输尿管中段血供来源于精索动脉（男性）或者卵巢动脉（女性），下段血供来源于髂内动脉和膀胱动脉。输尿管的神经支配主要来源于肾丛，腹下丛和盆腔神经丛。输尿管上段的交感传入纤维在 $T_{10}\sim L_2$ 水平进入脊髓，而副交感传入纤维在 $S_2\sim S_4$ 水平进入脊髓。

三、膀胱

膀胱是一个外壁主要由平滑肌组织构成的中空器官，其容积约 $400\sim500ml$。排空状态的膀胱位于耻骨联合后，直肠（男性）或阴道（女性）前。充盈状态的膀胱上升到明显高于耻骨联合并可触及。双侧输尿管从后方进入膀胱壁，并开口于膀胱腔内，两侧开口相距约 2.5cm，共同构成膀胱三角的基底部分。膀胱的顶部覆有腹膜，其下方是前列腺和精囊。

膀胱的动脉血供主要来源于髂内动脉的分支，上、中、下膀胱动脉。其静脉血汇集到膀胱颈部的静脉丛最终汇入髂内静脉。阴茎背侧深静脉和前列腺静脉丛也汇入上述膀胱颈部静脉丛，因此在外科手术中该部位损伤易引起大量失血。膀胱的淋巴液回流入髂血管旁的淋巴结。

膀胱接受腹下丛神经支配，其交感神经纤维来自 $T_{11}\sim T_{12}$ 的腰丛内脏神经，副交感神经纤维来自 $S_2\sim S_4$ 的阴部神经。传入神经纤维伴随着上述交感和副交感神经通路。躯体感觉由阴部神经传入骶脊髓。交感神经兴奋信号导致膀胱逼尿肌松弛，和非自主的膀胱内括约肌紧张。副交感神经兴奋导致膀胱逼尿肌的紧张和膀胱内括约肌的松弛。另外，膀胱外括约肌接受脊髓 $S_2\sim S_3$ 段发出的运动神经纤维的随意控制。膀胱不仅受到自主神经的控制，同时也受到来自更高级中枢通过下行传导通路传递的随意控制。因此，大脑和脊髓不同水平的损伤后，尿液的贮存和排出方式都可以发生变化。

四、前列腺和精囊

前列腺主要由大量纤维肌性组织构成，外周包裹着一层较厚的纤维囊，总重约 20g。它位于膀胱下方，耻骨联合后方，直肠的前方。前列腺分为五叶，分别是前叶、后叶、中叶、左叶和右叶，其中间是尿道的前列腺部，长约 2.5cm。另一种方法把前列腺分为外周带、中央带、移行带、前部和前列腺前括约肌部。前列腺移行带是前列腺中最邻近尿道的部分，也是有典型症状的前列腺肿瘤的好发部位。

前列腺血供来源于膀胱动脉下支，静脉回流入前列腺静脉丛，后者和膀胱静脉丛及阴茎背侧静脉相延续。前列腺接受腹下丛中来自 $T_{11}\sim L_2$ 水平发出的传出交感神经的支配，其副交感传入神经纤维则通过盆腔内脏神经进入脊髓 S_2-S_4 水平。

前列腺的淋巴循环进入髂内、骶管内和髂外淋巴结群。

精囊紧临前列腺上方，处于膀胱下方，直肠的前方。精囊与同侧的输精管相连，形成射精管，开口于前列腺部尿道。其血供、神经支配，以及淋巴循环同前列腺。

五、睾丸

睾丸表面覆有一层致密的结缔组织叫作白膜，后者向内延伸形成睾丸纵隔，将睾丸分隔成大约 250 个小叶。睾丸上面附着由大量卷曲的小管组成的附睾，后者通过输出小管与睾丸相连，另一端则延续称为输精管。输精管在精索内与精索动脉及蔓状静脉丛一起上行。由于在胚胎期睾丸的发生和肾脏的发生相近，两者的血供和神经支配有着紧密的联系。睾丸动脉紧邻肾动脉的下方起自主动脉，伴随输尿管下行，然后进入精索，最终到达睾丸。睾丸静脉在蔓状静脉丛中沿精索上行，在腹股沟环处形成精索静脉。左侧精索静脉进入左侧肾静脉，右侧精索静脉直接进入下腔静脉。睾丸的神经主要来自 T_{10} 节段，在肾脏附近有动脉丛加入。阴囊前部主要由髂腹股沟神经和生殖股神经的生殖支支配，其神经纤维来源于脊髓 T_{12}

～L_2节段。阴囊后部表面的神经纤维主要来源于脊髓 S_1～S_4 节段，由会阴神经分支和后部的股皮神经支配。因此，睾丸手术的区域阻滞麻醉平面要求达到 T_{10} 水平。睾丸的淋巴循环汇入腰部淋巴结，后者与纵隔淋巴结相通。阴囊的淋巴回流进入腹股沟浅淋巴结和腹股沟下淋巴结。

六、尿道和外生殖器

阴茎由尿道和两根海绵体共同组成，三者分别被各自的白膜包裹，其远端有龟头，近端附着于髋骨。阴茎的血供由两条阴部内动脉提供，它们分出阴茎深动脉、阴茎背侧动脉和尿道球部动脉等分支。静脉回流进入浅和深部阴茎背静脉，通过阴部静脉丛汇入阴部内静脉。髂腹股沟神经支配阴茎根部，阴茎体和龟头由阴部神经延续而来的成对阴茎背侧神经支配。其中的副交感和交感神经纤维分别来自脊髓的 S_2～S_4 节段和 L_1～L_2 节段。副交感神经兴奋刺激导致动脉血管扩张，阴茎勃起。

女性的尿道位于耻骨联合和阴道之间，明显短于男性尿道。其动脉血供来源于膀胱下动脉、阴道动脉和阴部内动脉，静脉回流入阴部内静脉。

第二节　泌尿外科手术体位

泌尿外科手术过程中患者的体位较为复杂，其中一些特殊体位的摆放可能导致严重的并发症，如神经损伤，横纹肌溶解等。因此，麻醉医师有必要详细了解泌尿外科手术的特殊体位摆放及相关并发症等知识。

一、膀胱截石位

膀胱截石位应用于经尿道手术，尿道球部重建术和经会阴前列腺切除术。标准的膀胱截石位患者取仰卧位，下肢屈曲，屈髋屈膝，髋关节和膝关节屈曲约 90°，小腿与地面平行。低位膀胱截石位髋关节屈曲仅 30°～45°左右，但在某些极端情况下，要求腿部伸展，极度屈髋，以求尽量暴露会阴部位。摆放膀胱截石位时，需要用到各种腿架和足托，包括踝扣带、靴形托、膝托等。另外，摆放膀胱截石位的同时往往结合了一定程度的头低位，以求更好地暴露会阴。

膀胱截石位的摆放对于患者呼吸和循环系统的影响包括：腹内压的增加和腹内容物向头端移位，可致胸壁和肺顺应性下降，功能残气量下降，肺活量下降。结合头低位时上述改变更甚，可能由于肺膨胀不全而导致低氧血症。尽管人们通常认为头低脚高位可增加静脉回流，心排出量和左室做功，研究证实膀胱截石位对患者的心排出量几乎没有影响，患者血压升高的原因更有可能是因为全身血管阻力增高的结果。

膀胱截石位手术后患者可发生下肢神经病变，发病率约 1.5%，多为感觉神经的病变，并且均在术后 6 个月内治愈。研究发现，膀胱截石位摆放超过 2.小时是神经并发症发生的危险因素，另外，神经病变的首发症状在术后 4 小时内即可发生，提示手术期间因素的重要性。另有研究显示，高龄和长时间手术也是发生神经病变的危险因素。腿架对腓浅神经的压迫，闭孔神经和股外侧皮神经的牵张，坐骨神经的伸展等可能是导致术后神经病变发生的原因。美国麻醉医师协会专家组推荐意见认为，膀胱截石位中屈髋不应大于 90°，以避免坐骨神经和股神经病变的发生。

腰背痛是膀胱截石位手术后相对常见的并发症，可能是由于造成了易受影响的患者腰椎前凸减少所致。"健腿"间隔综合征伴横纹肌溶解是膀胱截石位罕见但严重的并发症。一项 261 名泌尿外科医生的调查报道了 61 例间隔综合征，大部分发生在根治性膀胱切除术或超过 4 小时的手术后，提示这种并发症的发生率可能比先前认为的更高。长时间手术，极端的体位和腿架对腿的压迫可能是诱发间隔综合征的原因。其发病机制可能与以下因素相关：下肢动脉压降低的同时肌肉间隔内压力增高，导致肌肉低灌注，缺血，水肿，长时间的肌肉低灌注即可导致间隔综合征的发生。下肢动脉压下降可由下肢抬高造成，在低血压的患者中这种改变更为明显。同时，腿架的使用显著增加了小腿肌肉的压力，如用踝托则可无此顾虑。

由于周围血管搏动消失已经是间隔综合征的晚期表现，术中管理应密切注意观察患者下肢水肿、低溜注、感觉异常等现象，以期预防和早期干预该并发症。如果未能及时行筋膜切开减压术患者可能发生急性肾衰竭竭。在长时间手术过程中，使用踝托或填充较好的腿架有助于预防这一并发症的发生。

二、头低位

头低位（或 Trendelenburg 卧位）常用于泌尿外科手术中，以增进会阴部的暴露或便于下腹部腔镜检查。

头低位对生理功能的影响包括：首先，内脏向头侧的移位限制了膈肌的运动，造成肺容量的下降，使患者易于发生肺膨胀不全。另外，身体上部的血液由于重力作用流向头端，可使颅内压增加，这在有颅内占位性病变的患者中应尽量避免。尽管这一体位经常被用于低血容量的患者，但实际上其对血流动力学的影响并未完全清楚。长期以来的观点认为头低位时患者静脉回流量及心排出量增加，有学者认为头低位对于低血压患者的血流动力学并无有益的影响。

显著头低位的患者常常需要用到托肩带以防止患者向下移位，这一器械的应用可能造成患者臂丛损伤，其原因可能是引起臂丛神经张力持续增加所致，在上肢外展时尤其应该注意。基于以上考虑，美国麻醉医师协会专家组不建议使用托肩带，而在不得不使用这一器械时，双臂应紧贴身体两侧而不是外展放置，以防臂丛神经受到牵拉。

三、侧卧位、折腰位和腰桥的使用

为了便于肾的暴露，往往要用到侧卧、折腰体位及升高腰桥。此时，患者侧卧于手术台上，一侧髂嵴正对手术台折点，即腰桥所在位置，调节手术台弯折到 30°左右，腰桥升高，抬高下侧髂嵴从而使术侧腰部得到更好的暴露。同时在手术台和上胸壁之间放置一腋窝枕，以防臂丛受压。一般下侧腿取屈膝位，对侧腿自然伸展，从而使患者身体能稳定侧卧在手术台上，也可使用小沙袋来增加体位的稳定性。

这一体位对患者呼吸生理的影响有相关的肺膨胀不全及通气血流比失调等。其对循环系统的影响包括全身动脉压下降，心排出量下降和肾动脉压力下降。由于在一般的侧卧体位患者中不能观察到上述影响，一般认为这些变化与肾手术的特殊体位相关。其血流动力学变化的具体机制尚不明确，可能与压迫和牵拉引起腔静脉血流量减少有关。另外，在此体位下，患者右心房高于四肢，可引起暂时性回心血流量降低。因此，应注意此体位下患者血流动力学的变化，一旦发现低血压，应积极给予液体治疗或放低腰桥。

另外，有报道肾切除体位下发生过间隔综合征和横纹肌溶解，可能和对臀肌极度挤压有关。

四、过伸仰卧位

这一体位通常用于耻骨后前列腺切除术以利于盆腔器官的暴露。患者仰卧于手术台上，髂嵴正对手术台折点，然后调节手术台弯折，抬高髂骨使患者身体过伸，此时患者上半身处于头低位，手术部位仍保持平行于地面。如患者需行胸腹部切口，则应摆成半仰卧位，用一肩枕使手术侧肩部垫高约30°，同侧手臂置于手架上，非手术侧腿处于半屈曲位，对侧腿保持伸展。

过伸仰卧位的患者发生背部和神经损伤的可能性较小，但是和其他头低体位一样，有发生气体栓塞的可能。一旦出现难以解释的血流动力学不稳，即应考虑气体栓塞的可能。

第三节　泌尿外科常见手术的麻醉

一、膀胱镜检查和经尿道膀胱肿瘤切除

膀胱镜检查和经尿道膀胱肿瘤切除是泌尿外科最常见的手术操作。在中老年患者当中，有血尿或排尿困难等症状时，上述操作是用于诊断和治疗的最常用方法。膀胱镜检还用于其他原因所致尿路梗阻的评估与治疗、输尿管支架的植入及膀胱输尿管结石的取石等，膀胱镜根据用途不同，有硬质和软质之分。

（一）并发症

1. 膀胱穿孔

膀胱穿孔是进行膀胱镜检最严重的并发症，多发生在膀胱的腹膜外部分。通常表现为冲洗液回流减少，此时清醒患者会诉恶心、下腹部疼痛。当发生腹膜内膀胱破裂时，清醒患者诉弥散性的腹痛。全身麻醉患者发生膀胱穿孔则可能仅仅出现血流动力学的不稳定。过高的冲洗压力可导致膀胱过度充盈，易于发生膀胱穿孔。闭孔神经反射的产生也易于导致膀胱穿孔：电刀等器械引起的电流刺激闭孔神经，引起大腿内收及外旋，此时就可能导致膀胱镜戳破膀胱，进行闭孔神经阻滞或者全身麻醉是最可靠的预防手段。

2. 自主神经反射亢进

自主神经反射亢进是指第六胸椎以上脊髓损伤的患者出现的一种危及生命的高血压急症。约85%的上述脊髓损伤患者有自主神经反射亢进症状，随着脊髓损伤患者存活率的不断提高，将有更多脊髓损伤并自主神经反射亢进的患者接受麻醉和手术。由于膀胱的扩张是自主神经反射亢进最常见的触发因素，这一综合征在脊髓损伤后接受膀胱镜检查的患者中很常见。另外，外科操作中直肠扩张、阵痛和分娩等都可触发自主神经反射亢进综合征。

直肠膀胱及少部分下肢传入神经信号经由脊髓丘脑束和脊髓背侧束上行传入大脑，在 $T_5 \sim L_2$ 水平，由中间神经元投射到交感神经元，肢体血管收缩，内脏痉挛，立毛肌收缩等。正常情况下，上述反射被颈动脉和主动脉压力感受器发出的控制信号及上位神经中枢所抑制，但在高位脊髓损伤的患者，下行抑制性信号无法到达胸段交感神经元，因此下位刺激所致反射得不到调制，导致了无法控制的血管收缩，如未得到合适处理可致灾难性后果。

自主神经反射亢进主要表现为血压剧烈升高，升高 50mmHg 以上即可做出诊断。其他临床表现包括，头痛、胸部紧迫感，损伤平面以下立毛肌收缩（起鸡皮疙瘩）等，在损伤平面以上，由于高血压所致副交感反射导致患者面红、出汗、黏膜充血、结膜红斑。

除非尽早发现，对于自主神经反射亢进目前还没有确定的治疗方法。可能的情况下，使患者成坐位可致体位性血压下降而起到一定作用。降压药物应选用起效快，作用时间短者，钙通道阻滞剂如硝苯地平、尼卡地平，肼屈嗪、硝酸甘油，α 和 β 受体阻断剂及硝普钠等均可用于快速控制血压。有报道输注镁剂也有利于控制自主神经反射亢进患者的高血压。

（二）麻醉管理

膀胱镜检的麻醉选择可根据患者性别、年龄、手术方式和医疗条件的不同有不同选择。女性患者对于局麻下行诊断性膀胱镜检多有较好的耐受性，而男性患者则需要应用区域阻滞甚至全身麻醉。蛛网膜下隙阻滞是腔内泌尿外科手术非常常用的麻醉方式。由于这一类患者往往年龄偏大同时有复杂基础疾病，通常认为区域阻滞麻醉可使患者血流动力学更稳定，可减少发生心血管系统并发症的可能，与全身麻醉相比更为适宜。但是，没有研究结果显示不同麻醉方法下行膀胱镜检的患者并发症的发病率和病死率有显著性差异。只在极少数情况下，选用全身麻醉或区域阻滞麻醉的适应证有明显区别。闭孔神经区域内切除术可能需要在全身麻醉下进行。椎管内麻醉对于自主神经反射亢进的高危患者是有益的，可通过阻断传入神经信号抑制由此触发的难以控制的反射性血管收缩。但是，应当考虑到，此类患者本身存在的脊髓损伤和脊柱畸形将会使实施椎管内麻醉十分困难。

多数腔内泌尿外科操作时间较短，且多在门诊施行。因此要求选用的麻醉技术能做到快速实施，起效迅速，苏醒快而平稳，能允许早期离开苏醒室。区域阻滞和全身麻醉是否对患者恢复和出院时间有明显影响现在还不清楚。全身麻醉方案中，喉罩的应用可实现不用肌松药的快速诱导。吸入性麻醉药的选择对于患者的快速苏醒也相当重要。一项随机对照研究表明，接受短时间泌尿外科手术的老年患者中，选用地氟烷进行麻醉维持的患者术后达到可不经苏醒室直接离开标准者显著多于选用异氟烷维持的患者。选择腰麻时，局麻药的选择要求使患者运动神经阻滞能快速恢复从而可早期下床活动及尽早出院。

利多卡因已经在这一类手术的麻醉中应用了很长时间，近来的研究发现利多卡因和术后神经症状有一定关联，导致其在这一类手术的麻醉中应用减少。短暂性神经综合征（transient neurologic symptoms，TNS）是一系列出现在腰麻后的以下肢疼痛，感觉迟钝等为主要特征的症状，多在 72 小时内缓解。尽管这一并发症是暂时的而且肌电图显示其与神经功能异常并不相关。在少部分患者中可引起显著的不适和部分功能损害。用 5% 利多卡因做腰麻后开始观察 TNS 的发生率，发现应用利多卡因浓度是 5% 和 1% 时这种并发症的发生率相似。为了在泌尿外科手术脊髓麻醉达到快速麻醉效果而不用利多卡因，人们已经研究了不同种类及剂量的麻醉药物。应用5mg丁哌卡因复合25μg芬太尼与单独应用10mg丁哌卡因相比，可达相同的阻滞平面（高于T_7）和相似的麻醉效果并有较短的运动阻滞残留。

二、经尿道前列腺切除术

（一）术前评估

良性前列腺增生（benign prostatic hyperplasia，BPH）是男性患者最常见的良性肿瘤，其发生率与年龄相关，在80岁以上的老年男性患者中达到了90%。前列腺增生主要发生在最接近尿道的前列腺移行带，组织学特征为结节状增生的细胞结构。前列腺增生患者症状的程度与腺体大小，尿道梗阻程度和α肾上腺素能受体张力有关。前列腺增生症状不仅显著影响患者生活质量，而且使患者易于反复尿路感染，形成膀胱憩室和肾盂积水，甚至导致不可逆的肾脏损害。

症状轻微的患者可无须处理，可以自愈，而症状显著的患者则应用选择性或非选择性α受体阻滞剂或者5－α还原酶阻滞剂等药物予以治疗。对于改善轻微泌尿道症状，这两类药物均有较好效果，两者合用时可以缩短病程，减少手术治疗。对药物治疗不敏感患者应选择手术治疗。

开腹前列腺切除术增加尿路流量效果最好，但并发症发生率也最高，只有5%的前列腺增生患者接受这种手术。目前，经尿道前列腺切除术（TURP）被认为是前列腺切除术的金标准，然而也有一定的并发症发生，包括5%～10%的患者可出现性功能障碍。已有多种微创疗法应用于前列腺增生的治疗，包括经尿道电针消融术、经尿道微波疗法和激光疗法等，这些技术应用高能量加热前列腺引起组织凋亡。微创疗法对接受TURP有很大风险的老年患者和有性生活需要的年轻患者非常有利。微创疗法可以减轻患者症状，改善生活质量，而不需要全身和椎管内麻醉或者住院。然而与TURP相比，这些技术引起术后尿路再梗阻和再次手术的风险较大，因此目前还不能完全替代TURP。

（二）并发症

文献报道TURP并发症的发病率大约为9.5%，病死率估计在0.1%～0.2%。术后并发症与患者年龄、手术时间与切除组织的量有关。接受TURP的患者通常是高龄患者，合并诸多高危因素如心血管、呼吸和肾脏并发症。

1. TURP综合征

TURP的实施过程中需要使用冲洗液扩张膀胱，通过特殊的膀胱镜引导烧灼环自腔内切除增生的组织。此时，静脉窦处于开放状态，膀胱冲洗液可能被吸收进入循环系统，因此形成"TURP综合征"。TURP综合征多发生在手术开始后15分钟内，可能由于液体经腹膜或腹膜后间隙吸收所致，但在此后延迟发生的也很常见，延迟的TURP综合征通常是由于膀胱镜检后膀胱破裂或者腹膜后液体吸收所致。

TURP综合征的临床表现以液体超负荷为特征，伴有低渗透压，低钠血症，神经功能障碍等。50%接受TURP的患者中发现无临床症的低钠血症。液体超负荷的临床表现包括高血压和反射性心动过缓。心脏功能储备较差的患者更容易发生心脏功能衰竭和肺水肿。全身麻醉的患者，液体超负荷可能是TURP综合征的唯一征兆。TURP综合征神经系统表现很常见，在局部麻醉患者中可能是最早出现的症状，因而有助于及早诊断。

TURP综合征的临床表现取决于吸收的冲洗液种类和容量。液体的吸收很难控制，与手术时间，膀胱血管破裂数量和膀胱静水压和冲洗液袋相对于患者的高度有关。由于保持自主呼吸时膀胱压力比较低，区域麻醉与机械通气的全麻相比可能增加冲洗液的吸收量。

冲洗液的选择基于它的导电能力，电解质溶液因传导烧灼电流而不能作为TURP冲洗液，尽管机体吸收电解质溶液后的耐受性更好。过去，蒸馏水的使用十分普遍，导致TURP综合征发病率较高：大量吸收蒸馏水导致显著的低渗状态及血管内溶血，产生急性肾衰竭竭和脑水肿。由于细胞内的代偿机制不能迅速发挥作用，脑水肿程度较重，患者可产生恶心，躁动，意识模糊、昏迷、惊厥发作以及大脑半球疝。自从采用了替代淄流液后，TURP综合征的发生率下降了50%。现在，常规使用的都是与生理渗透压浓度接近的替代淄流液，如1.5%的甘氨酸溶液、2.7%山梨醇溶液（含0.54%甘露醇）。纯山梨醇、甘露醇、葡萄糖以及尿素溶液在临床中也有应用。这些溶液的渗透压浓度为195mOsm/L至等渗。

目前普遍认为低钠血症是导致TURP综合征的主要原因。当大量相对低渗的冲洗液进入体内时，会导致血浆处于低渗状态。然而，如果维持一定的血清渗透分子浓度，即便低钠血症也不会导致脑水肿，甚至，在出现严重的低钠血症时，神经元的传导性以及跨膜蛋白只会发生微小的变化。甚至有时在血清渗透分子浓度没有受到明显影响的情况下，患者仍然会产生一些神经系统症状，可能涉及一些冲洗液中溶质的直接毒性作用。研究显示，甘氨酸可能是导致术后失明和惊厥发作的因素。在产生神经系统并发症的TURP患者中观察到血中甘氨酸浓度的波动，甚至有可能发生显著升高。在大脑皮质以及视网膜中，甘氨酸是一种抑制性神经递质，在一些行TURP后出现视觉障碍的患者中，调节性瞳孔反射通常会延迟或者消失，这与皮质病变导致的失明不同，通常后者的调节性瞳孔反射仍然存在，以上提示TURP术后导致患者失明的机制可能是视网膜电位的传导受到了直接抑制。而随着血液中甘氨酸浓度的下降，患者的视觉障碍会随之消退。甘氨酸在肝脏代谢后产生氨，一些研究显示在TURP术后输入甘氨酸溶液可导致高氨血症，而输注L－精氨酸可以防止高氨血症的发生。然而，高氨血症是否在TURP术后并发症中扮演重要的角色，目前尚未明确。

山梨醇的吸收以及在体内的代谢会导致高糖血症和乳酸性酸中毒发生。已有文献报道在TURP术中给患者输入大量冲洗液会导致患者发生乳酸性酸中毒。尽管酸血症在本研究中并不严重，但是如果患者继续吸收大量液体将会导致严重的酸碱平衡紊乱。

目前临床上尚无能够检测液体吸收的装置，因此TURP并发症的处理应当十分的小心谨慎，特别是当患者出现意识障碍后。将酒精加入冲洗液体中并检测呼出气体中酒精的浓度，可检测并且定量冲洗液的吸收量，但是这种装置目前仅应用在临床研究中。不能用其他原因解释的血流动力学变化可能是唯一能够监测液体吸收量的线索。一旦怀疑患者发生TURP综合征，应当马上停止手术，测量其血清Na^+，K^+以及渗透压浓度。在循环溶质（如甘氨酸）存在的情况下，后者对于鉴别真性低渗透压和低钠血症至关重要。作为一项液体吸收程度的指标对患者血红蛋白浓度监测也是十分必要的。尽管血红蛋白尿的发生十分罕见，但在使用甘氨酸冲洗液后有可能发生，因此应当进行尿检予以排除。

当低钠血症没有伴随低渗透压发生，或者低钠血症没有产生神经系统相关症状时，单纯的低钠血症不需要处理。如果必须采取相关治疗，也应当避免过快的纠正低钠血症，否则有可能导致脑桥脱髓鞘病变的发生。只有当患者出现了危及生命的症状如昏迷和惊厥发作，才能采用高张盐水进行治疗。否则，在给予患者联合应用生理盐水和襻利尿剂（或甘露醇）时，将会导致血清 Na^+ 迅速升高，血清 Na^+ 的纠正速度不宜超过 $1\sim1.5mEq/（L\cdot h）$。同时利尿剂也可用于治疗液体过剩。膀胱穿孔的患者由于经腹膜失去大量的钠可能会出现血容量不足的表现，因此可能需要进行容量复苏治疗。

2. 心肌缺血

研究显示，在 TURP 患者中观察到相对较高的心肌缺血发生率。报道显示，约 $18\%\sim26\%$ 的患者 ECG 显示 ST 段的改变或心肌缺血。尽管尚不能肯定这些 ECG 的改变是否意味着患者病情的恶化，仍然提示有较多并存病或者高龄患者 TURP 术后心肌缺血的发生率较高。

3. 其他并发症

患者出血的危险与前列腺的大小以及切除术持续的时间相关。有研究显示术中的出血量约为 $3\sim5mL/min$。对于前列腺较大的患者，必要时应当输血。麻醉方式的选择可能并不会影响出血量的多少。研究显示 6% 的患者会出现凝血障碍。由于前列腺组织释放促凝血酶原激酶，患者偶尔会发生弥散性血管内凝血。

TURP 术中可能会发生膀胱穿孔，其临床表现已经在膀胱镜检查和经尿道的膀胱肿瘤切除术等章节中讨论过。

（三）麻醉管理

对于 TURP 手术的患者，没有资料显示应该采取某种特定的麻醉方法，与全身麻醉相较而言，椎管内麻醉的应用更加普遍。目前，还没有报道显示麻醉技术与 TURP 的病死率具有相关性。尽管行 TURP 手术的患者，ECG 改变显示心肌缺血的发生率较高，然而研究显示，不管是区域麻醉还是全身麻醉，对于并发症的发生率并没有影响。不同的麻醉方法可能会影响患者的满意度、术后疼痛及舒适度、出院时间等，然而，目前尚没有数据证明不同的麻醉方法会对上述结果产生影响，反而有研究显示，区域或全身麻醉的选择对患者在复苏室内停留时间以及镇痛的满意度并没有影响。不管是在区域麻醉还是在全身麻醉下行TURP 术都是安全的，而一些区域麻醉理论上的优点使得其成为 TURP 术中常用的麻醉方法。此时，可根据患者神经系统症状，对 TURP 综合征进行及时诊断，根据患者腹部或者肩部疼痛的表现及时发现膀胱穿孔等。及早发现上述并发症能够使我们进行早期干预和治疗，理论上患者能获得较好的预后。另外，与全身麻醉相比，区域麻醉的失血量可能较少，这是由于自主呼吸产生的静脉压比机械通气要低，如果在全身麻醉中允许患者自主呼吸，也有同样效果。

部分研究认为，全身麻醉可降低机体免疫力，诱发院内感染，对于肿瘤患者而言，这将导致肿瘤复发。已经有研究提示，脊髓麻醉可能对于免疫反应的抑制作用较小，但这些影响的临床意义尚不确定。区域麻醉能够减少前列腺切除术后深静脉血栓（DVT）的发生率，但并没有证据表明 TURP 采取区域麻醉在术后能产生同样的效果。

全身麻醉时，使用喉罩能够帮助我们避免肌松以及完成相对快速诱导。尽管通常行TURP 的患者年龄较大或者存在明显的并存病，由于短效全身麻醉药物的应用，大部分患者在全麻后只需要较短时间即可恢复。

当选择施行区域麻醉时，对于行 TURP 的患者我们通常会选择蛛网膜下隙阻滞，而不是硬膜外阻滞，因为前者能够获得更好的盆底肌松效果和更可靠的骶神经根麻醉。一般情况下，应当避免高于 T_9 水平的阻滞，其将使患者不能感觉到前列腺囊破裂引起的疼痛。为了消除冲洗液引起的膀胱扩张的感觉，T_{10} 水平的感觉缺失是十分必要的。由 $T_{11} \sim L_2$ 组成的腹下交感神经的传入纤维传导膀胱的感觉神经冲动。当膀胱内的压力维持于一个较低水平时，较低水平的阻滞即可满足要求。高于 L_1 水平的阻滞并且在髓鞘内注射重比重的丁哌卡因 7.5mg，在监测并维持膀胱内压力低于 15mmHg 时是可行的，它能够较轻程度的降低血压，对于存在血流动力学紊乱的患者应当考虑这种水平的阻滞。膀胱压力的监测十分复杂，另一种获得较低水平阻滞的方法是在蛛网膜下隙注射小剂量的混有镇静催眠麻醉药的局麻药，在蛛网膜下隙注射含 $10\mu g$ 芬太尼的丁卡因 4mg 与在髓鞘内注射 8mg 丁卡因获得的阻滞水平相当，但是采用后种方法的患者出现低血压的发生率较前者高。50% 应用 5mg 丁哌卡因（含 $25\mu g$ 芬太尼）的患者将产生高于 T_7 水平的感觉阻滞。而在 TRUP 中获得足够的麻醉只需 4mg 丁哌卡因（含 $25\mu g$ 芬太尼）。

TRUP 术后患者经常出现由于逼尿肌痉挛产生的疼痛，因此，延长术后镇痛十分必要。对于 TURP 术后患者，吗啡连同局麻药蛛网膜下隙注射能够有效地产生术后镇痛，相对于其他的外科手术而言，TURP 术后只需要相对较小的剂量的吗啡就能获得有效的镇痛效果。为了避免蛛网膜下隙注射吗啡产生的不良反应（例如呼吸抑制），其他替代性的药物也可应用。硬膜外注射曲曲马朵可用于术后镇痛。然而与蛛网膜下隙单纯注射丁哌卡因相较而言，蛛网膜下隙联合注射丁哌卡因与曲马朵并没有提供更好的镇痛效果。

三、体外冲击波碎石术

肾结石是最容易发生的泌尿道疾病之一，仅次于泌尿道感染和前列腺疾病。尿路结石导致疼痛，尿路梗阻，血尿和感染，其成因还未完全明了。近 20 年来在其治疗方面已经取得了很大的进展，自体外冲击波碎石术（ESWL）诞生以来，外科取石已不再成为常用手段。

（一）术前评估和技术现状

ESWL 是一种以声波冲击碎石的方法，声波在组织与结石或组织与空气交界处发生大量能量转化，产生高振幅的压力震荡，能量被结石吸收从而使结石破碎。

碎石机的一个关键组成部分是连接器，它能使冲击波从产生部位进入患者体表。以前多用水浴模型，患者坐在椅子上，置身于装满温水的槽内。新式模型则用一置于患者皮肤的水垫来传递声波，中间涂一层接合胶，但如果空气进入皮肤和接合胶之间导致接合不良，则不仅不能传递足够的声波，而且还会导致皮肤淤血和皲裂。

借助荧光影像或超声技术可定位结石并引导冲击波碎石术施行。能否成功粉碎结石还与结石的大小，位置和组成性质有关，草酸钙二水化合物结石通常比胱氨酸和草酸钙一水化合物结石更容易粉碎，较大的结石则需要事先经皮造口或者置入输尿管支架。

（二）并发症

1. 心律不齐

当冲击波与心动周期的去极化期重合时会触发心律失常。由于这个原因，通常采用心电图同步化使声波在 R 波后 20 毫秒发生。尽管许多型号的碎石机并不能施行心电图同步化，显著心律失常的发生率仍很小。但是，即使采用了心电图同步化技术，仍有可能发生室上性心律失常。另外，为了避免肾随呼吸运动位置发生改变而导致波聚焦发生改变，有些仪器可与呼吸周期同步化。

冲击波有时也可抑制心脏起搏器起搏以及改变其起搏频率。为避免该并发症，患者需重新调整体位使起搏器远离冲击波传导的路径。同时应备有复苏设备，包括体外起搏器。

2. 血流动力学改变和呼吸影响

水浴会产生血流动力学影响，尤其是对患有心力衰竭和冠心病的患者。随着下肢和腹部静水压不断增加，血液聚集至胸腔内血管，在敏感个体可能会发生充血性心力衰竭。在水浴中患者全身血管阻力增加，导致左心负荷增加和局部缺血。腹内压增加引起膈肌上抬，增加呼吸做功，减少潮气量，影响动脉氧合作用。

3. 肾损伤

ESWL 后出现肉眼血尿为正常现象，1 小时内即可自行消退。出现严重腹痛须警惕肾周血肿，通常采取保守处理，但发生低血压时需要行剖腹术。出血性体质是 ESWL 的相对禁忌证，术前须常规检查凝血时间。

4. 其他并发症

多发结石的患者在行 ESWL 后易导致碎石阻塞，所谓"石街"是指结石碎块沿输尿管堆积成串的现象，此时需行肾造瘘术引流或内镜取石术以减轻梗阻。ESWL 后有可能出现发热和败血症，术前泌尿道感染的患者尤其容易并发。冲击波的路径经肺时可能会产生气胸，在儿童患者更易发生。

（三）麻醉管理

ESWL 中声波在进入人体的体表处和波扩散的内脏水平可使患者感到疼痛。未行麻醉处理的患者主观痛觉感受较泌尿外科内镜检查要强烈。DornierHM3 型碎石机产生的冲击波强度较高，接受碎石术的患者需要较深的镇静和麻醉。新型碎石机所产生的冲击波强度较低，患者仅需低度镇静甚至不需镇静。虽然应用新型碎石机的碎石效果不如高强度机器，碎石操作过程也较长，但对术后患者活动有利。绝大多数情况下接受 ESWL 的是门诊患者，因此麻醉要求使患者术中和术后感觉舒适，且能快速恢复，ESWL 术后疼痛比较小，无须较强镇痛。因此，临床上一般给予短效的麻醉和镇静处理即可。

全身麻醉能消除患者的肌肉活动，必要时甚至可暂时停止呼吸运动，可为结石的定位带来便利。但全麻下患者的体位调整比较困难，插管操作有一定风险，同时有学者认为可能使患者术后恢复时间延长，因此 ESWL 更多应用硬膜外阻滞或蛛网膜下隙阻滞。然而，在全麻的实施中，如能尽量避免使用麻醉性镇痛药物，而主要用异丙酚，N_2O 等药物维持，同时应用喉罩等技术，则并不一定会明显延长患者术后恢复时间。

以前认为硬膜外间隙给予利多卡因有起效和恢复快速的特性，因而在 ESWL 等短小手术中被广泛应用，然而近来对其安全性的忧虑已经使其应用越来越少。一种可能的硬膜外腔给予局麻药的替代方法是给予作用缓和的镇痛药。在一项随机对照实验中，使用 DornierHM3 进行的 EWSL，结果发现硬膜外腔给予舒芬太尼的镇痛效果和利多卡因相当。

随后的一项研究表明硬膜外腔给予 $15\sim17.5\mu g$ 剂量的舒芬太尼能够提供最优化的效应与安全比例参数。

使用短效制剂的静脉镇痛镇静麻醉已广泛应用，利于术后活动，使患者快速恢复。接受高强度波时需要配合深度镇静，由此产生的诸如呼吸抑制等不良反应并不少见。相比于通过带套囊的口咽气道进行地氟醚全身麻醉，使用 DornierHM3 进行 ESWL 过程中丙泊酚和瑞芬太尼所产生的镇静效果与去饱和作用程度及更强的睡眠要求密切相关。接受全身麻醉和接受镇静处理的患者恢复时间并无差异。一个成功的镇静方案依赖于所使用药物的类型。丙泊酚复合短效镇痛药是常选用的方案。由于在体内能够快速清除，比起芬太尼和其他诱导药物来说恢复时间更短，瑞芬太尼逐渐受到人们欢迎。瑞芬太尼和舒芬太尼已经被作为单独镇静药物来使用。这两种药物有着相似的镇痛特性，但一项随机对照试验显示瑞芬太尼呼吸抑制的发生率较舒芬太尼低。使用 Dornier 碎石机 S 进行 ESWL，以 $0.05\mu g/$ （kg·min）给予瑞芬太尼结合患者自控推注 $10\mu g$ 药物能有效抑制疼痛。单独使用瑞芬太尼和持续输注丙泊酚结合间断给予芬太尼推注两种方案间并无差异。事实上，接受瑞芬太尼的患者呕吐发生率更高，恢复时间更长。这些结果可能是由于瑞芬太尼相对较高的给药速率 [$0.2\sim0.4\mu g/$（kg·min）]。

另一可选择的镇静技术是患者自控镇静。患者可根据自身不适程度的不同使用快速起效和消除的药物调节镇静水平。有研究对单独应用瑞芬太尼和瑞芬太尼，丙泊酚复合使用的患者自控方案进行比较。两种方案都能提供良好的效果和满意的舒适度，然而芬太尼复合丙泊酚组的呼吸抑制发生率较高。单独使用瑞芬太尼的恶心，呕吐发生率较高，此不良反应在该药物较常见，可被血清素抑制剂（5－HT）抑制。其他麻醉技术如使用局麻药易溶性混合物（cmLA）和局麻药皮肤浸润麻醉已有报道但效果并不确定。综上所述，尚无证据显示有适合 ESWL 的特效麻醉药。麻醉的选择应根据患者特点、仪器类型和现有条件。静脉镇静可为大多数患者提供足够的舒适度，尤其是使用低强度声波时。而神经阻滞麻醉能够快速恢复。缓和的硬膜外镇痛药应用前景喜人。经喉面罩给予吸入性麻醉药而不合并使用肌松药可为术者提供良好的操作条件，而且能够快速恢复。

四、癌症手术

（一）前列腺癌手术

1. 术前评估

流行病学前列腺癌是最常见的癌症之一，在男性肿瘤疾病的病死率中排行第二。前列腺完全切除术是美国最常见的大型手术，每年手术量达到近 60000 人次。病死率随年龄增加而上升，没有确定的年龄峰值，$60\sim79$ 岁之间的患者群病死率达 17%。可能由于前列腺特殊抗原筛查和直肠检查的开展，近年来前列腺癌的病死率有所下降。95% 的病例病理学诊断其组织类型是腺癌，其他病例多数是移行细胞癌。前列腺癌最常用的分级体系是 Gleason 评分，其根据分化程度所表现的腺状结构给予程度分级。

治疗方法的选择：前列腺癌疼痛程度可以从无痛到剧烈的恶性疼痛。因此，处理方法的选择非常困难。其最优疗法尚不明确，特别是对于早期局限性疾病的患者来说。年龄较大的患者其癌分化相对较好，但同时他们可能患有其他的并发症致使手术风险增加。因此，对于该患者人群通常采取保守治疗。一项随机试验比较了接受急性前列腺癌切除术和保守治疗两种方案的共 695 名早期前列腺癌患者，在 10 年的随访中，采取前列腺切除术的患者群较保守治疗人群的病死率下降 26%，远处转移率下降 40%。然而，手术对病死率的有益作用仅限于小于 65 岁的患者群。这些结果显示前列腺切除术对于该年龄段人群是最佳治疗方案。前列腺切除术有阳性结节的患者很有可能存在远处转移，这些患者以及局部存在进展的患者适合于非手术治疗，比如内分泌治疗、放疗、化疗。有局部病变的患者如果不适合甚至禁忌行前列腺切除，选择放疗（比如短期放疗）十分受欢迎，包括直肠超声指导下前列腺置入放射性针或者放射性核素粒子。

在众多前列腺切除的方法中，耻骨后前列腺根治术（RRP）最为常用。通过腹部中线下部的切口进入，将前列腺、精囊、射精管、膀胱颈部切除。然后将膀胱颈部与尿道吻合。此过程中通常用靛蓝胭脂红识别输尿管。它可以引起高血压。RRP 的长期并发症中最常见的是性功能障碍。经膀胱切除前列腺可以保留血管神经束，从而减少术后性功能障碍。但是一旦囊外扩张出现，这一措施可以导致复发率增加。阴式前列腺根治术很少应用，它不能同时切除会阴淋巴结并且在采用截石位时很容易损伤骨骼肌肉及神经。

2. 并发症

出血是最常见的并发症，耻骨后路更易于发生。RRP 过程中的出血是必然的，它与术者、前列腺大小，解剖以及专业因素（如背侧静脉丛）有关系。多种技术可以用来减少出血或者输血。我们期望避免输红细胞，是因为其昂贵的费用、免疫感染并发症、免疫抑制（可以导致院内感染，癌症复发）以及它的负面效应。术前自体血预存（PAD）用于前列腺根治最受欢迎，但是费用很高，不能避免输注错误的危险，另一方面中等程度失血无须自体血回输，这样会浪费很多的自体血。与 PAD 相比，急性等容血液稀释（ANH）同样可以避免异体输血，但是另一方面还可以避免血液储存的开销以及未被使用血液的浪费，所以更为有效。一项关于前列腺根治术的随机研究中比较了 PAD、ANH、ANH 联合人重组促红细胞生成素三种方法。后者更为有效地避免了术后贫血，但是促红细胞生成素增加的费用抵消了 ANH 节省的费用。自体血回输在前列腺根治术中与 PAD 效果相似但是更为省钱，是一种更为适合的选择。但是由于肿瘤细胞可能经血流蔓延限制了它的应用。尚无证据表明自体血回输对前列腺全切的复发有影响。

3. 麻醉管理

（1）监测：关于前列腺切除的监测目前尚无明确的指南。中心静脉压在估计血容量方面的准确性令人质疑。常规使用肺动脉导管不能改善术后预后。因此，血流动力学监测应该做到个体化，并以明确的血流动力学目标作为指导（例如心排出量，氧供的优化）。尿道的连续性破坏后尿量测量会变得不准确，所以尿量在前列腺切除术中不能用于估计肾脏灌注。术中用经食管超声监测血流动力学以及容量状态可能对肾脏疾病患者有一定作用。

（2）麻醉选择：麻醉方式可能影响到 RRP 术后静脉的血栓栓塞率。相比单纯全麻，硬膜外麻醉可以明显降低术后 24 小时深静脉血栓（DVT）的发生率。多普勒超声显示其可能与增加下肢静脉血流有关。其假说包括局部麻醉对凝血系统，应激反应衰减的影响和局麻药对血小板聚集、凝血因子的直接影响。

据报道,单独采用硬膜外麻醉或者硬膜外麻醉复合全麻可以减少前列腺切除的血液丢失。其效果主要是全麻时高静脉压以及机械通气致腹腔内压升高被硬膜外麻醉所减轻。单用全麻或者合并硬膜外麻醉的并发症发生率是相似的。

(二)膀胱癌手术

1. 术前评估

膀胱癌最重要的危险因素是性别、年龄、吸烟史以及芳胺接触史。液体摄入可以影响膀胱癌的发生,一项回顾性研究通过十年追踪发现水或者其他饮料的摄入与膀胱癌的发生率成反比。

大部分膀胱癌患者伴有血尿或者排尿障碍。标准的诊断方法是膀胱镜检和活检。后续的治疗取决于浸润的深度。经过膀胱内给药化疗或经尿道滴灌治疗,及后续的经尿道切除术治疗后,大多数患者仅留下浅表病变。接受经尿道切除术患者的外科和麻醉处理要点同腔内泌尿外科操作的相关叙述。

2. 根治性膀胱切除术

患有高危浅表肿瘤或侵袭性膀胱肿瘤的患者应接受根治性膀胱切除术,这是膀胱侵袭性癌症最常见的治疗手段。由于复发率高,部分膀胱切除术应用得越来越少。根治性膀胱切除术对于仅有局限性病变的患者治愈率相当高,生存率大约为70%。即使接受了根治性膀胱切除术,大部分患者还是会出现肿瘤远处复发,因此往往需要进行辅助性化疗。随机研究发现术前接受了一个疗程化疗的局限性高分化膀胱癌患者行根治性膀胱切除术后的生存率高于单纯接受手术治疗的患者。根治性膀胱切除术中,作一低位腹部正中切口,然后依次切除膀胱及周围脂肪、下段输尿管,前列腺、精囊,并根据肿瘤侵犯的程度切除相应尿道。女性患者的子宫、卵巢、输卵管、尿道及阴道前壁也被切除。根治性膀胱切除术中通常要进行盆腔淋巴结清扫,因为这样可以获得重要的肿瘤分期和预后信息,同时对于增加对肿瘤的治疗效果和提高患者生存率有好处。最后,还要进行尿路或膀胱重建术。利用一段回肠或结肠重建一个人造膀胱并与自身尿道吻合是首选方案,对于提高患者的生活质量有很大意义。但在尿道或前列腺受累的患者这一方案并不可行。其他方案包括可控经皮尿路转向术,是用一段肠管制作一个储存尿液的容器并向腹壁开口,或者进行不可控尿路转向术,如回肠尿瘘成形或经皮尿瘘成形术。可控尿路转向术与不可控尿路转向术相比患者生活质量更高,但需要进行间断自行导尿。所有行肠代膀胱的患者均有慢性菌尿并且反复尿路感染和肾盂肾炎。最近提出了一种新的膀胱重建术,生物合成的膀胱依靠胶原支架拼接而成,其上遍布来自患者自身的尿路上皮细胞和膀胱平滑肌细胞,移植入患者体内后可达到满意的尿动力学特性。这一技术目前只用于脊髓脊膜突出的患者,但其充满希望的结果显示这一技术也可在其他疾病中得到更广泛的应用。

3. 并发症

根治性膀胱切除术是一个有较高风险的手术。患者通常是年龄较大的男性患者,合并严重疾病或并发症的高危因素,例如吸烟史,慢性肺部疾病及心脏病史等。一项对 2500 名接受膀胱切除术的患者的观察中发现,术后病死率的独立危险因素包括年龄,术前肾衰竭高 ASA 分级、全身麻醉的应用、手术时间、术中输血,喝酒、呼吸困难及依赖状态等。另一项观察中发现，诱发并发症的手术因素包括失血、手术时间，尿路转向方式、肿瘤分期等。这一研究中报道总的并发症发生率大约为 30%。手术后肠梗阻是最常见的并发症，并不十分严重，但可增加患者住院时间。与其他类型的腹部大手术不同，膀胱切除术并不增加术后肺部并发症发生的风险，可能与这一手术的切口远离膈肌有关。

4. 麻醉处理

（1）监测：尽管手术技术不断提高，大量失血伴随着根治性膀胱切除术出现。研究表明，30% 的患者需要输血治疗。女性、术前贫血及实施回肠代膀胱术等是需要大量输血的预报信号。控制性降压曾被提倡以求减少输血，但这一技术的优点应该与其在心血管危险人群中的风险仔细权衡。这一手术时间相对较长，具体则取决于尿路转向方式的选择。术中仔细监测失血，准确评估血管内血容量是十分必要的。直接动脉测压的实施不仅可精确监测血压变化，还可方便于采取动脉血样进行血细胞比容的测定。大多数手术过程中，由于尿路切断导致尿量的监测不便，一定程度上妨碍了对容量状态的准确判断。对于心功能不全的患者及肾病患者，进行中心静脉压的监测是必要的。监测血压的变化可为液体的需要量提供正确的判断依据，其预测意义甚至优于严重疾病患者中心静脉和左房压的监测。肺动脉置管不应作为常规监测手段，但可应用于需要监测特殊指标指导维持血流动力学稳定的特殊患者。

（2）麻醉选择：尽管可以在椎管内麻醉下实施全膀胱切除术，通常情况下还是选择全身麻醉。单独应用硬膜外麻醉时患者会十分不适，因此这一技术更多地与全身麻醉复合应用。与前列腺切除术的麻醉类似，复合应用硬膜外麻醉可减少失血，降低输血率，但对并发症的总发生率并无显著影响。研究还显示，接受了硬膜外麻醉的患者术后镇痛较单独全麻的患者有显著改善。美国退伍军人卫生署的一项观察发现，与硬膜外麻醉相比全身麻醉是膀胱切除术后并发症的危险因素。目前还没有随机对照研究得出有利的结果，尚需要进行泌尿外科手术麻醉选择的大型研究。

椎管内麻醉导致交感神经阻断，副交感神经过度兴奋，肠平滑肌痉挛，会导致回肠袋成形时操作困难，这一问题可以用格隆溴铵或罂粟碱来预防。

（三）睾丸癌手术

1. 术前评估

睾丸恶性肿瘤非常罕见，每年在 10 万男性中大约发生 2～3 例。95% 的睾丸癌都是生殖细胞肿瘤，其中 35% 是精原细胞瘤。非精原细胞瘤，例如胚胎细胞癌、畸胎瘤、绒毛膜癌及混合细胞肿瘤等在临床上具有更强的侵袭性，应给予更积极的治疗。精原细胞瘤在 30～40 岁左右的患者中发病率最高，并且其发病率的种族差异十分明显。精原细胞瘤在白人男子中的发病率显著高于亚裔或非裔男子。已知的危险因素有隐睾症或 Klinefelter 综合征病史，在青春期以前进行睾丸下降固定术可降低睾丸癌的风险。

睾丸肿瘤可表现为无痛性睾丸肿块，更多地表现为睾丸疼痛和肿胀，因而易与睾丸炎或附睾炎混淆。偶有少数患者的生殖细胞肿瘤并不是在睾丸部位被发现。睾丸癌的确诊有赖于睾丸超声检查，腹部 CT 检查可用于肿瘤的临床分期诊断。睾丸肿瘤以一种特征性的阶梯方式沿腹膜后淋巴系统转移扩散。

2. 治疗选择

所有睾丸肿瘤患者均须接受根治性睾丸切除术，进一步的治疗方式取决于肿瘤转移扩散的范围和肿瘤的组织学特征。应用现有的治疗方案治愈生殖细胞肿瘤尤其是精原细胞瘤的可能性大于90%。早期诊断至关重要，肿瘤发现的时间越晚、分期越晚，患者的生存率越低。早期精原细胞瘤在接受睾丸切除术后可进行腹膜后放射治疗。非精原细胞瘤的肿瘤在临床上有更强的侵袭性，需要更积极的治疗，但其治愈率仍然大于90%；这些类型的肿瘤常常需要进行腹膜后淋巴结清扫术（retroperitoneal lymphnode dissection，RPLND），尽管由于腹膜后淋巴结清扫术常导致逆行射精和不育等并发症，导致对其疗效的观察可能是选择性的。在腹膜后淋巴结清扫术中，腰交感神经被破坏，作为其替代方法，改良腹膜后淋巴结清扫术则选择保留此神经。疗效和复发率可由复查腹部CT及一系列生物学标志物的改变来评估，包括α胎儿球蛋白，人绒毛膜促性腺激素、乳酸脱氢酶等。联合化疗是复发的高度睾丸癌的标准治疗手段，方案为联合应用顺铂、鬼臼乙叉甙及博来霉素。化疗可致神经及肾毒性等并发症，及由博来霉素导致的肺纤维化。

3. 睾丸切除术

根治性睾丸切除术是经腹股沟探查，然后在腹股沟内环处横向钳闭并结扎离断精索，然后切除睾丸。不采用经阴囊睾丸切除术是由于易于诱发局部及盆腔淋巴结转移。这一手术可根据患者意愿，选择在全身或区域阻滞麻醉下进行。

4. 腹膜后淋巴结清扫术

腹膜后淋巴结清扫术多取腹部正中切口或胸腹联合切口，标准的腹膜后淋巴结清扫术包括两侧输尿管之间，上到肠系膜上动脉下至髂血管范围内所有淋巴组织的切除。改良腹膜后淋巴结清扫术则仅限于淋巴结的切除，并且保留了受累睾丸对侧的腰交感神经及腹下丛神经，这一技术保留了80%～90%的患者射精功能。上述手术通常在全身麻醉下实施。对于采用胸腹联合切口的患者，术后镇痛特别重要，可采用硬膜外阻滞或肋间神经阻滞技术进行镇痛。这一手术过程中，体液和血液的丢失量较大，应给予严密观察并补足，为此，应建立较大的静脉通道。

接受睾丸癌手术的患者多较为年轻，合并严重疾病者较少。但如患者此前接受过联合化疗则可能患有化疗药物所致并发症。博来霉素与肺毒性有关，年龄较大及肾功能不全的患者接受大剂量博来霉素治疗发生肺并发症的风险更高。有报道应用博来霉素后接受手术的患者发生了急性呼吸窘迫综合征。根据动物实验和一系列临床观察的结果，目前认为吸入高浓度的氧气可能倾向于诱发这一并发症。几乎没有证据显示短期暴露于高浓度吸入氧可导致基础肺功能正常患者产生急性肺毒性作用。没有药物能够有效地保护围术期的肾功能。特别是襻利尿剂、甘露醇和肾脏血管扩张剂，他们对将要施行心血管手术患者的肾功能起不到保护作用。目前没有证据支持这些药物能够在肾切除术和其他高危泌尿外科操作中使用。

5. 肾切除术

在有腔静脉侵犯的患者，肾切除术是高危操作。但是这类手术还是非常多的，因为不做手术这些患者的预期寿命将会非常短。手术操作的复杂程度随着肿瘤侵入程度而增加。肿瘤侵入横膈和右心房的患者死亡的风险很大。这类患者或者手术不能将腔静脉控制在肿瘤侵入的水平之外的患者需要实行体外循环。这些患者需要开放大静脉通路，因为有大出血的可能。此外，肿瘤局部或全部压迫腔静脉，会导致静脉远端的压力随之升高和静脉脉络的形成，他们一起增加了出血范围。有创的血流动力学监测是需要的，但是当肿瘤扩散到右心房时，进行中心通路开放就会并发肿瘤栓塞的风险，特别是肺动脉导管置管。TEE 用来监测血流动力学也是可选择的有用的方法之一。TEE 可以用来确认术中肿瘤的侵入范围和肺栓塞的诊断。

行肾切除的患者必须接受术前常规的预防栓塞的治疗。肾切除术和其他大的泌尿外科操作都存在并发静脉栓塞的高危因素，即使是腹腔镜技术也不例外。

五、微创泌尿外科手术

（一）技术

近 10 年来，微创和腹腔镜下泌尿外科手术逐渐增多。最先的操作是用来治疗隐睾和静脉曲张，后来用于睾丸癌、前列腺癌和膀胱癌的腹膜后淋巴结清扫。腹腔镜下肾切除术，前列腺切除术和膀胱切除术都已经在几个中心完成。腹腔镜泌尿外科手术有明显的减少术后疼痛和缩短术后住院时间的优势。腹腔镜肿瘤手术是否能得到和标准的腹膜外淋巴结清扫和根治性肾切除术一样的根除效果，目前还不完全清楚。因此，腹腔镜手术还在进行远期结果的评估，他们目前不是推荐的标准方法。

近年来，随着机器人技术的引入，开展的微创手术增加，这些技术使得操作者在进行复杂的手术操作时花费更少的时间提高可靠性，提高外科医生的学习曲线。机器人技术的使用似乎在泌尿外科学越来越普遍。根据早期的报道，机器人辅助的膀胱癌根治加新膀胱重建术有更低的并发症发生率和更快的术后恢复。这项技术目前仍需要较常规手术更长的手术时间，但是可以随着经验的积累而缩短。

近来引进了有和没有机器人辅助下的腹腔镜下前列腺癌根治术。这种手术方法是否能改善预后还不清楚，需要更多的更大的系列研究。有一项研究比较了机器人辅助下的前列腺癌根治术和标准的 RRP，发现两组在疼痛评分和镇静药的使用方面没有差别。

腹腔镜下肾切除术可以通过经腹膜和后腹膜两种途径实行。在后一种方法时，患者被放置侧卧或半侧屈伸位，工作空间通过将一个气球经过一个小切口置入后腹膜加压来实现。这个空间随着气球中二氧化碳的注入而扩张。腹腔镜下肾切除术特别适用于活体供肾者，因为它降低了疼痛和残疾。腹腔镜下部分或全肾切除术都是可行的。腹腔镜下部分肾切除术辅以多模式的疼痛管理，包括麻醉性镇痛剂、非甾体抗感染药和切口部位的局部麻醉药，能令患者早期出院。

（二）麻醉管理

微创泌尿外科操作没有标准的麻醉管理方法。腹腔镜手术患者的生理改变和遇到的问题通过其他外科专业的经验已经很清楚了。特别是气腹和二氧化碳的注入对心血管、呼吸和中枢神经系统的影响都是腹腔镜手术的特征。泌尿外科腹腔镜手术也有其他挑战，比如该专业使用的相关特殊体位。气腹会导致横膈的上移，降低了胸壁的顺应性，这会使肺容积降低并增加气道阻力。在头低位，横膈的移动更明显，使得肺容积降低的更厉害。可能会出现肺不张，但是可以通过呼气末正压通气或膨肺预防。气腹时气道压力的增高是胸壁顺应性降低的原因而不是肺的过度扩张导致，而且不能考虑为气压伤的诱发因素。经腹膜二氧化碳的吸收导致动脉和呼气末二氧化碳分压升高，必须通过增加通气来补偿以避免酸血症。可以通过增加呼吸频率、潮气量或者两者共同来完成。气腹合并头低位增加系统的动脉阻力，心脏收缩容积和心室收缩做功。侧卧屈曲位下腹腔镜手术可能显著降低静脉回流，导致心排出量降低和低血压。这种情况可以通过放气和手术台的偏转迅速逆转，并且可以通过输液预防。头低位时气腹引起的静脉压改变以及高二氧化碳血症会使颅内压显著升高，而且存在脑损伤的可能。有腔隙性脑损伤患者最好避免在这个体位下行腹腔镜手术。对并存有肾脏疾病的肾切除术患者，腹腔镜手术可能由于跨腹压的升高和肾脏的操作而产生额外的肾损伤。通过保持足够的血容量和血流动力学的稳定，肾脏的损伤可能是有限的。迄今为止，没有一种现存的肾脏保护的药理学策略被证明是有效的。

根据外科医生手术操作的熟练程度，麻醉计划必须考虑改为开放手术和大量出血的可能性。拟行腹腔镜手术的患者必须和进行开放手术患者一样进行相同的术前评估。根据患者的临床情况，为计划的手术操作准备恰当的麻醉监护。在腹腔镜手术，中心静脉压和肺动脉楔压测量由于腹内压力会向纵隔传递而变得不准确。在高危患者使用 TEE，可以更准确地评估心脏容积。腹腔镜手术常常需要膀胱置管和鼻饲插管术。

当腹腔镜手术需要在急诊状态下施行时，诱导和麻醉维持的药物选择需要考虑迅速清醒和快速恢复。在腹腔镜手术，氧化亚氮一般不使用，避免由于肠道扩张而延长手术操作。术中和术后的镇痛经常是合用阿片类和 NSAIDs。硬膜外麻醉镇痛不常规应用。

腹腔镜手术的并发症包括出血、皮下气肿、气腹、横膈撕裂和气体栓塞。尽管气腹时二氧化碳的使用降低了大量栓塞的可能性，但是空气栓塞是潜在的致命并发症，一旦出现血流动力学恶化，就必须考虑发生气体栓塞的可能性。

第六章　骨外科手术的麻醉

第一节　骨科患者病理生理特点

骨科手术可发生于任何年龄。先天性疾病多见于小儿，骨关节病和骨折多见于老年人，故应熟悉老年人和小儿麻醉特点做好术前准备。

骨科患者术前多有卧床病史，易引起肺部感染、血液流变学改变、心肺功能降低等并发症。也可因血液浓缩和血流缓慢导致下肢静脉及深静脉血栓形成，活动和输液时如栓子脱落可致肺栓塞。

脊柱侧凸畸形可致胸廓发育障碍，导致限制性肺功能障碍。全身类风湿性关节炎患者脊柱强直，头部后仰及下颌关节活动均受限，造成气管插管困难。

术前长期应用肾上腺皮质激素治疗的患者可导致肾上腺皮质功能减退，术中易出现休克、苏醒延迟或呼吸抑制等表现。术前接受抗凝治疗者，应注意凝血机制的改变。

第二节　骨科麻醉的特点

骨科麻醉管理与骨科手术特殊性密切相关，因此麻醉管理上应根据手术特点采取相应措施。

一、骨组织血运丰富

手术失血较多，尤其是骨面渗血或椎管内出血很难控制，应有充分估计和准备。

二、手术体位较复杂

骨科手术常用体位有仰卧位、侧卧位、俯卧位。若体位安置不当或不同体位麻醉管理方式不当都可能引起并发症，故应特别注意。

（1）确保呼吸道通畅，防止气管导管扭折、脱出。在体位改变前后应常规检查导管位置。

（2）当手术部位高于右心房时，都有发生空气栓塞的危险。

（3）远端缺血或血栓形成：外周神经过伸或受压而引起术后神经麻痹；眼部软组织受压引起的视网膜损伤。

三、止血带的应用

（1）止血带对生理的影响：①细胞缺氧和细胞内酸中毒。②血管内皮细胞损伤而导致毛细血管壁通透性增加。③松开时可出现一过性代谢性酸中毒、外周血管阻力降低及血容量相对不足，有可能发生循环功能失代偿。④一过性呼气末 CO_2 增高。

（2）使用止血带注意事项：上肢止血带应放在中、上 1/3 处，下肢应靠近腹股沟部。①充气压力：上肢以高于动脉收缩压 6.67kPa（50mmHg）为宜，下肢高于 13.3kPa（100mmHg）为宜。②充气持续时间：上肢一次不超过 1h，下肢不超过 1.5h。必要时可松开 10～15min 后再充气，以免发生神经并发症或肌球蛋白血症。

对心功能代偿不良者，抬高患肢和驱血均要慎重，静脉回流突然增加可能导致心力衰竭。在硬膜外麻醉或腰麻的患者，止血带压力过大，充气时间过长，肢体缺血引起止血带疼痛，表现冷汗烦躁不安，即使用镇静药和镇痛药也难以控制。

（3）预防止血带并发症应尽量减少缚止血带的时间，以减少缺血区酸性代谢产物的产生和淤积。麻醉医师应记录止血带充气时间，并提前通知手术医师松止血带，在松止血带时要在麻醉单上记录。松止血带之前应补足血容量，血压偏低要及时纠正，必要时给予血管收缩药。

松止血带后如果出现止血带休克立即给以吸氧、升压药、输血、输液，如效果不佳，可考虑给予碱性药、激素、甘露醇等。有条件时应急查血钾，因为止血带以下的肢体缺血缺氧，以及酸性产物的淤积，改变了细胞膜对钾离子的通透性，钾从细胞内大量外释，如果患者术前已有血钾升高，止血带松解后可能更高。有高钾表现时立即给予钙剂、高渗糖、胰岛素等处理以降低血钾。

四、骨黏合剂反应

（一）病因

主要原因与骨黏合剂的液态或气态单体吸收有关，而单体具有扩张血管和直接心肌抑制作用。其次，当骨黏合剂填入骨髓腔后，可致髓腔内高压使气体、脂肪或骨髓颗粒进入循环而引起肺栓塞。

（二）临床表现

当骨黏合剂充填并将假体置入后 1～10min，患者发生血压明显降低，甚至心搏骤停。

（三）治疗

吸氧，补充血容量，必要时用血管活性药物。

五、脂肪栓塞

（一）病因

多发于脂肪含量丰富的长骨骨折和严重创伤性骨折。由于创伤后脂肪从骨髓释放，使血液中游离脂肪酸增加，发生脏器和组织的脂肪栓塞，主要累及肺和脑血管。低血容量休克也是栓子形成的诱发因素。

（二）临床表现

急性呼吸和中枢神经功能的障碍；突然呼吸困难，肺间质水肿及低氧血症；意识障碍、昏迷。

（三）治疗

关键是防治低氧血症和维持循环稳定。

六、深静脉血栓（DVT）和肺栓塞（PE）

（一）病因

多发于下肢或骨盆骨折后长期卧床的患者，由于血流缓慢、静脉血淤滞以及感染累及小静脉均可引起血液高凝状态，促使静脉血栓形成，主要为下肢深静脉血栓脱落导致。

（二）临床表现

剧烈胸痛、咳嗽，有的咯血；血压突然降低，心率减慢，甚至心搏骤停；呼吸窘迫，低氧血症。

（三）治疗

对大面积肺栓塞的治疗是进行复苏，支持和纠正呼吸与循环衰竭。主要方法包括吸氧，镇痛，控制心力衰竭和心律失常，抗休克。血栓性肺栓塞，如无应用抗凝药的禁忌，可用肝素抗凝治疗，或给予链激酶、尿激酶进行溶栓治疗。空气栓塞时，应立即置患者于左侧卧头低位，使空气滞留于右心房内，防止气栓阻塞肺动脉，再通过心脏机械性活动而逐渐进入肺循环；也可经上肢或颈内静脉插入导管来吸引右心内空气。高压氧舱可促进气体尽快吸收并改善症状。

七、术中脊髓功能监测

（一）诱发电位

脊柱和脊髓手术时，为了解手术操作，如钳夹、分离和牵拉等可能发生的损伤而采用各种不同类型诱发电位监测。监测方法是将一电极放置在腓总或胫后神经干的周围，另一电极放置在颅顶部。刺激神经干的脉冲通过脊髓到达大脑皮质后显示出波形，如果波形幅度降低，周期延长，表示有脊髓损害。

（二）唤醒试验

在手术期间通过减浅麻醉，让患者在基本清醒状态下能按指令活动。其方法通常是先嘱患者双手握拳，再动双足，如活动良好，表示无脊髓损伤。

第三节　关节置换术的麻醉

人工关节的材料和工艺越来越先进，接受人工关节置换的患者也越来越多。此类手术确实使患者解除了疼痛，改善了关节活动功能，提高了生活质量。人工关节置换术的不断发展给麻醉带来了新的课题，提出了更高的要求，因为该类患者往往有许多特殊的方面，对此麻醉医师需要有较深的认识，做好充分的术前准备，严密的术中监测和良好管理以及术后并发症的防治工作。

一、关节置换术麻醉的特殊问题

（一）气管插管困难和气道管理困难

类风湿性关节炎和强直性脊柱炎的患者常有全身多个关节受累，前者可累及寰枢关节，环枢关节及颞下颌关节等，可使寰枢关节脱位，声带活动受限，声门狭窄、呼吸困难及张口困难等；后者主要累及脊柱周围的结缔组织，使其发生骨化，脊柱强直呈板块状，颈屈曲前倾不能后仰，颞下颌关节强直不能张口。患者平卧时常呈"元宝状"，去枕头仍保持前屈，如果头部着床，下身会翘起。这两种患者行气管插管非常困难，因为声门完全不能暴露，且患者骨质疏松，有的患者还有寰枢关节半脱位，如果插管用力不当可造成颈椎骨折，反复插管会造成喉头水肿和咽喉部黏膜损伤、出血，气道管理更加困难。一些患者合并有肺纤维化病变，胸壁僵硬，致肺顺应性下降，通气和弥散能力均降低，可致 SpO_2 下降。对此类患者，麻醉医生在术前访视时，如估计气管插管会有困难者，应事先准备好纤维支气管镜以便帮助插管。合并肺部感染致呼吸道分泌物增多，且易发生支气管痉挛，给呼吸道的管理更增加了难度。

（二）骨黏合剂

为了提高人工关节的稳定性，避免松动和松动引起的疼痛，利于患者早期活动和功能恢复，在人工关节置换术中常需应用骨黏合剂（骨水泥），通常是在骨髓腔内填入骨水泥，再将人工假体插入。骨黏合剂为一高分子聚合物，又称丙烯酸类黏合剂，包括聚甲基丙烯酸甲酯粉剂和甲基丙烯酸甲酯液态单体两种成分，使用时将粉剂和液态单体混合成面团状，然后置入髓腔，自凝成固体而起作用。在聚合过程中可引起产热反应，温度可高达 $80℃\sim90℃$，这一产热反应使骨水泥更牢固。单体具有挥发性，易燃，有刺激性气味和毒性，因此，房间内空气流通要好。未被聚合的单体对皮肤有刺激和毒性，可被局部组织吸收引起"骨水泥综合征"。单体被吸收后大约 3min 达峰值血液浓度，在血中达到一定浓度后可致血管扩张并对心脏有直接毒性，体循环阻力下降，组织释放血栓素致血小板聚集，肺微血栓形成，因而患者可感胸闷、心悸，心电图可显示有心肌损害和心律失常（包括传导阻滞和窦性停搏），还可有肺分流增加而致低氧血症、肺动脉高压、低血压及心排血量减少等。单体进入血液后可以从患者的呼气中闻到刺激性气味。肺脏是单体的清除器官，清除速度很快，故一般不会受到损害，只有当单体的量达到全髋关节置换时所释放的单体量的 35 倍以上时，肺功能才会受到损害。因此，对肺功能而言，骨水泥的使用一般是安全的。为减少单体的吸收量，混合物必须做充分搅拌。

除单体吸收引起的对心脏、血管和肺脏的毒性反应外，当骨黏合剂填入骨髓腔后，髓腔内压急剧上升，使得髓腔内容物包括脂肪、空气微栓子及骨髓颗粒进入肺循环，引起肺栓塞，致肺血管收缩，肺循环阻力增加和通气灌流比例失调，导致肺分流增加、心排出量减少和低氧血症。为了减少髓腔内压上升所致的并发症，用骨水泥枪高压冲洗以去除碎屑，从底层开始分层填满髓腔，这可使空气从髓腔内逸出以减少空气栓塞的发病率，也可从下位的骨皮质钻孔，并插入塑料管以解除髓内压的上升。

对骨黏合剂使用时对心肺可能造成的影响，必须高度重视，采取预防措施。应当在用骨水泥时严密监测 PaO_2、$PaCO_2$、$ETCO_2$、SPO_2，血压，心律及心电图等。补足血容量，必要时给予升压药，保证气道通畅，并予充分吸氧。下肢关节置换的手术，在松止血带时，要注意松止血带后所致的局部单体吸收，骨髓、空气微栓子或脂肪栓等进入肺循环而引起的心血管反应，甚至有可能出现心搏骤停的意外。

（三）止血带

四肢手术一般都需在止血带下进行，以达到术野无血的目的。但是止血带使用不当时也会出现一些并发症。

（四）激素的应用

1. 概述

行人工关节置换的患者常因其原发病而长期服用激素，因此，可有肾上腺皮质萎缩和功能减退，在围术期如不及时补充皮质激素，会造成急性肾上腺皮质功能不全（危象）。对此类患者应详细询问服用激素的时间，剂量和停用时间，必要时做 ACTH 试验检查肾上腺皮质功能。对考虑可能发生肾上腺皮质功能不全的患者，可在术前补充激素，可提前 3 天起口服泼尼松，5mg，每日 3 次，或于术前一日上午和下午各肌内注射醋酸可的松 100mg，在诱导之前及术后给予氢化可的松 100mg 静脉滴注。

2. 急性肾上腺皮质功能不全的判定

如果麻醉和手术中出现下列情况，则应考虑发生了急性肾上腺皮质功能不全。

（1）原因不明的低血压休克，脉搏增快，指趾、颜面苍白。

（2）在补充血容量后仍持续低血压，甚至对升压药物也不敏感。

（3）不明原因的高热或低体温。

（4）全麻患者苏醒异常。

（5）异常出汗、口渴。

（6）血清钾升高或钠、氯降低。

（7）肾区疼（腰疼）和胀感、蛋白尿。

（8）在上述症状的同时，可出现精神不安或神志淡漠，继而昏迷。

3. 处理

如果考虑为肾上腺皮质功能不全，立即给予氢化可的松 100mg 静脉推注，然后用氢化可的松 200mg 静脉滴注。

（五）深静脉血栓和肺栓塞

骨关节手术有许多患者为长期卧床或老年人，静脉血流瘀滞，而手术创伤或肿瘤又使凝血功能改变，皆为静脉血栓的高危因素，在手术操作时有可能致深静脉血栓进入循环。长骨干骨折患者有发生脂肪栓塞的危险性，使用骨水泥时有可能发生空气栓塞。对麻醉医师来说，对术中发生的肺栓塞有足够的警惕非常重要，因为术中肺栓塞发病极其凶险，患者病死率高，而且容易与其他原因引起的心跳骤停相混淆。因此，术中应密切观察手术操作步骤及患者的反应，严密监测心率，血压、SpO_2、$ETCO_2$ 等。心前区或经食管超声心动对肺栓塞诊断有一定帮助。如果患者术中突然出现不明原因的气促、胸骨后疼痛、$ETCO_2$ 下降，PaO_2 下降、肺动脉高压，血压下降而用缩血管药纠正效果不好等表现时，应考虑有肺栓塞的可能。

为了预防和及时发现因静脉血栓脱落而致肺栓塞，术中须维持血流动力学稳定，补充适当的血容量，并在放骨水泥和松止血带时需严密监测生命体征的变化。

对严重肺栓塞的治疗是进行有效的呼吸支持及循环衰竭的纠正与维持。主要方法包括吸氧、镇痛、纠正心力衰竭和心律失常及抗休克。空气栓塞时，应立即置患者于左侧卧头低位，使空气滞留于右心房内，防止气栓阻塞肺动脉及肺毛细血管，也可通过经上肢或颈内静脉插入右心导管来抽吸右心内空气。对血栓性肺栓塞，如无应用抗凝药的禁忌，可用肝素抗凝治疗，或给予链激酶，尿激酶进行溶栓治疗。高压氧舱可促进气体尽快吸收并改善症状。

二、术前准备及麻醉选择与管理

虽然有许多青壮年患者需行关节置换术，但以老年人多见。老年人常伴有各系统器官的功能减退和许多并存疾病，致围术期和麻醉中并发症增多，其病死率也比年轻人为高。术前需对高龄患者并存的疾病及麻醉的危险因素进行正确评估，对并存疾病应给予积极的治疗。如对于高血压和冠心病患者，术前应给予有效的控制血压及改善心肌缺血，维持心肌氧供需平衡，以减少围术期心脑血管的并发症；慢性气管炎患者应积极治疗，训练深呼吸及咳嗽，以减少术后肺部感染。老年人心肺肝肾功能减退，药物代谢慢，诱导和术中用药应尽量选用短效、代谢快及对循环影响小的药物，如用依托咪酯诱导，以异氟醚、七氟醚，地氟醚等吸入麻醉药为主维持麻醉，尽量减少静脉用药。

（一）术前准备

1. 麻醉前访视与病情估计

关节置换的患者，老年人较多，他们常合并有心血管疾病、肺部疾病、高血压及糖尿病等。类风湿性关节炎和强直性脊柱炎患者累及心脏瓣膜、心包及心脏传导系统者，须详细检查及对症处理。术前一定要了解高血压的程度，是否规律用药（抗高血压药可用至手术日早晨），是否累及其他器官，有无合并心功能不全。对合并房室传导阻滞和病态窦房结综合征的患者应详细询问病史，必要时安置临时起搏器。慢性肺疾患患者，要注意有无合并肺部感染，术前需做肺功能和血气检查。类风湿性关节炎和强直性脊柱炎要检查脊柱活动受限程度，判断气管插管是否困难，胸廓活动受限的程度如何。合并糖尿病的患者，要详细询问病史，服药的类型，检测术前血糖和尿糖值，必要时给予短效胰岛素控制血糖。有服用激素病史的患者，应根据服药史及术前的临床表现、化验结果决定围术期是否需要补充激素。

2. 麻醉前用药

一般患者术前常规用药，有严重的循环和呼吸功能障碍的患者，镇静药或镇痛药慎用或不用。有肾上腺皮质功能不全倾向的患者，诱导前给予氢化可的松 100mg，加入 100mL 液体中滴注。

3. 术前备血

估计术中出血较多的患者，术前要准备好充分的血源。为了节约血源和防止血源性疾病传播和输血并发症，可采用术中血液回收技术或术前备自体血在术中使用。血红蛋白在 10g 或红细胞比积在 30％以下，不宜采集自体血。最后一次采血至少在术前 72h 前，以允许血容量的恢复。拟做纤维支气管镜引导气管插管时，要准备好必备用品，如喷雾器、支气管镜等。

4. 维持气道困难的预测与气管插管困难的评估

对类风湿性关节炎和强直性脊柱炎影响到颈椎寰枢关节、颞下颌关节致头不能后仰和（或）张口困难的患者，应当仔细检查，估计气管插管的难易程度，以决定麻醉诱导和插管方式。目前，预测气道困难的方法很多，现介绍几种方法。

（1）张口度：张口度是指最大张口时上下门牙间的距离，正常应≥3指（患者的示指、中指和无名指并拢），2～3指，有插管困难的可能，<2指，插管困难。不能张口或张口受限的患者，多置入喉镜困难，即使能够置入喉镜，声门暴露也不佳，因此可造成插管困难。

（2）甲颏间距：是指患者颈部后仰至最大限度时，甲状软骨切迹至下颏间的距离，以此间距来预测插管的难度。甲颏间距≥3指（患者的食，中及无名指），插管无困难，在2～3指间，插管可能有困难，但可在喉镜暴露下插管；<2指，则无法用喉镜暴露下插管。

（3）颈部活动度：是指仰卧位下做最大限度仰颈，上门牙前端至枕骨粗隆的连线与身体纵轴相交的角度，正常值大于90°；小于80°为颈部活动受限，直接喉镜下插管可能遇到困难。

（4）寰枕关节伸展度：当颈部向前中度屈曲（25～35°），而头部后仰，寰枕关节伸展最佳。口，咽和喉三条轴线最接近为一直线（亦称"嗅花位"或称 Magill 位），在此位置，舌遮住咽部较少，喉镜上提舌根所需用力也较小。寰枕关节正常时，可以伸展35°。寰枕关节伸展度检查方法：患者端坐，两眼向前平视，上牙的咬颌面与地面平行，然后患者尽力头后仰，伸展寰枕关节，测量上牙咬颌面旋转的角度。上牙旋转角度可用量角器准确地测量，也可用目测法进行估计分级：1级为寰枕关节伸展度无降低；2级为降低1/3；3级为降低2/3；4级为完全降低。

（二）麻醉方法的选择

1. 腰麻和硬膜外麻醉

只要患者无明显的腰麻或硬膜外麻醉禁忌证及强直性脊柱炎导致椎间隙骨化而使穿刺困难，都可选用腰麻或硬膜外麻醉，我院近年来在腰麻或硬膜外麻醉下进行了大量的髋、膝关节置换术，包括>80岁的高龄患者，均取得了良好效果。而且有研究表明选用腰麻和硬膜外麻醉对下肢关节置换术有如下优点。

（1）深静脉血栓率发生率降低，因硬膜外麻醉引起的交感神经阻滞导致下肢动静脉扩张，血流灌注增加。

（2）血压和 CVP 轻度降低，可减少手术野出血。

（3）可减轻机体应激反应，从而减轻患者因应激反应所引起的心肺负荷增加和血小板激活导致的高凝状态等。

（4）局麻药可降低血小板在微血管伤后的聚集和黏附能力，对血栓形成不利。

（5）可通过硬膜外导管行术后椎管内镇痛。

2. 全身麻醉

对有严重心肺并发症的患者、硬膜外或腰麻穿刺困难者以及其他禁忌证的患者，宜采用气管插管全身麻醉。

（1）注意要点：①选用对心血管功能影响小的诱导和维持药物。②尽量选用中短效肌松药，术中严密监测生命体征，术后严格掌握拔管指征。③强直性脊柱炎等气管插管困难者，应在纤维支气管镜帮助下插管，以免造成不必要的插管损伤。④必要时可行控制性降压，以减少出血。

总之，在满足手术要求和保证患者安全的前提条件下，根据患者的病情，手术的范围，设备条件和麻醉医师自身的经验与技术条件来决定麻醉方法。

（2）全麻诱导。对年老体弱者，全麻诱导时给药速度要慢，并密切观察患者的反应，如心血管反应，药物过敏反应等。常用静脉药物及其诱导剂量如下：①异丙酚。成人 $2\sim2.5mg/kg$，在 30s 内给完，年老体弱者宜减量和减慢给药速度。②咪达唑仑。未用术前药的患者：<55 岁，$0.3\sim0.35mg/kg$；>55 岁，$0.30mg/kg$，ASA Ⅲ～Ⅳ级，$0.2\sim0.25mg/kg$。已用术前药的患者，适当减量。③依托咪酯。$0.2\sim0.6mg/kg$，常用量 $0.3mg/kg$，小儿、老弱、重危患者应减量，注药时间在 30s 以上。④硫喷妥钠。$4\sim8mg/kg$，常用量 $6mg/kg$。⑤常用肌松药及插管剂量。琥珀胆碱 $1\sim2mg/kg$；泮库溴铵 $0.10\sim0.15mg/kg$；维库溴铵 $0.08\sim0.10mg/kg$，哌库溴铵 $0.1mg/kg$。

（3）麻醉维持。一般用静吸复合全麻，特别是以异氟醚、七氟醚为主的静吸复合全麻，对患者心血管功能抑制小，苏醒快，是理想的麻醉维持方法，因此，尽量减少静脉用药，而以吸入麻醉为主。

（4）预知气道困难患者的插管处理。预知气道困难的患者，应根据患者情况选择插管方式，切忌粗暴强行插管，特别是有颈椎半脱位，骨质疏松，全身脱钙的患者。气管插管技术的选择如下：①直接喉镜，一般插管无困难的患者，可快速诱导、直接喉镜下气管插管。估计可能有困难，不宜快速诱导，而应咽喉表面麻醉和环甲膜穿刺气管内表面麻醉或强化麻醉下行清醒气管插管。②盲探经鼻插管，用于插管困难的患者。患者清醒，多采用头部后仰，肩部垫高的体位，并可根据管口外气流的强弱进行适当的头位调整，气流最大时，表明导管正对声门，待患者吸气时将导管送入气管内。③纤维光导喉镜引导气管插管患者有明显困难插管指征时，应直接选择在纤维支气管镜帮助下插管。④喉罩，有条件者可选用喉罩处理气道困难和插管困难。

（三）术中麻醉管理

（1）术中严密监测患者的生命体征，维持循环功能的稳定和充分供氧。监测包括血压、心率，ECG、SpO_2，$ETCO_2$ 等项目。

（2）对术前有冠心病或可疑冠心病的患者，应予充分给氧，以保证心肌的氧供需平衡。

（3）硬膜外麻醉要注意掌握好阻滞平面，特别是用止血带的患者，如果阻滞范围不够，时间长则会使患者不易耐受。

（4）对老年或高血压患者，局麻药用量要酌减，掌握少量分次注药原则，防止阻滞平面过广导致血压过低，要及时补充血容量。

（5）注意体位摆放，避免皮肤压伤，搬动体位要轻柔，要注意保持患者的体温。

（6）在一些重要步骤如体位变动，放骨水泥、松止血带前要补足血容量，密切观察这些步骤对机体的影响并做好记录。

（7）体液平衡很重要，既要补足禁食禁水及手术中的丢失，满足生理需要量，又要注意不可过多过快而造成肺水肿。

（8）心血功能代偿差的患者，在总量控制的前提下，胶体液比例可适当加大，可用血定安、海脉素、中分子羟乙基淀粉及血浆等。

术中失血量要精确计算，给予适量补充，备有自体血的患者需要输血时，先输自体血，有条件者可采用自体血回收技术回收术中失血。

（四）特殊手术的麻醉

1. 强直性脊柱炎和类风湿关节炎患者的麻醉

（1）病情估计。术前患者访视应注意如下事项：①了解病情进展情况，是否合并心脏瓣膜、传导系统、心包等病变，应作心电图检查及判断心功能分级。②判断胸廓活动受限情况，决定是否作肺功能和血气检查。③了解颈，腰椎有无强直，颈活动度及张口度，依此考虑诱导和气管插管以何种方式进行。④水电解质平衡情况，是否有脱钙。⑤是否有激素服用史，服用时间长短，剂量，何时停用，考虑是否用激素准备。⑥术前用药剂量宜小，呼吸受限者术前可免用镇静镇痛药，入室后再酌情给予。

（2）麻醉方式和术中管理。此类患者的腰麻和硬膜外麻醉穿刺常有困难，而且硬脊膜与蛛网膜常有粘连，易误入蛛网膜下隙，且椎管硬化，容积变小，硬膜外隙很窄，剂量不易掌握，过大致平面意外升高，有时又因硬膜外腔有粘连致局麻药扩散差，麻醉效果不好，追加镇静药又顾虑呼吸和循环抑制，颇为棘手。因此，从患者安全出发，一般采用全麻更为合适。全麻可根据患者颈部活动度和张口程度决定诱导和插管方式。估计有困难者，行清醒经鼻盲探气管插管。对脊柱前屈＞60°，颈屈曲＞20°患者，行快速诱导全麻是危险的。此外，反复不成功的插管可发生咽喉软组织损伤、出血、水肿，以致气道难以保持通畅，而出现缺氧，CO_2蓄积，甚至心搏骤停等严重后果。因此，行纤维支气管镜引导下气管插管是安全可靠的方式。如果条件不具备，可考虑逆行插管术，也可考虑使用喉罩。

有近期或长期服用激素病史者，诱导前给予100mg氢化可的松溶于100mL液体中，输入后开始诱导。全麻忌过深，因此类患者对麻醉药耐量低，用药量应减少，尤其是静脉麻醉药。术中充分供氧，避免低氧血症，并注意液体量和失血量的补充。颈椎强直者，术后需完全清醒后再拔管。

2. 髋关节置换术的麻醉

人工髋关节置换术的主要问题是患者多为老年人，长期卧床的强直性脊柱炎、类风湿性关节炎及创伤骨折患者，手术创伤大，失血多，易发生骨黏合剂综合征及肺栓塞。

术前访视患者时，要注意其全身并发症及重要脏器功能情况，如高血压、心脏病，慢性阻塞性肺疾患，糖尿病等，术前应控制血压，改善心肺功能，控制血糖。术前应检查心肺功能。要询问过敏史、服药史、服用激素史等。长期卧床患者要注意心血管代偿功能和警惕深静脉血栓和肺栓塞的危险。术前需准备充分的血源，如备自体血。术前用药需选用对呼吸和循环无抑制的药物。

麻醉方式可根据患者情况和麻醉条件及麻醉医师自身经验来决定。有的医院多采用腰麻或硬膜外麻醉。

当手术截除股骨头颈部，扩大股骨髓腔和修整髋臼时，出血较多。为减少大量输血的并发症，减少输血性疾病的危险可采用一些措施。

（1）术前备自体血。

（2）术中失血回收。

（3）术前进行血液稀释。

（4）术中控制性降压。

（5）注意体位摆放，避免静脉回流不畅而增加出血。

（6）术前，术中用抑肽酶可减少出血。

在用骨黏合剂时应警惕骨水泥综合征的发生，充分供氧，保持血容量正常，减浅麻醉，必要时给予升压药。同时要警惕脂肪栓塞综合征，以防意外发生。

3. 膝关节置换术的麻醉

膝关节置换术主要注意松止血带后呼吸血压的变化、骨水泥问题及术后镇痛。膝关节手术一般用止血带减少出血，但要注意由此带来的并发症。少数高血压，心脏病患者在驱血充气后可产生高血压，甚至心力衰竭。在松止血带时可产生"止血带休克"及肺栓塞综合征。在双膝关节同时置换时，要先放松一侧后，观察生命体征的变化，使循环对血液重新分布有一个代偿的时间，再放另一侧止血带。

膝关节置换术后疼痛可能比髋关节置换术后更明显，可行各种方法的术后镇痛，有利于早期活动和功能锻炼。

第四节　　脊柱手术的麻醉

一、脊柱急症手术

（一）概述

随着汽车的逐渐普及，交通事故也在上升，它是造成脊柱创伤的主要原因之一，另一主要原因是工伤事故。脊柱创伤最常见的是脊柱骨折、椎体脱位和脊髓损伤。脊柱创伤后常因骨折、脱位、血肿导致脊髓损伤，一旦出现脊髓损伤，后果极为严重，可致终身残疾，甚至死亡。据统计脊髓损伤的发病率为 8. 1/100 万至 16. 6/100 万人，其中 80％的患者年龄在 11～30 岁之间。因此，对此类患者的早期诊断和早期治疗至关重要。

（二）麻醉应考虑的问题

1. 脊髓损伤可以给其他器官带来严重的影响

麻醉医生对脊髓损伤的病理生理改变应有充分认识，以利正确的麻醉选择和合理的麻醉管理，减少继发损伤和围术期可能发生的并发症。

2. 应兼顾伴发伤

脊柱损伤常合并其他脏器的损伤，麻醉过程中应全面考虑，尤其是伴有颅脑胸腹严重损伤者。

3. 困难气道

颈椎损伤后，尤其是高位颈椎伤患者常伴有呼吸和循环问题，其中气道处理是最棘手的问题，全身麻醉选择何种气管插管方式方可最大限度地减少或避免因头颈部伸曲活动可能带来的加重脊髓损伤情况，是麻醉医师需必须考虑的至关重要的问题。高位脊髓伤患者可出现气管反射异常，系交感与副交感神经平衡失调所致，表现刺激气管时易出现心动过缓，如并存缺氧，可致心搏骤停，因此，对该类患者在吸痰时要特别小心。

（三）麻醉用药选择

1. 麻醉选择

大部分脊柱损伤需行椎管减压和（或）内固定手术，手术本身较复杂，而且组织常有充血水肿，术中出血较多；另外，硬脊膜外和蛛网膜下隙阻滞麻醉均因穿刺及维持平面方面有一定的困难，体位变动也常列为禁忌，如伴有脊髓损伤，病情常较复杂，术中常有呼吸及循环不稳等情况发生，故一般均应采取气管插管全身麻醉。

鉴于脊髓损伤有较高的发病率，并常有复合损伤，特别是颈段和（或）上胸段损伤者，麻醉手术的危险性较大，任何的操作技术都有可能产生不良后果，甚至加重原发损伤，故在诊断之始及至麻醉后手术期间，对此类患者，麻醉医师均应仔细观察处理，特别是对那些身体其他部位合并有致命创伤的患者犹然。

麻醉选择足够深的全身麻醉和神经阻滞麻醉均可有效的预防副交感神经的过度反射，消除这一过度反射是血流动力学稳定的基础；仔细的决定麻醉药用量和认真细致注意血容量的变化并加以处理是血流动力学稳定的重要因素。

2. 麻醉用药

脊髓损伤后，由于肌纤维失去神经支配致使接头外肌膜胆碱能受体增加，这些异常的受体遍布肌膜表面，产生对去极化肌松药的超敏感现象，注入琥珀胆碱后会产生肌肉同步去极化，大量的细胞内钾转移到细胞外，从而大量的钾进入血液循环，产生严重的高血钾，易发生心搏骤停。一般脊髓损伤后6个月内不宜使用琥珀胆碱，均应选用非去极化肌松药。鉴于脊髓损伤的病理生理改变，在选择麻醉前用药时应慎用或不用有抑制呼吸功能和可导致睡眠后呼吸暂停的药物。麻醉诱导时宜选用依托醚酯，咪达唑仑等对循环影响较小的药物，并注意用药剂量及给药速度，同时准备好多巴胺及阿托品等药物。各种吸入和非吸入麻醉药虽然对脊髓损伤并无治疗作用，但氟烷、芬太尼、笑气和蛛网膜下隙使用的利多卡因均能延长从脊髓缺血到脊髓损伤的时间，这种保护作用的可能机制如下。

（1）抑制了脊髓代谢。

（2）对脊髓血流的影响。

（3）内源性儿茶酚胺的改变。

（4）阿片受体活性的改变。

（5）与继发损伤的介质如前列腺素相互作用的结果。麻醉维持多采用静吸复合的方法。

（四）麻醉操作和管理

1. 麻醉操作

脊柱骨折可为单纯损伤和（或）合并其他部位的损伤，在脊髓损伤的急性期任何操作都可能加重或造成新的脊髓损伤。麻醉医师术前应仔细检查、轻微操作。需要强调的是麻醉诱导插管时，不应为了插管方便而随意伸曲头颈部，应尽量使头部保持在中位，以免造成脊髓的进一步损伤。另外，在体位变动时同样要非常小心。

2. 麻醉管理

脊柱骨折常可合并其他部位的损伤，尤其对其他部位的致命损伤如闭合性颅脑损伤等须及时诊断和处理，若有休克须鉴别是失血性休克还是脊髓休克，这是合理安全麻醉的基础。

（1）术中监测。脊柱创伤患者病情复杂，故术中应加强对该类患者中枢，循环、呼吸、肾功能、电解质及酸碱平衡的综合的动态监测，以便及时发现并予以相应的处理，只有这样才能提高创伤患者的救治成功率。其实，对该类患者的监护不应只局限于术中，而是在整个围术期均应加强监护，唯此才能降低病死率。

（2）呼吸管理。术中应根据血气指标选择合适的通气参数，以维持正常的酸碱平衡和适当的脊髓灌注压是至关重要的。动物实验表明高或低碳酸血症均对脊髓功能恢复不利，但创伤后低碳酸血症比高碳酸血症对组织的危害小，一般维持 $PaCO_2$ 4.7～5.3kPa（35～40mmHg）为宜，如合并闭合性颅脑损伤，伴有颅内压增高 $PaCO_2$ 应维持在较低水平（25～30mmHg）为佳。如围术期出现突发不能解释的低氧血症及二氧化碳分压升高，应考虑有肺栓塞，肺水肿或急化呼吸窘迫综合征的可能，缓慢进展的或突发的肺顺应性下降，预示有肺水肿的发生，常表现为肺间质水肿，肺部听诊时湿啰音可不清楚。机械通气时可加用呼气末正压通气。对高位脊髓损伤患者，术后拔除气管导管时应特别慎重，最好保留气管导管直至呼吸循环稳定后再拔，如估计短时间内呼吸功能不能稳定者，可做气管切开，以便于气道管理。

（3）循环管理。对脊柱创伤伴有休克的患者，首先应分清是失血性休克还是脊髓休克，以便做出正确处理。前者以补充血容量为主，而对脊髓休克者可采用适当补液和 α-受体兴奋药（去氧肾上腺素或多巴胺）治疗，且不可盲目补液，特别是四肢瘫痪的患者已存在心功能不全和血管张力的改变，在此基础上如再过量输液，增加循环负荷可导致心力衰竭及肺水肿。其次脊髓损伤患者麻醉时既不可过浅致高血压，也不可过深致低血压。麻醉诱导时常出现低血压，尤其体位变动时可出现严重的低血压，甚至心搏骤停，多见于脊髓高位损伤者。为预防脊髓损伤的自主神经反射引起的心血管并发症，应选择相应的血管活性药物治疗。对脊髓损伤早期出现的严重高血压可选用直接作用到小动脉的硝普钠，α-受体阻滞剂（酚妥拉明）；对抗心律失常可用 β-受体阻滞剂，利多卡因和艾司洛尔（Esmolol）等药，对窦性心动过缓、室性逸搏可选用阿托品对抗；也可适当加深麻醉来预防和治疗脊髓损伤患者的自主神经反射亢进。对慢性脊髓损伤合并贫血和营养不良的患者，麻醉时应注意补充红细胞和血浆，必要时可输清蛋白。

在脊髓休克期间，一般是脊髓损伤后的 3 天～6 周，为维持血流动力学的稳定和防止肺水肿，监测 CVP 和肺动脉楔压（PAWP），尤其是 PAWP 不仅可直接监测心肺功能，而且还能估计分流量。

（4）体位。脊柱创伤患者伴有呼吸及循环不稳等情况，而手术大多采取俯卧位，必须注意胸腹垫物对呼吸循环和静脉回流的影响，同时还应注意眼或颌面部软组织压伤及肢体因摆放不妥所带来的损伤等。另外，应注意体位变动时可能发生的血流动力学剧变。

3. 术中输血补液

术中应详细记录出入量，输液不可过量，并注意晶胶体比例，一般维持尿量在 25～

30mL/h，必要时可予以利尿。已有许多研究表明围术期的高血糖可加重对脊髓神经功能的损害作用，因此，术中一般不补充葡萄糖。根据患者术前的血色素和出血情况而决定是否输血。

（五）颈椎损伤的气道处理

对颈椎损伤患者的进展性创伤生命支持（advanced trauma life support，ATLS）方案已由美国创伤学会提出，方案如下：①无自主呼吸又未行 X 线检查者，如施行经口插管失败，应改行气管切开。②有自主呼吸，经 X 经排除颈椎损伤可采用经口插管，如有颈椎损伤，应施行经鼻盲探插管，若不成功再行经口或造口插管。③虽有自主呼吸，但无时间行 X 线检查施行经鼻盲探插管，若不成功再行经口或造口插管。

ATLS 方案有它的局限性，到目前为止对颈椎损伤的呼吸道处理尚无权威性和可行性的方案。对麻醉医师来说重要的是意识到气道处理与颈椎进一步损伤有密切关系的同时，采用麻醉医师最为娴熟的插管技术，具体患者具体对待，把不因行气管插管而带来副损伤或使病变加重作为指导原则。必要时可借助纤维支气管镜引导插管。颈椎制动是治疗可疑颈椎损伤的首要问题，所以，任何操作时均应保持颈椎处于相对固定的脊柱轴线位置。

1. 各种气道处理方法对颈椎损伤的影响

常用的气管插管的方法有：经口，经鼻及纤维支气管镜引导插管等三种。其他插管方法，如逆行插管环甲膜切开插管及 Bullard 喉镜下插管等目前仍较少应用。

（1）经口插管。颈椎损伤多发生在 $C_3\sim C_7$，健康志愿者在放射线监测下可见，取标准喉镜插管体位时，可引起颈椎的曲度改变，其中尤以 $C_3\sim C_4$ 的改变更为明显。

（2）经鼻气管插管。虽然在发达国家施行经鼻盲探插管以控制患者的气道已经比较普及，但对存在自主呼吸的颈椎损伤患者，仍无有力证据表明采用这种插管技术是安全的，原因在于：①插管时间较长。②如表面麻醉不充分，患者在插管过程中常有呛咳，从而导致颈椎活动，可能加重脊髓损伤。③易造成咽喉部黏膜损伤和呕吐误吸而致气道的进一步不畅。④插管时心血管反应较大，易出现心血管方面意外情况。

我们对大量颈椎创伤合并脊髓损伤的患者采用全身麻醉，快速诱导经鼻或口插管的方法收到良好的临床效果。在此，要强调的是插管操作必须由有经验的麻醉医生来完成，而不应由实习生或不熟练的进修生来操作。

（3）纤维支气管镜引导下插管。纤维支气管镜是一种可弯曲的细管，远端带有光源，操作者可通过光源看到远端的情况，并可调节使其能顺利通过声门。与气管插管同时使用时，先将气管导管套在纤维支气管镜外面，再将纤维支气管镜经鼻插至咽喉部，调节光源使其通过声门，然后再将气管导管顺着纤维支气管镜送入气管内。纤维支气管镜插管和经鼻盲探插管比较，具有试插次数明显减少，完成插管迅速，可保持头颈部固定不动，并发症少等优点，纤维支气管镜插管的成功率几乎可达 100%，比经鼻盲探明显增高，且插管的咳嗽躁动发生率低。

2. 颈椎损伤患者气管插管方式的选择

如上所述，为了减少脊柱创伤后的继发损伤，选用何种插管方法是比较困难的，但有一点是肯定的，有条件者首选纤维支气管镜插管引导下插管；其次，要判断患者的插管条件，如属困难插管，千万别勉强，可借助纤维支气管镜插管或行气管切开；另外，要选麻醉者最熟练的插管方法插管。只有这样才能将插管可能带来的并发症降到最低。

二、择期类手术

(一) 概述

脊柱外科发展很快，尤其最近十来年，新的手术方法不断涌现，许多国际上普遍使用的脊柱外科手术及内固定方法，在国内也已逐渐推广使用，开展脊柱外科新手术的医院也越来越多，在这方面做得较好的是上海长征医院，已有手术患者8000多例，手术方法及内固定材料等方面基本上与国际接轨。脊柱外科手术大多比较精细和复杂，而且一旦发生脊髓神经损伤，将造成患者的严重损害，甚至残废。因此，在手术前做好充分准备，选择恰当的手术方案及麻醉方法，以确保麻醉和手术的顺利进行显得尤为重要。

(二) 脊柱择期手术的特点

脊柱外科手术同胸腹和颅脑手术相比，虽然对重要脏器的直接影响较小，但仍有其特点，麻醉和手术医师对此应有足够的认识，以保证患者围术期的安全。

1. 病情差异较大

脊柱手术及接受手术的患者是千变万化和参差不齐的，患者可以是健壮的，也可以是伴有多系统疾病的，年龄从婴儿到老年；疾病种类繁多，既有先天性疾病，如先天性脊柱侧凸，又有后天性疾病，如脊柱的退行性变；既可以是颈椎病，也可以是骶尾部肿瘤等。手术方法多种多样，既可以经前方、侧前方减压，也可以经后路减压，有的需要内固定，有的则不需要，即使是同一种疾病，由于严重程度不等，其治疗方法也可完全两样。因此，麻醉医生术前应该准确了解病情及手术方式，以便采取恰当的麻醉方法，保证手术顺利地进行。

2. 手术体位对麻醉的要求

脊柱外科手术患者的正确体位可以减少术中出血，易于手术野的暴露和预防体位相关的损伤。根据脊柱手术进路的不同，常采取不同的体位，仰卧位和侧卧位对循环和呼吸功能影响不大，麻醉管理也相对较为简单。当采用俯卧位时可造成胸部和腹部活动受限，胸廓受压可引起限制性通气障碍，使潮气量减少，如果麻醉深度掌握不好使呼吸中枢受到抑制，患者则有缺氧的危险；而腹部受压可导致静脉回流障碍，使静脉血逆流至椎静脉丛，加重术中出血。另外，如果头部位置过低或颈部过分扭曲等都可造成颈内静脉回流障碍，而致球结膜水肿甚至脑水肿。因此，俯卧位时应取锁骨和髂骨为支撑点，尽量使胸腹部与手术台之间保持一定空隙，同样要将头部放在合适的位置上，最好使用软的带钢丝的气管导管，这样可以避免气管导管打折和牙垫可能造成的搁伤。较长时间的手术，建议采用气管内麻醉。如果采用区域阻滞麻醉，则应加强呼吸和循环功能的监测，特别是无创血氧饱和度的监测，以便及时发现患者的氧合情况。患者良好体位的获得要靠手术医生、麻醉医生和手术护士的一起努力。

3. 充分认识出血量大

脊柱手术，由于部位特殊，止血常较困难，尤其是骶尾部的恶性肿瘤手术，失血量常可达数千毫升，因此术前必须备好血源，术中要正确估计失血量，及时补充血浆成分或者全血。估计术中有可能发生大量失血时，为减少大量输血带来的一些并发症，有时可采取血液稀释、自体输血及血液回收技术，也可采用术中控制性降压，但这些措施可使麻醉管理更加复杂，麻醉医生在术前应该有足够的认识，并做好必要的准备，以减少其相关的并发症。

（三）术前麻醉访视和病情估计

1. 术前麻醉访视

（1）思想工作。通过麻醉前访视应尽量减少患者术前的焦虑和不安情绪，力争做到减轻或消除对手术和麻醉的顾虑和紧张，使患者在心理和生理上均能较好地耐受手术。麻醉医生术前还应向患者及其家属交代病情，说明手术的目的和大致程序，拟采用的麻醉方式，以减少患者及其家属的顾虑。对于情绪过度紧张的患者手术前晚可给予适量的镇静药，如安定 5～10mg，以保证患者睡眠充足。

（2）病史回顾。详细询问病史，包括常规资料（如身高、体重、血压、内外科疾病、相关系统回顾、用药情况，过敏史，本人或家族中的麻醉或手术的意外情况、异常或过分出血史）和气道情况估计，以便正确诊断和评价患者的疾病严重程度以及全身状况，选择适当的麻醉方法以保证手术得以顺利进行。虽然脊柱手术的术后并发症和病死率都较低，但也应同样重视术前的准备工作，包括病史采集工作。特别是对于脊柱畸形手术患者，要注意畸形或症状出现的时间及进展情况，畸形对其他器官和系统功能的影响，特别要注意是否有呼吸和循环系统并发症，如心悸、气短、咳嗽和咳痰。

（3）体格检查。对于麻醉医生来说，在进行体格检查时，除了对脊柱进行详细的检查外，对患者进行系统的全身状况的检查也非常重要，特别是跟麻醉相关项目的检查，如气管插管困难程度的判断及腰麻、硬膜外穿刺部位有无畸形和感染等，以便为麻醉方式的选择做好准备。另外，对脊柱侧凸的患者，要注意心、肺的物理检查。

（4）了解实验室检查和其他检查情况。麻醉医生在术前访视时，对已做的各项实验室检查和其他检查情况应作详细了解，必要时可做一些补充检查。对于要施行脊柱手术的患者，国内除了要进行血、尿常规和肝、肾功能，凝血功能、电解质检查等以外，还应进行心电图检查。如疑有心功能异常的患者，术前可做超声心动图检查，有助于对心功能的进一步评价，从而估计对手术的耐受性。但近年来国外的趋势是在许多患者中已减少了一些常规检查，术前实验室检查、胸片、心电图和 B 超等应根据患者的年龄、健康情况及手术的大小而定。

2. 病情估计

在评价患者对麻醉和手术的耐受性时，首先要注意的是患者的心肺功能状态。在脊柱手术中，脊柱侧凸对患者的心肺功能影响最大，因此，严重脊柱侧凸和胸廓畸形的患者术前对心肺功能的估计特别重要，由于心肺可以直接受到影响，如机械性肺损害或者作为一些综合征（如马方综合征，它可有二尖瓣脱垂、主动脉根部扩张和主动脉瓣关闭不全）的一部分而受到影响，可表现为气体交换功能的障碍，肺活量、肺总量和功能残气量常减少，机体内环境处于相对缺氧状态，术中和术后易出现缺氧、呼吸困难甚至呼吸衰竭，因此术前应进行血气分析和肺功能测定，以评价患者的肺功能状态，这对判断其能否耐受手术和预后有重要意义。一般肺功能检查显示轻度损害的患者，只要在术中加强监护一般可耐受麻醉和手术，对中度以上损害的患者，则应在术前根据病因采取针对性的处理。另外，根据病史情况，必要时应行彩色超声心动图检查及心功能测定。

一般认为脊柱侧凸程度越重，则影响越大，预后也越差。任何原因导致的胸部脊柱侧凸，均有可能导致呼吸和循环衰竭。据报道许多这种病例在 45 岁以前死亡，而在尸检中右心室肥厚并肺动脉高压的发生率很高。特发性脊柱侧凸常于学龄前后起病，如得不到正确治疗，其病死率可比一般人群高两倍，其原因可能是由于胸廓畸形使肺血管床的发育受到影响，单位肺组织的血管数量比正常人少，从而导致血管阻力的增加。另外由于胸廓畸形使肺泡被压迫，肺泡的容量变小，导致通气血流比率异常，使肺血管收缩，最后导致肺动脉高压。术前心电图检查 P 波大于 2.5mm 示右房增大，如果 V_1 和 V_2 导联上 R 波大于 S 波，则提示有右心室肥厚，这些患者对麻醉的耐受性降低，在围术期应注意避免缺氧和增加右心室负荷。

对于脊柱畸形的患者，还应注意是否同时患有神经肌肉疾患，如脊髓空洞症，肌营养不良、运动失调等，这些疾患将影响麻醉药的体内代谢过程。

有些脊柱手术患者，由于病变本身造成截瘫，患者长期卧床，活动少，加上胃肠道功能紊乱，常发生营养不良，降低对麻醉和手术的耐受力。对这类患者术前应鼓励其进食，必要时可以采取鼻饲或静脉高营养，以尽可能改善其营养状况。高位截瘫患者易合并呼吸道和泌尿道感染，术前应积极处理，另外，截瘫患者由于瘫痪部位血管舒缩功能障碍，变动体位时易出现直立性低血压，应引起麻醉医生注意。部分患者可合并有水、电解质和酸碱平衡紊乱，也必须在术前予以纠正。长期卧床患者因血流缓慢和血液浓缩可引起下肢深静脉血栓形成，活动或输液时可引起血栓脱落，一旦造成肺动脉栓塞可产生致命性后果，围术期前后应引起重视并予以妥善处理。

（四）麻醉方法的选择和术中监测

1. 麻醉方法的选择

以前，脊柱手术通常选用局部浸润麻醉，由于麻醉效果常不理想，术中患者常有疼痛感觉，因此，近年来已逐渐被全身麻醉和连续硬膜外麻醉所取代。腰段简单的脊柱手术可以选用连续硬膜外麻醉，但如果手术时间较长，患者一般不易耐受，必须给予辅助用药，而后者可以抑制呼吸中枢，有发生缺氧的危险，处于俯卧位时又不易建立人工通气，一旦发生危险抢救起来也非常困难，因此对于时间较长的脊柱手术。只要条件允许，应尽量采用气管内麻醉。对于高位颈椎手术或俯卧位手术者应选择带加强钢丝的软气管导管做经鼻插管，前者可避免经口插管时放置牙垫而影响手术操作，后者是为便于固定和头部的摆放而气管导管不打折。

大部分脊柱手术的患者术前可以给予苯巴比妥钠 0.1g，阿托品 0.5mg 肌内注射，使患者达到一定程度的镇静。如果使用区域阻滞麻醉，术前也可以只使用镇静药，特殊病例，可根据情况适当调整术前用药。

2. 术中监测

术中监测是保证患者安全及手术顺利进行的必不可少的措施，血压，心电图、SpO_2 以及呼吸功能（呼吸频率、潮气量等）的监测应列为常规，有条件的可监测 $ETCO_2$。

在脊柱畸形矫正术及脊柱肿瘤等手术时，由于创面大，失血多，加上采用俯卧位时，无创血压的监测可能更困难，因此在有条件的情况下，应行桡动脉穿刺直接测压，如有必要还应行 CVP 的监测，以便指导输血和输液，对术前有心脏疾病者或老年人可放置漂浮导管，监测心功能及血管阻力等情况。在行控制性降压时 ABP 和 CVP 的监测更是十分必要。

在行唤醒试验前，应了解肌松的程度，可用加速度仪进行监测，如果 T_4/T_1 恢复到 0.7 以上，此时可行唤醒试验。如果用周围神经刺激器进行监测，则 4 个成串刺激均应出现，否则在唤醒前应先拮抗非去极化肌松药。目前有的医院已用体表诱发电位等方法来监测脊髓功能。

（五）常见脊柱手术的麻醉

脊柱外科手术种类很多，其麻醉方法也各有其特点，以下仅介绍几种复杂且较常见手术的麻醉处理。

1. 脊柱畸形矫正术的麻醉

脊柱畸形的种类很多，病因也非常复杂，其手术方式也不相同，其麻醉方法虽不完全相同，但一般均采用气管内麻醉，下面以脊柱侧凸畸形矫正的麻醉为例作详细介绍。

（1）术前常规心肺功能检查：特发性脊柱侧凸是危害青少年和儿童健康的常见病，可影响胸廓和肺的发育，使胸肺顺应性降低，肺活量减少，甚至可引起肺不张和肺动脉高压，进而影响右心，导致右心肥大和右心衰竭。限制性通气障碍和肺动脉高压所导致的肺心病是严重脊柱侧凸患者的主要死因。因此，术前除做常规检查外，必要时应做心肺功能检查。

（2）备血与输血：脊柱侧凸矫形手术涉及脊柱的范围很广，有时可超过 10 个节段，有的需经前路开胸、开腹或胸腹联合切口手术，有的经后路手术，即使经后路手术，没有大血管，但因切口长，手术创伤大，尤其是骨创面出血多，常可达 2000～3000mL，甚至更多，发生休克的可能性很大，术前必须做好输血的准备。估计术中的失血量，一般备血 1500～2000mL。近年来，不少学者主张采用自体输血法，即在术前采集患者的血液，在术中回输给患者自己。一般在术前 2～3 周的时间内，可采血 1000mL 左右，但应注意使患者的血红蛋白水平保持在 100g/L 以上，血浆总蛋白在 60g/L 左右。另外，可采用血液回收技术，回收术中的失血，经血液回收机处理后回输给患者，一般患者术中不需再输异体血。采用这两种方法可明显减少异体输血反应和并发症。

（3）麻醉选择：脊柱侧凸手术一般选择全身麻醉，经前路开胸手术者，必要时可插双腔气管导管，术中可行单肺通气，按双腔管麻醉管理；经后路手术者，可选择带加强钢丝的气管导管经鼻插管，并妥善固定气管导管，以防止术中导管脱落。诱导用药可使用芬太尼 1～2μg/kg、异丙酚 1.5～2.0mg/kg 和维库溴铵 0.1mg/kg。也可用硫喷妥钠 6～8mg/kg 和其他肌松药，但对截瘫患者或先天性畸形的患者使用琥珀胆碱时，易引起高钾（从而有可能导致心室颤动甚至心搏骤停）或发生恶性高热，应特别注意。对全身情况较差或心功能受损的患者也可以选择依托咪酯 0.1～0.3mg/kg。麻醉的维持有几种不同的方式：吸入麻醉（如安氟醚，异氟醚或地氟醚＋笑气＋氧气）＋非去极化肌松药，中长效的肌松药的使用在临近唤醒试验时应特别注意，最好在临近唤醒试验 1h 左右停用，以免影响唤醒试验。静脉麻醉（如静脉普鲁卡因复合麻醉和静脉吸入复合麻醉），各种麻醉药的组合方式很多，一般认为以吸入麻醉为佳，因为使用吸入麻醉时麻醉深度容易控制，有利于术中做唤醒试验。

　　（4）控制性降压的应用：由于脊柱侧凸手术切口长，创伤大，手术时间长，术中出血较多，为减少大量异体输血的不良反应，可在术中采用控制性降压术。但应掌握好适应证，对于心功能不全，明显低氧血症或高碳酸血症的患者，不要使用控制性降压，以免发生危险。用于控制性降压的措施有加深麻醉（加大吸入麻醉药浓度）和给血管扩张药（如 α 受体阻滞药、血管平滑肌扩张药或钙通道阻滞剂）等，但因高浓度的吸入麻醉药影响唤醒试验，且部分患者的血压也不易得到良好控制，所以临床上最常用的药物是血管平滑肌扩张药（硝普钠和硝酸甘油）及钙通道阻滞剂（佩尔地平）。控制性降压时健康状况良好的患者可较长时间耐受 8～9.33kPa（60～70mmHg）的平均动脉压（MAP）水平，但对血管硬化、高血压和老年患者则应注意降压程度不要超过原来血压水平的 30%～40%，并要及时补充血容量。

　　（5）术中脊髓功能的监测：在脊柱侧凸矫形手术中，既要最大限度地矫正脊柱畸形，又要避免医源性脊髓功能损伤。因此，在术中进行脊髓功能监测以便术中尽可能早地发现各种脊髓功能受损情况并使其恢复是必需的。其方法有唤醒试验和其他神经功能监测。唤醒试验多年来在临床广泛应用，因其不需要特殊的仪器和设备，使用起来也较为简单，但是受麻醉深度的影响较大，且只有在脊髓神经损伤后才能做出反应，对术后迟发性神经损伤不能做出判断，正因为唤醒试验具有上述缺点，有许多新的脊髓功能监测方法用于临床，这些方法各有其优缺点，下面仅作简要的介绍。

　　唤醒试验：所谓唤醒试验（wake－up test），即在脊柱畸形矫正后，如放置好 TSRH 支架后，麻醉医生停用麻醉药，并使患者迅速苏醒后，令其活动足部，观察有无因矫形手术时过度牵拉或内固定器械放置不当而致脊髓损伤而出现的下肢神经并发症甚至是截瘫。要做好唤醒试验，首先在术前要把唤醒试验的详细过程向患者解释清楚，以取得配合。其次，手术医生应在做唤醒试验前 30min 通知麻醉医生，以便让麻醉医生开始停止静脉麻醉药的输注和麻醉药的吸入。如使用了非去极化肌松药，应使用加速度仪或周围神经刺激器以及其他方法了解肌肉松弛的程度，如果肌松没有恢复，应在唤醒试验前 5min 左右使用阿托品和新斯的明拮抗。唤醒时，先让患者活动其手指，表示患者已能被唤醒，然后再让患者活动其双脚或脚趾，确认双下肢活动正常后，立即加深麻醉。如有双手指令动作，而无双足指令动作，应视为异常，有脊髓损伤可能，应重新调整矫形的程度，然后再行唤醒试验，如长时间无指令动作，应手术探查。在减浅麻醉过程中，患者的血压会逐渐升高，心率也会逐渐增快，因此手术和麻醉医生应尽量配合好，缩短唤醒试验的时间。有报道以地氟醚，笑气和小剂量阿曲库铵维持麻醉时，其唤醒试验的时间平均只有 8.4min，可明显缩短应激反应时间。另外，唤醒试验时应防止气管导管及静脉留置针脱出。目前神经生理监测（SEP 和 MEP）正在逐渐取代唤醒试验。

　　体表诱发电位（SEP）：SEP 是应用神经电生理方法，采用脉冲电刺激周围神经的感觉支，而将记录电极放置在刺激电极近端的周围神经上或放置在外科操作远端的脊髓表面或其他位置，连接在具有叠加功能的肌电图上，接受和记录电位变化。刺激电极常置于胫后神经，颈段手术时可用正中神经。SEP 记录电极可置于硬脊膜外（SSEP）或头皮（皮层体表诱发电位，CSEP），其他还有硬膜下记录，棘突记录及皮肤记录等。测定 CSEP 值，很多因素可影响测定结果，SSEP 受麻醉药的影响比 CSEP 小，得到的 SEP 的图形稳定且质量好。

CSEP 是在电极无法置于硬膜外或硬膜下时的选择，如严重畸形时。CSEP 的监测结果可能只反映了脊髓后束的活动。应用 SEP 做脊髓功能监测时，需在手术对脊髓造成影响前导出标准电位，再将手术过程中得到的电位与其进行比较，根据振幅和潜伏期的变化来判断脊髓的功能。振幅反映脊髓电位的强度，潜伏期反映传导速度，两者结合起来可作为判断脊髓功能的重要测量标志。通常以第一个向下的波峰称第一阳性波，第一个向上的波峰称为第一阴性波，依此类推。目前多数人以第一阴性波峰作为测量振幅和潜伏期的标准。在脊柱外科手术中，脊髓体表诱发电位 SSEP 波幅偶然减少 30％～50％时，与临床后遗症无关，总波幅减少 50％或者一个阴性波峰完全消失才提示有脊髓损伤。皮层体感诱发电位 CSEP 若完全消失，则脊髓完全性损伤的可能性极大；若可记录到异常的 CSEP，则提示脊髓上传的神经纤维功能尚存在或部分存在，并可依据潜伏期延长的多少及波幅下降的幅度判断脊髓受损伤的严重程度；脊柱畸形及肿瘤等无神经症状者，CSEP 可正常或仅有波幅降低，若伴有神经症状，则可见潜伏期延长及波幅降低约为正常的 1/2，此时提示脊柱畸形对脊髓产生压迫或牵拉，手术中应仔细操作；手术中牵拉脊髓后，若潜伏期延长大于 12.5ms 或波幅低于正常 1/2，10min 后仍未恢复至术前水平，则术后将出现皮肤感觉异常及二便障碍或加重原发损伤。影响 CSEP 的因素有：麻醉过深、高碳酸血症，低氧血症、低血压和低体温等，SSEP 则不易受上述因素影响。

运动诱发电位（MEP）：在脊髓功能障碍中，感觉和运动功能常同时受损。SEP 仅能监测脊髓中上传通道活动，而不能对运动通道进行监测。有报道 SEP 没有任何变化，但患者术后发生运动功能障碍。动物实验表明，用 MEP 观察脊髓损害比 SEP 更敏感，且运动通道刺激反应与脊髓损害相关。MEP 监测时，刺激可用电或磁，经颅、皮质或脊柱，记录可在肌肉，周围神经或脊柱。MEP 永久地消失与术后神经损害有关，波幅和潜伏期的变化并不一定提示神经功能损害。MEP 监测时受全麻和肌肉松弛药的影响比 SEP 大，MEP 波幅随刺激强度的变化而变化。高强度电刺激引起肌肉收缩难以被患者接受，临床上取得成功的 MEP 较困难，尤其是在没有正常基础记录的患者。因头皮刺激可引起疼痛，故使运动诱发电位的术前应用受到限制。Barker 等用经颅磁刺激诱发 MEP（tcMEP）监测，具有安全可靠、不产生疼痛并可用于清醒状态的优点，更便于手术前后对照观察。MEP 和 SEP 反应各自脊髓通道功能状态，理论上可互补用于临床脊髓功能监测，然而联合应用 SEP 和 MEP 还需要更多的临床研究。在脊柱外科手术中，各种监测脊髓功能的方法都有其优缺点，需正确掌握使用方法，仔细分析所得结果。一旦脊髓监测证实有脊髓损伤，应立即取出内固定器械及采取其他措施，取出器械的时间与术后神经损害恢复直接相关，有人认为若脊髓

损伤后 3h 取出内固定物，则脊髓功能难以在短期内恢复。术中脊髓功能损伤可分为直接损伤和间接损伤，其最终结果都引起脊髓微循环的改变。动物实验发现 MEP 潜伏期延长或波形消失是运动通道缺血的显著标志。但仅通过特殊诱发电位精确预测脊髓缺血、评价神经损害还有困难。

2. 颈椎手术的麻醉

常见的颈椎外科疾病有颈椎病、颈椎间盘突出症，后纵韧带骨化，颈椎管狭窄症及颈椎肿瘤等，多数经非手术治疗可使症状减轻或明显好转，甚至痊愈。但对经非手术治疗无效且

症状严重的患者可选择手术治疗，以期治愈、减轻症状或防止症状的进一步发展。由于在颈髓周围进行手术，有危及患者生命安全或者造成患者严重残废的可能，故麻醉和手术应全面考虑，慎重对待。

(1) 颈椎手术的麻醉选择。颈椎手术的常见方法有经前路减压植骨内固定、单纯后路减压或加内固定等，根据不同的入路，麻醉方式也有所不同。后路手术可选用局部浸润麻醉，但手术时间较长者，患者常难以坚持，而且局麻效果常不够确切，故应宜选择气管内插管全身麻醉为佳。前路手术较少采用局部浸润麻醉，主要采用颈神经深、浅丛阻滞，这种方法较为简单，且患者术中处于清醒状态，有利于与术者合作，但颈前路手术中常需牵拉气管，患者有不舒服感觉，这是颈丛阻滞难以达到的，因此，近年来颈前路手术已逐渐被气管内插管全麻所取代。上海长征医院骨科在全麻下行颈椎手术已有数千例，取得了良好的效果。

在行颈前路手术时需将气管和食管推向对侧，方可显露椎体前缘，故在术前常需做气管、食管推移训练，即让患者用自己的2～4指插入手术侧（常选右侧）的气管、食管和血管神经鞘之间，持续地向非手术侧（左侧）推移。这种动作易刺激气管引起干咳，术中反复牵拉还易引起气管黏膜、喉头水肿，以至患者术后常有喉咙痛及声音嘶哑，麻醉医生在选择和实施麻醉时应注意到这一点，并向患者解释。

(2) 麻醉的实施。

1) 局部浸润麻醉：常选用0.5%～1%的普鲁卡因，成人一次最大剂量1.0g，也可选用0.25%～0.5%的利多卡因，一次最大剂量不超过500mg，二者都可加或不加肾上腺素。一般使用24～25G皮内注射针沿手术切口分层注射。先行皮内浸润麻醉，于切口上下两端之间推注5～6ml，然后行皮下及颈阔肌浸润麻醉，可沿切口向皮下及颈阔肌推注局麻药4～8mL，切开颈阔肌后，可用0.3%的丁卡因涂布至术野表面直至椎体前方，总量一般不超过2mL。到达横突后，可用1%的普鲁卡因8mL行横突局部封闭。行浸润麻醉注药时宜加压，以使局麻药与神经末梢广泛接触，增强麻醉效果。到达肌膜下或骨膜等神经末梢分布较多的地方时，应加大局麻药的剂量，在有较大神经通过的地方，可使用浓度较高的局麻药行局部浸润。须注意的是每次注药前都应回抽，以防止局麻药注入血管内，并且每次注药总量不要超过极量。

2) 颈神经深、浅丛阻滞：多采用2%利多卡因和0.3%的丁卡因等量混合液10～20mL，也可以采用2%的利多卡因和0.5%的丁哌卡因等量混合液10～20mL，一般不需加入肾上腺素。

因颈前路手术一般选择右侧切口，故麻醉也以右侧为主，必要时对侧可行颈浅丛阻滞。麻醉穿刺定位如下：患者自然仰卧，头偏向对侧，先找到胸锁乳突肌后缘中点，在其下方加压即可显示出颈外静脉，二者交叉处下方即颈神经浅丛经过处，相当于第4及第5颈椎横突处，选定此处为穿刺点，第4颈椎横突，常为颈神经深丛阻滞点。穿刺时穿刺针先经皮丘垂直于皮肤刺入，当针头自颈外静脉内侧穿过颈浅筋膜时，此时可有落空感，即可推注局麻药4～6mL，然后在颈浅筋膜深处寻找横突，若穿刺针碰到有坚实的骨质感，而进针深度又在2～3cm之间，此时退针2mm使针尖退至横突骨膜表面，可再推药3～4mL以阻滞颈神经深丛。每次推药前均应回抽，确定无回血和脑脊液后再推药。如有必要，对侧也可行颈浅丛阻滞。

3）气管内插管全身麻醉：颈椎手术时全麻药物的选择没有什么特殊要求，但是在麻醉诱导特别是插管时应注意切勿使颈部向后过伸，以防止引起脊髓过伸性损伤。最好在术前测试患者的颈部后伸活动的最大限度。颈前路手术时，为方便行气管、食管推移应首选经鼻气管内插管麻醉。颈椎病患者常有颈髓受压而伴有心率减慢，诱导时常需先给予阿托品以提升心率，另外，术中牵拉气管时也引起心率减慢，需加以处理。还有前路手术时，反复或过度牵拉气管有可能引起气管黏膜和喉头水肿，如果术毕过早拔除气管导管，有可能引起呼吸困难，而此时再行紧急气管插管也比较困难。其预防措施如下：①术前向对侧退松气管。②术中给予地塞米松 20mg，一方面可以预防和减轻因气管插管和术中牵拉气管可能造成的气管黏膜和喉头水肿，另一方面可预防和减轻手术可能造成的脊髓水肿。③术后待患者完全清醒后，度过喉头水肿的高峰期时拔除气管导管。

3. 脊柱肿瘤手术的麻醉

脊柱肿瘤在临床上并不少见，一般分为原发性和转移性两大类，临床上脊柱肿瘤以转移性为多见，而其中又以恶性肿瘤占多数，故及时发现及时治疗十分重要。过去对脊柱恶性肿瘤，特别是转移性肿瘤多不主张手术治疗，现在随着脊柱内固定技术的发展和肿瘤化疗的进步，手术治疗可以治愈，部分治愈或缓解疼痛而使部分患者生活质量明显提高。

（1）术前病情估计和准备。脊柱良性肿瘤病程长，发展慢，一般无全身症状，局部疼痛也较轻微。恶性肿瘤的病程则较短，发展快，可伴随有低热、盗汗、消瘦、贫血，食欲减退等症状，局部疼痛也较明显，并可出现肌力减弱、下肢麻木和感觉减退，脊柱活动也受限。无论良性或恶性肿瘤，随着病程的进展，椎骨破坏的加重，常造成椎体病理性压缩骨折或肿瘤侵入椎管，压迫或浸润脊髓或神经根，引起四肢或肋间神经的放射痛，出现大小便困难。颈胸椎部位的肿瘤晚期还引起病变平面以下部位的截瘫和大小便失禁。由于脊柱的部位深，而脊柱肿瘤的早期症状多无特殊性且体征也不明显，因此拟行手术治疗的患者病程常已有一段时间，多呈慢性消耗容貌，部分患者呈恶病质状态。化验检查会发现贫血、低蛋白血症、血沉增快等。术前除应积极进行检查，还应加强支持治疗，纠正贫血和低蛋白血症等异常情况，提高患者对手术和麻醉的耐受力。

脊柱肿瘤的手术包括瘤体切除和椎体重建术，手术创伤大，失血多，尤其是骶骨肿瘤切除术，由于骶椎为骨盆后壁，血液循环十分丰富，止血也很困难，失血可达数千毫升甚至更多，故术前须根据拟手术范围备足血源，为减少术中出血可于术前行 DSA 检查，并栓塞肿瘤供血动脉。

（2）麻醉选择和实施。脊柱肿瘤手术一般选择气管内插管全身麻醉，较小的肿瘤可以选择连续硬膜外麻醉。估计术中出血可能较多时，应行深静脉穿刺和有创动脉侧压，可以在术中施行控制性降压术，骶尾部巨大肿瘤患者术中可先行一侧髂内动脉结扎。

全身麻醉一般采用静吸复合方式，药物的选择根据患者的情况而定。如果患者的一般情况好，ASA 分级在 Ⅰ～Ⅱ 级，麻醉药物的选择没有什么特殊要求，但如果患者的全身情况较差，则应选择对心血管功能抑制作用较小的药物，如静脉麻醉药可选择依托咪酯，吸入麻醉药可选择异氟醚，而且麻醉诱导时药物剂量要适当，注药速度不要过快。对行骶骨全切除术或次全切除术的患者，术中可实施轻度低温和控制性降压术，一方面降低患者的代谢和氧需求量，另一方面可减少失血量，从而减少大量输入异体血所带来的并发症。

4. 胸椎疾病手术麻醉

胸椎疾病以后纵韧带骨化症和椎体肿瘤为多见，而肿瘤又以转移性为多见。前者常需经后路减压或加内固定术，一般采用行经鼻气管插管全身麻醉，后者常需经前路开胸行肿瘤切除减压内固定术，也采用全身麻醉，必要时需插双腔气管导管，术中可行单肺通气，以便于手术操作，此时麻醉维持不宜用笑气，以免造成术中 SPO_2 难以维持。术中出血常较多，需做深静脉穿刺，以便术中快速输血输液用。开胸患者需放置胸腔引流管，麻醉苏醒拔管前应充分吸痰，然后进行鼓肺，使萎陷的肺泡重新张开，并尽可能排除胸膜腔内残余气体。

5. 脊柱结核手术的麻醉

脊柱结核为一种继发性病变，95% 继发于肺结核。脊柱结核发病年龄以 10 岁以下儿童最多，其次是 11～30 岁的青少年，30 岁以后则明显减少。发病部位以腰椎最多，其次是胸椎，而其中 99% 是椎体结核。

(1) 麻醉前病情估计。脊柱结核多继发于全身其他脏器结核，所以患者的一般情况较差，多合并有营养不良，如合并有截瘫，则全身情况更差，可出现心肺功能减退。患者可有血容量不足，呼吸功能障碍以及水，电解质平衡紊乱。因此，术前应加强支持治疗，纠正生理紊乱。对消瘦和贫血患者，除了积极进行支持治疗外，应在术前适当予以输血，以纠正贫血。合并截瘫者围术期要积极预防和治疗压疮、尿路感染和肺炎。术前尤其要注意的是应仔细检查其他器官如肺、淋巴结或其他部位有无结核病变，若其他部位结核病变处于活动期，则应先进行抗结核治疗，然后择期行手术治疗。

一般脊柱结核患者手术前均应进行抗结核治疗。长期使用抗结核药治疗的患者，应注意其肝功能情况，如肝功能差，应于术前 3 天开始肌内注射维生素 K_3，每天 5mg。

(2) 麻醉的选择和实施。脊柱结核常见的手术方式有病灶清除术，病灶清除脊髓减压术，脊柱融合术和脊柱畸形矫正。手术宜在全身麻醉下进行，由于脊柱结核患者全身情况较差，因此对麻醉和手术的耐受力也较差，全身麻醉一般选择静吸复合麻醉，并选择对心血管系统影响较小的麻醉药物，如依托咪酯而不选择硫喷妥钠和异丙酚。麻醉过程中应注意即时补充血容量。颈椎结核可合并咽后壁脓肿，施行病灶清除的径路。①经颈前路切口：可选用局麻或全麻下进行手术。②经口腔径路：适用于高位颈椎结核，采用全身麻醉加经鼻气管插管或气管切开，术中和术后要注意呼吸管理，必要时可暂保留气管导管。

6. 腰椎手术的麻醉

腰椎常见疾病有腰椎间盘突出症，腰椎管狭窄及腰椎滑脱等。椎间盘突出可发生在脊柱的各个节段，但以腰部椎间盘突出为多见，而且常为 L_5/S_1 节段。由于椎间盘的纤维环破裂和髓核组织突出，压迫和刺激神经根可引起一系列症状和体征。椎间盘突出症一般经过保守治疗大部分患者的症状可减轻或消失，只有极少数患者须手术治疗。常规手术方法是经后路椎间盘摘除术。近来出现了显微椎间盘摘除术和经皮椎间盘摘除术等方法，麻醉医生应根据不同的手术方式来选择适当的麻醉方法。行前路椎间盘手术时可选择气管内插管全麻或连续硬膜外麻醉，其他手术方式可选择全身麻醉、连续硬膜外麻醉，腰麻或局部麻醉。连续硬膜外麻醉和局麻对患者的全身影响小，术后恢复也较快，但有时麻醉可能不完全，在暴露和分离神经根时须行神经根封闭，而采用俯卧位时如果手术时间较长患者常不能很好耐受，须加用适量的镇静安定药或静脉麻醉药。腰椎管狭窄的手术方式为后路减压术，可采用连续硬膜外麻醉或全身麻醉。腰椎滑脱常伴有椎间盘突出或椎管狭窄，术式常为经后路椎管减压加椎体复位内固定，由于手术比较大，而且时间也较长，故一般首选气管插管全身麻醉。

第五节　复杂性创伤手术的麻醉

一、复杂性创伤的临床特点

复杂性创伤一般指对机体功能状态影响较大，引起严重的病理生理改变，且危及生命的创伤。多因休克、大出血、脑干损伤、脑疝、呼吸衰竭等而致生命垂危，即使抢救及时和成功，后期也可能发生其他并发症，如成人呼吸窘迫综合征（ARDS），多器官功能衰竭（MSOF）、全身感染等而危及生命。其创伤范围往往涉及两个或两个以上的解剖部位或脏器，其抢救和治疗需要多学科协作。

二、麻醉前估计

虽然急诊科医师会对患者进行全面的检查，麻醉科医师仍需依据麻醉学的原则对患者的伤情程度迅速做出判断，这样才能采取正确的急救措施和麻醉处理方法。

（一）一般情况

通过检查患者的神志、面色、呼吸、血压、脉搏、体位、伤肢的姿态、大小便失禁、血迹、呕吐物等，初步了解患者的全身情况及危及生命的创伤部位。昏迷，半昏迷多由脑外伤引起；烦躁不安、面色苍白、血压下降、脉搏增快多为休克的表现；昏迷患者伴有呕吐应考虑有误吸的可能；大小便失禁患者可能有脊髓的损伤。

（二）呼吸

1. 呼吸道

检查呼吸道是否通畅，如果不通畅应当立即找出原因并予以紧急处理。

2. 氧合功能

根据患者的呼吸方式包括频率、节律，辅助呼吸肌的运动等，判断是否存在呼吸困难及缺氧，应及时监测SpO_2，并尽早行动脉血气分析，以便早期做出判断和及时处理。

3. 呼吸系统创伤

口腔、颈部创伤应尽早行气管内插管或行紧急气管切开术，否则待病情加重（例如水肿，血肿形成），将会使气管内插管或气管切开极为困难。气胸和多发肋骨骨折（连枷胸）引起的矛盾呼吸，反常呼吸和纵隔摆动，严重影响患者的呼吸功能和循环功能，应先行胸腔闭式引流或胸璧固定，必要时应进行机械通气支持治疗。

（三）循环

复杂性创伤患者必然存在较大量的失血。临床判断失血量的方法很多，如创伤部位，可见的失血量等。但是对复杂性创伤患者比较可行的方法是根据患者的一般情况进行判断。

三、呼吸道管理的特殊问题

（一）颈髓的保护

对于颈部损伤及颈椎骨折者要采用适当的方法保护脊髓。气管插管过程中应避免颈部过度活动，头部过度后伸属于绝对禁忌。插管时应进行颈部的牵引和制动。气管插管困难者可借助于纤维支气管镜辅助插管。

（二）反流和误吸

所有创伤患者皆应视为"饱胃"患者。饱胃的患者在进行全身麻醉诱导和气管插管过程中会出现胃内容物的反流，有引起误吸的危险，是引起所有急诊手术患者术中或术后死亡的一个重要原因，应当予以高度重视。复杂性创伤患者麻醉诱导和气管内插管中预防反流与误吸的唯一可行的有效方法为环状软骨压迫法。

（三）牙齿的损伤和脱落

麻醉医师应当在麻醉前对患者的牙齿进行详细的检查，如果发现可能引起牙齿脱落的因素应当在病例中记录并向患者家属交代清楚。预防插管过程中牙齿脱落主要应强调采用正确的操作方法，插管时要用肘部、腕部的力量上提喉镜，显露声门，绝不能以牙齿为喉镜的支点。如果插管困难或牙齿松动者，可用纱布或专用牙托保护牙齿。如果发现牙齿丢失，应行胸部 X 线检查，以除外牙齿被吸入肺内，预防由此引起的肺不张及肺部感染。

（四）支气管损伤和出血

支气管损伤、出血或气管断裂可给人工机械通气带来困难，血液流入对侧肺可影响健肺的通气和氧合功能。因此，在手术麻醉时为保护非损伤肺及进行正压通气，必须将双肺分隔开。行双腔支气管插管可以很快地解决此问题。但双腔支气管插管的操作技术较为复杂，导管的插入及插入后的位置判断也需要一定的经验。因此应由有经验者完成，有时可能需要借助纤维支气管镜来完成。

四、血容量补充

（一）静脉通路的建立

由于复杂伤患者常伴有大出血，因此，建立多条静脉通路是必要的，应同时开放外周及中心静脉。

（二）抗休克治疗

根据患者的失血情况，应尽快予以补充有效循环血容量，可补充平衡液及胶体液，有血时应尽早输血。

衡量输液的效果一般都以血流动力学参数是否稳定为标准，但影响因素较多，平时常用的指标可能变得很不敏感。由于创伤性休克的基本病理生理改变是组织灌注不足和缺氧，即氧供和氧需要的失平衡。因此，休克患者的预后主要取决于：因血流灌注降低引起组织缺氧的程度；患者对氧耗（VO_2）增加引起 Cl 和氧供（DO_2）增加的代偿能力。

五、复杂性创伤患者的监测

呼吸方面应监测 SPO_2，$ETCO_2$，动脉血气分析及呼吸功能的监测，如呼吸频率（RR）、潮气量（VT），顺应性（C）、呼吸道压力（P），每分通气量（MV）等对于判断呼吸功能状态都具有重要意义。血流动力学方面应监测 BP、ABP、CVP、PAWP、ECG 及尿量等，根据这些指标综合判断患者的血流动力学情况。

六、麻醉处理

（一）麻醉前用药

复杂性创伤患者的麻醉前用药应当根据患者的具体情况而定，其原则如下。

1. 一般情况较好者

指神志清醒，呼吸、循环功能稳定的病例，可以在患者进入手术室后经静脉给予镇痛、镇静及抗胆碱药。

2. 一般情况较差的患者

此类病例一般只给镇痛药，剂量应减小，给药过程中应小心观察患者的反应。

3. 意识不清、怀疑有脑外伤的患者

禁忌给予镇静药和麻醉性镇痛药，以免抑制呼吸，而引起颅内压升高。

4. 不应单独使用镇静药

为防止不良反应，麻醉前不宜单独使用；否则由于疼痛会引发烦躁与不安，这种现象一般称为镇静剂的"抗镇痛效应"。

5. 抗胆碱药

一般在麻醉前经静脉给予。

（二）麻醉诱导

严重创伤患者的麻醉诱导是麻醉过程中最危险、最困难，也是最重要的步骤。应根据患者的不同状态选择不同药物和采用不同的诱导方法。麻醉诱导期常用的药物有：镇静药如依托咪酯，异丙酚等，肌松药如维库澳铵，琥珀胆碱等，麻醉性镇痛药如芬太尼、吗啡、哌替啶等。麻醉方法及药物的选用应对血流动力学影响最小为原则。根据患者病情的轻重程度，可选用下列诱导给药方案。

1. 心跳停止

直接插管，不需任何药物。

2. 深度昏迷

深度昏迷指对刺激无反应者，对此种病例应直接插管，不需任何药物。

3. 休克

收缩压低于 10.7kPa（80mmHg）时，可用氯胺酮 0.5～1.0mg/kg＋琥珀胆碱 1～2mg/kg 静脉注射或维库溴铵 0.1mg/kg 诱导插管。

4. 低血压

对收缩压 10.7～13.3kPa（80～100mmHg）之患者可选用芬太尼＋咪达唑仑＋肌松药诱导插管。

5. 血压正常或升高

可用芬太尼＋咪唑安定或异丙酚＋肌松药诱导插管。

（三）麻醉维持

临床麻醉的基本任务是既要保证患者镇痛、催眠、遗忘及肌松，又要保持血流动力学稳定。其原则仍然要根据患者的情况选择麻醉维持的方法和用药。

一般情况较好的患者麻醉的维持无特殊。一般情况较差的患者可采用芬太尼、氧化亚氮辅以肌松剂的浅全麻维持，情况好转后可辅以低浓度的吸入性麻醉剂。有些创伤严重患者的心血管系统对麻醉药的耐受能力很低，这部分患者可能在极浅或甚至在无麻醉条件下即可完成手术。因此严重创伤患者诱导及手术早期"术中知晓"的发生率较高。"术中知晓"对患者心理是一个恶性刺激，可造成严重的心理障碍。但是如果将麻醉药剂量增加到足以使所有患者不发生"术中知晓"，则必然导致麻醉过深，其代价是患者的生命安全。在这种情况下，麻醉应当以保持循环稳定，保证生命安全为原则，待患者病情稳定后逐渐加深麻醉。

（四）术后早期恢复

术后常见的问题为呕吐与误吸、恢复延迟、恢复期谵妄、体温过低。

创伤前饱食的患者由于胃排空延迟，手术后可能仍然处于饱胃状态，麻醉恢复过程中发生呕吐的可能性极大。所以，术后拔管应当严格遵守拔管指征，即患者应当意识完全清醒，呛咳反射及吞咽反射恢复，心血管功能稳定，通气及氧合功能正常，无水，电解质及酸碱平衡失调，无麻醉剂及肌松剂残余作用。严重创伤的患者多数无法手术后即刻拔除气管内导管，需要保留气管导管一段时间。影响术后拔管的因素包括麻醉后的苏醒延迟，肺功能损害、心血管功能损害、过度肥胖、严重的胸腹部创伤及脑外伤造成意识不清等。保留气管导管的患者术后需要呼吸支持治疗，在 ICU 进行机械通气是比较好的选择。

第六节　骨癌手术的麻醉

原发性骨骼与软组织肿瘤并不常见，而最为常见的大多是骨转移瘤。每年全美国恶性骨癌与软组织肿瘤的新发病例不到每百万人口的 20 例。由此估计，每年的新发骨癌与软组织肿瘤病例全国还不到 6000 例，而转移的骨癌病例则要比原发骨癌高两倍。原发性骨癌与软组织肿瘤多种多样，可发生于人体的任何部位，但原发性骨癌常常好发于下肢及骶骨，而转移性骨癌常好发于肋骨、骨盆、脊椎以及下肢的长骨干。一些已发生骨转移的肿瘤患者，常常因转移部位的疼痛或活动受限或病理性骨折而求助于骨科医生，经检查才发现原发肿瘤。

过去，人们认为患有骨癌的患者，实施手术意味着必然会截肢，从而给患者及家属带来巨大的心理恐惧，并给患者日后的生活和行动带来极大的不便。今天，随着辅助治疗方式如放疗、化疗以及骨科技术水平的提高，在切除骨癌的同时，更注重保留患者的肢体或骨盆的功能，如肢体骨癌切除、瘤细胞灭活再移植术和半骨盆肿瘤切除、肿瘤细胞灭活再移植术，或者在切除骨癌后，实施假体植入，这种假体可以是整块类似长骨干型的假体植入，也可以是简单的部分假体植入。大部分假体均采用金属合金假体，部分假体则采用骨水泥与金属杆的再塑体。从而大大改善了患者的肢体功能与生活质量，同时患者的存活率并没有因此而降低。对于软组织肿瘤，则根据肿瘤组织的恶性特点，采用局部或局部扩大切除，而对于脊椎的原发或转移瘤以及骶骨瘤，多采用瘤细胞刮除术，如果瘤细胞刮除损害了脊柱的稳定性，则还需实施椎体内固定术。

骨癌手术由过去简单的手术操作，向提高患者术后生活质量发展，在过去被视为手术禁区的部位开展高难度手术，以及手术所引起的巨大创伤与大量出血对患者生命造成的威胁，这些都给麻醉的实施与管理带来了很多的困难。麻醉医生在实施每一例骨癌手术前应有充分的准备并对术中可能出现的各种问题做出充分的估计和提出相应的处理措施。

骨癌患者，由于术前已存在的血液高凝状态，使得术中因大量输血而导致的凝血功能紊乱以及使其诊断与治疗复杂化。在骨癌手术中，70%以上的患者均需输血，部分手术如骶骨与半骨盆部位的骨癌手术，由于出血迅猛且止血困难，常常因大量出血导致严重的失血性休克，即使输血输液充分，顽固性低血压也在所难免，从而给麻醉医生在持久性低血压期间对全身脏器的保护提出了新的挑战。

针对骨癌手术的这一特点，应加强患者的术前准备和对术中易发生凝血功能障碍或 DIC 的高危患者的筛选以及术中采用适当深度的麻醉以降低巨大的外科创伤所引起的应激反应。使用控制性降压技术，特别是新型钙通道阻断药尼卡地平（Nicardipine）控制性降压用于骨癌手术，不但能减少术中的出血量，而且还具有全身脏器特别是心肾的保护作用以及抑制血小板聚集和血栓素（TXA）分泌的特点，将其用于易发生失血性休克的骨癌患者有其特殊的适应证。

一、骨癌的病理生理特点及其全身影响

骨癌的患者因局部包块及疼痛，甚至发生病理性骨折才去求治。难以忍受的疼痛常常驱使患者使用大量的镇痛药，其中包括阿片类的镇痛药，这些镇痛药长期使用，患者可产生耐受性或成瘾性。外科手术治疗是解决患者病痛的有效措施。短期使用大量镇痛药，会导致患者的神志恍惚，正常的饮食习惯紊乱，摄水及摄食减少，导致身体的过度消耗及体液负平衡，部分患者在术前可有明显的发热现象，体温可超过 39℃，常常给麻醉的实施带来许多困难，因此可增加麻醉药的毒性反应以及对循环系统的严重干扰。另外，长期服用阿片类的镇痛药，增加了患者对此类药物的耐受性，从而使实施手术时所使用的阿片类药物和其他麻醉药的用量增加，因此会造成患者在术毕时的拔管困难。不论是原发性的脊椎骨癌或转移瘤，均会造成患者的活动困难，一些患者甚至有神经系统的功能障碍，此类患者由于长期卧床，会导致全身血管张力的下降以及疼痛导致的长期摄水不足，在实施全麻或部位麻醉时，应注意由于严重的低血压可导致循环衰竭，以及由于原发肿瘤和并存的骨转移瘤所致的全身应激力下降，使术中循环紊乱（低血压、心律失常、止血带休克等）的发生率增加。

骨癌的全身转移，以肺部转移为多见，这种转移大多为周围性，初期对患者的肺功能及氧合功能不会造成多大影响。一旦发生肺转移，实施开胸手术切除转移的肺叶，可以改善患者的生活质量并提高患者的近期存活率。

最近的研究发现，肿瘤患者，特别是实体肿瘤如骨癌和白血病，患者血浆中的组织因子有明显升高，组织因子作为一种凝血系统的启动剂，它的表达将导致凝血酶的产生和纤维蛋白形成，从而导致血液的内稳态异常以及凝血系统紊乱，使得患者的凝血系统术前就处于高凝状态，以及外科创伤性治疗与大量出血，极易导致术中 DIC 的发生。

高钙血症多见于骨转移癌，其发生的机理并不是由于癌灶对骨质的破坏，而是由原发癌

所分泌的类甲状旁腺激素介质所介导的。伴有高钙血症的骨转移癌，多由乳癌所致，当疼痛性骨损害导致患者活动能力减低时，高钙血症可能发生较早或加重。如果患者应用阿片类强止痛药消除癌性疼痛，患者可因不能活动、呕吐或脱水等，进一步加重高钙血症。高钙血症的结果是骨质的吸收增加，使全身的骨质疏松，导致术中肿瘤切除后植入假体困难；而且由于在高钙血症下，受血液 pH 的影响，钙离子极易在肾小管内沉积，导致潜在的肾功能损害，进而影响经肾代谢和排泄的麻醉药，易引起麻醉药的作用延迟。

二、骨癌手术麻醉的特殊问题

1. 骨癌手术的特点

（1）创伤大、出血多、出血迅猛且失血性休克发生率高是骨癌手术的最大特点。创伤大，组织损伤严重是骨癌手术一大特点。由于骨癌的好发部位大多在富含肌肉、血管及神经的骨骼，切除癌瘤常常需剥离和切断骨骼部位的肌肉，导致大量的软组织和小血管的严重损伤；特别是需要实施骨癌切除，瘤细胞灭活再移植术，这种手术常常需将大块骨骼从肌肉、血管及神经组织中剥离出来，并将肿瘤组织从该骨骼上剔除，在特制的溶液中浸泡以灭活残余的肿瘤细胞，然后再将骨骼植入原来部位。因此这种损伤不但造成大量肌肉和小血管的撕裂，而且耗时长，使得机体在长时间内处于过高的应激状态下，导致凝血系统，神经内分泌系统和循环系统的严重失调。进而引发一系列的术中及术后并发症。

（2）出血量大，迅猛且失血性休克发生率高是骨癌手术的又一特点。据北京医科大学人民医院麻醉科近两年对 100 余例骨癌以及软组织肿瘤手术的不完全统计，术中输血率高达 70％以上。出血量多的骨癌手术依次为，骶骨癌刮除术，半骨盆肿瘤切除，脊椎肿瘤刮除术以及股骨、肱骨部位的骨癌切除等。这些手术的出血量一般均在 2000mL 以上，特别是骶骨癌刮除术，出血量可高达 4000mL 以上，最多的可高达 10000mL 以上，而且这种手术的出血迅猛，在肿瘤刮除时，常在短短的 5min 内，出血量可高达 2000～4000mL，造成严重的低血压，大部分患者的平均动脉压可降至 4.0kPa（30mmHg），如果不及时，快速大量输血和补充体液，由于较长时间的低血压，导致全身脏器低灌注，进而造成脏器功能损害甚至衰竭。

2. 凝血功能障碍与 DIC 的发生

骨癌手术中易出现凝血功能障碍和 DIC 的发生，造成严重的大范围的组织细胞缺血，缺氧性损害。因此，DIC 不仅是术中的严重并发症，而且是多系统器官功能衰竭的重要发病环节。这是麻醉医师在围术期要非常重视的一个问题。

（1）癌瘤所致的凝血功能障碍：许多肿瘤包括骨癌，由于细胞内含有大量类似组织凝血活酶物质，当受到术前化疗药物，放射治疗或手术治疗的影响时，细胞常被破坏而致此类物质释放入血循环，引起体内凝血系统激活。此外，恶性肿瘤晚期可并有各种感染，而感染本身又可通过许多途径促发 DIC。肿瘤侵犯血管系统引起内皮损伤，激活内源性凝血系统等，都可以使患者处于高凝状态。通过术前的血凝分析，可筛选出此类患者。

（2）手术创伤所致的凝血功能异常：由于骨癌手术本身对大量的肌肉及血管系统造成的严重创伤，导致广泛血管内皮损伤。使大量组织凝血活酶由损伤的细胞内质网释放入血循环并导致外源性凝血系统激活。手术损伤对血管完整性的破坏，使基底膜的胶原纤维暴露，激活内源性凝血系统，同时损伤的内皮细胞也可释放组织凝血活酶而引起外源性凝血系统的反应。

手术及创伤时，机体出现反应性血小板增多和多种凝血因子含量增加，血液呈暂时性高凝状态，在手术后 1～3 天尤为明显。最近 Boisclair 等的研究表明，外科手术可使血液的凝血酶原片段（F_{1+2}）和凝血因子 IV 激活肽的水平明显增加。因此认为，手术创伤可能也是血液处于高凝状态的原因之一，手术创伤越大，其所引起的血液内稳态失衡越严重。

如何减轻外科创伤所导致的血液高凝状态和凝血因子的消耗，保持手术期间血液内稳态稳定是麻醉医生所要解决的问题之一。

（3）大量失血、输血所造成的凝血功能异常：最近的研究表明，在癌瘤患者，外科手术创伤所致的大量失血是严重的血凝与抗凝系统紊乱并导致恶性凝血病性出血的主要因素。凝血病性出血最常见于急性大量失血的患者，临床表现为急性 DIC 早期的消耗性凝血病，有大量凝血因子消耗造成的凝血障碍，或者手术创伤后大量输入晶体液和库血所引起的血液稀释性凝血病，凝血因子浓度降低。急性大量失血严重损害了维持血液凝血系统的血小板成分，使血小板数目减少，凝聚力降低，这些因素均可促进广泛而严重出血倾向的发生。

由于骨癌手术出血迅猛所造成的血小板及凝血因子的丢失以及急性大量失血时组织间液向血管内转移以补充血容量的丢失与大量输血补液后造成的凝血因子的稀释作用（输血量超过 4000mL 以上），使得临床上持续时间甚短的 DIC 的高凝血期之后，DIC 进入消耗性低凝血期或继发性纤溶亢进期，临床上出现广泛而严重的渗血或出血不止。骶骨癌患者发生 DIC 的临床表现只是到手术后期或近结束时，才发现手术部位广泛渗血和引流袋内血量的迅速增加及出血不止，此时查血凝分析，证实已发生了 DIC。这种患者出血量可高达 15000mL，连同术后出血，输血量可超过 20000mL。所以骨癌患者一旦出现 DIC，则病情极其凶险，应引起麻醉医生的高度警惕，要及时做出诊断和处理。

3. 术前放疗、化疗对机体的影响

术前予用骨癌的化疗药物包括阿霉素、长春新碱、环磷酰胺及氨甲蝶呤等，这些药物会对骨髓、心肺、肝、肾功能造成不同程度的毒性损害，使心肺储备能力低下，肝肾功能欠佳。由于术前使用化疗药常常对麻醉药的代谢造成影响，而导致麻醉药的使用超量以及麻醉药作用延迟的机会增加。

阿霉素在使用早期即可出现各种心律失常，积累量大时可致心肌损害，产生严重的心肌病变，导致充血性心力衰竭，它所引起的急性心脏毒性的主要表现为 ECG 急性改变，如非特异性 ST－T 改变，QRS 低电压，房性或室性期前收缩，发生率超过 30％，与剂量相关，大多数为暂时性、可逆性；也可引起亚急性心脏毒性，表现为心肌炎和心包炎，多于用药后数天或数周后发生。慢性心脏毒性的表现为渐近性心肌细胞损伤、心肌病变，最终可发展为充血性心力衰竭，给麻醉的实施与管理带来很大困难。而长春新碱主要引起骨髓抑制、白细胞及血小板减少，另外该药还具有中枢和外周神经系统毒性作用，最早的征象是外周感觉异常，继而发展为肌无力和（或）四肢麻痹。术前化疗后出现心脑毒性的患者，吸入麻醉药可能对心肌收缩力的抑制更加严重，术中应注意患者心功能的保护，选用对心功能抑制轻的麻醉药，并合理选用肌松药。

　　环磷酰胺经过肝脏转化后才具有抗癌活性，较长时间用药后对肝脏会产生一定影响。因此术前使用此类药物的患者，可能对麻醉药或镇静镇痛药特别敏感，麻醉过程中即使应用常规剂量也可能发生严重反应，所以术前用药及术中用药要减量，以确保患者的安全。另外，它可引起慢性肺炎伴进行性肺纤维性变，应充分估计呼吸功能减损的程度。

　　许多抗癌药化疗后会导致患者的血清胆碱酯酶的活性减低，骨癌患者也不例外。因此对术前使用化疗的患者，麻醉中慎用去极化肌松药。由于环磷酰胺和氨甲蝶呤经肾排泄。有引起肾毒性的可能，所以非去极化肌松药最好选择不经肾脏排泄的药物，即使选择，其用量也需减量，以防止其作用延迟影响术毕拔管。

　　几乎所有的化疗药物都具有骨髓抑制作用，因此可加重癌瘤患者原已存在的血液不良情况。化疗后，血小板减少出现较早，于用药后 6～7 天即可发生；白细胞减少的出现则更早，可于用药后 4～6h 发生。其常见的血液学障碍包括：DIC，纤维蛋白溶解及血小板功能障碍。DIC 出现于癌肿晚期，特别易见于肝转移患者，血小板功能障碍可因化疗药物引起，但也可能是骨髓癌肿伴发的原发性改变，大多数出血是化疗药物引起骨髓消融导致血小板减少的继发结果。

　　术前化疗药的消化道反应常常造成患者食欲下降与腹泻，导致患者的抵抗力下降和水电平衡紊乱，在术前应给以足够的重视并应及时纠治。

　　放疗可使血小板生成减少，特别是有活力的骨髓包括在照射野之内时。另外，术前放疗虽然使肿瘤的体积缩小和瘤细胞的活性减弱，但是照射时放射性损伤造成照射野内组织的纤维性粘连、毛细血管增生和脆性增加，将会增加手术的出血量以及止血困难，还会造成术后伤口的愈合延迟。麻醉医生术前应了解放疗的部位、照射野的大小以及照射量。

　　胸椎部位原发性或转移性骨癌，常常会因术前胸部的放射治疗导致急性放射性肺损伤（80%），这种肺损伤尽管较少出现症状，但却会使肺的储备功能下降，肺间质血管内皮细胞的通透性改变，术中易发生低氧血症、肺水增多以及术后的肺感染率上升。麻醉医生应注意对此类患者呼吸的监测，同时应给予抗生素预防肺部及伤口感染。

　　总之，术前接受化疗或放疗的骨癌患者，面临化疗药物的代谢毒性和细胞破坏，器官结构及其功能可能已受变性损害。麻醉医师必须注意化疗药物与麻醉药之间的相互不良影响，围术期尽量避免重要器官的再损害和生命器官的保护。

　　4. 大量输血与体液补充

　　手术期间急性大量失血是骨癌手术的特点之一。术中急性大量失血后必然有细胞外液（ECF）的转移和丢失，此时机体有一个代偿过程，中等量失血时 ECF 能以每 10min500mL 的速度转移到血管内以补充有效的循环容量而不产生休克症状。此外骨癌手术的严重，大面积的组织损伤使大量的功能性 ECF 转移到"第三间隙"，成为非功能性 ECF。由于 ECF 是毛细血管和细胞间运送氧气和养料的媒介，是维持细胞功能的保证，所以在大量输血的同时必须大量补充 ECF 的转移和第三间隙体液的丢失，尤其长时间、严重低血容量时应大量补充功能性细胞外液，是保证细胞功能的重要措施。因此，在急性大量失血时，则需输入平衡液和浓缩红细胞，或输入平衡液和胶体液与浓缩红细胞。在失血性休克或术中大出血时，输入平衡液与失血量的比例为 3：1。血容量丢失更多时，还需适当增加液量。

5. 骨黏合剂（骨水泥）

（1）骨黏合剂的不良反应：由于骨黏合剂植入骨髓腔后，髓腔内压急剧升高，可使髓腔内容包括脂肪颗粒、骨髓颗粒和气体挤入静脉而到达肺循环，可导致肺栓塞；骨水泥经静脉吸收入血后会引起血管扩张和心肌抑制，导致低血压和心律失常。若肺栓塞和骨水泥造成心血管严重反应，轻者可导致肺内分流增加，心排出量减少和严重低血压以及低氧血症，重者可致心搏骤停，须提高警惕，采取预防措施。

（2）骨黏合剂与抗生素的联合使用：过去一直认为抗生素与肌松药具有协同作用，可引起肌松作用延迟，影响患者术毕拔管。现骨科医生在实施假体植入时，通常在骨水泥中添加庆大霉素粉剂，以预防假体植入后髓腔感染和导致假体的松动。临床观察到这些患者虽然加用庆大霉素粉剂，而未发现有肌松药的作用延迟现象。其原因可能与加入骨水泥中的抗生素与骨质的接触面积较小，吸收入血的剂量很少，使得与肌松药的协同作用不甚明显，所以将庆大霉素粉剂加入骨黏合剂中是否安全，仍需进一步观察。

三、骨癌手术的麻醉

（一）麻醉前准备与麻醉前用药

1. 麻醉前准备

骨癌患者术前疼痛并由此导致的体液和电解质紊乱以及术前发热是部分患者的常见表现。此类患者，住院后应给予足够的镇痛药，必要时经静脉通路补液、输血，改善患者的全身状况。

估计术中出血量大的患者，术前需准备足够量的库血，一般骶骨瘤刮除术需准备5000～10000mL 血，半骨盆切除需准备 3000～5000ml 血，股骨和肱骨骨癌切除并实施假体植入的手术需准备 2000～4000mL 血。椎体肿瘤切除需准备 2000～3000mL 血。输血量超过3000～4000mL 的还应准备血小板、新鲜冷冻血浆（FFP），纤维蛋白原以及凝血酶原复合物，以防凝血功能障碍，出现 DIC。

除常规的实验室检查外，血凝分析是骨癌患者的特殊检查，通过此项检查可筛选部分处于高凝血状态且有可能术中发生 DIC 的高危患者，以便为麻醉管理提供指导。

术前接受化疗和放疗的患者，应特别重视了解化疗或放疗是否已经引起生命器官毒性改变及改变程度，以便对器官采取保护性措施。对此类患者需行血常规和生化检查。如果发现血小板计数少于 10×10^9/L，对术中出血量大的骨癌手术，术前需准备血小板；血色素低于8g/dL 的患者，术前需输入库血，使血色素至少达到 10g/dL 或以上；若生化检查发现多项肝功能异常，应考虑化疗药对肝功能已造成损害，此类患者麻醉时，应尽量选择不经肝代谢的麻醉药，若使用应减少剂量。

至少开放两条或三条粗大周围静脉和中心静脉通路，以保证术中急性大量失血时快速加压输血和大量补液，维持有效循环血容量和血流动力学的稳定。三条开放静脉分别用于输血、输液和静脉给药，因为输血通路不能往血中加入任何药物和液体，以防溶血和产生不良反应。准备加压输血器和血液加温装置，以便快速加压输血和血液加温。

骨癌麻醉前，除准备常规的麻醉器械、监护仪器，还应准备微量泵、以持续输注药物。对出血量巨大、高龄以及全身应激性低下有可能发生心搏骤停的患者，还应做好心肺复苏的准备。

2. 麻醉前用药

成人术前用药与其他全麻患者无异，但应注意患骨转移癌的患者，机体对术前用药的耐受性降低，因而术前用药应适当减量或只给东莨菪碱。因癌性疼痛不能平卧但应激力低下的患者，除给予东莨菪碱外，可肌内注射赖氨比林 0.9～1.8g，以减轻患者麻醉前的痛苦。

部分患者特别是儿童，术前常常会体温升高，这可能与骨癌坏死，液化，瘤细胞释放毒性物质有关以及患者心理性伤害导致下丘脑温度调节功能紊乱所致。对此类患者，术前可不用阿托品，只给东莨菪碱或给予解热镇痛药赖氨比林，一次肌内注射 10～25mg/kg，成人0.9～1.8g 肌内注射或静脉注射，以缓解癌性发热和疼痛。

（二）麻醉选择

1. 肢体手术的麻醉选择

上肢骨癌手术，如果瘤体较小，臂丛阻滞是比较理想的麻醉方式。如果肿瘤体积较大或者肿瘤位于肩部且可能与深层组织粘连，选择全麻为宜。对于实施肿瘤切除、瘤细胞灭活再移植术以及需要行假体植入的手术，应选择全麻。

实施部位麻醉，会减少术野的血液丢失。Modig 和 Karlstrom 测定不同麻醉方法对血液丢失的影响，发现硬膜外麻醉组的血液丢失量较机械通气组少 38%。有学者将这种血液丢失量的减少归结于较低的动脉压，较低的中心静脉压和外周静脉压，因此使用硬膜外麻醉可减少患者的出血量，硬膜外麻醉对机体的生理干扰小，麻醉费用低，所以对手术范围不大，手术时间较短、出血量少的下肢骨癌手术，硬膜外麻醉是较佳的选择。

对于创伤大、耗时长而且出血量大或者需植入假体的下肢骨癌手术，考虑到止血带与骨黏合剂的并发症以及截肢或假体植入对患者造成的心理创伤和对患者循环和呼吸的管理，全麻应是较合理的选择，从麻醉方式与假体植入后的稳定性和术后深静脉血栓的发生率以及失血量的关系看，选择部位阻滞（硬膜外麻醉或脊麻）有其优点，而且与全麻相比，硬膜外麻醉在减轻机体的分解代谢和抑制机体应激反应方面，均优于全麻。基于这方面的考虑，采用全麻结合控制性降压或全麻复合硬膜外阻滞较为合理。

2. 脊柱与骨盆骨癌手术的麻醉选择

骨盆和肩胛骨部位的骨癌手术，手术范围大，组织损伤严重，出血量和输血量都很多，为了便于循环管理和减少出血量，选择全麻加控制性降压是比较理想的麻醉方法；肩胛部位的骨癌手术，如果肿瘤侵犯胸壁，甚至侵入胸腔，此时为减轻开胸对呼吸和循环的生理影响，应加强呼吸、循环的监测与管理。

脊柱部位的骨癌包括椎体与骶骨的手术均应选择全麻并实行控制性降压。胸椎手术有可能损伤胸膜，造成气胸，应及时发现并做好呼吸管理。骶骨癌是出血最多的手术，应采用全身麻醉，可行一侧髂内动脉阻断和控制性降压，以减少术中出血。

（三）麻醉的实施、术中管理与监测

1. 麻醉的实施

（1）硬膜外麻醉。下肢骨癌手术采用硬膜外麻醉及其管理和一般手术基本是一致的。但在实施时应注意以下问题：其一，硬膜外穿刺间隙的选择应考虑是否使用止血带，如使用止血带，麻醉阻滞范围应包括到 $T_{10} \sim S_5$ 否则如穿刺间隙过低、麻醉平面若低于 T_{10} 或不到 S_5 会使止血带疼痛的发生率增加，导致患者术中不配合而影响手术的完成。对上止血带的患者，一般选择 $L_{1 \sim 2}$ 或 $L_{2 \sim 3}$ 间隙，向上置管。其二，在松止血带后，有发生低血压的可能，对心肺功能正常的患者，这种低血压多为一过性，只需在松止血带前补足液体即可避免，但对高龄、恶病质以及心功能异常的患者，松止血带有导致严重低血压甚至发生止血带休克的可能，对此类患者，术前应准备好抢救药品，同时准备麻醉机和气管插管盘，并保证其处于可用状态。

硬膜外麻醉常选用的局麻药为 2% 盐酸利多卡因或碳酸利多卡因，后者起效快、作用强，可以选用，但应注意剂量。局麻药首次用量应根据患者的年龄、体质以及所要达到的麻醉平面而定，一般成人 15mL 左右。以后每次给药，给首次剂量的一半即可，或根据患者对药物的反应做适当调整，既维持一定的麻醉平面与效果，又使血流动力学稳定。

（2）全身麻醉。

1）麻醉诱导：骨癌患者的麻醉诱导与一般类型手术的麻醉诱导方法没有多少差异。但对于原发或转移的脊柱肿瘤和由于肢体的病理性骨折卧床较久，和由于肿瘤本身引起的剧烈疼痛使患者的交感神经系统处于亢进状态同时存在液体摄入不足的患者，前者由于卧床使患者全身血管的交感神经张力下降，后者则存在血管内容量的相对不足，这些患者在麻醉诱导时一定需选用对循环影响较轻的静脉麻醉药，如咪达唑仑（0.15～0.35mg/kg），依托咪酯（0.15～0.3mg/kg）等，应坚持小量、分次，缓慢给药的原则，麻醉诱导时还要密切观察患者对药物的反应，否则会导致意外发生。阿片类镇痛药可能需要量较大，因为这类患者术前已使用过大量镇痛药，可能对此类药物已产生了耐受性，但考虑到术后的拔管问题，诱导时芬太尼用量为 2～5μg/kg；肌松药最好选用非去极化类肌松药维库溴铵或派库溴铵（阿端）。

部分患者可由于癌性剧痛不能平卧，会给麻醉诱导带来一些麻烦，对此类患者，可先给镇静药，待其入睡后，可将患者放平，再给肌松药和镇痛药。

2）麻醉维持：骨癌手术采用静吸复合麻醉是最佳选择，这种方法的益处在于减少单纯使用某一种麻醉药的剂量，同时减轻对心血管功能的抑制。因为大部分骨癌手术患者的应激力均较低，而且术中出血量也较大，单纯使用吸入麻醉维持或单纯静脉麻醉药维持，都会在产生有效的麻醉作用时对患者的循环功能造成明显抑制，不利于对患者循环功能的维护以及大量失血后低血压的防治。但对体质状况较好的患者，也可使用单纯吸入麻醉维持。吸入麻醉药对循环功能抑制的轻重依次为地氟醚、七氟醚、异氟醚、安氟醚，静脉麻醉药依次为依托咪酯、咪唑安定、异丙酚等。为不影响术毕清醒与拔管，麻醉性镇痛药的用量应减少，如果患者术后要回 ICU，则麻醉性镇痛药的用量可增加，以保持麻醉的平稳。具体做法是经微量泵输注或间断多次推注静脉麻醉药，同时给予吸入麻醉药，并根据手术刺激的强度以及术中的出血情况调整麻醉药的用量。

考虑到巨大的手术创伤及大量输血引起的输血性免疫抑制，在切皮前给予抗生素可预防患者术中术后感染。是否给予地塞米松（氟美松），需根据手术创伤的大小及术中的输血量来决定，术中出血量大的骨癌手术，可预先给予地塞米松 10～20mg，以预防输血引起的变态反应及由此导致的输血后低血压。

麻醉医生与骨科医生术中的密切配合是保证患者生命安全的重要措施，特别是出血量迅猛的骨癌手术，外科医生在切除或刮除肿瘤以前，必需告知麻醉医生，以便提前做好取血、输血的准备，同时加强对循环指标的监测。在刮除肿瘤过程中，如果循环指标变化剧烈，麻醉医生应及时告知外科医生，或暂停手术操作并压迫止血，或阻断血管，待循环稳定后再继续手术。

2. 术中患者的管理

（1）减少术中出血。目前控制性降压是在全身麻醉状态下，并用血管扩张药达到控制性降低血压的方法。控制性降压确实可以减少手术失血量，有人认为减少约50%，而且比术中血液稀释更为有效。硝酸酯类药物如硝普钠和硝酸甘油是目前最常用的降压药物，最近研究证明，这类药物在体内通过与半胱氨酸发生非酶促反应而生成的一氧化氮（NO）来发挥其扩张血管的作用。钙通道阻断药，特别是第二代二羟吡啶类钙通道阻断药如尼卡地平，对外周阻力血管具有高度亲和力（与维拉帕米相比，其对外周阻力血管与心肌作用的效能比为11.1，而异搏定仅为0.1），而且对心脏无变时性与变力性作用，停药后无血压反跳。因而近几年被用于急重症高血压的控制与控制性降压。钙通道阻断药不但具有降压的特性，而且还具有脏器的保护作用，特别是对心肾的保护作用，用于有发生失血性休克可能以及术前有心肾功能障碍的患者，尤具有适应证。有学者将钙通道阻断药尼卡地平用于40余例的骨癌手术，发现其降压迅速，可控性强，停药后没有血压的反跳现象；在部分患者，尽管遭受急性大量失血所致的严重低血压而引起全身脏器的低血流灌注，但术后这些患者均恢复良好，无脏器并发症。尼卡地平控制性降压的具体方法是，手术开始后，经中心静脉通路连续泵入，初始输注速率为 $4\sim10\mu g/$（kg·min），，当平均动脉压降至 8.0kPa（60mmHg）时，将输注速率降至 $1\sim2\mu g/$（kg·min），或停用尼卡地平，以利于输血后血压恢复和重要脏器的保护。

应当强调，控制性降压时平均动脉压不应低于 7.33kPa（55mmHg），高血压患者的降压幅度（收缩压）不应超过降压前的30%。同时应根据心电图、心率、脉压、中心静脉压、动脉压、失血量，尿量等监测做全面评估，来调节降压幅度。在满足手术要求的前提下尽可能维持较高水平的血压，不可一味追求低血压，而使血压失去控制，并注意防止降压速度过快，以便使机体有一个调整适应过程。降压过程中若发现心电图有心肌缺血性改变，应立即停止降压，并使血压提升，以保证患者安全。适当的麻醉深度和维持足够的血容量是保证控制性降压可控性及平稳的前提。

（2）血液稀释法。血液稀释法包括手术前血液稀释（等量血液稀释）与血液稀释性扩容。等量血液稀释是指，在麻醉诱导完成后，经动脉或静脉系统放血，同时按一定比例输入晶体液和（或）胶体液，其目的是降低 Hct 而不是血管内容量。待术中大出血控制后再将所采血液输还给患者。对术前心肺功能正常的患者，放血量可按 $10\sim15mL/kg$ 或者以血细胞比容不低于30%为标准，采血量也可参照以下公式：

采血量＝BVX（Hi－He）/Hdv

式中，BV＝患者血容量，Hi＝患者原来的 Hct，He＝要求达到的 Hct，Hdv＝Hi 和

He 的平均值。放血的速度以 5min 内不超过 200mL 为宜。在放血的同时，若输入晶体液，可按 3：1 的比例输入。若输入胶体液，可按 1：1 的比例输入；或输入晶体液和胶体液，其比例为 2：1，其效果可能更好。晶体液以平衡液为最佳选择，其电解质成分近似于血浆，输注后既可补充血容量，又可补充功能性细胞外液。胶体液宜选择新一代明胶溶液琥珀明胶（succinylated gelatin），商品名血定安（gelofusine）和尿联明胶（urealinkedgelatin），也称海脉素（polygeline），商品名血代（hacmaccel），二者是较理想的胶体溶液，已广泛应用于临床。琥珀明胶输注后，血胶体渗透压峰值可达 4.6kPa（34.5mmHg），血管内消除半衰期为 4h，主要经肾小球滤过排出，输入后 24h 大部分从尿中排出。琥珀明胶无剂量限制，对交叉配血、凝血机制和肾功能均无不良影响。大剂量（24h 输 10～15L）输入也不影响手术止血功能。尿联明胶扩容性能与琥珀明胶相似，唯其含钙离子、钾离子较高，应用时需加以注意。

血液稀释性扩容是指在麻醉诱导后，经静脉系统输入一定量的晶体液与胶体液（1：1），使中心静脉压（CVP）达到正常值的高限（10～12cmH$_2$O），提高全身血管内与细胞外液的容量，并可通过稀释血液，HCT 以不低于 0.3 为限，以减少失血时血液有形成分的丢失，从而增强机体在大量失血时抵御失血性休克的能力。在临床上使用这种方法，既减少了等量血液稀释法带来的许多麻烦，同时又简便易行。据北京医科大学人民医院麻醉科在有大量出血可能的骨癌手术患者使用此法，获得了有益的效果。

（3）外科减少出血的方法。

1）充分止血：减少外科出血的有效方法是充分止血。但在出血量大且迅猛的骨癌手术，由于一部分患者的出血是来自于撕裂的肌肉小血管的渗血，另一部分患者的出血则是来自于肿瘤刮除时静脉丛的出血，因而给实施有效止血带来了很大困难。所以在实施出血量大的骨癌手术时，加快肿瘤切除或刮除的速度以及有效的压迫止血是减少骨癌手术时出血的最有效措施。对骶骨癌以及骨盆肿瘤的手术，切除或刮除肿瘤前，经盆腔内暂时阻断一侧的髂内动脉，也是降低术野出血的有效方法。

2）维持血流动力学稳定，防治失血性休克：术中应根据外科手术创伤的大小，部位以及出血量的多少对输血、输液的类型做出合理的选择，以保持血流动力学的稳定。对失血量 ≤20%，Hct>35% 的患者，只需输入平衡液即可；对失血量 ≤20%，HCT<35% 的患者，可在输入平衡液的同时，输入胶体液；对失血量超过 30%（1500mL～2500mL）的患者，在输入平衡液与胶体液的同时，需输入浓缩红细胞与全血，平衡液与失血量的比例可按 3：1 给予，输血后的最终目标至少应保持 HCT 在 30%，Hb 在 8g/dL 以上，以保证全身组织有充分的氧供以及细胞功能的正常，为全身血流动力学的稳定提供保证。

另外，手术创伤导致大量功能性细胞外液进入新形成的急性分隔性水肿间隙，又称"第三间隙"，功能性细胞外液转为非功能性细胞外液，这部分细胞外液被封存起来，形成新的水肿区，因此围术期必须考虑"第三间隙"体液丢失的补充。补充"第三间隙"丢失的体液宜用近似血浆电解质成分的平衡液，以保证机体内环境的稳定。严重手术，创伤的"第三间隙"体液丢失的补液量为 8mL/（kg·h）或更多。

急性大量出血的骨癌手术，术中失血性休克在所难免，防治失血性休克是围术期的一项重要任务。治疗失血性休克的措施，一方面要快速加压输血、大量补液，另一方面要求骨科医生及时有效地止血。因为骨癌手术的台上止血只能是用纱垫或纱布压迫出血部位，常常给有效止血带来一定困难。如骶骨癌刮除术在几分钟之内出血量可达 2000mL 以上，使血压和 CVP 急剧下降，即使快速输血，输液也不能在短时间内输入这么多的容量，此时即使肿瘤仍未完全刮除，常常需让外科医生行局部压迫，暂停手术操作，待平均动脉压回升至 8.0kPa 以上时再行刮除。由于出血量大，除大量的血纱布和血纱垫以及手术部位手术单以外，地上以及手术者的身上均是患者的血液，给对失血量的准确估计带来困难，往往估计的失血量均低于实际的出血量，因而在大量输血的过程中，应多次检测设备动脉血气、HB、HCT，以指导输血补液，使血色素不低于 8g/dL 和 HCT 不低于 30％为宜。

为了保证输血的有效及快速，除了麻醉前建立粗大静脉通路（三路外周静脉）以外，在大量出血前，应用加压输血器（进口）是行之有效的方法，因为此装置可将 200mL 的血液在不到 1min 的时间内输入患者体内。在输血的同时，也必须输入晶体液及胶体液，以迅速补充丢失的血容量和细胞外液，以保持内环境的稳定和恢复血容量，提高血压，满足全身脏器的灌注。

当骨癌手术急性大量失血时，在快速大量输血和补液治疗过程中，要注意心脏功能评估，才能维持血流动力学的稳定。此时大部分患者 CVP 已恢复正常，而血压仍然较低，在此情况下，需考虑到心肌功能障碍的问题，其原因如下。

酸碱平衡失调：ACD 血库存 10～14 天，pH 可下降至 6.77，主要由于葡萄糖分解和红细胞代谢产生乳酸和丙酮酸所致，当大量快速输库血给严重低血压患者时，必将加重代谢性酸中毒。pH 的降低直接影响心肌有效收缩，所以当大量输血或存在长时间低血压、枸橼酸和乳酸代谢降低时，可用碱性药物来纠正酸中毒，并依血气分析调整剂量，以改善心肌功能。

高血钾症：骨癌手术急性大量失血定会导致失血性休克，休克可引起肾上腺皮质功能亢进，肝糖原分解增加，使钾离子从肝内释出，可使血钾增高。而库血保存 7 天后，血钾为 12mmol/L，21 天可达 35mmol/L，因此大量输入库血后，会引起高血钾的危险。高血钾可加重低血钙对心肌的抑制，引起心律失常，甚至心跳停搏。此时要密切监测血气、血电解质及 ECG 的变化。应适当补充钙剂，以恢复血钾钙的正常比例。或给予胰岛素、葡萄糖溶液治疗。近来研究观察到大量输血后有 12％的患者出现低血钾，这是因为机体对钾代谢能力很强，库血输入后血钾可迅速返回红细胞内，如患者有代谢性或呼吸性碱中毒，更可促进血清钾的下降，而出现低血钾。

枸橼酸中毒：枸橼酸中毒并不是枸橼酸本身引起的中毒，而是枸橼酸与血清游离钙结合，使血钙浓度下降，出现低血钙症体征—心肌乏力、低血压、脉压变窄、左室舒张末压及 CVP 升高，甚而心脏停搏。ECG 出现 Q-T 间期延长。正常机体对枸橼酸的代谢能力很强，枸橼酸入血后迅速被肝脏和肌肉代谢，少量分布至细胞外液，还有 20％从尿排出，不会出现枸橼酸在体内的蓄积，同时机体还能有效地动员体内储存的钙以补充血钙的不足。大量输 ACD 血通常并不引起低钙血症的发生。但当大量输血后出现心肌抑制、低血压或 ECG 有低血钙表现时才给予补钙；骨癌急性大量失血需以 100mL/min 的速度快速输血时，应同时补钙剂为妥，以维护心功能的稳定。

低体温：大量输入冷藏库血可引起体温的下降。体温低于 30% 时，容易造成心功能紊乱，可出现血压下降或心室纤颤、心动过缓甚至心跳停止。低温还使氧解离曲线左移，促进低血钙症和酸中毒，并对钾离子敏感性增加，易引起心律失常。因此大量输血时应通过输血管道加温的方法使输入血加温，避免上述并发症的发生。

3. 术中维护凝血功能和 DIC 的防治

（1）术中凝血功能异常的预测与预防：骨癌患者术前应把血凝分析作为常规检查项目，包括凝血酶原时间（PT）及其活动度（AT），部分凝血酶原时间（APTT），纤维蛋白原（FIB），纤维蛋白（原）降解产物（FDP），D-二聚体（D-dimer），以及血小板计数（BPC）等。通过这些检查来筛选术前已有凝血功能异常的患者或诊断术中 DIC 的发生。对术前已有凝血功能障碍或术中可能发生 DIC 的高危者，术前应充分准备血小板，新鲜冷冻血浆（FFP）以及凝血酶原复合物和纤维蛋白原及凝血因子等。术中应维持适当的麻醉深度，以避免增加纤溶活性，同时应避免缺氧、酸中毒使微循环淤血而增加创面渗血。术中大量输入库血时，应输一定比例的新鲜血，输入库血要加温，为防止枸橼酸中毒致低血钙症，应补钙剂，或输注大量的晶体液或胶体液会导致血液过度稀释而引起的稀释性凝血病，此时，要补充浓缩红细胞和凝血因子，以维持血液的携氧能力和凝血功能，减少创面的广泛渗血和减轻组织缺氧。此外，应用具有降压作用同时对血小板聚集和血栓形成具有抑制作用的钙通道阻断剂尼卡地平，以保护血液的凝血功能。及时纠正低血压和防治失血性休克。

（2）术中凝血功能异常或 DIC 的诊断与治疗：由于骨癌手术的出血量大，又大量输血，输液，导致严重的凝血因子和血小板的稀释，造成渗血增加，给凝血异常和 DIC 的临床诊断带来一定的困难。然而术中手术部位渗血不止，血不凝，注射部位或穿刺部位的持续渗血，首先应考虑 DIC 的可能；随之行血凝分析检查，若血小板计数低于 $100\times10^9/L$ 或进行性下降，PT（正常 13s 左右）延长 3s 以上，FIB 低于 1.5g/L 或进行性下降，以及 FDP 高于 $20\mu g/mL$（正常值＜$1\sim6\mu g/mL$）即可诊断为 DIC。此时应及时去除病因，纠正诱发因素，积极治疗 DIC。输新鲜血，输注血小板，新鲜血浆、凝血酶原复合物或纤维蛋白原。大型手术中所发生的 DIC 应慎用肝素。

4. 保护重要脏器，预防多系统器官衰竭

急性大量失血的骨癌手术，常常引起严重低血压，导致全身脏器低灌注。因此，低血压期间，全身重要脏器的保护是麻醉医生的又一项重要任务。

在急性大量失血过程中，迅速而有效的输血补液，及早纠正血容量的丢失和体液的补充，是防治持续性低血压和改善组织低灌注与缺氧状态的根本措施。①利用新型钙通道阻断药—尼卡地平控制性降压，在控制性降压的同时，该药还具有脏器的保护性药理作用，能增强脏器抵抗缺血能力，避免低血压期间的脏器损害。实践表明，这一措施可明显减轻低血压后的全身脏器损害以及并发症的发生。②骨癌手术中通过等容血液稀释和血液稀释性预扩容以及失血后血液代偿性稀释，使血液黏滞性明显下降，红细胞在血液中保持混悬，不易发生聚集，使血液更容易通过微循环；血液稀释后血液黏度降低，使外周血管阻力下降，在同样灌注压力下，血流速度增加，有利于组织营养血流增加和代谢产物的排出，血流分布趋于均衡，便于组织对氧的摄取和利用。同时失血后血液稀释可以明显改善由于大量输入 2，3－DPG 含量低的库血，使氧解离曲线左移，血红蛋白和氧的亲和力增加而引起的严重组织缺氧现象。因此血液稀释后外周血管阻力降低，微循环血流增加，心排出量增加，组织氧摄取和利用增加，必然使组织器官的血流灌注得以改善。③ACD 保存 5 天后即开始有血小板聚集物，保存 10 天后才形成纤维蛋白原－白细胞－血小板聚集物。这种聚集物可通过普通滤网于大量输血时进入患者血循环到达重要器官如脑、肺、肾等，影响其功能。最易受累的器官是肺，引起肺毛细血管阻塞和肺栓塞，进而导致肺功能不全或成人呼吸窘迫综合征（ARDS）。为避免或减少聚集物引起的重要器官功能障碍，于大量输血时使用微孔滤网，以阻止聚集物的滤过。

　　骨癌手术的严重创伤、大量失血，导致失血性休克，持续低血压，又大量输血，使肾血流灌注明显减少，并有肾小动脉的收缩，因而使肾小球滤过率减少，患者出现少尿。此时绝不要一开始即作为肾衰竭而限制补液来处理，通过中心静脉压和动脉血压监测，来判断血容量不足，应及时纠正低血容量、低血压以防止肾由功能性损害而转变为器质性病变。使平均动脉压在 6.67kPa（50mmHg）以上时，肾实质血流可满足肾代谢需要，同时保持充分供氧和肾血管充分扩张，一般不致引起肾小球和肾小管上皮细胞永久性损害。只有当血容量确已补足而尿量仍不增加时才有使用利尿药的指征。因此必须警惕急性肾衰竭的发生。保护肾功能，预防肾缺血至关重要。积极预防脑损害，在骨癌手术急性大量失血时，如低血容量、低血压得不到及时纠正，持续时间过久，将会损害脑血管的自身调节功能，而出现脑缺血缺氧，为此，应选用降低脑代谢率的麻醉药，同时充分提供高浓度氧，以增加脑组织氧的摄取；亦可头部冰袋降温行脑保护。

　　5. 麻醉监测

　　（1）呼吸监测：除常规的呼吸监测项目如气道压（Paw），潮气量、分钟通气量、呼吸次数、吸入氧浓度以外，$ETCO_2$ 监测和麻醉气体监测对早期发现呼吸异常、合理追加肌松药以及较为准确地判断麻醉深度将起到重要作用。

　　（2）血流动力学监测：对于手术损伤小，出血量不多的骨癌手术，监测 ECG、HR，无创血压（NIBP）以及 SpO_2 即可满足要求。对创伤范围广，出血量大、手术时间长、容量不易调控的骨癌手术，还需行有创的桡动脉测压、CVP 监测，以利于准确、及时反映血流动力学的变化。对术前患有心血管疾患特别是冠心病患者以及创伤巨大的骨癌手术，也可考虑经右颈内静脉插入 Swan－Ganz 漂浮导管，监测 PCWP，CO，CI，SV，SVI，SVRI，PVRI 以及 SvO_2 等监测，以便合理地对患者的血流动力学状态做出准确判断和给予正确的处理。

　　有创监测下，应将压力传感器正确放置在零点水平。平卧位患者，零点水平应在左侧腋中线与第四肋间的交叉点；侧卧位患者的零点水平则在胸骨右缘第四肋间。准确的零点放置与校准对保证数值的准确可靠十分重要。

　　（3）凝血功能监测：凝血功能监测的主要项目是血凝分析，其中包括血小板计数、PT、APTT、FIB，FDP 等，通过血凝分析可以准确判断凝血功能异常和诊断 DIC，并对治疗起指导作用。

（4）血气与血乳酸监测：血气与血乳酸监测对于易发生失血性休克的骨癌患者特别重要。因为血乳酸含量和血气结果不但可反映全身组织是否发生缺血性的无氧代谢，是否存在全身氧债，而且可以结合 CI，SvO_2 判断造成全身氧债的原因，依此拟定出合理治疗方案，并对治疗效果做出判断，以指导麻醉医生围术期对患者的处理。动脉血乳酸正常值为 0.3～1.5mmol/dL，静脉血可稍高，为 1.8mmol/dL。

（5）肾功能监测：尿量是反映肾血流灌注的重要指标，亦可反映生命器官的血流灌注的情况。围术期宜保持尿量不少于每小时 1.0mL/kg。如果尿量少于每小时 0.5mL/kg，提示有显著的低血容量或（和）低血压，而且组织器官灌流不足，或有显著体液负平衡存在。对于血压恢复正常、血容量已补足的患者，若尿量仍少，应考虑以下几方面原因，其一，由于术前患者的过度紧张，导致抗利尿激素分泌过多，导致肾小管对原尿的重吸收增多引起少尿。对此类患者，只需给予小量呋塞米 5mg，即可在 10～15min 后尿量有明显增加。其二，机械因素，骨科手术大多在不同的体位下进行，易造成尿管的压迫、打折，甚至尿管插入位置异常。所以在给予呋塞米以前，应首先检查尿管是否通畅，否则会因给予大量呋塞米后导致大量尿液潴留在膀胱内，引起逼尿肌麻痹。其三，尿量仍少，比重降低，则有可能已发生急性肾衰竭竭。

输液利尿试验：对少尿或无尿患者，静脉注射甘露醇 12.5～25g，3～5min 内注完，如尿量增加到 400mL/h 以上，表示肾功能良好，属于肾前性少尿；如无反应，可再静脉注射 25g 甘露醇加呋塞米 80mg，如仍无反应，可考虑已有肾性肾衰竭竭。

（6）电解质监测：血钾和血钙是术中常用的电解质指标，特别是对于大量输血的骨癌手术，更是必不可少。虽然从理论上看，输入大量库存血易致高血钾，但临床观察发现，低血钾在大量输血后亦较为多见，因此在大量输血后，不可过于强调高血钾而忽视低血钾的存在，导致处理失误。输血后低血钙比较少见，但在短时间内大量快速输血，仍应注意到有发生低血钙的可能。应根据电解质的检测结果给予及时纠正与合理治疗。

第七章　普外科手术的麻醉

第一节　腹部手术的麻醉

一、腹部手术的麻醉特点

（一）腹腔内脏的神经支配

腹腔内脏器官受交感神经和副交感神经双重支配，内脏痛和牵拉反应与这些神经分布有密切关系。

1. 交感神经

内脏大神经起自脊髓胸4～10节段，终止于腹腔动脉根部的腹腔节，部分纤维终止于主动脉肾节和肾上腺髓质。内脏小神经起自脊髓 $T_{10～12}$ 节段，终止于主动脉肾节。内脏最小神经起自胸12节段，与交感神经干一并进入腹腔，终止于主动脉肾节。由腹腔神经节、主动脉肾节等发出的节后纤维分布至肝、胆、胰、脾、肾等实质器官和结肠脾曲以上的肠管。腰交感干由4～5对腰节组成，节上的分支有腰内脏神经，终止于腹主动脉丛及肠系膜丛等处，其节后纤维分布于结肠脾曲以下的肠管和盆腔脏器，部分纤维随血管分布至下肢。盆腔神经丛来自骶2～3骶节和尾节所发出的纤维。

2. 副交感神经

中枢位于脑干的副交感神经核及骶部 2～4 节段灰质的副交感核。迷走神经的腹腔支参与肝丛、胃丛，脾丛，胰丛、肾丛及肠系膜上下神经丛的组成，各丛分别沿同名血管分支达相应脏器。结肠脾曲以下肠管和盆腔脏器受骶 2～4 副交感节前纤维组成的直肠丛、膀胱丛、前列腺丛、子宫阴道丛等支配。

3. 重要腹腔内脏的神经支配

在结肠脾曲以上肠管和肝、胆、胰、脾等手术时，椎管内麻醉要阻滞内脏神经交感神经支，阻滞平面应达 $T_4～L_1$，但迷走神经支不可能被椎管内麻醉所阻滞。为消除牵拉结肠脾曲以上肠胃等内脏的反应，可辅用内脏神经局麻药局部封闭。结肠脾曲以下肠管和盆腔脏器的手术，阻滞平面达 $T_8～S_4$，交感神经和副交感神经可同时被阻滞。

（二）腹部手术特点和麻醉要求

（1）腹部外科主要为腹腔消化系统疾病的手术。消化道主要功能是消化、吸收，代谢；清除有毒物质；参与机体免疫功能；分泌多种激素调节消化系统和全身生理功能。因此，消化器官疾病必然导致相应的生理功能紊乱及全身营养状态恶化。

（2）胃肠道每日分泌大量消化液，含有相当数量电解质，一旦发生肠道蠕动异常或肠梗阻，消化液将在胃肠道内潴留；或因呕吐、腹泻等，导致大量体液丢失，细胞内，外液的水和电解质锐减，酸碱平衡紊乱。

（3）消化道肿瘤、溃疡或食管胃底静脉曲张，可继发大出血。除表现呕血、便血外，胃肠道可潴留大量血液，失血量难以估计。麻醉前应根据血红蛋白，尿量、尿比重、血压、心率、脉压、中心静脉压等指标补充血容量和细胞外液量，并做好大量输血的准备。

（4）胆道疾病多伴有感染，阻塞性黄疸和肝损害。麻醉时应注意肝肾功能的维护，出凝血异常及自主神经功能紊乱的防治。

（5）急腹症如胃肠道穿孔，急性胆囊炎，化脓性胆管炎，胆汁性腹膜炎及肝、脾、肠破裂等，病情危重，需急诊手术。急腹症手术麻醉的危险性、意外以及并发症的发生率，均比择期手术高。应尽可能在术前短时间内对病情做出全面估计和准备。

（6）严重腹胀、大量腹腔积液、巨大腹内肿瘤患者，当术中排出大量腹腔积液、搬动和摘除巨大肿瘤时，腹内压容易骤然下降而发生血流动力学及呼吸的明显变化。

（7）腹内手术中牵拉内脏容易发生恶心、呕吐。呕吐或反流误吸是腹部手术麻醉常见的死亡原因。胃液、血液、胆汁，肠内容物都有被误吸的可能。会导致急性呼吸道梗阻、吸入性肺炎或肺不张、误吸综合征和急性肺损伤等严重后果。

（8）良好的肌肉松弛是腹部手术麻醉的重要条件。

（三）腹部手术常用的麻醉方法

腹部手术患者具有年龄范围广，病情轻重不一及并存疾病不同等特点，故对麻醉方法与麻醉药物的选择，需根据患者全身状况，重要脏器损害程度，手术部位和时间长短，麻醉设备条件以及麻醉医师技术的熟练程度作综合考虑。

1. 局部麻醉

局部麻醉适用于短小手术及严重休克患者。可用的局麻方法有局部浸润麻醉，区域阻滞麻醉和肋间神经阻滞麻醉。腹腔内手术中还应常规施行肠系膜根部和腹腔神经丛封闭。本法安全，对机体生理影响小，但阻滞不易完善，肌松不满意，术野显露差，故使用上有局限性。

2. 脊麻

脊麻适用于下腹部及肛门会阴部手术。脊麻后尿潴留发生率较高，且禁忌证较多，故基本已被硬膜外阻滞所取代。

3. 连续硬膜外阻滞

连续硬膜外阻滞为腹部手术常用的麻醉方法之一。该法痛觉阻滞完善；腹肌松弛满意；对呼吸、循环、肝、肾功能影响小；因交感神经被部分阻滞，肠管收缩，手术野显露较好；麻醉作用不受手术时间限制，并可用于术后止痛，故是较理想的麻醉方法，但内脏牵拉反应较重，为其不足。

4. 全身麻醉

随着麻醉设备条件的改善，全身麻醉在腹部手术的选用日益增加，特别是某些上腹部手术，如全胃切除，腹腔镜手术，右半肝切除术，胸腹联合切口手术以及休克患者手术，均适于选用全身麻醉。由于患者情况不同，重要器官损害程度及代偿能力的差异，麻醉药物选择与组合应因人而异。目前常用方法有静吸复合全麻、神经安定镇痛复合麻醉、硬膜外阻滞与全麻复合麻醉等。麻醉诱导方式需根据患者有无饱胃及气管插管难易程度而定。急症饱胃者

（如进食，上消化道出血，肠梗阻等），为防止胃内容误吸，可选用清醒表麻插管。有肝损害者或 3 个月内曾用过氟烷麻醉者，应禁用氟烷。胆道疾患术前慎用吗啡类镇痛药。

二、胃肠道手术的麻醉

1. 麻醉前准备

（1）胃肠道疾病，特别是恶性肿瘤患者，术前多有营养不良，贫血、低蛋白血症、水肿、电解质异常和肾功能损害。麻醉前应尽力予以调整，以提高患者对手术，麻醉的耐受性，减少术后并发症。

（2）消化道溃疡和肿瘤出血患者多并存贫血，如为择期手术，血红蛋白应纠正到 $100g/L$ 以上，血浆总蛋白到 $60g/L$ 以上，必要时应给予小量多次输血或补充清蛋白。

（3）消化道疾病发生呕吐，腹泻或肠内容物潴留，最易发生水、电解质及酸碱平衡紊乱，出现脱水，血液浓缩、低钾血症，上消化道疾病易出现低氯血症及代谢性碱中毒；下消化道疾病可并发低钾血症及代谢性酸中毒等。长期呕吐伴有手足抽搐者，术前术中应适当补充钙和镁。

（4）为避免麻醉中呕吐、误吸及有利于术后肠功能恢复，对幽门梗阻的患者术前应常规洗胃；胃肠道手术宜常规行胃肠减压。

（5）麻醉前用药需根据麻醉方式和病情而定。对饱胃及可能呕吐者，应避免用药量过大，以保持患者的意识和反射。

2. 麻醉处理

（1）胃十二指肠手术：硬膜外阻滞可经 $T_{8\sim9}$，或 $T_{9\sim10}$ 间隙穿刺，向头侧置管，阻滞平面以 $T_4\sim L_1$ 为宜。为清除内脏牵拉反应，进腹前可适量给予氟芬或杜氟合剂，或哌替啶及东莨菪碱。上腹部手术的阻滞平面不宜超过 T_3，否则胸式呼吸被抑制，膈肌代偿性活动增强，可影响手术操作。此时，如再使用较大量镇痛镇静药，可显著影响呼吸功能而发生缺氧和二氧化碳蓄积，甚至发生意外。因此，麻醉中除应严格控制阻滞平面外，应加强呼吸监测和管理。腹部手术选用全麻时，宜选择麻醉诱导快，肌松良好，清醒快的麻醉药物。肌松药的选择及用药时间应合理掌握，需保证进腹探查，深部操作、冲洗腹腔及缝合腹膜时有足够的肌肉松弛，注意药物间的相互协同作用，加强呼吸、循环、尿量、体液等变化和维护水，电解质，酸碱平衡的管理。

（2）结肠手术：右半结肠切除术选用连续硬膜外阻滞时，可选 $T_{11\sim12}$ 间隙穿刺，向头侧置管，阻滞平面控制在 $T_6\sim L_2$。左半结肠切除术可选 $T_{12}\sim L_1$ 间隙穿刺，向头侧置管，阻滞平面需达 $T_6\sim S_4$。进腹探查前宜先给予适量辅助药，以控制内脏牵拉反应。选择全麻使用肌松药时，应注意与链霉素，新霉素、卡那霉素或多黏菌素等的协同不良反应（如呼吸延迟恢复）。结肠手术前常需多次清洁洗肠，故应注意血容量和血钾的变化。严重低钾血症可导致心律失常，术前数小时应复查血钾，麻醉中需有心电图监测。

（3）直肠癌根治术的麻醉：手术需取截石位。经腹会阴联合切口，选用连续硬膜外阻滞时宜用双管法。一点取 $T_{12}\sim L_1$ 间隙穿刺，向头置管；另一点经 $L_{3\sim4}$ 间隙穿刺，向尾置管。先经低位管给药以阻滞骶神经，再经高位管给药，使阻滞平面达 $T_6\sim S_4$，麻醉中适量应用辅助药即可满足手术要求。麻醉中应注意体位改变对呼吸、循环的影响，游离乙状结肠时多需采用头低位，以利于显露盆腔，此时应注意呼吸通气情况，并常规面罩吸氧。术中出血可能较多，要随时计算出血量，并给予及时补偿。

3. 麻醉后注意事项

（1）腹部手术结束，需待患者各项生命体征稳定后方可送回术后恢复室或病房；麻醉医师须亲自检查呼吸、血压，脉搏、四肢末梢温度颜色及苏醒程度，向主管手术医师和值班护士交代清楚后，方可离开患者。

（2）患者尚未完全清醒或循环、呼吸功能尚未稳定时，应加强对呼吸、血压，中心静脉压、脉搏，尿量、体温、意识，皮肤颜色，温度等监测，并给予相应处理。术后应常规给予氧治疗，以预防术后低氧血症。

（3）麻醉手术后应立即进行血常规、红细胞比积、电解质、血气分析等检查，并依检查结果给予相应处理。

（4）持续静脉补液，手术当天的输液量（包括术中量），成人为 3500～4000mL，如术中有额外出血和体液丢失，应依出量予以补充调整。热量供应于成人大手术后为 209.2kJ/（kg·d）[50kcal/（kg·d）]；小手术后为 167.4kJ/（kg·d）[40kcal/（kg·d）]。术前营养差的患者，术后应给予肠道外高营养治疗。

（5）术后可能发生出血、呕吐，呃逆、尿潴留和肺部并发症，须予以重视和防治。

三、胆囊、胆道疾病手术

1. 麻醉前准备

（1）重点应检查心、肺、肝、肾功能。对并存疾病特别是高血压病、冠心病、肺部感染、肝功能损害、糖尿病等应给予全面的内科治疗。

（2）胆囊、胆道疾病多伴有感染；胆道梗阻多有阻塞性黄疸及肝功能损害，麻醉前都要给予消炎、利胆和保肝治疗。阻塞性黄疸可导致胆盐，胆固醇代谢异常，维生素 K 吸收障碍，致使维生素 K 参与合成的凝血因子减少，发生出凝血异常，凝血酶原时间延长。麻醉前应给维生素 K 治疗，使凝血酶原时间恢复正常。

（3）血清胆红素升高者，在腹部外科多为阻塞性黄疸，术前应加强保肝治疗，术中术后应加强肝肾功能维护，预防肝肾综合征的发生。

（4）阻塞性黄疸的患者，自主神经功能失调，表现为迷走神经张力增高，心动过缓。麻醉手术时更易发生心律失常和低血压，麻醉前应常规给予阿托品。

（5）胆囊，胆道疾病患者常有水、电解质，酸碱平衡紊乱，营养不良，贫血，低蛋白血症等继发性病理生理改变，麻醉前均应作全面纠正。

2. 麻醉选择及处理

（1）胆囊、胆道手术可选择全身麻醉、硬膜外阻滞或全麻加硬膜外阻滞下进行。硬膜外阻滞可经 $T_{8～9}$ 或 $T_{9～10}$ 间隙穿刺，向头侧置管，阻滞平面控制在 $T_{4～12}$。胆囊，胆道部位迷走神经分布密集，且有膈神经分支参与，在游离胆囊床、胆囊颈和探查胆总管时，可发生胆一心反射和迷走一迷走反射。患者不仅出现牵拉痛，而且可引起反射性冠状动脉痉挛，心肌缺血导致心律失常，血压下降。应采取预防措施，如局部神经封闭，应用哌替啶及阿托品或依诺伐等。吗啡、芬太尼可引起胆总管括约肌和十二指肠乳头部痉挛，而促使胆道内压上升达 300mm H_2O 或更高，持续 15～30 分钟，且不能被阿托品解除，故麻醉前应禁用。阿托品可使胆囊，胆总管括约肌松弛，麻醉前可使用。胆道手术可促使纤溶酶活性增强，纤维蛋白溶解而发生异常出血。术中应观察出凝血变化，遇有异常渗血，应及时检查纤维蛋白原、血小板，并给予抗纤溶药物或纤维蛋白原处理。

（2）阻塞性黄疸常伴肝损害，应禁用对肝肾有损害的药物，如氟烷、甲氧氟烷，大剂量吗啡等。恩氟烷、异氟烷、七氟烷或脱氟烷亦有一过性肝损害的报道。麻醉手术中因凝血因子合成障碍，毛细血管脆性增加，也促使术中渗血增多。但经部分临床观察，不同麻醉方法对肝功能正常组与异常组的凝血因子，未见有异常变化。

（3）胆道外科患者病情与体质差异极大，肥胖体形者逐年增多，麻醉选择与处理的难度也各异。

3. 麻醉后注意事项

（1）术后应密切监测血压、脉搏、呼吸、尿量，尿比重，持续鼻导管吸氧，直至病情稳定。按时检查血红蛋白，红细胞比积及血电解质，动脉血气分析，根据检查结果给予调整治疗。

（2）术后继续保肝、保肾治疗，预防肝肾综合征。

（3）对老年人，肥胖患者及并存气管、肺部疾病者，应防治肺部并发症。

（4）胆总管引流的患者，应计算每日胆汁引流量，注意水、电解质补充及酸碱平衡。

（5）危重患者和感染中毒性休克未脱离危险期者，麻醉后应送术后恢复室或 ICU 进行严密监护治疗，直至脱离危险期。

四、脾脏手术

1. 麻醉前准备

（1）脾脏是人体血液储存和调节器官，有清除和调节血细胞，及产生自身免疫抗体的功能。原发性或继发性脾功能亢进需行手术者，多有脾肿大，红细胞，白细胞、血小板减少和骨髓造血细胞增生。麻醉医师应在麻醉前全面了解病史及各种检查结果，估计可能出现的问题，做好相应准备。

（2）严重贫血，尤其是溶血性贫血者，应输新鲜血。有肝损害、低蛋白血症者，应给予保肝及多种氨基酸治疗。有血小板减少、出凝血时间及凝血酶原时间延长者，应小量多次输新鲜血或浓缩血小板，并辅以维生素 K 治疗。待贫血基本纠正，肝功能改善、出血时间及凝血酶原时间恢复正常后再行手术。

（3）原发性脾功能亢进者除有严重出血倾向外，大都已长期服用肾上腺皮质激素和ACTH。麻醉前除应继续服用外，尚需检查肾上腺皮质功能代偿情况。

（4）有粒细胞缺乏症者常有反复感染史，术前应积极防治。

（5）外伤性脾破裂除应积极治疗出血性休克外，应注意有无肋骨骨折、胸部挫伤、左肾破裂及颅脑损伤等并存损伤，以防因漏诊而发生意外。

2. 麻醉选择与处理

（1）无明显出血倾向及出凝血时间，凝血酶原时间已恢复正常者，可选用连续硬膜外阻滞。麻醉操作应轻柔，避免硬膜外间隙出血。凡有明显出血者，应弃用硬膜外阻滞。选择全麻时需根据有无肝损害而定，可用静脉复合或吸入麻醉。气管插管操作要轻巧，防止因咽喉及气管黏膜损伤而导致血肿或出血。

（2）麻醉手术处理的难度主要取决于脾周围粘连的严重程度。游离脾脏、搬动脾脏、结扎脾蒂等操作，手术刺激较大，有发生意外大出血的可能，麻醉医师应提前防治内脏牵拉反应并做好大量输血准备。巨大脾脏内储血较多，有时可达全身血容量的20%，故麻醉中禁忌脾内注射肾上腺素，以免发生回心血量骤增而导致心力衰竭危险。

（3）麻醉处理中要密切注意出血，渗血情况，维持有效循环血量。渗血较多时，应依情使用止血药和成分输血。

（4）麻醉前曾服用激素的患者，围术期应继续给予维持量，以防肾上腺皮质功能急性代偿不全。

3. 麻醉后注意事项

（1）麻醉后当天应严密监测血压，脉搏、呼吸和血红蛋白，红细胞比积的变化，严防内出血和大量渗血，注意观察膈下引流管出血量、继续补充血容量。

（2）加强抗感染治疗。已服用激素者，应继续给维持量。

五、门脉高压症手术

1. 门脉高压症主要病理生理特点

门静脉系统是腹腔脏器与肝脏毛细血管网之间的静脉系统。当门静脉的压力因各种病因而高于 $25cmH_2O$ 时，可表现一系列临床症状，统称门脉高压症。其主要病理生理改变为：①肝硬化及肝损害。②高动力型血流动力学改变；容量负荷及心脏负荷增加，动静脉血氧分压差降低，肺内动静脉短路和门，体静脉间分流。③出凝血功能改变：有出血倾向和凝血障碍。原因为纤维蛋白原缺乏、血小板减少、凝血酶原时间延长、第V因子缺乏、血浆纤溶蛋白活性增强。④低蛋白血症：腹腔积液、电解质紊乱、钠和水潴留、低钾血症。⑤脾功能亢进。⑥氮质血症、少尿，稀释性低钠、代谢性酸中毒和肝肾综合征。

2. 手术适应证的选择

门脉高压症手术麻醉的适应证主要取决于肝损害程度、腹腔积液程度、食管静脉曲张及有无出血或出血倾向。为做好手术前准备和估计，降低病死率，可将门脉高压症的肝功能情况归纳为三级。Ⅲ级肝功能者不适于手术麻醉，应力求纠正到Ⅰ或Ⅱ级。Ⅰ、Ⅱ级术后病死率约为5%，Ⅲ级者病死率甚高。

高桥成辅指出，门脉高压症麻醉危险性增加的界限为：黄疸指数大于40U；血清胆红素大于 $20.5\mu mol/L$；血浆总蛋白量小于50g/L；清蛋白小于25g/L；A/G小于0.8；GPT，GOT大于100U；磺溴酞钠（BSP）潴留试验大于15%；吲哚氰绿（ICG）消失率小于0.08。为探讨肝细胞功能的储备能力，糖耐量曲线试验有一定价值，90～120分钟值如高于60分钟值者，提示肝细胞储备力明显低下，麻醉手术病死率极高。

近年来多以综合性检查结果来判断门脉高压症的预后。这种分类为麻醉临床提供科学依据。

3. 麻醉前准备

门脉高压症多有程度不同的肝损害。肝脏为三大代谢和多种药物代谢、解毒的器官，麻醉前应重点针对其主要病理生理改变，做好改善肝功能、出血倾向及全身状态的准备。

（1）增加肝糖原，修复肝功能，减少蛋白分解代谢；给高糖，高热量、适量蛋白质及低脂肪饮食，总热量应为 125.5～146.4kJ（30～35kcal/kg）。必要时可静脉滴注葡萄糖胰岛素溶液。对无肝性脑病者可静脉滴注相当于 0.18g 蛋白/（kg·d）的合成氨基酸。脂肪应限量在 50g/d 以内。为改善肝细胞功能，还需用多种维生素，如每日复合维生素 $B_{6\sim12}$ 片口服或 4mg 肌内注射；维生素 B_6 50～100mg；维生素 B_{12} 50～100pg；维生素 C3g 静脉滴入。

（2）有出血倾向者可给予维生素 K 等止血药，以纠正出凝血时间和凝血酶原时间。如系肝细胞合成第 V 因子功能低下所致，麻醉前应输新鲜血或血浆。

（3）腹腔积液直接反映肝损害的严重程度，大量腹腔积液还直接影响呼吸、循环和肾功能，应在纠正低蛋白血症的基础上，采用利尿、补钾措施，并限制入水量。有大量腹腔积液的患者，麻醉前应多次小量放出腹腔积液，并输用新鲜血或血浆，但禁忌一次大量放腹腔积液，以防发生休克及低盐综合征或肝昏迷。

（4）凡伴有水、电解质，酸碱平衡紊乱者，麻醉前应逐步纠正。

4. 麻醉选择与处理

肝脏是多种麻醉药代谢的主要场所，而多数麻醉药都可使肝血流量减少。麻醉选择与处理的主要原则是选用其最小有效剂量，使血压维持在 80mmHg 以上，否则肝脏将丧失自动调节能力，并可加重肝细胞损害。

（1）麻醉前用药：大量应用阿托品或东莨菪碱可使肝血流量减少，一般剂量时则无影响。镇静镇痛药均在肝内代谢，门脉高压症时分解代谢延迟，可导致药效增强、作用时间延长，故应减量或避免使用。

（2）麻醉药：氧化亚氮在无缺氧的情况下，对肝脏无直接影响。氟烷使肝血流量下降约 30%，部分患者术后可有 GPT 与 BSP 一过性升高，因此原有肝损害或疑有肝炎者宜禁用。恩氟烷是否存在肝损害，尚未定论，但用药后 1 周内 GPT 可上升至 I00U 以上，故最好避免使用。异氟烷、七氟烷在体内降解少，对肝功能影响轻微，可考虑选用。肝损害时血浆蛋白量减少，应用巴比妥类药时，因分解代谢减缓，使血内游离成分增加，药效增强，但睡眠量巴比妥类对肝脏尚无影响。氟哌利多，芬太尼虽在肝内代谢，但麻醉常用量尚不致发生肝损害，可用于门脉高压症手术的麻醉，但对严重肝损害者应酌情减量。氯胺酮，咪达唑仑、哌替啶则均可选用。

（3）肝硬化患者的胆碱酯酶活性减弱，使用琥珀胆碱时，其作用可增强，易发生呼吸延迟恢复；应用潘库溴铵时可无影响。正常人筒箭毒碱可经肾和胆汁排泄，门脉高压症患者经胆汁排出减少，故禁忌大量使用箭毒类药。

（4）酯类局麻药由血浆胆碱酯酶分解，酰胺类局麻药都在肝内代谢。由于血浆内胆碱酯酶均来自肝脏，肝硬化患者应用局麻药可因其分解延缓，易于蓄积，故禁忌大量使用。

综合上述特点，门脉高压症分流手术的麻醉可选用下列方法之一：①硬膜外阻滞辅以依诺伐。②依诺伐、氧化亚氮、氧、肌松药复合麻醉。③氯胺酮，咪达唑仑，氧化亚氮、氧，肌松药复合麻醉。④异氟烷、芬太尼、氧化亚氮、氧、肌松药复合麻醉。

5. 麻醉处理要点

（1）维持有效循环血量：通过 EKG、血压、脉搏、SpO_2、中心静脉压，尿量等的监测，维持出入量平衡，避免血容量不足或过多，预防低血压和右心功能不全，维护肾功能。输液时不可大量使用乳酸钠林格液或生理盐水，否则钠负荷增加可导致间质性肺水肿；伴肾功能损害者尤需避免。此外，麻醉中可通过血气分析和电解质检查，及时纠正水，电解质和酸碱失衡；如有可能，宜测定血浆及尿渗透浓度，有指导价值。

（2）保持血浆蛋白量：低蛋白血症患者麻醉时应将清蛋白提高到 25g/L 以上，不足时应补充清蛋白，以维持血浆胶体渗透压和预防间质水肿。

（3）维护血液氧输送能力：须保持血容量、每搏量、红细胞比积、血红蛋白及氧离解曲线的正常。心功能正常者，为保持有效循环血量，宜使红细胞比积保持在 30％ 左右，以降低血液黏滞度，保证最佳组织灌流。为确保氧的输送能力，对贫血者可输浓缩红细胞。

（4）补充凝血因子：麻醉前有出血倾向者，应输用新鲜血或血小板。缺乏由维生素 K 合成的凝血因子者，可输给新鲜血浆。麻醉中一旦发生异常出血，应即时查各项凝血功能，作针对性处理。

（5）处理大量出血：门脉高压分流术中，出血量在 2000mL 以上者，并非少见，可采用血液回收与成分输血，适量给予血浆代用品。输血、输液时应注意补充细胞外液、纠正代谢性酸中毒、充分供氧及适量补钙。

（6）保证镇痛完善，避免应激反应。

六、急腹症患者

急症手术中以急腹症最常见。据统计，急诊麻醉中急腹症约占 82.6％。其特点是发病急、病情重、饱胃患者比例大，继发感染或出血性休克者多，麻醉前准备时间紧，难以做到全面检查和充分准备。麻醉危险性、意外发生率及麻醉手术后并发症均较择期手术高。

1. 麻醉前准备

（1）麻醉医师必须抓紧时间进行术前访视，重点掌握全身状况、神智、体温、循环、呼吸，肝及肾功能；追问既往病史，麻醉手术史，药物过敏史，禁食或禁饮时间。根据检查，选定麻醉方法和药物，做好意外防治措施。

（2）对并存血容量不足、脱水、血液浓缩，电解质及酸碱失衡或伴严重合并疾病以及继发病理生理改变者，根据血常规、红细胞比积，出凝血时间、血型、心电图、X 线检查，血气分析、血清电解质，尿常规、尿糖、尿酮体等的检查结果，进行重点处理或纠正。

（3）对休克患者必须施行综合治疗，待休克改善后再行麻醉。但有时由于病情发展迅速，应考虑在治疗休克的同时进行紧急麻醉和手术。治疗休克应重点针对脱水、血浓缩或血容量不足进行纠正，以改善微循环和维持血压。术前要备足全血，以便于麻醉中进一步补足血容量。纠正电解质与酸碱失衡、血压维持在 80mmHg 以上，红细胞比积在 30％ 以上，重要脏器的血流灌注和肾功能尚可维持，对大量出血患者。应尽快手术以免延误手术时机。

（4）饱胃、肠梗阻，消化道穿孔，出血或弥散性腹膜炎患者，麻醉前必须进行有效的胃肠减压。

（5）剧烈疼痛、恐惧和躁动不安必然促使儿茶酚胺释放，加重微循环障碍，促进休克发展，故麻醉前应给一定的术前药，但剂量应以不影响呼吸、循环，保持意识存在为准。

2. 麻醉选择及处理

（1）胃、十二指肠溃疡穿孔：除应激性溃疡穿孔外，多有长期溃疡病史及营养不良等变化。腹膜炎患者常伴剧烈腹痛和脱水，部分患者可继发中毒性休克。在综合治疗休克取得初步纠正的基础上，可慎用硬膜外阻滞，但需小量分次用药，严格控制阻滞平面。麻醉中继续纠正脱水、血浓缩和代谢性酸中毒，防治内脏牵拉反应。对严重营养不良，低蛋白血症或贫血者，术前宜适量补血或血浆。麻醉后重点预防肺部并发症。

（2）上消化道大出血：食管静脉曲张破裂，胃肠肿瘤或溃疡及出血性胃炎，经内科治疗48小时仍难以控制出血者，常需紧急手术。麻醉前多有程度不同的出血性休克、严重贫血、低蛋白血症、肝功能不全及代谢性酸中毒等。术前均需抗休克综合治疗，待休克初步纠正后可选用全身麻醉或连续硬膜外阻滞。麻醉中应根据血压、脉搏、脉压、尿量、中心静脉压、血气分析、心电图等监测情况，维护有效循环血容量，保持血压在90mmHg以上，维持呼吸功能，避免缺氧和二氧化碳蓄积，纠正酸碱失衡。使尿量在30mL/h以上。

对出血性休克或持续严重出血的患者，宜选用气管内插管浅全麻。为预防误吸，应施行表面麻醉清醒气管内插管。麻醉维持可选用对心肌和循环抑制轻的依托咪酯、γ羟丁酸钠、氯胺酮、咪达唑仑、芬太尼、氧化亚氮及肌松药等。有肝、肾损害者注意维护肝、肾功能。

（3）急性肠梗阻或肠坏死：无继发中毒性休克的患者，可选用连续硬膜外阻滞。有严重脱水、电解质、酸碱失衡、腹胀、呼吸急促、血压下降、心率增快的休克患者，以选择气管内插管全麻为安全。麻醉诱导及维持过程中应强调预防呕吐物反流误吸；继续进行抗休克综合治疗，维护心、肺、肾功能，预防呼吸困难综合征、心力衰竭和肾衰竭。输血输液时，应掌握剂量与速度，胶体与晶体比例，以维持生理需要的血红蛋白与红细胞比积。麻醉后需待患者完全清醒，呼吸交换正常、循环稳定、血气分析正常，方停止呼吸治疗。

（4）急性坏死性胰腺炎：循环呼吸功能稳定者，可选用连续硬膜外阻滞。已发生休克经综合治疗无效者，应选用对心血管系统和肝肾功能无损害的全身麻醉。麻醉中应针对病理生理特点进行处理：①因呕吐、肠麻痹、出血、体液外渗往往并存严重血容量不足，水、电解质紊乱，应加以纠正。②胰腺酶可将脂肪分解成脂肪酸，与血中钙离子起皂化作用，因此患者可发生低钙血症，需加以治疗。③胰腺在缺血，缺氧情况下可分泌心肌抑制因子（如低分子肽类物质），因此抑制心肌收缩力，甚至发生循环衰竭，应注意预治。④胰腺炎继发腹膜炎，致使大量蛋白液渗入腹腔，不仅影响膈肌活动，且使血浆渗透压降低、容易诱发肺间质水肿，呼吸功能减退，甚至发生急性呼吸困难综合征（ARDS）。麻醉中应在血流动力学指标监测下，输入血浆代用品，血浆和全血以恢复有效循环血量，纠正电解质紊乱及低钙血症，同时给予激素和抗生素治疗。此外，应注意呼吸管理，维护肝功能，防治ARDS和肾功能不全。

七、类癌综合征

1. 类癌综合征主要病理生理特点

（1）见于胃肠道、胆、胰、甲状腺、肺、支气管、前纵隔、卵巢、睾丸等部位，发生率占类癌患者的18%。

（2）其病理生理改变主要由于色胺酸代谢紊乱，分泌 5－羟色胺、缓激肽、组胺等血管活性物质所造成。类癌综合征患者在麻醉中易促使神经节阻滞药的作用增强，致血压下降、支气管痉挛、高血糖、肠蠕动亢进。5－羟色胺可通过血脑屏障对中枢产生抑制作用，使麻醉苏醒延迟。缓激肽可引起严重血管扩张，毛细血管通透性增加和血压下降。

（3）临床表现主要有：皮肤潮红、毛细血管扩张，以面部、颈和胸部明显，多次发作后肤色呈发绀状；眼结膜有毛细血管扩张和水肿；血压下降，极度乏力；腹泻呈水样及脂肪样大便，每日多达 20～30 次，可导致营养不良，水、电解质失衡；心内膜，心包膜、胸膜、腹膜纤维组织增生，出现三尖瓣、肺动脉瓣狭窄或关闭不全，最终发生心力衰竭、严重支气管痉挛可导致窒息。

2. 麻醉前准备

（1）对疑有类癌综合征的患者要全面检查。对原发病灶部位、肝损害及其程度和心功能代偿情况等作为重点检查和全面估价。

（2）手术前应对综合征发作的患者试用 5－羟色胺拮抗剂（如 nozinam），缓激肽拮抗剂（如抑肽酶，trasylol），以及皮质类固醇等进行试探性治疗，找出有效治疗药物和剂量。以供麻醉处理时参考使用。

（3）改善全身状况和营养不良，纠正水、电解质失衡。手术前禁用含有大量色胺酸的饮料和食物（如茶、酒、脂肪及某些蔬菜）；禁忌挤压肿瘤以防诱发综合征的发作。

（4）保持患者镇静，避免交感－肾上腺系统兴奋，麻醉前用药宜适当增量。

3. 麻醉选择和处理

（1）吗啡、硫喷妥钠，右旋糖酐、多黏菌素 B 等，可增加肠色素颗粒细胞膜的通透性，或泵作用发生改变而促使 5－羟色胺分泌增加，故应禁用。

（2）琥珀胆碱的去极化作用，可增高腹内压；筒箭毒碱的神经节阻滞和组胺释放作用，可诱发血压严重波动和支气管痉挛，故应慎用。

（3）因类癌分泌的活性物质，直接作用于神经末梢与靶细胞的交接处，由此引起类癌综合征的发作，各种麻醉包括局麻，神经阻滞、脊麻或硬膜外阻滞中都会同样发作。因此在麻醉管理中应提高警惕，尽量避免导致血压下降和呼吸抑制的各种影响因素。

（4）神经安定药、抗组胺药可降低肠色素颗粒细胞膜的通透性，并阻滞 5－羟色胺、组胺的作用，故类癌综合征手术可选用神经安定镇痛麻醉或静脉复合麻醉，肌松药中可选用潘库溴铵或维库溴铵等无组胺释放作用的药物。

（5）麻醉力求平稳，诱导期避免各种应激反应和儿茶酚胺释放因素，控制适当的麻醉深度。手术挤压肿瘤、变动体位、缺氧、二氧化碳蓄积、低血压等因素都会促使类癌的活性物质（5－羟色胺及缓激肽）分泌增加，应严密监护。选用气管内插管，有利于供氧和维持呼吸道通畅，一旦出现支气管痉挛，可立即施行正压辅助呼吸，故适用于类癌手术患者的麻醉。

（6）麻醉中一旦发生缓激肽危象而导致严重低血压时，应禁用儿茶酚胺类药，后者可增加缓激肽的合成，低血压可更加严重。必要时应选用甲氧明、间羟胺或高血压素。最好选用5－羟色胺、缓激肽和组胺的拮抗药及激素；补足有效循环血量；纠正水、电解质及酸碱失衡。对并存心肌、心瓣膜损害的类癌患者，应注意防止增加右心负荷，正确掌握输血、输液速度与总量，注意尿量，预防心力衰竭。

第二节　甲状腺手术的麻醉

甲状腺是重要的内分泌腺之一，主要分泌甲状腺激素，对机体的代谢、生长发育、神经系统、心血管系统和消化系统等具有重要的作用。甲状腺的功能受诸多因素的调节，甲状腺激素分泌增加或减少均可导致机体内分泌代谢紊乱。一些甲状腺疾病可通过手术治疗，许多手术患者也可伴随甲状腺功能障碍，故应了解甲状腺解剖生理特点和甲状腺手术的麻醉特点，选择适当的麻醉方法和麻醉药物，保证患者术中安全，防止各种并发症发生。

一、甲状腺手术麻醉的特点

（一）甲状腺的解剖和生理特点

人类甲状腺起源于第一对咽囊之间的内胚层，胚胎第 5 周在咽底壁出现一正中突起，即为甲状腺原基，以后逐渐向下凹陷形成甲状腺囊，并向下发展至颈前方。甲状腺位于颈前下方软组织内，大部分位于喉及气管上段两侧，其峡部覆盖于第 2～4 气管软骨环的前面。有时甲状腺向下深入胸腔，称为胸骨后甲状腺，当其肿大时，常压迫气管引起呼吸困难。甲状腺由许多球形的囊状滤泡构成。滤泡衬以单层上皮细胞，滤泡细胞分泌甲状腺素和三碘甲状腺原氨酸，二者释放进入血液后，即组成甲状腺激素。而滤泡旁细胞则分泌降低血钙水平的激素，即降钙素。

甲状腺激素的主要生理功能：①促进细胞内氧化，提高基础代谢率，使组织产热增加。甲状腺激素能促进肝糖原酵解和组织对糖的利用；促进蛋白质的分解，如骨骼肌蛋白质分解，出现消瘦和乏力；并增加脂肪组织对儿茶酚胺和胰高血糖素的脂解作用，加快胆固醇的转化和排泄。正常的基础代谢率为 ±10％。②维持正常生长发育，特别对脑和骨骼发育尤为重要。甲状腺功能低下的儿童，表现为智力下降和身材矮小为特征的呆小病。③对心血管系统影响：甲状腺激素能增强心肌对儿茶酚胺的敏感性。④对神经系统的影响：甲状腺功能亢进时可出现易激动，注意力不集中等中枢神经系统兴奋症状。⑤对消化系统影响：甲亢时食欲亢进，大便次数增加，此与胃肠蠕动增强及胃肠排空加快有关。

（二）甲状腺手术麻醉特点

甲状腺手术麻醉方法的选择应考虑以下几个因素：①甲状腺疾病的性质和手术范围。②甲状腺功能状况。③有无声带麻痹，气管、大血管和神经受压及对通气功能影响。④患者全身状况及其他并发症。⑤患者的精神状况和合作程度。

对于不伴有呼吸道压迫症状的甲状腺功能亢进的患者，可采用局部浸润麻醉或颈丛神经阻滞，对病情复杂或伴有全身器质性疾病或不合作者选用气管内全身麻醉。

二、甲状腺肿瘤手术

甲状腺肿瘤包括甲状腺囊肿、甲状腺良性肿瘤及恶性肿瘤。甲状腺良性肿瘤包括甲状腺腺瘤、良性畸胎瘤等，多发生于 20～40 岁的女性，病理变化主要包括滤泡性和乳突状腺瘤及不典型腺瘤，以滤泡性腺瘤最常见。多数患者无任何症状或稍有不适而被发现颈部肿物，多数为单个，表面光滑、边界清楚、无压痛、可随吞咽上下移动，罕见巨大瘤体可产生邻近组织器官受压。部分甲状腺腺瘤可发生癌变，癌变率为 $10\%\sim20\%$，因此，主张早期手术治疗。对于单个小瘤体，可采用局部浸润或颈丛神经阻滞，或颈部硬膜外阻滞，必要时静脉辅助镇静或镇痛药物。术中保持患者清醒以利于配合手术医师检查声带功能，避免喉返神经损伤。

甲状腺恶性肿瘤主要包括：①乳头状腺癌（$60\%\sim70\%$），好发于年轻女性，且易发生颈部淋巴结转移，患者多无自觉症状，且生长缓慢，故一般就诊较晚。②滤泡状腺癌（约占20%），可发生于任何年龄，但以年龄较大者多见。多为单发，边界不清，较少发生淋巴结转移，多经血液转移到肺和骨骼。此类患者需行原发病灶切除及颈部淋巴结清除术，故常选用气管内麻醉。③未分化癌（$10\%\sim15\%$），常见于老年人，恶性程度甚高，极易发生颈部淋巴结和血液转移。可广泛侵犯周围邻近组织和器官，患者常伴有呼吸困难、吞咽困难，颈静脉怒张等。一般选择放射治疗。对某些晚期患者，由于局部压迫症状严重，如出现严重呼吸困难，需要手术治疗以解除气管压迫，一般在表面麻醉下行清醒气管插管，保持呼吸道通畅后再施行手术。

三、甲状腺功能亢进症手术

甲状腺功能亢进症是由各种原因导致正常甲状腺素分泌的反馈机制失控，导致循环中甲状腺素异常增多而出现以全身代谢亢进为主要特征的疾病总称。根据引起甲状腺功能亢进的原因可分为原发性、继发性，高功能腺瘤三类。原发性甲状腺功能亢进症最常见，其发病机制目前认为可能是一种自身免疫性疾病。患者年龄多在 $20\sim40$ 岁，甲状腺弥散性肿大，两侧对称，且常伴有眼球突出。

（一）麻醉前评估

麻醉前访视患者时，可根据其症状、体征及实验室检查评估其甲状腺功能亢进症的严重程度。

1. 临床表现

（1）性情急躁，容易激动，失眠，双手平行伸出时出现震颤。

（2）食欲亢进，但却体重减轻、怕热、多汗，皮肤潮湿。

（3）脉搏快而有力（休息及睡眠时仍快），脉压增大，病程长者可出现甲亢性心脏病，严重病例可出现心房颤动，甚至充血性心力衰竭。

（4）突眼征常发生于原发性甲状腺功能亢进症患者，双侧眼球突出、眼裂开大，上下眼睑不能完全闭合，以致角膜受损，严重者可发生溃疡甚至失明。⑤甲状腺弥散性对称性肿大，严重者可压迫气管等，但较少见，可扪及震颤，并闻及血管杂音。⑥内分泌紊乱，无力、易疲劳等。

2. 特殊检查

（1）基础代谢率：常用计算公式：基础代谢率＝（脉率＋脉压）－111。测定时应在完全安静、空腹时进行（一般是早晨清醒后未起床时），正常值为 $\pm10\%$，增高 $20\%\sim30\%$ 为轻度甲亢，$30\%\sim60\%$ 为中度，60% 以上为重度。

（2）甲状腺摄^{131}I率测定：正常甲状腺 24 小时内摄取^{131}I量为人体总量的 $30\%\sim40\%$，如果 2 小时内甲状腺摄取^{131}I量超过人体总量的 25%，或 24 小时超过人体总量的 50%，且

吸 ^{131}I 高峰提前出现，均可诊断甲亢。

（3）血清 T_3 、 T_4 含量测定：甲亢时，血清 T_3 可高于正常 4 倍左右，而 T_4 仅为正常值的 2 倍半。

（4）促甲状腺素释放激素（TRH）兴奋试验，静脉注射 TRH 后，促甲状腺激素不增高，则有诊断意义。

3. 病情评估

根据上述临床表现及特殊检查以及是否曾发生甲状腺危象等可以对病情严重程度作一评估。一般应经过一段时间抗甲状腺功能亢进药物治疗，待病情稳定后才考虑手术，否则，围手术期间易发生甲状腺危象。如果甲状腺功能亢进症症状得到基本控制，则可考虑手术，具体为：①基础代谢率小于 $+20\%$ 。②脉率小于 90 次／分，脉压减小。③患者情绪稳定，睡眠良好，体重增加等。

（二）麻醉前准备

1. 药物准备

药物准备是术前降低基础代谢率的重要措施。有两种方法：①先用硫脲类药物降低甲状腺素的合成，并抑制机体淋巴细胞自身抗体产生，从而控制因甲状腺素升高而引起的甲亢症状。待甲亢症状被基本控制后，改用碘剂（Logul 液）1～2 周，再行手术。②开始即服用碘剂，2～3 周后甲亢症状得到基本控制，便可进行手术。

硫氧嘧啶类药物包括甲硫氧嘧啶和丙基硫氧嘧啶，每日 200～400mg，分次口服，咪唑类药物，如他巴唑（甲巯咪唑），甲亢平（卡比马唑）每日 20～40mg，分次口服。碘剂含 5%碘化钾，每日 3 次，第 1 日每次 3 滴，以后每日每次增加 I 滴，至每次 16 滴为止。由于抗甲状腺药物能引起甲状腺肿大和动脉性充血，手术时易出血，增加了手术的困难和危险，因此服用后必须加用碘剂 2 周，使甲状腺缩小变硬，有利于手术操作。必须说明的是，碘剂的作用在于抑制蛋白水解酶，减少甲状腺球蛋白的分解，从而抑制甲状腺素的释放，并减少甲状腺的血流量。但停用碘剂后甲状腺功能亢进症状可重新出现，甚至比原来更严重，因此，凡不准备实施手术者，不要服用碘剂。对于上述两种药物准备无效者或不能耐受者，现主要加用 β－受体阻断药，如普萘洛尔。普萘洛尔能选择性地阻断各种靶器官组织上的 β－受体对儿茶酚胺的敏感性，而改善甲状腺功能亢进症的症状，剂量为每 6 小时口服一次，每次 20～60mg，一般 1 周后心率降至正常水平，即可施行手术。由于普萘洛尔在体内的有效半衰期不足 8 小时，所以最后一次口服应在术前 1～2 小时，手术后继续服用 1 周左右。对于患哮喘慢性气管炎等患者忌用。

2. 麻醉前用药

根据甲状腺功能亢进症状控制的情况和将采用的麻醉方法综合考虑，一般来说，镇静药用量较其他病种要大。可选用巴比妥类或苯二氮䓬类药物，如咪达唑仑 0.07～0.15mg／kg。对某些精神高度紧张拟选择气管内麻醉的患者，可加用芬太尼 0.1mg、氟哌利多 5mg 肌内注射，具有增强镇静、镇痛，抗呕吐的作用。为了减少呼吸道分泌物，可以选用 M 受体阻滞药，一般选用东莨菪碱。应该强调的是，对于有呼吸道压迫或梗阻症状的患者，麻醉前镇静或镇痛药应减少用量或避免使用。

（三）麻醉方法的选择

1. 局部浸润麻醉

局部浸润麻醉对于症状轻，病程短或经抗甲状腺药物治疗后，病情稳定，无气管压迫症状，且合作较好的患者可采用局部浸润麻醉，特别适应于微创手术。选择恰当浓度的局麻药，一般不加肾上腺素，以免引起心率增快，甚至心律失常。充分皮内、皮下浸润注射，虽然可完全消除手术所致疼痛刺激，但由于甲状腺功能亢进症患者精神紧张状态确非一般，加上甲状腺手术体位和术中牵拉甲状腺组织引起不适反应，术中必须静脉注射镇痛或镇静药，故现在已极少采用局部浸润麻醉于甲状腺功能亢进症患者。

2. 颈丛神经阻滞或连续颈部硬膜外阻滞

颈丛神经阻滞的麻醉效果较局部浸润麻醉优良，一般可获得较好的麻醉效果，但仍未摆脱局部麻醉的缺点，如手术牵拉甲状腺时患者仍感不适，此外，若手术时间较长者，麻醉作用逐渐消退，需要加用局部浸润麻醉或重新神经阻滞等。颈部硬膜外阻滞能提供最完善的镇痛效果，同时因阻滞心脏交感神经更利于甲状腺功能亢进患者，可用于防治甲状腺危象，更适应于手术前准备不充分的患者。术中可适量辅以镇痛药及镇静药，如芬太尼及氟哌利多等，以减轻术中牵拉甲状腺所致的不适反应。手术中可能因硬膜外阻滞平面过广、静脉辅助药作用等出现呼吸抑制。故麻醉期间需严密观察患者呼吸功能变化，避免呼吸道梗阻及窒息发生，同时准备气管插管用具。

3. 气管内麻醉

气管内麻醉是目前采用最广泛的麻醉方法。适合于甲状腺较大或胸骨后甲状腺肿，伴有气管受压，移位、术前甲状腺功能亢进症状尚未完全控制或精神高度紧张不合作的患者。气管内麻醉能确保患者呼吸道通畅，完全消除手术牵拉所致的不适，增加了手术和麻醉安全性。不足之处是术中无法令患者配合以确定是否损伤喉返神经，此外，若患者术中发生甲状腺危象则体征可能不够明显，必须予以重视。总之，应根据病情选择合理的麻醉药物和麻醉诱导方式并完成气管内插管术，且采用必要的监测技术，使患者平稳渡过手术期。

（1）全身麻醉诱导和气管插管术：困难气管内插管常发生于甲状腺手术患者，麻醉前应有足够的思想和技术准备，包括准备不同内径的气管导管、不同型号的喉镜，甚至纤维支气管镜。对于有呼吸道压迫症状者，宜选择表面麻醉下清醒气管内插管。对于大多数甲状腺功能亢进症患者，若症状控制较好，且不伴有呼吸道压迫症状者，可采用快速诱导气管内插管。但必须注意，凡具有拟交感活性或不能与肾上腺素配伍的全麻药，如乙醚、氟烷、氯胺酮均不宜用于甲状腺功能亢进患者。其他药物，如硫喷妥钠，异丙酚、琥珀胆碱、恩氟烷、异氟烷等均可选用。麻醉诱导过程中充分吸氧去氮，诱导务必平稳，避免屏气，呛咳，插管困难者可借助插管钳、带光源轴芯或纤维支气管镜等完成气管插管。有气管受压、扭曲、移位的患者，宜选择管壁带金属丝的气管导管，且气管导管尖端必须越过气管狭窄平面。完成气管插管后，应仔细检查气管导管是否通畅，防止导管受压、扭曲。甲状腺手术操作不仅可使声带及气管与气管导管壁彼此摩擦，而且可直接损伤气管壁，易引起喉头气管炎症，导致声嘶、喉痛，甚至喉痉挛，喉水肿而窒息。另一方面术后创面出血也可压迫呼吸道，这些因素均可导致患者术后呼吸道梗阻。

（2）全身麻醉维持：恩氟烷，异氟烷、地氟烷、七氟烷、芬太尼、维库溴铵、罗库溴铵等，对甲状腺功能几乎无影响，且对心血管功能干扰小，对肝、肾功能影响小，可优先考虑使用。至于麻醉作用较弱的药物，如氧化亚氮、普鲁卡因，对甲状腺功能亢进的患者可能有麻醉难以加深的可能，必须增加其他药物或复合以恩氟烷或异氟烷吸入或异丙酚静脉点滴。一组来自因垂体瘤所致的继发性甲状腺功能亢进症的研究表明，麻醉维持选择较高浓度异丙酚 $8\sim10mg/$（$kg \cdot h$），可达到较恰当的动脉血浓度（$2\sim4\mu g/mL$），此时异丙酚的清除率也较高（2.8L/min）。而乙醚、氟烷和氯胺酮则禁用或慎用于甲状腺功能亢进患者。

（3）气管拔管：手术结束后待患者完全清醒，咽喉保护性反射业已恢复后方可考虑拔除气管导管。由于出血、炎症、手术等诸因素，拔除气管导管后，患者可突然发生急性呼吸道梗阻。为预防此严重并发症，必须等患者完全清醒后，首先将气管导管退至声门下，并仔细观察患者呼吸道是否通畅，呼吸是否平稳，如果情况良好，则可考虑完全拔除气管导管，并继续观察是否出现呼吸道梗阻。如果一旦出现呼吸道梗阻，则应立即再施行气管插管术，以保证呼吸道通畅。

四、并发症防治

（一）呼吸困难和窒息

呼吸困难和窒息多发生于手术后 48 小时内，是最危急的并发症。常见原因是：①手术切口内出血或敷料包扎过紧而压迫气管。②喉头水肿，可能是手术创伤或气管插管引起。③气管塌陷，由于气管壁长期受肿大甲状腺压迫而发生软化，切除大部分甲状腺后，软化之气管壁失去支撑所致。④喉痉挛、呼吸道分泌物等。⑤双侧喉返神经损伤。临床表现为进行性呼吸困难，发绀甚至窒息。对疑有气管壁软化的患者，手术结束后一定待患者完全清醒，先将气管导管退至声门下，观察数分钟，如果没有呼吸道梗阻出现，方可拔管气管导管。如果双侧喉返神经损伤所致呼吸道梗阻，则应行紧急气管造口术。此外在手术间或病房均应备有紧急气管插管或气管造口的急救器械，一旦发生呼吸道梗阻甚至窒息，可以及时采取措施以确保呼吸道通畅。

（二）喉返神经或喉上神经损伤

喉返神经或喉上神经损伤手术操作可因切断、缝扎、牵拉或钳夹喉返神经后造成永久性或暂时性损伤。若损伤前支则该侧声带外展，若损伤后支则声带内收，如两侧喉返神经主干被损伤，则可出现呼吸困难甚至窒息，需立即行气管造口以解除呼吸道梗阻。如为暂时性喉返神经损伤，经理疗及维生素等治疗，一般 3～6 个月可逐渐恢复。喉上神经内支损伤使喉部黏膜感觉丧失而易发生呛咳，而外支损伤则使环甲肌瘫痪而使声调降低，一般经理疗或神经营养药物治疗后可自行恢复。

（三）手足抽搐

手足抽搐因手术操作误伤甲状旁腺或使其血液供给受累所致，血钙浓度下降至 2.0mmol/L 以下，导致神经肌肉的应激性增高而在术中或术后发生手足抽搐，严重者可发生喉和膈肌痉挛，引起窒息甚至死亡。发生手足抽搐后，应立即静脉注射 10％葡萄糖酸钙 10～20mL，严重者需行异体甲状旁腺移植。

（四）甲状腺危象

在甲亢未经控制或难以良好控制的患者，由于应激使甲亢病情突然加剧的状态即为甲亢危象。可发生于各个年龄组的患者，以老年人多见。甲亢危象是一种危重综合征，危及甲亢患者的生命，常因内科疾病、感染，精神刺激、分娩、手术、创伤、[131]I治疗、甲状腺受挤压等原因而诱发。其发生率可占甲亢患者的2%～8%，病死率高达20%～50%。围术期出现高热（>39℃），心动过速（>140次/分，与体温升高不成比例）收缩压增高、中枢神经系统症状（激动、谵妄、精神病、癫痫发作、极度嗜睡、昏迷）以及胃肠道症状（恶心、呕吐、腹泻、黄疸）等，应警惕甲亢危象的发生。与手术有关的甲亢危象可发生于术中或术后，多见于术后6～18小时。由于甲状腺危象酷似恶性高热、神经安定药恶性综合征、脓毒症、出血及输液或药物反应，应注意鉴别。术后甲亢危象的患者临床常表现为烦躁不安、神志淡漠，甚至发生昏迷。少数患者临床表现不典型，可表现为表情淡漠、乏力、恶病质、心动过缓，最后发展为昏迷，称为淡漠型甲亢危象，临床应高度警惕。

（1）预防措施：充分有效的术前准备是预防围术期甲亢危象的关键。应用抗甲状腺药物进行对症治疗和全身支持疗法。

（2）静脉滴注10%葡萄糖液和氢化可的松300～500mg。

（3）明确诊断后即经胃管注入甲疏咪唑，首剂60mg，继用20mg，每8小时一次。抗甲状腺药物1小时后使用复方碘溶液（Lugol液）5滴，每6小时一次，或碘化钠1.0g，溶于500mL液体中静脉滴注，每日1～3g。

（4）有心动过速者给予普萘洛尔20～40mg口服，每4小时一次。艾司洛尔为超短效β受体阻断药，0.5～1mg/min静脉缓慢注射，继之可根据心率监测，泵注维持治疗。严重房室传导阻滞、心源性休克、严重心力衰竭、哮喘或慢性阻塞性肺疾病患者忌用。有心力衰竭表现者可使用毛花苷C静脉注射，快速洋地黄化有助于治疗心动过速和心力衰竭，亦可应用利尿剂和血管扩张药（如尼卡地平、乌拉地尔）降压和降低心脏负荷。

（5）对症处理：保持呼吸道通畅，增加吸入氧浓度，充分给氧。高热者积极降温，必要时进行人工冬眠，抑制中枢及自主神经系统兴奋性，稳定甲状腺功能，降低基础代谢率。冬眠药物可强化物理降温效果，但应避免水杨酸盐降温，因大量水杨酸盐也会增加基础代谢率。纠正水、电解质和酸碱平衡。注意保证足够热量及液体补充（每日补充液体3000～6000mL）。

（6）若应用上述治疗措施仍不见效，病情恶化时，可考虑施行换血疗法、腹膜透析或血液透析。

（五）颈动脉窦反射

颈动脉窦是颈内动脉起始处的梭形膨出，在窦壁内富含感觉神经末梢，称之为压力感受器。甲状腺手术刺激该部位时，可引起血压降低，心率变慢，甚至心搏骤停。术中为了避免该严重并发症发生，可采用局麻药少许在颈动脉窦周围行浸润阻滞，否则一旦出现，则应暂停手术并立即静脉注射阿托品，必要时采取心肺复苏措施。

第三节　甲状旁腺手术的麻醉

一、甲状旁腺的解剖和生理

甲状旁腺来源于内胚层,上下甲状旁腺分别发生于第Ⅳ和第Ⅲ咽囊。一般情况下,共4个甲状旁腺,它们通常位于甲状腺的外科囊内,紧密附着于左右两叶甲状腺背面的内侧。每个甲状旁腺的体积长5~6mm,宽3~4mm,厚2mm,重约30~45mg。甲状旁腺的血液供应一般来自甲状腺下动脉。甲状旁腺分泌甲状旁腺素,其生理作用是调节体内钙磷代谢,与甲状腺滤泡旁细胞分泌的降钙素一起维持体内钙磷平衡。

二、甲状旁腺的病理生理

引起原发性甲状旁腺功能亢进的甲状旁腺病变有腺瘤(约占85%),增生(约占14%),腺癌(约占1%)。甲状旁腺功能亢进在临床上可分为三种类型:①肾型甲状旁腺功能亢进,约占70%,主要表现为尿路结石,与甲状旁腺功能亢进时尿中磷酸盐排出较多,有利于尿石形成有关。②骨型甲状旁腺功能亢进,约占10%。表现为全身骨骼广泛脱钙及骨膜下骨质吸收。X线片显示骨质疏松、变薄、变形及骨内多个囊肿。患者病变骨常感疼痛,易发生病理性骨折。③肾骨型甲状旁腺功能亢进,约占20%,为二者的混合型。表现为尿路结石和骨质脱钙病变。此外,有部分患者可合并消化性溃疡、胰腺炎和胆石症,严重者可出现甲状旁腺危象。

三、甲状旁腺功能亢进手术的麻醉

(一)病因及分类

PTH的分泌量主要受血钙水平的反馈调节。甲状旁腺功能亢进症(甲旁亢)是指由PTH分泌量过多导致高钙血症,低磷血症、骨质损害和肾结石等综合病症,可分原发性和继发性两种。原发性甲旁亢由甲状旁腺本身病变引起的PTH过度分泌,以高钙血症和低磷血症为特征。甲状旁腺本身病变包括甲状旁腺腺瘤(80%)和增生(15%),甲状旁腺癌罕见,其中90%以上伴发甲旁亢。甲状旁腺囊肿更罕见,占甲状旁腺肿瘤的1.5%~3.2%。多见于35~65岁人群,女性为男性2~3倍,尤其是绝经后妇女更易发生。继发性甲旁亢是由于各种原因所致的低钙血症,刺激甲状旁腺,使之增生肥大,分泌过多PTH,常见于慢性肾功能不全,维生素D缺乏、骨软化症等。尚有异位甲旁亢,由甲状旁腺以外的组织分泌PTH或类似活性物质而引起。肺、胰腺、乳腺癌和淋巴组织增生性疾病的组织是常见的异位病灶。

(二)临床表现、诊断及治疗

常见的甲旁亢症状有倦怠,四肢无力等神经肌肉系统症状;食欲缺乏、恶心、呕吐、便秘、胃十二指肠溃疡等消化系统症状;烦渴、多尿、肾结石、血尿等泌尿系统症状;骨痛、背痛、关节痛、骨折等骨骼系统症状。伴随症状有皮肤瘙痒,痛风,贫血,胰腺炎和高血压。但也有少数患者无症状。

甲旁亢起病缓慢,早期往往无症状或仅有非特异的症状,诊断主要依据临床表现和实验室检查，高钙血症，低磷血症和高尿钙是诊断甲旁亢的主要依据。近年来，采用PTH的测定有助于判断高钙血症是否由甲状旁腺功能亢进所引起。

手术切除过多分泌PTH的肿瘤或增生的甲状旁腺组织是治疗甲旁亢最有效的手段。

（三）术前评估与准备

（1）肾脏功能损害是甲旁亢患者常见的严重并发症。约65％的甲旁亢患者合并肾结石（磷酸盐或草酸盐），约10％的甲旁亢患者有肾钙盐沉着症。因此，有80％～90％的甲旁亢患者均有不同程度的肾功能损害。术前应注意血尿素氮、肌酐及尿比重，以评估肾功能损伤情况及相应的电解质失衡对心血管系统的影响，如高血压、室性心律失常、QT间期缩短等。

（2）甲状旁腺功能亢进患者多因长期厌食，恶心，呕吐和多尿等原因导致严重脱水和酸中毒，术前应尽可能予以纠正。

（3）术前应注意预防和处理高钙血症危象，通常甲旁亢患者必须先行内科治疗，给予低钙，高磷饮食，控制高钙血症，将血钙降至3.5mmol/L以下的安全水平，并以钠制剂拮抗钙的作用。高钙血症易导致心律失常，在降低钙浓度的同时应给予相应治疗。

（4）由于PTH可动员骨钙进入血液循环，造成骨组织内钙含量下降，引起骨质疏松，同时患者亦可能存在病理性骨折，因此在搬运、安置患者体位及麻醉插管操作时，应注意操作轻柔，避免给患者造成意外伤害。

（四）麻醉选择与术中管理

甲旁亢患者手术麻醉对麻醉药物和麻醉方法的选择没有特殊要求，主要应根据患者自身的病理生理改变和手术情况决定。对定位明确、无异位甲状旁腺、无气管压迫患者，身体状况较好可选用局麻或颈神经丛阻滞。对于全身情况差，严重肾功能不全，电解质紊乱或心功能障碍患者，局麻和颈丛阻滞影响更小。对探查性手术或多发性肿瘤，以及有气管压迫与恶心，呕吐的患者，宜选择全身麻醉。气管内插管全身麻醉具有保持气道通畅，充分给氧和防止二氧化碳蓄积的优点。

麻醉方法和管理基本类同于甲状腺手术，但应考虑此类患者多有肾功能不全，因此在选择麻醉药物时应注意到患者的肾功能状态，由于氟元素对肾脏有毒害作用，不宜使用异氟烷、七氟烷。甲旁亢患者多有肌无力症状，由于高钙血症可引起神经肌肉接头对去极化肌松药敏感，对非去极化肌松药存在抵抗现象，故有肌张力降低的患者，应酌情减少肌肉松弛药的使用剂量。首次肌松效应不易预测，可以小剂量用药并根据肌松效应来决定临床用量，建议使用周围神经刺激器监测神经肌肉接头功能，以指导肌松剂的应用。因为术中需仔细分离和鉴别甲状旁腺腺体或肿瘤，有时甚至需打开纵隔探查和等待病理报告，时间冗长，注意全麻维持的平稳。

术中牵扯气管，在颈动脉窦附近操作时，患者可出现血压下降及心率减慢须暂停手术，在其附近用局麻药封闭，同时适当加深麻醉，静脉注射阿托品，遇有严重低血压时，可用血管收缩药如麻黄碱。术中应加强监测，严密观察病情变化，尤其是加强心血管功能、心电图的监测，但心电图监测QT间期并不是血钙浓度改变的可靠指标。术中应注意观察患者的呼吸，心律变化，维持水，电解质平衡。

术中需做好高钙血症危象的预防和急救准备。血钙异常增高是甲旁亢特征性表现的病理生理学基础。在血浆总蛋白为 65g/L 的患者，血清钙＞3.75mmol/L 即有诊断意义。血钙达 3mmol/L 时，一般患者均能很好地耐受。血钙＞3.75mmol/L 即可发生高钙血症危象。患者出现精神症状如幻觉、狂躁甚至昏迷，四肢无力，食欲缺乏、呕吐，多饮、多尿，抑郁，心搏骤停，广泛的骨关节疼痛及压痛。X 线片可见纤维囊性骨炎、虫蚀样或穿凿样改变。若抢救不力，可发生高钙猝死。因此，血钙＞3.75mmol/L 时，即使临床无症状或症状不明显，也应当按照高钙血症危象处理。处理措施包括：输液扩容，纠正脱水（补充生理盐水 2000～4000mL/d，静脉滴注）；在恢复正常血容量后，可给予呋塞米 40～80mg/（2～4）h，利尿并抑制钠和钙的重吸收；应用糖皮质激素；依据生化检测结果，适量补充钠，钾和镁；必要时可行血液透析或腹膜透析降钙。在严重高钙血症或一般降钙治疗无效时，可静脉给予二磷酸盐（如羟乙膦酸钠）或依地酸二钠（EDTA）或硫代硫酸钠等。

（五）术后处理

（1）术后应注意呼吸道通畅，适当给氧和严密观察病情，以防止喉返神经损伤、血肿压迫等因素导致的术后呼吸道梗阻。

（2）术后 2～3 天内仍需注意纠正脱水，以维持循环功能的稳定。术后 2～3 天内继续低钙饮食，并密切监测血钙变化。手术成功者，血磷迅速恢复正常，血钙和血 PTH 则多在 1 周内降至正常。

（3）甲旁亢术后亦可并发短暂或永久性的低钙血症，其发生率有报道为 13%～14%。血钙于术后 1～3 天内降至过低水平，患者可反复出现口唇麻木和手足搐搦，应每日静脉补给 10% 葡萄糖酸钙 30～50ml。症状一般于 5～7 天改善。若低钙持续 1 个月以上，提示有永久性甲状旁腺功能低下，则必须按甲状旁腺功能减低症进行长期治疗。

第四节　乳房手术的麻醉

一、乳房解剖及生理概要

成年未婚妇女乳房呈半球形，位于胸大肌浅面，约在第 2～6 肋骨水平的浅筋膜浅，深层之间。乳头位于乳房的中心，周围色素沉着区称为乳晕。乳腺有 15～20 个腺叶，每个腺叶分成很多腺小叶，腺小叶由小乳管和腺泡组成，是乳腺的基本单位。小乳管汇至乳管，乳管开口于乳头。乳腺是许多内分泌腺的靶器官，其生理活动受垂体、卵巢及肾上腺等内分泌腺的影响。妊娠及哺乳期乳腺明显增生，腺管延长，腺泡分泌乳汁。乳房的淋巴网甚为丰富，淋巴液最后输出至锁骨下淋巴结、胸骨旁淋巴结、肝脏及对侧乳房。

二、乳房手术的麻醉

乳房的疾病包括多乳头、多乳房畸形、急性炎症，脓肿、囊性增生、良性和恶性肿瘤等。一般根据手术范围、大小及患者全身状况来选择相应的麻醉方法。

（一）局部浸润麻醉

适用于手术范围小而合作的患者，如乳房纤维腺瘤切除，疑有癌变的乳房肿瘤作活组织病检等。

（二）硬膜外阻滞

硬膜外阻滞适用于手术范围大或不适宜行全身麻醉的乳癌根治手术患者。一般选择 $T_{2\sim3}$ 间隙穿刺向头侧置管，若能选择 0.25% 的罗哌卡因，适当控制容量，则能最大限度地减少对运动神经纤维的阻滞而减轻对呼吸的抑制。尽管如此，麻醉期间必须加强对呼吸功能的监测，避免发生呼吸抑制。

（三）全身麻醉

对于产后哺乳的妇女所患急性乳腺炎或脓肿，需行切开引流术，可选择全凭静脉麻醉，如异丙酚 2～2.5mg/kg，或氯胺酮 2mg/kg，辅以少许麻醉性镇痛药，如芬太尼 2～4μg/kg 静脉注射。麻醉期间保持呼吸道通畅，预防喉痉挛、呼吸抑制等并发症出现。对于乳癌根治术，特别是需扩大清扫范围者常选择全身麻醉，静脉快速诱导后插入喉罩或气管导管，控制或辅助呼吸，术中加强对失血量的监测，必要时输血。

若有条件，手术结束后应将患者送至苏醒室密切观察，直至呼吸、循环功能稳定。因乳房手术后有许多因素影响呼吸功能，如高位硬膜外阻滞对呼吸影响，全身麻醉药的残余作用，胸部敷料包扎压迫等均影响患者肺通气与换气功能。此外，必要时可给患者提供 PCA 服务，有利于患者早日康复。

第八章 产科手术的麻醉

第一节 孕妇生理变化

一、循环系统变化

妊娠期由于胎儿发育、子宫增大、代谢增高以及内分泌改变，在血容量、血流动力学和心脏方面都可发生较大变化。

（一）血容量变化

孕妇总循环血量逐日增多，妊娠33周时达最高峰，平均增加50%左右。此后逐渐下降，但仍比正常人多，产后2～6周才恢复正常。增加的血容量中，血浆成分占50%～60%，血细胞仅10%～20%，故血液呈稀释，血细胞比积减低，血黏度降低，红细胞沉降率加快，呈生理性贫血；同时水、钠潴留，表现为周围性水肿，直至分娩后始逐渐恢复。此可能与醛固酮、雌激素和黄体酮等内分泌增多有关。水、钠潴留将加重循环系统负荷，但尚不致引起心功能不全。

（二）心脏改变

从妊娠8～10周开始心率逐渐加快，34～36周时达最高峰，以后逐渐下降。单胎妊娠心率一般增快10～15次/分，心脏容量从早孕到孕末期增加约10%。由于心率增快，心搏量加大，心脏做功加重，心肌可呈轻度肥厚。妊娠后期因宫底位置升高致膈肌上抬，心脏可被向上向左推移，并沿前后轴旋转成横位，心尖冲动比正常人左移。

妊娠期高动力性循环使心音加强，肺动脉瓣区和心尖区出现2～3级收缩期吹风样杂音。有时因肺动脉生理性扩张在肺动脉瓣区可出现吹风样舒张期杂音，酷似肺动脉瓣关闭不全的杂音，但产后即消失。

妊娠后期心电图检查有电轴左偏，说明心脏沿长轴旋转。有些孕妇在Ⅲ导联出现Q波和T波倒置，Q波在深吸气后可减小，T波在深吸气后倒置减轻或转为直立。AVF导联一般无Q波。上述心电图改变均可于产后消失。妊娠期可能出现房性或室性早搏等心律失常。

（三）血流动力学改变

因卵巢和胎盘激素的作用，妊娠10周内即见心排出量增加，在妊娠20～28周达最高峰，比正常增加25%～30%。妊娠期氧耗量增加，但心排出量的增加相对较氧耗量增加为多。妊娠期动静脉血氧差降低，可能与周围组织摄氧量不同有关，但主要与周围血流量重新分布，肾，皮肤、子宫血流量增加所致。子宫血流量在整个妊娠期中持续增高，肾及皮肤血流量则在早期即增高达高峰，此后或维持或略减少。

妊娠期心排出量的增加主要由于每搏量加大，其次是心率加快。每搏量虽增多，但动脉压并不增高，周围血管阻力则降低。周围阻力降低意味着对血流急剧改变的防卫能力减弱，可以部分解释孕妇容易发生昏厥或肺水肿。总周围血管阻力在非孕妇为 170kPa/s·L（1700dyn/s·cm^{-5}），妊娠 7 个月降至 98kPa/s·L（980dyn/s·cm^{-5}），妊娠末期为 120～130kPa/s·L（1200～1300dyn/s·cm^{-5}）。周围阻力降低使舒张压比收缩压更下降，结果脉压增加。

妊娠末期血压的变化常受体位的影响。有 5％～10％孕妇由于增大的子宫压迫下腔静脉，使回心血量减少，而发生仰卧位低血压综合征。当从仰卧位改成侧卧位时，心排出量可增加 22％，症状即解除。约有 1/4 孕妇在妊娠 25～30 周时右室舒张末压略增高，肺循环血流量增多，而肺动脉压不升高，说明肺血管阻力降低。

静脉压随妊娠月数而增高，下肢静脉压可比正常高 10～15cmH$_2$O。子宫阵缩时经子宫流出血量约为 250～300mL，由此可使右房压升高。下腔静脉受压促使脊椎静脉丛血流增加，硬膜外间隙和蛛网膜下隙因静脉丛扩张而容积缩小，因此向该部位注入较少量局麻药，即可得到较广泛的阻滞范围。同时硬膜外穿刺出血或血肿形成的发生率亦相应地增加。

妊娠期由于动脉、静脉张力增高，并存脑血管瘤者有可能发生破裂意外。

临产时有许多因素可增加心脏及循环负荷。第一产程中的子宫收缩，使子宫排出的血液进入循环，回心血量增加，心排出量可暂时增加 20％左右，与产前心排出量相比约增加 40％，同时右心房压增高，平均动脉压增高约 10％，左心室做功增大。宫缩疼痛也引起每搏量增加，但麻醉后可消除。第二产程中，除子宫收缩外，腹壁肌与骨盆肌亦收缩，使周围血管阻力更增大。产妇屏气动作使肺内压显著增高，右室压力亦增高。如果并存左至右分流型先天性心血管病的产妇，可能转为右至左分流而出现发绀。同时，因腹内压力增加迫使内脏血流向心脏回流增加，故心脏负担明显加大。第三产程中，因胎儿娩出使子宫缩小，腹内压力骤减，血液回流到内脏血管床。产后子宫收缩，血液从子宫窦突然进入血循环，血容量又有增加，心排出量可增加 45％，每搏量和右心收缩力亦增加。疼痛也促使血压或静脉压增高，硬膜外间隙压和脑脊液压升高。随着胎儿娩出，由于末梢血管代偿性扩张，部分产妇的血压可不上升。此时如果使用麦角胺、甲氧明或苯肾上腺素，血压可能急骤升高，甚至可能发生脑血管意外。此时最好使用催产素或麻黄碱。

总之，整个妊娠过程中，循环负荷量显著加重，约有 2/3 患心脏病的孕妇可出现各种危险的并发症，如心力衰竭、肺充血、急性肺水肿、右心衰竭；感染性心内膜炎；缺氧和发绀，以及栓塞。

二、呼吸系统变化

妊娠期由于呼吸道毛细血管扩张，鼻、咽喉、支气管黏膜充血，可使鼻通气不畅。随子宫的体积和重量逐渐增大，膈肌被推挤上升，最大可升高 4cm；下胸部肋骨逐渐外展，肋骨下角在妊娠末期可增大 50％（35°），胸廓容量亦增大，胸围可增加 5～7cm。妊娠早期潮气量即开始持续增加直至妊娠后期，可达 800mL；妊娠后期静息通气量可上升至 11L/min，比非孕时增加 42％，增加量与体重及体表面积无关。通气当量（指吸收 100mL 氧需要呼吸的空气量升数）的增加证实妊娠期存在过度通气。妊娠 24 周后，膈肌上升，补呼气量及余气量开始下降，至妊娠末期下降更为显著，可分别达 100mL 及 200mL，故功能余气量下降 300mL，但孕期的过度通气可使下降的补呼气量得到代偿。因此，肺活量不论坐，卧或站立均可无大变化。

妊娠末期的血气分析检查为肺泡氧张力升高 6～10mmHg，PaO_2 为 100～105mmHg，$PaCO_2$ 为 32mmHg，说明呼吸气体交换能力无损害。

分娩疼痛可致每分通气量增达 20L/min，而 $PaCO_2$ 显著下降达 10～15mmHg，pH7.5 以上，说明存在过度通气和呼吸性碱中毒。适量使用镇痛药可提高 $PaCO_2$；利用硬膜外阻滞止痛，可保持 $PaCO_2$。在 30～32mmHg 或完全正常，PaO_2 为 97～100mmHg。呼吸性碱中毒对妊娠子宫的循环和胎儿均不利，提示适当采用无痛分娩法，对产妇及胎儿均有益。

在妊娠过程中，如果出现呼吸困难，属肺活量显著下降的病理状态，多发生于严重贫血、心肺疾病、肺水肿或膈肌高度上移等孕妇。妊娠末期，因腹式呼吸受限，代偿能力极差，因此麻醉时应避免抑制胸式呼吸，脊麻时要防止阻滞平面过高。此外，麻醉时应加强呼吸管理。当施行气管插管时，更应注意避免口鼻黏膜损伤。

三、血液系统变化

妊娠期血容量的增加系血浆及红细胞两者均增加的结果。开始血浆容量增加，继之红细胞量增加，红细胞量在孕期可增加 30%。后因血浆容量的增加超过红细胞的增加，出现血液稀释现象，红细胞比积从 40% 下降为 33%，血红蛋白从 125g/L 下降至 109g/L。孕妇血浆及尿红细胞生成素增高，可刺激骨髓制造红细胞。

白细胞在妊娠期的变化有较大的个体差异。妊娠 8 周起轻度上升 9.5×10^9/L（9500/mm^3），以后稳定在 （10～12） $\times 10^9$/L，主要是多形核白细胞，可持续至产后 2 周以后。这种生理现象常使作为感染诊断指标的白细胞计数受到困惑。

妊娠期间凝血因子亦发生改变。如血浆纤维蛋白原由正常 2～4g/L（200～400mg/dL），于妊娠后期升至 5～6g/L（500～600mg/dL），由此使血沉加快。临床作为风湿病活动期诊断和预后依据的血沉，在妊娠期就无价值。其他凝血因子，在孕期活性显著增加者有 Ⅶ、Ⅷ、Ⅸ、Ⅹ 因子，第 Ⅱ 因子仅轻度增加，而 Ⅷ 因子（纤维蛋白稳定因子）在妊娠期浓度下降。血小板于妊娠末期增加，产后可上升至 500×10^9/L（50 万/mm^3），2 周后恢复正常。凝血酶原时间及部分凝血活酶时间随妊娠进展有轻度缩短。胎盘及蜕膜含大量组织凝血活酶（Ⅳ 因子），与血液凝血活酶不同，无须许多因子的激活，所以在胎盘剥离的表面可很快发生血液凝固。正常妊娠期纤溶酶原显著增加，但溶纤维活力下降，不论是全血凝块的溶解时间或优球蛋白溶解时间均较非孕期明显延长。

近年的凝血研究发现，分娩后 3～4 天纤维蛋白原及第Ⅷ因子浓度上升，因而产褥期血栓栓塞形成的可能性增加。

四、消化系统变化

随着妊娠进展，胃肠道受增大子宫的推挤，使盲肠、阑尾移向腹腔的外上方；至妊娠晚期，胃向左上方膈肌顶部推移，并向右旋转 45°，形成程度不等的水平位。由于胃肠道解剖位置的改变，使急腹症的体征发生变异，易导致临床诊断上的困难。

胃液分泌及胃肠道蠕动，在孕期有不同程度的改变，与胎盘分泌大量黄体酮引起全身平滑肌普遍松弛有关，使胃肠道张力降低，蠕动减弱，胃排空时间及肠运输时间延长，又因胃贲门括约肌松弛、胃的位置改变以及腹压增加，易导致胃内容反流至食管。用电子压力测定仪测食管蠕动过程中的压力变化，正常胃肌肉的基础张力平均为 3～4mmHg，括约肌静息压力为 1～16mmHg；当孕妇出现胃灼热感时，少数有一过性食管张力增加 12～22mmHg，且蠕动停止。近年对孕期胃液分泌研究的结果表明，静息胃液分泌几乎无改变，至足月妊娠时胃液分泌量略低于正常，游离酸及总酸度均平行降低。这种生理性胃液分泌减少和低酸度至哺乳期可恢复正常。根据上述特点，特别对并存食管裂孔疝的产妇，胃内容物反流的机会更多，产科麻醉中要切实重视预防反流、呕吐及误吸意外。妊娠期肝血流量无变化，肝结构组织学检查亦无特殊改变，但肝功能有不少变化，大多出现于妊娠后期：血清清蛋白下降，平均为 30g/L，球蛋白轻度增加，A/G 比值下降；肝细胞分泌 BSP 至胆汁的功能下降，但吸收及贮存 BSP 的能力加强；少数孕妇麝香草酚浊度试验、脑磷脂胆固醇絮状试验呈阳性反应。从妊娠早期起碱性磷酸酶活性升高，到足月几乎增长 3 倍。正常妊娠期胆碱酯酶活性下降，较非孕妇下降 25％。孕期胆囊功能下降，常呈低张性扩张，胆汁黏稠，故一般认为妊娠有促进胆石形成的倾向。

五、内分泌系统变化

妊娠期为适应生理变化的需要，除胎盘合成的与胎儿分泌的激素起很大作用外，母体的内分泌腺亦积极参与以满足适应性变化的需要。

（一）垂体

妊娠期中腺垂体增大，腺小叶内的催乳激素细胞增生肥大，但神经垂体（垂体后叶），不论在组织结构或催产素－加压素功能方面均无特殊变化。孕期垂体生长激素浓度显著下降，促性腺激素也下降。

（二）甲状腺

孕妇的基础代谢率可增高 10.4％±5.9％，血清甲状腺激素浓度逐渐上升。甲状腺结合球蛋白（TBCT 浓度）平均为 53mg/dL，（非孕妇为 16～24mg/dL）；蛋白结合碘（PBI）为 7～12μg/dL，（非孕妇为 4～8μg/dL）；血清甲状腺素（TQ）为 16.2±1.67μg/dL（非孕妇为8.1±6.5μg/dL），均为非孕妇的 2 倍。约有 40％～70％孕妇甲状腺增大。孕期垂体促甲状腺激素（TSH）浓度为 7 微单位/mL，较非孕的 0.25 微单位/mL 明显升高。

（三）甲状旁腺

呈生理性增生，激素分泌增加，钙离子浓度下降，临床上多见低钙血症。

（四）胰腺

孕期糖类及脂肪代谢明显改变。通过放射免疫法测定，证实血液胰岛素浓度随妊娠进展而增高，但因胎盘催乳激素及游离皮质醇的致糖尿及对抗胰岛素作用增加，胰腺对葡萄糖清除能力却大为降低，因而并存糖尿病孕妇的症状往往加重。

（五）肾上腺皮质

孕期肾上腺皮质的形态无明显改变，但由于妊娠期雌激素增加，血清皮质醇浓度亦增加，说明孕期肾上腺皮质激素处于功能亢进状态。孕期中肾上腺皮质对外源性 ACTH 反应则较迟钝。

（六）肾素－血管紧张素－醛固酮系统（RAAS 系统）

对正常妊娠期间血压－血容量稳定性的调节起重要作用。据研究，孕期雌激素可使血浆中肾素活性增强 3～10 倍；血管紧张素原已增加数倍，故可产生更多的血管紧张素 Ⅱ。肾素－血管紧张素系统是醛固酮分泌增多的刺激源。孕妇醛固酮分泌量早在妊娠 15 周开始增多，以后逐渐增加，足月时已为非孕妇的 10 倍。高肾素活性及高醛固酮可抵消大量黄体酮所致的排钠利尿及肾小球滤过率增高，起防止发生负钠平衡及血容量减少的代偿作用。此外，肾素具有影响动脉紧张度和有效血容量起调节血压的作用。综上所述，可知妊娠期通过 RAAS 系统功能的增强，起稳定血流动力的功效。

六、代谢变化

妊娠期基础代谢率增高，到末期可达 15%～20%，氧耗量增加 20%～30%，主要为子宫血管营养区域所用。

孕期糖代谢有显著变化，在皮质激素及胎盘催乳素抑制胰岛素功能的作用下，外周葡萄糖利用率降低，肌肉糖原储存量减少，血糖增加及餐后血糖增高维持时间延长，借此可使更多的糖量透过胎盘进入胎儿以满足需要。由于肾小球滤出的糖量超过肾小管的回收量，因此约有 20%～30% 孕妇出现间断性糖尿现象。有 20% 孕妇的口服葡萄糖耐量试验异常，恢复正常时间比非孕期约延长 1 小时。孕妇表现隐性糖尿病者，胎儿的出生体重可明显高于一般平均体重，围生期病死率及畸形发生率也较高。

近年，对孕期饥饿低血糖的发生有了进一步的认识。非孕妇饥饿后血糖浓度平均为 3.6mmol/L（66mg/dL），而孕妇为 3.3mmol/L（60mg/dL），禁食 48 小时后，孕妇的血糖浓度下降更剧，可低于 2.2mmol/L（40mg/dL），最后可出现酮尿，说明妊娠期糖的代谢与非孕妇者不同，麻醉管理上对此应加以注意。

妊娠期脂肪积存是母体储藏能量的主要方式。孕期 30 周时机体有 4kg 脂肪储存，孕妇肠道吸收脂肪的能力增强，因而血脂增高是正常妊娠的另一特点。所有脂类包括胆固醇，胆固醇酯、磷脂、三酰甘油及游离脂肪酸均增加，且均与蛋白质结合形成脂蛋白。由于妊娠期能量消耗较大而糖储备相对减少，因此，在妊娠期如因劳动或产程过长，而消耗过多能量时即需动用脂肪提供能量，此时易因氧化不全而产生酮体，出现酸中毒。

孕期蛋白质代谢增加，但仍保持正氮平衡。血浆总蛋白量在妊娠期虽降低 13%，平均为 62.5g/L，因血浆蛋白最低值时间与血浆量最高值时间均在妊娠 32～36 周时，因此血浆蛋白量的下降是生理性血液稀释的结果，白/球蛋白比值从未孕期的 1.5～2.5 降至 1～1.8。由于血浆中清蛋白减少，导致血液胶体渗透压下降，使孕妇有形成水肿的倾向。用 [131]I 标记的清蛋白示踪观察发现，仅有微量清蛋白透过胎盘进入胎体，但大分子量的球蛋白，尤其是 γ 球蛋白却大量转运入胎体，球蛋白为血内许多物质如激素和铁等的载体。

妊娠期母体分泌大量甾体激素对水和电解质的滞留起重要作用。近年研究证实，孕妇水分潴留的个体差异极大，其变量系数高达 34%，较孕妇体重增加的变量系数 30% 还大，孕期总体液量平均增加 8.5L，占体重增加量的 70%。妊娠期水的交换面积扩大，在母体与胎儿之间发生大量水及电解质代谢，其特点是总体液量增加伴随等渗的盐潴留，妊娠期水潴留主要发生在组织间隙。孕期钠为正平衡，妊娠后半期每周平均潴留钠 3.8g（1.6～8.8g），全孕期钠总潴量约 20～25g。孕早期钾含量从 2370mmol 下降至 1982mmol，至孕末期又恢复至 2531mmol。孕期钠与钾含量之比向钠侧递增，是因孕期以细胞外液增加为主。孕期钾平均值为 4.1mmol/L，为非孕正常值的低限，可能与糖和蛋白质组成的需要有关。血清镁正常值为 1.07mmol/L（2.6mg/dL），于孕妇分娩前降至 0.73mmol/L（1.78mg/dL），由此使子宫肌应激性增强。维生素 B_6 和 E 有助于镁水平的提高，镁使肌肉松弛，镁减少则肌肉应激性增强。分娩开始静脉注射硫酸镁，可使宫缩松弛，频率与强度相应减弱。肾功能减退者排镁减少，故临床应用镁前，应了解患者的肾功能。钙对维持中枢神经及自主神经系统正常功能起重要作用，整个妊娠期中约需储备钙 3.5～4.5g，每天平均需钙 1.5g，而一般饮食不能满足此要求。如果孕妇体内钙储备不足或饮食缺钙，则胎儿所需的钙将取自母体骨骼组织，此时血清钙浓度影响尚不大。因此，孕妇血清钙在正常值范围，不能排除缺钙。孕期血浆中除氯以外，磷酸盐、碳酸氢盐及 NH_4^+ 均有轻度下降。妊娠末期代偿增强，尿中 NH_4^+ 排出量增高，每 24 小时为 57 ± 25mmol，而正常时仅 37 ± 8mmol。孕期酸碱平衡系统负荷加重，孕妇的过度通气使肺泡 CO_2 张力下降。血中碱储备减少，处于代偿性呼吸性碱中毒状态，血浆 NCO_3^- 处于正常值的低限，pH 轻度上升。这种情况使母儿血液的 CO_2 分压差增加，有利于母儿的气体交换。此外，分娩过程中因体力消耗，代谢增高，血中乳酸、丙酮酸等产物增加，如果产妇未进饮食，上述变化将加重，常引起代谢性酸中毒。

第二节　麻醉药对母体、胎儿及新生儿的影响

自 1847 年 Simpson 首先应用乙醚于产科麻醉以来，产科麻醉一直存在争论与分歧。争论的焦点在于麻醉对产妇的安全性和麻醉药及辅助用药对胎儿、新生儿的影响。用于产科麻醉的方法和药物，影响母体和胎儿的关键是药物向胎盘的移行和药物对子宫收缩的影响。

一、胎盘的运输功能

根据物质的性质与胎儿的需要，有不同的运输方式，可概括为以下四种：

（一）单纯弥散

这是胎盘物质交换中最重要的方式之一。物质分子从高浓度区域移向低浓度区域，直至平衡。通过单纯弥散从母体进入胎体的物质有两类：一类是维持体内生化平衡的物质，如水、电解质、氧、二氧化碳等，其运输速度以 mg/s 计算；另一类大部分为外来物质，除抗代谢药物外，均以单纯弥散方式由母体进入胎体。

单纯弥散受多种因素的影响，例如弥散的速度与胎盘膜两侧的物质浓度差大小及交换面积大小呈正比，与膜厚度呈反比。有的药物在一般剂量下转运率极低，但用药量过大而形成浓度差加大时，有可能大量通过胎盘进入胎体，产生意外的药物效应，给胎儿造成危害。物质分子量小于 600（即葡萄糖分子量 3 倍以内）的物质，容易通过胎盘，分子量大于 1000 的物质较难通过；脂溶性高低，油水分配系数也影响通过胎盘的难易。

目前认为，胎盘膜犹如血脑屏障一样为脂质屏障，由磷脂构成，具蛋白质性质。凡脂溶性高，电离度小的物质均易透过胎盘，有许多麻醉药及镇痛药即属此类，如易溶于脂肪的硫喷妥钠，能很快透过胎盘，2 分钟后母胎浓度即相等；吸入麻醉药，由于分子量小，脂溶性

高，也能够迅速进入胎体。难溶于脂肪、电离度强的物质如 THAM、琥珀胆碱、筒箭毒碱，戈拉碘铵等则较难透过胎盘。

(二) 易化弥散

有些物质的运输率如以分子量计算超过单纯弥散所能达到的速度，目前认为有另一种运载系统，对某些重要物质起加速弥散作用，如天然糖，氨基酸、大多数水溶性维生素等。运输速度以 mg/min 计算。

(三) 主动传递

由于胎体内的某些物质浓度较母体高，故不能用弥散规律解释，目前认为由主动传递运输，后者需消耗一定的能量，通过胎盘膜细胞线粒体内有高度活力的 ATP 酶进行，如抗代谢药、无机铁，氨基酸等都属此类。速度以 mg/h 计算。

(四) 特殊方式

主要为免疫物质的运输，有下列两种方式：①细胞吞饮：运输极少量大分子物质如免疫活性物质及球蛋白等。胎盘微绒毛的刷状缘通过阿米巴式运动，能将极小的母血浆微滴包裹而吞入，并以相当慢的速度（以 mg/d 计算），送入胎儿的毛细血管。②渗漏：通过胎盘绒毛上比较大的微孔或小缺口，完整的母血细胞能进入胎血。

二、胎儿及新生儿药物代谢的特点

从胎盘经脐静脉进入胎体的药物，约有 50% 进入肝脏被逐渐代谢，其余部分则从静脉导管经下腔静脉进入体循环，待到达脑循环时药物已经稀释，因此，脑组织中麻醉药浓度已相当低。但胎儿与新生儿血脑屏障的通透性高，药物较易通过，尤其在呼吸抑制出现 CO_2 蓄积和低氧血症时，膜通透性更增大。

胎儿与新生儿的肾滤过率差，对药物排泄能力比成人低，并相对缓慢。肾小球滤过率为成人的 30%～40%，肾小管排泄比成人低 20%～30%，尤其对巴比妥类药排泄缓慢。

胎儿肝的重量为体重的 4%（成人为 2%）。近年来发现胎儿肝内的细胞色素 P450，与 $NADPH^-$ 细胞色素 C 还原酶，葡萄糖醛酸转移酶的活性等与成人无显著差异，因此肝脏对药物的解毒功能无明显差别。

三、麻醉药对母体与胎儿的作用

麻醉药和麻醉性镇痛药都有程度不同的中枢抑制作用，且均有一定数量通过胎盘进入胎儿血循环。因此，在用药时必须慎重考虑用药方式，剂量、用药时间以及胎儿和母体的全身情况。如果胎儿在药物抑制高峰时刻娩出，则有可能发生新生儿窒息，特别对早产儿更应慎重。

(一) 麻醉性镇痛药

如吗啡，哌替啶、芬太尼等，都极易透过胎盘，且对胎儿产生一定的抑制。

1. 哌替啶

母体静脉注射 50mg 后，2 分钟内胎儿血即可检出，6 分钟后母血与胎血内的哌替啶浓度可达平衡；改用肌内注射，脐静脉的哌替啶出现较延迟，浓度也较低。于分娩前 1 小时肌内注射 50～100mg，娩出的新生儿与未用药者无明显差异。但如果在娩出前 2 小时肌内注射，新生儿呼吸抑制率明显增高，4 小时内娩出者，呼吸性酸中毒的程度增加。近年证实哌替啶抑制新生儿的呼吸中枢是通过其分解产物去甲哌替啶、哌替啶酸及去甲哌替啶醇所产生，此类产物在胎儿肝内形成。哌替啶生物降解需 2～3 小时，因此可以解释在胎儿娩出前1 小时用药，娩出的新生儿情况正常，于娩出前 2～3 小时用同样剂量，则新生儿都有呼吸抑制现象。这说明哌替啶以在娩出前 1 小时内或 4 小时以上使用为宜。由于临床对胎儿娩出的时间不易准确估计，所以用药以越接近娩出越好。哌替啶有促进宫缩作用，但子宫肌张力不降，宫缩频率及强度增加，故可使第一产程缩短，可能与其镇痛以及加强皮质对自主神经调整功能等作用有关。新生儿一旦出现呼吸抑制，可用烯丙吗啡 0. 1～0. 25mg 经脐静脉注入以对抗。

2. 吗啡

该药透过早产儿血脑屏障的浓度大于哌替啶，故禁用于早产。又因对母体易引起恶心、呕吐，头晕等不良反应，故目前在产科已基本弃用，而被哌替啶所替代。

3. 镇痛新

作用时间约 2～4 小时，肌内注射 1 小时内 30mg，或静脉注射 15 分钟内 15～20mg，可发挥最强镇痛作用。较大量静脉注射可使血压轻度上升，心率增快。该药 0. 2mg/kg，产生的呼吸抑制与哌替啶 0. 7mg/kg 相等。该药可加强宫缩，缩短第二产程。胎儿对该药的摄取能力较对哌替啶者强。

4. 芬太尼

该药可在分娩第二期经硬膜外间隙注入 0. 1mg 而获得良好镇痛，并使宫缩加强。有作用出现快，维持时间短的特点。

(二) 非巴比妥类镇痛药

1. 地西泮

地西泮容易通过胎盘，静脉注射 10mg 在 30～60 秒内，或肌内注射 10～20mg 在 3～5分钟内即可进入胎儿。母体肌内注射 10mg26～40 分钟后，脐静脉血平均浓度为 70ng/mL，而母体血浆浓度仅 38ng/mL，40 分钟后母胎血内的浓度方达平衡，其后胎血浓度又复增加，与胎儿血浆蛋白对地西泮有较强亲和力有关。地西泮在新生儿的半衰期为 30±2. 2 小时，但 4～8 天后仍可检出其代谢产物（去甲安定）。地西泮可引起新生儿血内游离胆红素浓度增高，易诱发核黄疸。有人报告用于产钳和臀位分娩，地西泮比吸入麻醉引起的并发症少，故适用于产科。其他安定药（如氟哌利多、氯氮）可与芬太尼、哌替啶合用，以消除产妇紧张、疼痛而无呼吸循环不良反应。咪达唑仑通透胎盘较地西泮少，该药对胎儿影响尚不清楚。

2. 咪达唑仑

咪达唑仑有高度亲脂性，微溶于水，商品为盐酸盐，在体内释出亲脂性碱基，可迅速透过胎盘，但透过量少于地西泮，对胎儿的影响尚不清楚。抗焦虑、催眠及抗惊厥的效力为地西泮的 1. 5～2 倍。本身无镇痛作用，但可降低吸入全麻药的 MAC，与麻醉性镇痛药有协同作用；有一定的呼吸抑制，对血流动力学也有影响。在产科麻醉方面只宜用作不适用硫喷妥钠患者的全麻诱导用药。

3. 氯丙嗪

氯丙嗪主要用于先兆子痫和子痫患者，以达到解痉、镇静、镇吐及降压作用。肌内注射12.5～25mg后1.5～2分钟可通过胎盘，对子宫无明显影响，过量引起中枢抑制，少数敏感者可出现一过性黄疸，患有严重肝损害者慎用。有人认为氯丙嗪的抗应激作用可提高新生儿复苏率。临床多与哌替啶、异丙嗪合用。

4. 异丙嗪

异丙嗪在母体静脉注射1.5分钟后即可在脐静脉血中检出，对子宫肌张力无影响，个别产妇用药后出现躁动。近年来神经安定药如氟哌利多已被逐渐采用，异丙嗪及氯丙嗪已罕用。

（三）巴比妥类药

巴比妥类药都可迅速透过胎盘。药物在胎盘移行中受PKa的影响比脂溶性因素更大。如戊巴比妥的PKa为8.02，异戊巴比妥的PKa为7.78，两者脂溶性相同，但前者的胎盘移行速度比后者为快。硫喷妥钠静脉注射用于剖宫产时很少出现初生儿睡眠，这是因为硫喷妥钠静脉注射后，移行到脑内的硫喷妥钠浓度低，故不引起初生儿睡眠。

戊巴比妥钠0.1g肌内注射或口服，5～20分内透过胎盘，但治疗量无明显呼吸抑制作用，对子宫也无明显影响。

（四）全身麻醉药

1. 氯胺酮

1968年用于产科，具有催产、消除阵痛、增强子宫肌张力和收缩力的作用，对新生儿无抑制，偶可引起新生儿肌张力增强和激动不安（有的报道占2%）。氯胺酮静脉注射1.5mg/kg，可作为全麻诱导，或在胎头娩出时静脉注射0.25mg/kg，或在会阴侧切时静脉注射0.6～0.7mg/kg。氯胺酮禁用于有精神病史、妊娠高血压综合征或先兆子宫破裂的孕妇。

2. 异丙酚

异丙酚为水溶性乳剂，乃一新的静脉催眠药，催眠效能较硫喷妥钠强1.8倍。起效快，维持时间短，苏醒迅速。该药可透过胎盘，大剂量使用（用量超过2.5mg·kg）可抑制新生儿呼吸。该药说明书强调：妊娠期异丙酚除用作终止妊娠外，不宜用于产科麻醉。也有人报道：异丙酚用于剖宫产有许多优点，患者迅速苏醒，未引起新生儿长时间抑制。但异丙酚无论用于全麻诱导或维持，很多产妇发生低血压，故应慎重。哺乳期母亲用后对新生儿安全尚有顾虑。

3. γ－羟丁酸钠（γ－OH）

γ羟丁酸钠1961年以来用于难产和胎儿窒息，具有增加宫缩频率和速度，强化催产药作用和促进宫缩的作用。可透过胎盘预防胎儿缺氧性脑并发症。一次静脉注射60mg/kg，使脑血流量减少，改善脑代谢的抑制，氧耗量降低，葡萄糖消耗量减少，乳酸盐和丙酮酸盐产量下降。剖宫产时，当胎儿出现代谢性酸中毒而需快诱导时，可先注入γ－OH 40～60mg/kg，然后注入2.5%硫喷妥钠3mg/kg与琥珀胆碱1mg/kg，进行诱导插管，并以氧化亚氮及肌松药维持，可改善非机械性原因引起的胎儿心率变化。本药禁用于严重妊娠高血压综合征、先兆子痫或低钾血症产妇。

4. 硫喷妥钠

1936 年始用于产科，迄今仍用于分娩第二期，不影响子宫收缩，可迅速通过胎盘，但胎儿的摄取量与母体所用剂量不呈正比关系。本药用于妊娠期的半衰期比非妊娠期者长 2～3 倍。健康新生儿的 Apgar 评分与所用剂量及脐静脉血中的药物浓度无直接相关。大剂量硫喷妥钠可能抑制新生儿呼吸，故应限制剂量不超过 7mg/kg。因胎儿窘迫而需作急症剖宫产时由于巴比妥类药对脑似有保护作用，故仍可考虑用本药作麻醉诱导。

5. 安泰酮和丙泮尼地

安泰酮和丙泮尼地可在胎儿娩出时作短时间使用。本药可透过胎盘，对呼吸循环产生不同程度的影响，但不影响宫缩，对妊娠高血压综合征、癫痫、心脏病或低血容量患者，以及过敏体质者禁用。

6. 氧化亚氮

氧化亚氮可迅速透过胎盘，母胎间的血浓度差约为 55%～91%，且随吸入时间延长而成比例增加。氧化亚氮对母体的呼吸，循环、子宫收缩力有增强作用，使宫缩力与频率增加。用于产科多取半紧闭法作间歇吸入，可在分娩第一期末宫缩前 20～30 秒吸入。氧化亚氮用 3L/min，O_2 用 3L/min，氧化亚氮浓度最高不超过 70%。

7. 恩氟烷与异氟烷

恩氟烷与异氟烷其镇痛作用比氟烷稍强，低浓度吸入对子宫收缩的抑制较轻，麻醉诱导则较氟烷慢。异氟烷与前述强效麻醉药一样，引起与剂量相关的子宫收缩抑制，浅麻醉时对子宫抑制不明显，对胎儿也无明显影响；深麻醉对子宫有较强的抑制，容易引起分娩子宫出血，同时对胎儿不利。

8. 七氟烷与地氟烷

七氟烷与地氟烷就七氟烷理化性质而言，该药较氟烷更易通透胎盘，对子宫收缩的抑制强于氟烷。地氟烷对血流动力学影响弱于异氟烷，肌松效应在相同 MAC 条件下强于异氟烷和氟烷，故对子宫肌的抑制强于异氟烷，地氟烷可迅速通透胎盘。

（五）肌肉松弛药

1. 琥珀胆碱

琥珀胆碱其脂溶性低，且可被胆碱酯酶迅速分解，故在常用剂量时，极少向胎儿移行，新生儿体内亦无此药。但用量在 300mg 以上或一次大量使用，仍会移行至胎儿，3 分 30 秒时可与母血浓度相平衡。动物实验已证明琥珀胆碱可向胎儿移行。如果孕妇胆碱酯酶活性异常，使用琥珀胆碱后，偶可引起母子呼吸抑制。

2. 筒箭毒碱

筒箭毒碱过去认为其胎盘通透率很小。近年在剖宫产麻醉中的研究表明，静脉注入后 2. 分钟脐血中即可出现，6～10 分钟后，脐血浓度为母血浓度的 10%。临床反复大量使用筒箭毒碱可引起母子均无呼吸，但可用抗胆碱酯酶药拮抗。

3. 加拉碘铵

加拉碘铵其分子量小，通过胎盘较筒箭毒碱快。静脉注射 80mg 后 3 分钟即可透过胎盘,抑制胎儿呼吸,故不适用于剖宫产手术。

4. 潘库溴铵

潘库溴铵分子量较大,临床研究表明也可透过胎盘,但临床上未见有异常情况。

5. 新的非去极化肌松药

近年来新的非去极化肌松药逐年增加,其中以阿曲库铵和维库溴铵或可作为标准药。哌库溴铵和多库氯铵为较新的肌松药,此后开发的以短效见长的米库氯铵和中效的罗库溴铵,使临床用药有更多的选择。上述药物都是高度水溶性药,故不易(并非完全不能)通过脂质膜屏障,如胎盘屏障。产科使用的理想肌肉松弛药应具有:起效快,持续时间短,很少通过胎盘屏障,新生儿排除该药迅速等。阿曲库铵的理化特点接近上述条件,它是大分子量的季胺离子,脂溶性低,50%与蛋白结合,所以通透胎盘屏障受限。有的学者观察,给剖宫产的产妇使用阿曲库铵 0.3mg/kg,肌松满意,作用持续时间短,仅微量通过胎盘,胎-母间比值为 12‰,娩出新生儿 Apgar 评分正常,只有出生后 15 分 NAcs 评分(神经学和适应能力计分)55%正常,45%较差,说明使用阿曲库铵后的新生儿自主肌肉张力较差,表现为颈部屈肌和伸肌主动收缩力较差,生后 15 分钟时仍有残存肌松现象,这对不足月的早产儿应予以注意。

(六)局部麻醉药

局麻药注入硬膜外间隙,母体静脉血局麻药浓度可在 20~30 分时达最高值,脐静脉血中浓度在 30 分时达最高值。不同的局麻药进入胎盘的移行速度也不同,影响因素有:

1. 局麻药的蛋白结合度

与母体血浆蛋白的结合度,丁吡卡因为 88%~95%,利多卡因为 45%~55%;与胎儿血浆蛋白的结合度,布吡卡因为 51%~66%,利多卡因为 14%~24%。局麻药与血浆蛋白结合度高者,通过胎盘量少,进入胎儿血的量也小。

2. 局麻药的分子量

分子量在 350~450 以下的物质容易通过胎盘,常用的局麻药的分子量都在 400 以下,故均较易通过胎盘。

3. 局麻药的脂质溶解度

局麻药中,脂质溶解度较高者,均较易于通过胎盘,后者决定于局麻药的 pH 和油/水溶解系数,如利多卡因 pH 为 7.20,溶解度为 30.2,较易通过胎盘。

4. 局麻药在胎盘中的分解代谢

酰胺类局麻药如利多卡因、甲哌卡因、布吡卡因,大部分在肝脏经酶的作用而失活,不被胎盘分解;其代谢过程也远较酯类局麻药缓慢。因此,大量用酰胺类局麻药的不良反应较酯类者多,但由于前者作用可靠,渗透性强,作用时间较长,不良反应尚不多,故仍被普遍用于产科。

酯类局麻药如普鲁卡因,氯普鲁卡因、丁卡因等,大多经血浆或肝内假性胆碱酯酶水解,也在胎盘内水解,因此移行至胎体的量少,故较安全。

普鲁卡因局部浸润时,3~5 分钟即可通过胎盘,但对胎儿呼吸及子宫收缩均无影响。利多卡因注入硬膜外间隙 3 分钟后,胎儿血内的浓度约为母血浓度的 1/2,加用肾上腺素可降低母胎血内浓度，但不能延缓透过胎盘的速率。

丙胺卡因：有仅用丙胺卡因 290mg 而引起新生儿血红蛋白血症的报道，故应控制其使用剂量。因其肌肉松弛作用较差，虽可用于产科麻醉，但并不理想。

布吡卡因：化学结构和药理作用与丙胺卡因类似，作用维持时间长，胎儿娩出时脐血内浓度约相当于母血的 30%～40%。

甲哌卡因：较利多卡因更易透过胎盘，胎儿娩出时脐血内浓度约为母血浓度的 65%。随母体用药次数增加，可产生蓄积，毒性作用的持续也较长，故不是产科理想的局麻药。

罗哌卡因：该药作用强度大于丁哌卡因，对运动神经阻滞弱于丁哌卡因，蛋白结合率 95%，毒性作用特别是心脏毒性作用小，0.125% 以下的浓度可产生感觉阻滞而不产生运动神经阻滞，是产科镇痛较理想的局部麻醉药。

总之，产科常用局麻药除在胎儿窘迫，宫内窒息或酸中毒情况外，只要子宫，胎盘和脐带血流正常，pH 维持在生理范围，氧合良好，在麻醉和镇痛时，并未见到临床应用剂量的局麻药对新生儿有何危害。

第三节　产科常见手术的麻醉

现代产科最显著的进展是在分娩前运用新技术进行监测，建立各种产前检查正常值图表，预先了解和估计胎儿情况。观察胎儿心率和胎动情况，可掌握有无胎儿宫内窘迫。产前通过超声波检查，X 线检查、胎儿心电图及各种激素测定（如尿雌三醇，血雌三醇与胎盘泌乳素，甲胎蛋白和羊水分析等），可对胎盘功能和胎儿情况做出全面估计，制订分娩计划，为紧急产科处理创造条件。在分娩过程中，使用胎心—宫缩监护仪，测定胎儿头及血酸碱值和血气分析等，可做到尽早了解和处理产程及麻醉中的异常情况。这样不仅降低围生期新生儿病死率，且可对各种麻醉方法在产科中的地位做出科学评价。

近年来我国剖宫产率显著增高，一般为 30% 以上，而宫内操作手术如内倒转术，产钳、毁胎术、脐带脱垂复位术等则已相对减少。提高手术效果，保证母儿安全，减少手术创伤和术后并发症是产科麻醉应重点掌握的原则。

一、术前准备及注意事项

大多数产科手术属急症性质，麻醉医师首先应详细了解产程经过，对母胎情况做出全面估计；了解既往病史，药物过敏史及术前进食、进饮情况。产妇一旦呕吐而发生误吸，将给母胎造成致命后果，故必须重视预防。呕吐误吸最好发的阶段在全麻诱导期、镇痛药或镇静药过量或椎管内麻醉阻滞范围过广。麻醉前严格禁食至少 6 小时有一定预防功效。为此，产妇入院后，对估计有手术可能者尽早开始禁食禁饮，并以葡萄糖液静脉滴注维持能量，临产前给予胃酸中和药。对饱胃者，应设法排空胃内容物。如有困难，应避免采用全麻；必须施行者，应首先施行清醒气管内插管，充气导管套囊以防止呕吐误吸。对妊娠高血压综合征、先兆子痫、子痫及引产期产妇或有大出血可能的产妇，麻醉前应总结术前用药情况，包括药物种类，剂量和给药时间，以避免重复用药的错误，并做好新生儿急救及异常出血处理的准备。

麻醉方法的选择应依据母胎情况、设备条件以及麻醉者技术掌握情况而定。为保证安全，麻醉前麻醉医师必须亲自检查麻醉机，氧气，吸引器、急救设备和药物，以便随手取用。麻醉前要常规静脉补液，做好输血准备。麻醉时必须充分供氧，并尽力维持循环稳定，注意并纠正仰卧位低血压综合征。应用升压药时要注意升压药与麦角碱之间的相互协同的升压作用。

二、剖宫产术的麻醉选择

（一）局部浸润麻醉

局部浸润麻醉在我国常用，特别适用于饱胃产妇，但不能完全无痛，宫缩仍存在，肌肉不够松弛，使手术操作不便。局麻药用量过大有引起母胎中毒可能，特别对子痫或高血压产妇，中毒发生率较高。

（二）脊麻与硬膜外联合阻滞

脊麻与硬膜外联合阻滞近年来该法已较普遍应用于剖宫产手术的麻醉。该法发挥了脊麻用药量小，潜伏期短，效果确切的优点，又可发挥连续硬膜外的灵活性，具有可用于术后镇痛的优点。由于腰麻穿刺针细（26G），前端为笔尖式，对硬脊膜损伤少，故脊麻后头痛的发生率大大减少。产妇脊麻用药量为非孕妇的 $1/2 \sim 2/3$ 即可达到满意的神经阻滞平面（$T_8 \sim S$）。有关脊麻后一过性血压下降，可采用脊麻超前扩容的方法，先输入平衡液或羧甲淀粉 500mL，必要时给予麻黄碱。

（三）硬膜外阻滞

硬膜外阻滞为近年来国内外施行剖宫产术的首选麻醉方法。止痛效果可靠，麻醉平面和血压的控制较容易，控制麻醉平面不超过 Ts，宫缩痛可获解除，宫缩无明显抑制，腹壁肌肉松弛，对胎儿呼吸循环无抑制。

硬膜外阻滞用于剖宫产术，穿刺点多选用 $L_{2 \sim 3}$ 或 $L_{1 \sim 2}$ 间隙，向头或向尾侧置管 3cm。麻醉药可选用 1. 5%～2%利多卡因或甲哌卡因；0. 5%布比卡因，均加用 1：20 万～1：40万肾上腺素。用药剂量可比非孕妇减少 1/3。

为预防仰卧位低血压综合征，产妇最好采用左侧倾斜 30°体位，或垫高产妇右髋部，使之左侧倾斜 20°～30°，这样可减轻巨大子宫对腹后壁大血管的压迫，并常规开放上肢静脉，给予预防性输液。通过放射学检查发现，在平卧位时约有 90%临产妇的下腔静脉被子宫所压，甚至完全阻塞，下肢静脉血将通过椎管内和椎旁静脉丛及其静脉等回流至上腔静脉。因此，可引起椎管内静脉丛怒张，硬膜外间隙变窄和蛛网膜下隙压力增加。平卧位时腹主动脉也可受压，从而影响肾和子宫胎盘血流灌注，妨碍胎盘的气体交换，甚至减损胎盘功能。有报道约 50%产妇于临产期取平卧位时出现仰卧位低血压综合征，表现为低血压、心动过速，虚脱和昏厥。据北京友谊医院 1983—1984 年统计仰卧位低血压综合征发生率为 3. 6%，硬膜外间隙穿刺出血的发生率为 6. 4%。

（四）全身麻醉

全麻可消除产妇紧张恐惧心理，麻醉诱导迅速，低血压发生率低，能保持良好的通气，适用于精神高度紧张的产妇或合并精神病、腰椎疾病或感染的产妇。其最大缺点为容易呕吐或反流而致误吸，甚至死亡。此外，全麻的操作管理较为复杂，要求麻醉者有较全面的技术水平和设备条件，麻醉用药不当或维持过深有造成新生儿呼吸循环抑制的危险，难以保证母儿安全，苏醒则更需有专人护理，麻醉后并发症也较硬膜外阻滞多。因此，全麻一般只在硬膜外阻滞或局部浸润麻醉有禁忌时方采用。

目前较通用的全麻方法为：硫喷妥钠（4mg/kg），琥珀胆碱（1mg/kg）静脉注射，施行快速诱导插管，继以50％～70％氧化亚氮加0.5％异氟烷维持浅麻醉。手术结束前5～10分钟停用麻药，用高流量氧冲洗肺泡以加速苏醒。

为预防全麻后的呕吐反流和误吸，除认真采用禁食措施外，麻醉前宜常规肌内注射阿托品0.5mg。静脉注射格隆溴胺（胃长宁）0.2mg，以增强食管括约肌张力。快速诱导插管时，先给泮库溴铵1mg以消除琥珀胆碱引起的肌颤；诱导期避免过度正压通气，并施行环状软骨压迫以闭锁食管。术后待产妇完全清醒后再拔除气管插管。

近年来以Apgar评分法为主，结合母儿血气分析、酸碱平衡和新生儿神经行为测验等作为依据评价各种麻醉方法对新生儿的影响，多数认为脊麻，硬膜外阻滞与全麻之间无统计学差异。

三、高危妊娠产科麻醉

妊娠期有某些病理因素，可能危害孕产妇，胎儿，新生儿或导致难产者，称为高危妊娠。高危妊娠几乎包括了所有的病理产科。而与麻醉关系密切的高危妊娠，主要为各种妊娠并发症和并存症。为了早期识别和预防高危因素的发生和发展，目前，产期保健多以Nesbitt改良评分法，对各种危险因素进行评分，可供麻醉医师参考。对高危妊娠妇女产科医师多已针对各种不同病因进行了相应的治疗。当继续妊娠将严重威胁母体安全或影响胎儿生存时，需适时终止妊娠，终止妊娠的方法不外引产或剖宫产。妊娠继发疾患，如妊娠晚期出血，妊娠高血压综合征和子痫，多为急诊手术麻醉；而妊娠并存疾患，如妊娠合并高血压病、心脏病、糖尿病以及特殊的多胎妊娠等，多为择期手术麻醉。

（一）前置胎盘与胎盘早剥的麻醉

妊娠晚期出血，又称产前出血。见于前置胎盘、胎盘早剥、前置血管和轮廓状胎盘等。对母体和胎儿的影响主要为产前和产后出血及继发病理生理性损害；植入性胎盘产后大出血及产褥期感染。产妇失血过多可致胎儿宫内缺氧，甚至死亡。若大量出血或保守疗法效果不佳，必须紧急终止妊娠。

1. 麻醉前准备

妊娠晚期出血发生出血性休克；孕37周后反复出血或一次性出血量大于200mL；临产后出血较多，均需立即终止妊娠，大部分需行剖宫产。该类患者麻醉前应注意评估循环功能状态和贫血程度。除检查血，尿常规、生物化学检查外，应重视血小板计数、纤维蛋白原定量、凝血酶原时间和凝血酶原激活时间检查，并做DIC过筛试验。警惕DIC和急性肾衰竭竭的发生，并予以防治。

胎盘早剥是妊娠期发生凝血障碍最常见的原因，尤其是胎死宫内后，很可能发生DIC与凝血功能障碍。DIC可在发病后几小时内，甚至几分钟内发生，应密切注意监测。

2. 麻醉选择的原则

妊娠晚期出血多属急诊麻醉，准备时间有限，病情轻重不一，禁食禁饮时间不定。胎盘早剥的症状与体征变异很大，有的外出血量很大，胎盘剥离面积不大；有的毫无外出血，胎盘几乎已完全剥离直接导致胎儿死亡。

麻醉选择应依病情轻重，胎心情况等综合考虑。凡母体有活动性出血，低血容量休克，有明确的凝血功能异常或 DIC，全身麻醉是唯一安全的选择，如母体和胎儿的安全要求在 5～10 分钟内进行剖宫产，全麻亦是最佳选择。母体情况尚好而胎儿宫内窘迫时，应将产妇迅速送入手术室，经吸纯氧行胎儿监护，如胎心恢复稳定，可选用椎管内阻滞；如胎心更加恶化应选择全身麻醉。

3. 麻醉操作和管理

美国有一项调查研究报道，80％的麻醉死亡发生于产科急诊术中，52％发生在全麻中而其中 73％与气道有关。母亲死亡的发生率，全身麻醉是局部麻醉的 16.7 倍，几乎所有与麻醉有关的死亡都存在通气和气管插管问题。产科困难气管插管率远高于非妊娠妇女，有学者报告，在 5804 例剖宫产全麻中有 23 例气管插管失败，气管插管失败率有逐年增加趋势，1984 年为 1∶300；1994 年为 1∶250，而与此发生率升高相一致的是剖宫产的全麻率由 83％下降至 33％。这样使从事麻醉的医师对产妇的插管机会减少，操作熟练程度下降，另外择期剖宫产全麻比例比急诊剖宫产更少，插管失败的风险更高。我国的妇产专科医院中全麻剖宫产的比例更低，插管的熟练程度更差。麻醉处理注意事项有以下几个方面。

（1）全麻诱导注意事项：产妇气管插管困难或失败的原因为对气管插管困难程度的估计不足，对产妇气道解剖改变如短颈、下颌短等缺乏处理经验，以及产妇体位不当等。临床上应采取必要的措施，如有效的器械准备，包括口咽通气道，不同型的喉镜片，纤维支气管镜，以及用枕垫高产妇头和肩部，使不易插管的气道变为易插管气道，避免头部过度后仰位，保持气道通畅。调整好压迫环状软骨的力度、使导管易于通过。遇有困难应请有经验的医师帮助。盲探插管可做一次尝试，但不可多次试用，注意插管误入食管。预防反流误吸，急诊剖宫产均应按饱胃患者处理，胃液反流误吸引起的化学性肺炎后果严重。

（2）做好凝血异常和大出血的准备：高危剖宫产应开放两条静脉或行深静脉穿刺置入单腔或双腔导管，监测中心静脉压。

（3）预防急性肾衰竭：记录尿量，如每小时少于 30ml，应补充血容量，如少于 17mL/h 应考虑有肾衰竭的可能。除给予呋塞米外，应即时检查尿素氮和肌酐，以便于相应处理。

（4）防治 DIC：胎盘早剥时剥离处的坏死组织、胎盘绒毛和蜕膜组织可大量释放组织凝血活酶进入母体循环，激活凝血系统导致 DIC。麻醉前、中，后应严密监测，积极预防处理。

（5）其他：麻醉前产妇出血较少，无休克表现，胎儿心率正常可选择椎管内麻醉或脊麻—硬膜外联合阻滞。麻醉管理应预防一过性低血压和下腔静脉压迫综合征。麻醉前产妇无休克，但胎儿有宫内窒息可选用局麻或脊麻。麻醉管理应充分吸氧，预防子宫血流量下降及胎儿氧供需平衡失调。

（二）妊娠高血压综合征的麻醉

妊娠高血压综合征（简称妊高征）是妊娠期特有的疾病，发生于妊娠 20 周以后，发病率约为 10.32%。由于病因不明，无有效的预防方法，尤其是重度妊高征对母婴危害极大，是孕产妇和围生儿死亡的主要原因之一。先兆子痫引起孕产妇死亡的原因包括脑血管意外，肺水肿和肝脏坏死。

妊高征的基本病理生理改变为全身小动脉痉挛，特别是直径 $200\mu m$ 以下的小动脉易发生痉挛。血管内皮素、血管紧张素均可直接作用于血管使其收缩，导致血管内物质如血小板，纤维蛋白等通过损伤的血管内皮而沉积，进一步使小动脉管腔狭小，外周血管阻力增加。另外，钠离子可促使钙离子向血管平滑肌细胞内渗透故钙离子增多，亦为血管阻力增加的重要因素。小动脉痉挛必导致心、脑、肾、肝重要脏器相应变化和凝血活性的改变。妊高征常有血液浓缩，血容量不足，全血及血浆黏度增高及高脂血症，可明显影响微循环灌流，促使血管内凝血的发生。妊高征可导致胎盘早剥，胎死宫内、脑出血，肝损害和 HELLP 综合征等，麻醉医师应充分了解，并作为治疗依据。

1. 妊高征合并心力衰竭的麻醉

重度妊高征多伴有贫血，心脏处于低排高阻状态，当有严重高血压或上呼吸道感染时，极易发生心力衰竭。麻醉前应积极治疗急性左心衰竭与肺水肿，快速洋地黄化，脱水利尿，酌情使用吗啡和降压，使心力衰竭控制 24～48 小时，待机选择剖宫产。

（1）麻醉选择：硬膜外阻滞为首选，因为该麻醉可降低外围血管阻力和心脏后负荷，改善心功能。全身麻醉应选用对心脏无明显抑制作用的药物，麻醉诱导平稳，预防强烈的应激反应，同时选用药物应避免对胎儿抑制作用。

（2）麻醉管理：麻醉前根据心力衰竭控制程度，给予毛花苷 C 0.2～0.4mg 的维持量，呋塞米 20～40mg 静脉注射以减轻心脏负荷。同时常规吸氧，维护呼吸和循环功能平稳。注意检查肾功能，预防感染，促使病情好转。

2. 重度妊高征的麻醉

重度妊高征一经诊断均宜住院，给予解痉、镇静、降压，以及适度扩容和利尿等综合治疗。先兆子痫经积极治疗 48～72 小时不见好转者或妊娠已达 36 周经治疗好转者；子痫已控制 12 小时者，才考虑剖宫产终止妊娠。

（1）麻醉前准备：①详细了解治疗用药：包括药物种类和剂量，最后一次应用镇痛药和降压药的时间，以掌握药物对母胎的作用和不良反应，便于麻醉方法的选择和对可能发生不良反应的处理。②硫酸镁治疗：硫酸镁是重度妊高征的首选药，应常规观察用药后的尿量，有无呼吸抑制，检查膝反射，心率和心电图，有无房室传导阻滞，如有异常应查血镁离子浓度。一旦有中毒表现应给予钙剂拮抗治疗。③术前停用降压药：应用 α、β-受体拮抗药，血管紧张素转换酶抑制剂，应在麻醉前 24～48 小时停药。该类药与麻醉药多有协同作用，易导致术中低血压。④了解麻醉前患者 24 小时的出血量：便于调控麻醉手术期间的液体平衡。

（2）麻醉选择：终止妊娠是治疗重度妊高征的极重要的措施。凡病情严重，特别是MAP 高于 140mmHg；短期内不能经阴道分娩，或引产失败，胎盘功能明显低下，胎儿缺氧严重者，子痫抽搐经治疗控制后 2～4 小时或不能控制者均为终止妊娠的适应证。妊高征心力衰竭和肺水肿治疗好转，麻醉医师均应积极准备，抓住麻醉手术时机尽力配合终止妊娠。临床麻醉经常遇到重度妊高征并发心力衰竭，脑出血、胎盘早剥，凝血异常，以及溶血，肝酶升高、血小板减少，称为 HELLP 综合征和急性肾衰竭等。麻醉选择的原则应按相关脏器损害的情况而定，依妊高征的病理生理改变及母婴安全的考虑，对无凝血异常、无DIC，无休克和昏迷的产妇应首选连续硬膜外阻滞。硬膜外阻滞禁忌者，以保障母体安全为主，胎儿安全为次的情况下，考虑选择全身麻醉，有利于受损脏器功能保护，积极治疗原发病，尽快去除病因，使患者转危为安。

（3）麻醉管理：①麻醉力求平稳：减轻应激反应，全麻插管前应用小剂量芬太尼，以减少插管引起的血压波动。避免使用氯胺酮，麻醉期间发生高血压可采用吸入麻醉药。对呼吸、循环功能尽力调控在生理安全范围。血压不应降至过低，控制在 140～150/90mmHg 对母婴最有利。预防发生仰卧位低血压综合征，如监测有高血压者，也可应用神经节阻滞药（樟脑奥替芬）和硝酸甘油降压。②维护心，肾，肺功能：适度扩容，以血红蛋白、血细胞比容、中心静脉压、尿量、血气分析，电解质检查为依据，调整血容量，维持电解质和酸碱平衡。③积极处理并发症：凡并发心力衰竭、肺水肿、脑出血、DIC、肾衰竭、HELLP 综合征时，应按相关疾病的治疗原则积极处理。④麻醉的基本监护：包括 ECG、SpO_2、NIBP、CVP、尿量、血气分析，保证及时发现问题和及时处理。⑤做好新生儿窒息的抢救准备。⑥麻醉手术后送入 ICU 病房，继续予以监护、治疗，直至患者脱离危险期。⑦病情允许条件下应给予术后镇痛。

（三）多胎妊娠的麻醉

多胎妊娠是人类妊娠的一种特殊现象，双胎多见，3 胎以上少见。实际上 3 胎、4 胎的发生率各为 1：1 万～1：8 万及 1：5 万～1：7 万。目前双胎妊娠剖宫产率有上升趋势，由原 35％上升为 50％；3 胎妊娠择期剖宫产率为 63.4％；4 胎以上达 74.1％。由于多胎妊娠的并发症明显高于单胎，从麻醉管理方面主要问题是腹围增大，腹内压增高，腹主动脉和下腔静脉受压，膈肌抬高，导致限制性通气困难。此外，胎儿肺成熟度也应高度重视。产后出血的发生率明显高于单胎妊娠，应做好相关准备。

1. 麻醉选择

该类剖宫产术多选用下腹横切口，故连续硬膜外阻滞仍为首选。麻醉对母婴生理功能影响小，止痛完善，麻醉和术中充分供氧，右髋部抬高 20°，预防和处理好仰卧位低血压综合征。

2. 麻醉管理

（1）麻醉前首先开放静脉，用胶体液适度扩容。监测血压、心率，心电图、脉率—血氧饱和度。

（2）面罩吸纯氧，维护循环功能稳定，麻醉穿刺成功后右髋部垫高 20°，再给硬膜外用药，麻醉平面控制在 T_8～S_5 范围，即可满足手术要求。

（3）做好新生儿复苏准备。观察术中出失血、尿量、子宫肌肉收缩力，警惕产后出血并做好有关准备。

（4）随妊娠胎数增加，新生儿病死率相应增加，据文献报道，新生儿呼吸窘迫综合征的发生率，双胎为 11.9％，3 胎为 31.4％，4 胎以上约占 47.8％，故对围生儿的监护、治疗，喂养均是重要的防治措施。

（四）妊娠合并心血管疾病的麻醉

在我国，妊娠合并心脏病以风湿性心脏病和先天性心脏病为主，前者约占妊娠合并心脏病中的 28.32％，后者约占 36.16％。动脉硬化性心脏病、二尖瓣脱垂和贫血性心脏病均少见。妊娠期特有围生期心肌病亦少见。妊娠合并心脏病的发生率为 1％～2％，但却是围麻醉手术期死亡的第 2、3 位原因。

1. 妊娠、分娩期对心脏病的影响

妊娠期循环血量增加 30％～40％，32～34 周时达高峰。心排出量亦相应增加，心率增快较非孕期平均 10 次/分。妊娠期水钠潴留，胎盘循环建立，体重增加，随子宫增大膈肌上升心脏呈横位，因而妊娠期心脏负荷加重。已有心脏病的妇女对上述变化可导致心力衰竭。分娩期由于强而规律的宫缩，增加了氧和能量的消耗；宫缩时外周阻力增加，回心血量增加，心排出量也增加，使心脏前，后负荷进一步加重；产程时间长进一步加重患者的风险。胎儿娩出子宫血窦关闭，胎盘血液循环停止子宫内血液进入循环，腹压骤降回心血流增加，而后负荷骤减，对心功能影响较大。产褥期体内蓄积的液体经体循环排出，加重心脏负担，是发生心力衰竭和肺水肿最危险的时期，产后 1～2 天仍是发生心力衰竭的危险期，死亡病例多发生在产褥期。

2. 心脏病对妊娠的影响

因母体妊娠期活动受限与遗传基因的影响、长期低氧，故早产、宫内生长迟缓、先天畸形、胎死宫内，胎儿窘迫、新生儿窒息等的发生率均高于正常孕妇。

3. 妊娠与先天性心脏病的相互影响

妊娠期母体循环发生明显变化，主要包括血容量、心排出量和心率增加，不同程度的水钠潴留，周围静脉压升高，新陈代谢和氧耗增加。在孕 32～34 周血容量平均增加 50％左右，子宫增大，膈肌抬高、心脏移位，大血管扭曲等，进一步加重先天性心脏病的心脏负担。分娩第一产程子宫收缩均有 500mL 血挤入体循环，每次子宫收缩心排出量约增加 20％，动脉压升高 10～20mmHg。第二产程子宫收缩，腹内压增加，内脏血液涌向心脏，产妇屏气使外周阻力和肺循环阻力增加；胎盘娩出后，胎盘循环中断，子宫收缩大量血液突然进入循环，对心功能造成极大危险，故先天性心脏病心功能良好者在严密监护下可行无痛分娩或剖宫产；而心功能 Ⅲ、Ⅳ 级，有肺动脉高压、发绀和细菌性心内膜炎者，病死率极高，应禁忌妊娠。

4. 妊娠合并心律失常

大多数生育年龄者无心血管疾病，故多数为短暂的心律失常，且程度较轻，对产妇不构成危害，多无须特殊治疗。妊娠可诱发和加重心律失常。妊娠合并心律失常多见于原有心脏疾病，可发生严重心律失常，发作时间较长，并可造成胎儿宫内缺血，缺氧，应积极和及时防治。分娩时应采用镇痛，达到无痛分娩，避免各种诱发因素。

5. 围生期心肌病

确切的发病率不明，但近年来检出率有增加。临床虽不常见，但可直接影响母婴生命安全，成为目前产科危象中备受关注的问题之一。临床表现特殊，最常发生在产褥期（产后 3 个月内占 80％；3 个月后占 10％；妊娠末期占 10％）。起病突然，主要表现为左室心力衰竭，多有心悸、呼吸困难和端坐呼吸，1/3 患者有咳血、胸痛和腹痛症状。有时伴心律失常，25％～40％的患者出现相应器官栓塞，如肺动脉栓塞可突发胸痛、呼吸困难、咳血，剧咳和缺氧等。大面积肺栓塞可引起急性右心衰竭、休克或猝死。脑栓塞引起偏瘫、昏迷。心脏普遍扩大，相对二尖瓣和三尖瓣关闭不全，反流性杂音，双肺有湿啰音，颈静脉怒张、肝大、下肢水肿。麻醉风险大，麻醉手术前应及时控制心力衰竭，及时行剖宫产术。麻醉选择多宜选硬膜外阻滞。应注意控制麻醉阻滞范围，能满足切口要求即可。麻醉过程中应密切观察监测心电图、血压，心率、呼吸、SpO_2 等，严密调控心脏前后负荷，尽力维持循环功能，做好新生儿急救复苏准备。术后送入 ICU 病房继续治疗。

（五）心脏病术后剖宫产麻醉

随着医学科学的发展，绝大多数先天性心脏病均在幼年或出生后进行了手术。诸多后天性心脏病凡需手术治疗者亦多在学龄前进行了手术或介入治疗，故现今临床遇有严重畸形的先天性心脏病孕妇或严重风湿性心脏病的孕妇，已日益减少。而心脏病术后的孕产妇却相对多见或比往年增加。现就麻醉前准备与麻醉有关问题讨论如下。

1. 先天性心脏病术后

室间隔缺损，房间隔缺损、动脉导管未闭、肺动脉瓣狭窄和主动脉瓣狭窄等，在幼年成功地进行了手术，术后生活和体力劳动正常者可安全地妊娠、分娩，均可耐受麻醉。法洛四联症术后已无右向左分流，体力活动时无气急，无发绀，对麻醉的耐受性取决于心脏做功与储备能力，故麻醉前应做全面的心功能检查，评价其代偿功能状态，请心内科医师会诊或共同处理该产妇的麻醉。如妊娠后有气急和发绀症状，麻醉风险极大，病死率甚高。

2. 后天性心脏病术后

多为风湿性心脏病换瓣术后的孕妇。剖宫产麻醉与手术的危险性，取决于以下因素：①心功能改善程度：换瓣术后心功能如为Ⅰ～Ⅱ级，其心脏储备能力可耐受分娩麻醉。术后心功能仍为Ⅲ～Ⅳ级者，随时都可发生心力衰竭或血栓栓塞。据文献报道，该类孕产妇的病死率为 5％～6％，其中包括麻醉期死亡。②术后有无并发症：换瓣术后并发症如血栓栓塞，感染性心内膜炎和心功能不全等，其妊娠分娩和麻醉风险较大。③换瓣时年龄与妊娠至换瓣的时间尚无定论，主要取决于术后心功能代偿程度、心脏大小。心胸比在 0.65 以上，且术后并无缩小者，一般认为分娩、麻醉较佳时机为换生物瓣术后 2 年左右，换机械瓣在术后 3～4 年。

3. 心脏移植术后

国内尚无报道，国外有自然分娩和剖宫产，分娩镇痛与麻醉的报道。问题在于去神经心脏虽然有正常的心肌收缩力和储备力，但在体力活动时变时反应能力异常。另外，长期服用免疫抑制剂头孢菌素可使血流动力学发生改变，如血压升高等。妊娠后血容量增加，心率增快，血管阻力改变，易使移植心脏的心室功能受损。因此从医学和伦理学的观点上，该种孕龄妇女是否应妊娠存在分歧。

4. 麻醉注意事项

（1）心脏病术后的产妇对低血压、缺氧的耐受性差。

（2）麻醉时应注意心功能状态与维护，血栓栓塞的发生率仍高；瓣周漏可出现血红蛋白尿、溶血性贫血、感染性心内膜炎和充血性心力衰竭。长期应用抗凝剂，分娩、手术可发生大出血。

（3）换机械瓣患者终身需抗凝：主要用药有抗血小板凝集的阿司匹林，双嘧达莫（潘生丁），该类药对母婴无影响，也可选用硬膜外阻滞。肝素类药主要为抗凝血酶作用，由于不通透胎盘，不进入乳汁，故围生期有的患者应用。近年来通过百例以上孕期用肝素抗凝的总结指出，其中 1/3 孕妇发生死产，早产，流产，有 1 例畸形，认为肝素对胎儿的有害作用可能是通过螯合作用，间接引起胎盘或胎儿钙离子缺乏而造成；香豆素类药如华法林及醋硝香豆素，其作用为抑制维生素 K 在肝内合成凝血因子 Ⅱ、Ⅶ、Ⅵ、Ⅹ，该类药可通透胎盘进入胎体。引起母胎凝血机制异常，引起流产、早产、死胎、胎盘早剥、产后出血，特别是胎儿畸形，称为华法林综合征。以上药物应在麻醉前 24～48 小时停药；择期剖宫产 72 小时停药。麻醉前应查凝血酶原时间，如有延长则在麻醉前 4～6 小时静脉注射维生素 $K_1$120mg，术后 24 小时后再恢复抗凝治疗。抗凝剂调整不好，宫缩乏力等均可发生术中大出血。该种患者不应使用宫缩剂麦角新碱与前列腺素类药，以免引起心血管收缩减弱和心排出量减少。可选用缩宫素静脉注射加强宫缩。

（4）血栓栓塞是换瓣术后应重视的问题。

（5）心力衰竭的预防和处理：风湿性心脏病换瓣术后心肌病变是心力衰竭的基础病因，加之妊娠后心脏负荷加重，心力衰竭发生率仍较正常人高。麻醉时应严密监测，发现症状变化需及时处理。

（6）心脏移植术后患者强调硬膜外阻滞无痛分娩，以防疼痛刺激产生内源性儿茶酚胺升高。移植心脏对肾上腺素极敏感，应用 1：20 万浓度的肾上腺素加入局部麻醉中即可引起心动过速，故应禁用肾上腺素。全麻时禁用硫喷妥钠和丙泊酚以防心肌抑制。氯胺酮会导致心动过速不宜选用。

四、羊水栓塞及其急救处理

羊水栓塞是指在分娩过程中，羊水进入母体血液循环后引起的肺栓塞、休克、DIC、肾衰竭或呼吸循环骤停等一系列严重临床表现的综合征。为严重的分娩并发症，是孕产妇死亡的主因之一。

羊水栓塞发生率报道不一：美国的报道为 1：40000～1：60000，日本有的报道约为 1：30000000，中国报道约为 1：14000，北京报道约为 1：4800000。病死率可高达 70％。

（一）病因

羊水中的内容物有胎儿角化上皮细胞、磊毛、胎脂、胎粪、黏液等颗粒物，进入母体循环后，引起肺动脉栓塞。羊水中富有促凝物质（有凝血活酶作用），进入母体后可引起 DIC。上述有些物质对母体是一种致敏原，可导致母体过敏性休克。

羊水进入母体血循环的机制尚不十分清楚，临床观察与以下因素有关：

1. 羊水栓塞

胎膜破裂或人工破膜后羊水栓塞多在胎膜破裂后，偶见未破膜者，羊水进入子宫蜕膜或子宫颈破损的小血管而发生。

2. 宫缩过强或强直性收缩

包括催产素应用不当，羊膜腔内压力过高。羊膜腔内基础压力为<15mmHg，第一产程子宫收缩，腔内压上升至40～70mmHg；第二产程时可达100～175mmHg；而宫腔静脉压为20mmHg左右。羊膜腔内压超过静脉压，羊水易被挤入已破损的小静脉。羊水进入母血循环量与子宫收缩强度呈正相关。

3. 子宫体与子宫颈部有异常开放的血窦

多胎经产妇宫颈及宫体弹力纤维损伤及发育不良，分娩时易引起裂伤。高龄初产妇，宫颈坚硬不易扩张的，如宫缩过强，胎头压迫宫颈易引起宫颈裂伤；胎盘早剥，胎盘边缘血窦破裂，前置胎盘，均有利于羊水通过损伤血管和胎盘后血窦进入母血循环，增加羊水栓塞的机会。

4. 过期妊娠

易发生难产、滞产产程长，胎儿易发生宫内窒息，羊水混浊刺激性强，易发生羊水栓塞。

5. 死胎

可使胎膜强度减弱，渗透性增加与羊水栓塞亦有一定关系。

上述五种临床情况是发生羊水栓塞的高危因素，临床应提高警惕。

（二）羊水栓塞的病理生理

可概括为三方面：羊水进入母血循环引起Ⅰ型变态反应性休克；肺栓塞肺动脉高压，全心衰竭血压下降；DIC出血不凝、休克。

（三）临床表现

羊水栓塞70％发生在分娩过程中，尤其在胎儿娩出前后，极少发生在临产前和产后32小时后。剖宫产在手术过程中发生羊水栓塞占19％，有11％发生在自然分娩胎儿刚娩出时。

典型症状为发病急剧而凶险，多为突发心、肺功能衰弱或骤停，脑缺氧症状及凝血障碍。症状轻重与羊水进入母血循环的速度和量的多少，以及羊水有形成分有关。

病程可分为三个阶段：

第一阶段：产程中尤其在破膜后，胎儿娩出前后短时间内，产妇突发寒战、咳嗽、气急、烦躁不安、呕吐等前驱症状，继之发生呼吸困难，发绀、抽搐、昏迷、心动过速、血压下降乃至迅速休克。有的突发肺水肿，粉红色泡沫样痰。发病严重者可惊呼一声即心跳骤停死亡；另1/3可于数小时内死于心肺功能衰竭；其他1/3经抢救幸存者出现DIC。

第二阶段：主要为凝血障碍。临床表现为产后出血，血液不凝，全身出血，休克与出血量不符。故遇有产后原因不明的休克伴出血、血不凝，应考虑羊水栓塞的诊断。

第三阶段：主要为肾衰竭。多发生于急性心肺功能衰竭，DIC、休克、肾微血管栓塞、肾缺血，而出现少尿、无尿、尿毒症。

以上三阶段基本上可按顺序出现，但并非每例都全部出现。胎儿娩出前发生的羊水栓塞，以肺栓塞、肺动脉高压、心肺衰竭、中枢神经缺氧为主；胎儿娩出后发生的，以出血，凝血障碍为主，极少有心肺衰竭为主要表现。

（四）抢救与治疗

羊水栓塞发病急剧，必须立即，迅速组织有力的抢救。

1. 纠正呼吸、循环衰竭，心搏骤停者立即进行心肺脑复苏

（1）纠正缺氧：遇有呼吸困难与发绀者，立即加压给氧。昏迷者立即气管插管行人工呼吸治疗。

（2）纠正肺动脉高压：①盐酸罂粟碱：可直接作用于平滑肌，解除肺血管痉挛，与阿托品同时应用可阻断迷走神经反射，扩张肺小动脉。首次用量 30～90mg，加入 5％葡萄糖液 250mL 内静脉点滴。②654－2 或阿托品：解除肺血管痉挛，松弛支气管平滑肌。③α－肾上腺素能阻断剂：酚妥拉明（酚胺唑啉）一次 5～10mg。

（3）防治心力衰竭：使用强心利尿剂。

2. 抗过敏治疗

地塞米松；氢化可的松；钙剂。

3. 综合治疗休克

补足有效血容量；使用血管活性药；维持酸碱与电解质平衡。

4. DIC 与继发纤溶的治疗

（1）DIC 高凝期尽早使用肝素，症状发生后 10 分钟内使用效果最好。用量为 0.5～1mg/kg（1mg＝125U），每 4 小时 1 次，静脉注射。凝血时间在 15～30 分钟之内，一旦出血停止，病情好转可逐步停药。禁用于继发纤溶期。

（2）输新鲜血、新鲜冰冻血浆：适用于消耗性低凝期。输纤维蛋白原，一般输用 6g。如输注凝血酶原复合物以不少于 400 单位为宜。

（3）输血小板：当血小板降至 5 万，应输血小板。

（4）冷沉淀物：含Ⅰ、Ⅴ、Ⅷ、ⅩⅢ因子，每单位可增加纤维蛋白原 100mg/L，可提高第Ⅷ因子水平。

（5）抗纤溶期的治疗：可用抑肽酶；氨甲环酸；6－氨基乙酸等。

5. 肾衰竭的防治

少尿期未发生尿毒症前应使用利尿剂如呋塞米、甘露醇，补充有效循环血量。肾衰竭时如病情允许可采用透析治疗。

（五）产科处理

对于持续宫腔内出血难以控制者，可能需要行子宫切除术。

第四节　　分娩镇痛法

为使分娩无痛，1853 年 Snow 首先应用氯仿，但此药缺乏安全性。20 世纪初，曾将吗

啡与东莨菪碱用于分娩止痛，因有抑制胎儿呼吸的缺点而停用。此后，脊麻，硬膜外阻滞、骶管麻醉，间断吸入氧化亚氮，及其他吸入麻醉药均被相继用于分娩镇痛，虽各有利弊，且存在争论，但这是一项有必要开展的麻醉工作。

目前通用的分娩镇痛与麻醉方法，主要有四类：①精神预防性无痛法。②针刺镇痛法。②药物镇痛法。④麻醉镇痛法。

一、局部麻醉

只要掌握合理的局麻药用量，避免误注入血管，不影响宫缩和产程，不抑制胎儿，对母子都可称安全，更适于合并心、肺、肾功能不全的产妇。常用的方法有：

（一）外阴及会阴部局部浸润麻醉

适用于会阴痛和会阴切开缝合术。

（二）阴部神经阻滞

适用于外阴和会阴部痛，产钳和臀位牵引及会阴切开缝合术。

（三）宫颈旁阻滞

适用于第一产程，止痛效果为 82%，疼痛减轻率为 97%。以选用毒性低、容易在血和胎盘分解的普鲁卡因和氯普鲁卡因为佳。注药前应先回抽，证实无血。一侧阻滞后，观察胎心 10 分钟，无不良反应后再阻滞另一侧。约有 20% 产妇可出现一过性宫缩变弱，1%～4% 胎儿有一过性胎心变慢。因此禁用于胎儿宫内窒息、妊娠高血压综合征、糖尿病以及过期妊娠等产妇。

二、椎管内麻醉

产程各阶段疼痛的神经来源不同，第一产程以宫缩痛为主，要重点阻滞腰段脊神经，第二产程以会阴痛为主，应主要阻滞骶神经。目前常用的方法有：

（一）骶管阻滞

主要用于第二产程以消除会阴痛。用药容积如超过 15mL，约有 81% 产妇的阻滞平面可达 T，由此可获宫缩无痛的效果。据 Hingson1 万例的总结，疼痛完全消失者占 81%，部分消失者占 12%，失败者占 7%。缺点为用药量大；穿刺置管易损伤血管或误入蛛网膜下隙，发生局麻药中毒者较多，可能影响宫缩频率和强度，阻滞平面达 $T_{7～8}$ 时，尤易使宫缩变弱。此外，因盆底肌肉麻痹而无排便感，不能及时使用腹压，延长第二产程。

（二）连续硬膜外阻滞

较常用于分娩止痛，有一点穿刺和两点穿刺置管两种。一点穿刺置管法：穿刺 $L_{3～4}$，或 $L_{4～5}$ 间隙，向头置管 3cm。两点穿刺法一般选用 $L_{1～2}$ 穿刺，向头置管 3cm，和 $L_{4～5}$ 穿刺，向尾置管 3cm，上管阻滞 $T_{10}～L_2$ 脊神经，下管阻滞 $S_{2～4}$ 脊神经，常用 1% 利多卡因或 0.25% 丁哌卡因，在胎儿监测仪和宫内压测定仪的监护下，产妇进入第一产程先经上管注药，一次 4mL，以解除宫缩痛。于第一产程后半期下管注药，一次 3～4mL（含 1:20 万肾上腺素），根据产痛情况与阻滞平面可重复用药。只要用药得当，麻醉平面不超过 T_{10}，对宫缩可无影响。本法经母儿血气分析，Apgar 评分与神经行为检查研究，证实与自然分娩相比较无统计学差异。本法对初产妇和子宫强直收缩、疼痛剧烈的产妇尤为适用。用于先兆子痫产妇还兼有降血压和防抽搐功效，但局麻药中禁加肾上腺素。本法禁用于原发和继发宫缩无力、产程进展缓慢，以及存在仰卧位低血压综合征的产妇。本法用于第二产程时，因腹直肌和提肛肌松弛，产妇往往屏气无力，由此可引起第二产程延长，或需产钳助产。因此，在镇痛过程中应严格控制麻醉平面不超过 T_{10}，密切观察产程进展、宫缩强度、产妇血压和胎心等，以便掌握给药时间、用药剂量和必要的相应处理。具体施行中还应注意以下要点：①注药时间应在宫缩间隙期和产妇屏气停歇期。②用药剂量应比其他患者减少 1/2～2/3。③置入硬膜外导管易损伤血管，由此可加快局麻药吸收而发生中毒反应或影响麻醉效果，故操作应轻巧。④应严格无菌操作，防止污染。⑤禁用于合并颅内占位病变或颅内压增高等产妇。穿刺部位感染，宫缩异常，头盆不称及骨盆异常，前置胎盘或有分娩大出血可能者也应禁用。

（三）脊麻

由于腰穿后头痛和阻滞平面不如硬膜外阻滞易控，除极少数医院外，甚少在产科镇痛中施用脊麻。近年来有人提倡用细导管行连续脊麻，认为可克服上述缺点；但细管连续脊麻失败率较高，又有个别报道有永久性神经损害的危险。

（四）可行走的分娩镇痛

随着分娩镇痛研究的进展，目前倡导的分娩镇痛为在镇痛的同时在第一产程鼓励产妇下床活动，可以缩短第一产程并降低剖宫产率。

具体方法为：①单纯硬膜外阻滞：使用 0.1％～0.0625％ 的丁哌卡因或罗哌卡因，局麻药中加入芬太尼 $2\mu g/mL$，持续硬膜外泵入，8～12mL/h。②脊麻硬膜外联合阻滞法：当宫口开至 2cm 时，采用脊麻连硬外配套装置，于 $L_{2～3}$ 脊间隙行硬膜外穿刺，用 26G 腰穿针经硬膜外针内置入穿破硬脊膜，见脑脊液后注入 2.5mg 罗哌卡因，$25\mu g$ 芬太尼或苏芬太尼 $10\mu g$，撤腰穿针置入连硬外导管，约 1 小时左右，经硬膜外导管持续泵入 0.0625％ 的丁哌卡因或罗哌卡因加 $2\mu g/mL$ 芬太尼液，每小时 8～12mL，直至第二产程结束。产程中可加入 PCA 装置以克服镇痛中的个体差异。该法对产妇运动神经无阻滞，在第一产程可下床活动。

三、吸入麻醉法

在宫缩阵发期吸入低浓度挥发性或气体麻醉药，可减轻宫缩痛，但必须防止产妇意识消失，更需避免深麻醉以防止胎儿呼吸抑制和宫缩减弱。适用于临床的方法有以下两种。

1. 氧化亚氮（N_2O）吸入法

N_2O 吸入法为目前常用的方法之一，适用于第一产程和第二产程，一般由产妇自持麻醉面罩置于口鼻部，在宫缩前 20～25 秒吸入 50％N_2O 和 50％氧，于深呼吸三次后即改为 30％N_2O 与 70％氧吸入，待产痛消失即移开面罩。由于 N_2O 的镇痛效果有 30～45 秒的潜伏期，故必须抢先在宫缩开始前吸入方称有效。吸入氧化亚氮的持续时间过长，可致产妇意识消失，并出现躁动兴奋，因此，在使用前应指导产妇正确使用的方法和要求。氧化亚氮不影响宫缩与产程，不影响血压，只要严格控制吸入浓度和时间，避免母儿缺氧则仍称安全，但镇痛效果则不如硬膜外阻滞法。

2. 恩氟烷、异氟烷吸入法

恩氟烷、异氟烷吸入法需有现代麻醉机、专用挥发器及吸入麻醉药浓度测定仪等设备，于第一产程后期开始间断吸入。阵痛初吸入浓度氟烷为 0.5％～2％，恩氟烷为 0.25％～1％或异氟烷为 0.2％～0.7％；镇痛间歇期改吸氧气。吸入过程中随时观察血压、脉搏、呼吸及宫缩情况。如出现血压下降，立即改吸氧气，血压恢复后再间断吸入麻醉药。本法的缺点为镇痛的同时往往宫缩亦抑制，并易致产妇神志消失，故需由麻醉医师亲自掌握。

第九章 妇科手术的麻醉

目前随着妇科手术操作技术的不断提高和新器械应用于临床，妇科手术正向微创手术方向发展。为便于盆腔深部和阴道手术的操作，要求妇科麻醉有充分的镇痛和肌肉松弛。

第一节 麻醉特点

一、妇科手术麻醉的特殊性

妇科手术范围局限于腹盆腔及会阴，对全身干扰相对较轻，但妇科手术麻醉仍有其特殊性。

（1）子宫体的运动神经纤维主要来自脊髓的 $T_{5\sim10}$ 节段，子宫体的感觉经 $T_{11\sim12}$ 节段传入中枢；子宫颈的传出，传入神经均在 $S_{2\sim4}$ 节段。盆腔手术完善的椎管内麻醉平面应达 $T_8\sim S_4$ 水平。

（2）子宫与附件皆位于盆腔深部，无论由腹部或经阴道操作，手术野显露困难。要求麻醉有充分的镇痛和肌肉松弛。注意特殊体位如头低位、截石位，对呼吸、循环及血流动力学影响。长时间截石位应注意预防周围神经和肌肉压迫损伤。

（3）妇科患者以中老年妇女为多，常可并存有高血压、心脏病、冠心病、糖尿病、慢性支气管炎等疾病，或继发贫血，低蛋白血症和电解质紊乱，麻醉前应给予治疗和纠正。

（4）妇科手术除异位妊娠、会阴部外伤、子宫穿孔，卵巢囊肿扭转外，大多属择期手术，麻醉前应做好充分准备。

二、麻醉选择

妇科手术一般可选用连续硬膜外阻滞和腰麻—硬膜外联合阻滞或全身麻醉。硬膜外阻滞有一点穿刺法和两点穿刺法。一点穿刺法可经 $L_{1\sim2}$ 或 $L_{2\sim3}$；间隙穿刺，向头侧置管，经腹手术阻滞平面需达 $T_8\sim S_4$ 经阴道手术阻滞平面达 $T_{12}\sim S_4$ 为宜。两点穿刺法，一点可经 $T_{12}\sim S_1$ 间隙穿刺，向头侧置管；另一点经 $L_{3\sim4}$ 间隙穿刺，向尾侧置管，阻滞平面控制在 $T_6\sim S_4$，适用于宫颈癌扩大根治术。对硬膜外阻滞有禁忌者、手术操作范围较广者，腔镜手术及患者要求时可选用全身麻醉。

妇科手术选用硬膜外阻滞较多，麻醉效果确切，对生理干扰轻，费用低。但有学者对1000 例妇产科手术后长达 6 个月随访，发现硬膜外阻滞也存在一些并发症，如穿刺点压痛/酸胀感，腰痛及腰酸，病程时间较长，给患者带来痛苦和生活不便。

第二节　妇科常见手术的麻醉

一、子宫及附件切除术

该类手术患者多为中，老年人，可能伴有循环或呼吸系统疾病，且因子宫肌瘤导致长期失血而常有贫血，各器官因慢性贫血可能有不同程度损害，应重视麻醉前纠正。如血红蛋白低于 70g/L，应作认真处理，术前应备血。一般均可首选硬膜外阻滞。老年患者合并心，肺疾病者应常规进行心电图及呼吸功能监测，维持血压，心率稳定，注意血容量动态平衡，防止心脏负荷增加，维护正常通气量，注意维护肾功能。若选用腹腔镜下手术，由于气腹使横膈抬高，患者难以忍受，选用气管插管全身麻醉为宜。该类手术除术前贫血或术中渗血较多者外，多数不需输血。若选择阴式子宫切除，椎管内麻醉平面仍要达到 T_8，可选用两点法腰硬联合阻滞，$T_{12} \sim L_1$ 硬膜外头向置管，$L_{3\sim4}$ 或 $L_{4\sim5}$ 蛛网膜下给予布比卡因或罗哌卡因 $10 \sim 15mg$。

二、巨大卵巢肿瘤和恶性肿瘤根治术

麻醉的难易程度与肿瘤大小有直接关系；接受化疗者，要注意化疗药对机体的影响。肿瘤的类型及恶性程度在决定围术期准备及术中患者所需监测方面起着主要作用。应详细采集病史，这些患者很可能接受过放疗、化疗以及多次手术操作。可能患者接受手术时已存在营养不良、体质欠佳或者已接受过化疗。静脉通路可能会因为周围静脉硬化或血栓而难以开放。

某些化疗药物可能损害肺功能，最常见的是博来霉素，在进行联合治疗特别是与长春新碱或顺铂合用时会增加肺毒性。术前必须检查胸部 X 线片来评估肺损伤的情况。严重肺病应尽可能采用椎管内麻醉或准备术后机械通气。

接受过心脏毒性化疗药物如柔红霉素和多柔比星治疗的患者通常会有心肌病，有可能是早期或晚期。早期表现明显，为 ST 段和 T 波改变心律失常，而晚期表现隐匿，通常为充血性心力衰竭。心脏科医师会诊有助于制订更好的治疗方案。

顺铂是治疗卵巢癌最有效的单用药物，它也经常和多柔比星和（或）环磷酰胺合用。顺铂有直接的肾小管毒性，且与剂量相关，主要影响近曲肾小管、远端肾小管和集合肾小管。其他的毒性包括耳毒性（耳鸣，高频听力的丧失），周围神经病变（袜套分布样感觉麻木）和恶心，呕吐。

甲氨蝶呤被用来治疗卵巢癌和妊娠滋养层恶性肿瘤。它的主要毒性并发症是胃肠毒性和转氨酶升高的肝功能损害，以 BUN 和血肌酐的升高和尿量的减少为特征的肾小管损伤。

周围神经病变通常见于用长春新碱、环磷酰胺、紫杉醇治疗的患者。治疗前后的神经学缺损评估比较重要。

化疗药物经常与皮质类固醇一起使用。在过去的一年里接受过联合治疗的患者必须在术前给予应激剂量的类固醇以防止发生肾上腺皮质功能不全。

巨大肿瘤可引起：①膈肌上升、活动受限，胸廓容积明显缩小，通气量受限，患者长期处于低氧和二氧化碳蓄积状态；又因肺舒缩受限，易并发呼吸道感染和慢性支气管炎。麻醉前应常规检查肺功能及动脉血气分析，必要时行抗感染治疗。②可能压迫腔静脉、腹主动脉，使回心血量减少，下肢淤血水肿，心脏后负荷增加；又因腔静脉长期受压，逐步形成侧支循环，可使硬膜外间隙血管丛扩张淤血。麻醉前应常规检查心电图，超声心动图，了解心功能代偿程度。硬膜外穿刺、置管应谨防血管损伤，用药量酌情减少 1/3～1/2。③压迫胃肠道，可致患者营养不良，消瘦虚弱，继发贫血、低蛋白血症和水，电解质代谢紊乱，麻醉前应尽可能予以纠正。

麻醉方法和药物的选择应根据心肺功能代偿能力全面权衡。可选用连续硬膜外阻滞或全身麻醉。术中探查，放囊内液及搬动肿瘤等操作过程中，要严密监测，放液速度宜慢，搬出肿瘤后应立即作腹部加压，以防止因腹内压骤然消失，右心回血量突然增加，导致前负荷增高而诱发急性肺水肿；另一方面又可能因为腹主动脉的压迫突然解除，后负荷突然降低而导致血压骤降、心率增快。因此，手术中要准确判断心脏前后负荷的增减，进行中心静脉压监测，及时调节血容量平衡。麻醉后待呼吸循环稳定，意识清醒后，再送回术后恢复室。

三、膀胱阴道瘘修补术、阴道成形术、阴式子宫切除术

此类手术需用截石位、半俯卧位、改良膝肘卧位等特殊体位，麻醉时要重视体位对呼吸，循环的影响。截石位使患者仰卧双下肢臀部和膝盖屈曲，并且双下肢分开抬高放置于腿架时回心血量增加，有时会发生血流动力学改变。同样术后将腿放低时常出现低血压。在手术结束将要把腿放回仰卧位时，应首先将他们的膝盖和踝关节在矢状面并拢一致，然后缓慢的将其放回手术台面。避免每条腿分别被放低，这样可以减小对腰椎的扭转刺激，使循环血容量逐渐增加，因此也可防止发生低血压。如果没有给予适当的填充物或体位垫，就可能发生腓总神经损伤。其表现为足部屈曲无力以及足背感觉缺失。髋关节屈曲过度也可能导致大腿及大腿侧面表皮神经麻痹，闭孔神经及隐神经损伤也是截石位的并发症。

截石位经常需要头低位，这种体位具有截石位和头低足高位两者的缺点。肥胖患者屈曲的大腿或者过于夸张的膀胱截石位使横膈膜受到腹腔内容物的压迫。因此麻醉后的患者处于这种体位时，通气较差的肺尖部由于血液的重力作用而使通气血流比值改变。这使患者自主呼吸更加费力，在控制通气期间，则需要以高呼吸道压力来扩张肺部。

此外，此类手术常需反复多次施行，手术时间长，渗血、出血较多，术前应认真改善全身情况，术中根据失血量及时输血补液。手术以选用连续硬膜外阻滞为安全，简便，亦可采用腰硬联合麻醉或全麻复合硬膜外麻醉。

四、异位妊娠破裂、卵巢囊肿蒂扭转、黄体破裂、会阴部外伤

为常见妇科急症手术，麻醉处理主要取决于失血程度。麻醉前要对患者的失血量和全身状态做出迅速判断，并做好大量输血准备，以便抢救失血性休克。该类患者大多已处于休克状态或休克前期。休克前期或轻度休克时应在输血输液基础上，可慎用硬膜外阻滞；中度或重度休克，经综合治疗无好转者，应酌情选用局麻或全麻。如患者尚合作或严重休克，可先在局部浸润麻醉下进腹止血，经补充血容量待休克好转后再给咪达唑仑，芬太尼及氯胺酮复合麻醉。如选用气管内全麻，宜选用对心血管抑制较轻的依托咪酯、氯胺酮、芬太尼等诱导。诱导时要预防呕吐误吸，麻醉中要根据失血量补充全血、羟甲淀粉和平衡液，并纠正代

谢性酸中毒，维护肾功能。

五、宫腔镜检查与手术的麻醉

许多妇科疾病可进行宫腔镜手术检查及治疗，部分腔镜手术需在麻醉下进行。

(一) 宫腔镜诊疗与麻醉相关的特点

膨宫介质基本要求为膨胀宫腔，减少子宫出血和便于直接操作。不同介质对人体会造成不同的影响，常用的有：

1. 二氧化碳

二氧化碳其折光系数为 1.00，显示图像最佳，气和出血可影响观察效果。有气栓的危险。预防方法为应用特殊的调压注气装置，限制每分钟流量 $<100mL$，宫内压力 $<200mmHg$（26.7kPa），术后头低臀高位 10～15 分钟，可预防术后肩痛。

2. 低黏度液体

低黏度液体有生理盐水，乳酸林格液和 5％葡萄糖等。因其黏度低易于通过输卵管，如检查操作时间过长，可致体液超负荷，故用连续灌流更安全。

3. 高黏度液体

高黏度液体有 32％右旋糖酐－70 和羟甲基纤维素钠液等。因黏度高，与血不溶视野清晰。罕见情况有过敏，Hyskon 液用量 $>500mL$ 会导致肺水肿和出血性子痫，羟甲基纤维素钠可引起肺栓塞。

(二) 麻醉选择

宫腔镜下手术，可选用全身麻醉或脊麻－硬膜外联合阻滞。

宫腔镜检查与手术可发生迷走神经紧张综合征，临床表现为恶心，出汗、低血压、心动过缓，严重者可致心搏骤停。故宫颈明显狭窄和心动过缓者尤应注意预防。

(三) 麻醉管理

除常规监测与输液外，主要应注意膨宫介质的不良反应与可能发生的并发症。

迷走神经紧张综合征，该反应源于敏感的宫颈管，受到扩宫刺激传导至 Frankenshauser 神经节、腹下神经丛，腹腔神经丛和右侧迷走神经，而出现临床上述综合征表现。椎管内麻醉的神经阻滞范围应达 T_{10}～S_5 全身麻醉应有一定的深度。阿托品有一定预防和治疗作用。以晶体液为介质者应注意有无体液超负荷或水中毒问题。

(四) 麻醉后管理

麻醉手术后，应送到麻醉恢复室，常规监测心电图、血压、脉搏、指脉血氧饱和度。以 CO_2 为膨宫介质者，术后取头低臀高位 10～15 分钟可预防术后肩痛。待一切生命体征平稳后，方可离开麻醉恢复室。

第十章　血管外科手术的麻醉

第一节　胸、腹主动脉瘤手术的麻醉

　　胸、腹主动脉瘤是指因胸，腹主动脉中层损伤，主动脉壁在管腔内高压血流冲击下形成局部或广泛性的永久扩张。主要于先天性主动脉发育异常（如 Marfan 综合征），动脉粥样硬化、创伤和感染等。

一、病理分类及病理生理

（一）病理学分类

（1）夹层动脉瘤。

（2）真性动脉瘤。

（3）假性动脉瘤。

（二）病理生理

　　动脉瘤的病理生理变化取决于病变的部位，性质和程度，以及涉及到的重要脏器及其并发疾病，其主要病理生理变化：

　　（1）动脉瘤增大和破裂：动脉瘤逐渐增大，随时可因血压的突然升高而破裂，导致死亡。

　　（2）主动脉瓣关闭不全，左心功能不全，根部动脉瘤累及冠状动脉时出现心肌缺血。

　　（3）周围脏器的局部压迫；压迫神经、支气管等。

　　（4）压迫近端血压增高：尤其是夹层动脉瘤，可以导致左，右或上、下肢体的血压差别很大。

　　（5）粘连、血栓形成和栓塞。

　　（6）重要脏器供血障碍：累及到主动脉弓及其分支引起大脑缺血，累及肾，肠系膜动脉造成肾功能障碍和肠坏死等。

二、手术方法及潜在问题

（一）升主动脉瘤

　　升主动脉瘤采用胸骨正中切口，根据主动脉瘤病变的不同，是否累及瓣膜或瓣环，行单纯升主动脉置换、升主动脉和主动脉瓣置换加冠状动脉移植、升主动脉置换加主动脉瓣成形等不同术式。升主动脉夹层的患者，切开主动脉根部，明确内膜撕裂的部位，切除包含内膜撕裂的主动脉，缝合真腔与假腔的边缘部分，用一段人工血管替代切除的主动脉。升主动脉或股动脉插管，右房或股静脉插管建立体外循环。

（二）主动脉弓部

　　主动脉弓部采用胸骨正中切口，根据病变情况的不同，行全弓或半弓移植术，因手术方式的不同，术中供应脑部血管被部分或完全阻断，借以切除动脉瘤或主动脉弓夹层的节段。多数病例经股动脉插管行深低温停循环（DHCA），部分病例经右腋动脉插管行深低温停循环和选择性脑灌注。

（三）胸、降主动脉瘤

胸、降主动脉瘤采用左侧第四、五肋间胸部切口，阻断病变近端及远端，切开主动脉，用人工血管置换病变部分。部分病例需要在体外循环下进行，目的在于保证远端灌注及近端解压，通过股静脉插管入右房或左房直接插管引流，环路内应用氧合器与否决定于引流血是否为氧合血，血液引流到体外泵内，通过股动脉或其他插管部位灌注阻断已远的主动脉。

（四）腹主动脉瘤

腹主动脉瘤采用腹部正中切口，充分显露动脉瘤后，解剖近端瘤颈和双侧髂动脉并上带，分别阻断瘤体近端和双侧髂动脉，切开动脉瘤，选择适当的分叉血管植入。

（五）手术并发症

手术并发症会出现出血，神经系统并发症（偏瘫、截瘫）、假性动脉瘤、肾功能不全，呼吸功能不全、乳糜胸等。

三、体外循环技术

（一）常温阻断技术

常温阻断技术用于非体外循环下全弓置换术和阻断部位在左锁骨下动脉开口以远，且心功能良好的胸主动脉或腹主动脉手术。

（二）常规体外循环（股动脉－右房插管）

常规体外循环用于主动脉根部和升主动脉手术。

（三）部分体外循环（股－股转流）

部分体外循环用于弓降部以远的近端可阻断的胸、腹主动脉手术。

（四）深低温停循环（右腋动脉－右房、股－股转流）

深低温停循环用于弓部手术和弓降部以远的近端不可阻断的胸、腹主动脉手术。

四、术前评估和术前用药

阅读病历，了解诊断及病变累及范围，前瞻性的预测术中可能出现的问题和患者预后，根据制订的手术计划，选择合理的麻醉方案。

（一）循环系统

约有一半的患者可合并冠状动脉疾病，是术后并发症和死亡的主要原因。心源性并发症增加的危险因素有充血性心力衰竭，心肌梗死病史，高龄，运动耐量高度受限，慢性肾功能不全和糖尿病等。

（二）呼吸系统

术前呼吸功能不全，慢性支气管炎和肺气肿、肺不张和感染是术后肺部并发症的主要危险因素。瘤体压迫气管或支气管者，可以引起呼吸困难、肺部感染和缺氧，导致气管插管困难。

（三）神经系统

高龄（大于70岁），高血压，糖尿病，脑卒中和一过性脑缺血病史、动脉粥样硬化是导致术后中枢神经系统并发症的危险因素。累及主动脉弓及其分支的病变，注意脑部的并发症。

（四）重要器官

原有肾功能不全的患者术后发生肾衰竭、心脏并发症和死亡的危险性大大增加。术前肠麻痹和肝功能不全也将增加术后并发症的发生率和病死率。

（五）血液系统

夹层内的血栓形成可消耗大量的血小板、凝血因子，患者可出现出血倾向，贫血。术前应积极调整，给予红细胞和血小板保护药物，维护肝功能促进凝血因子的生成，如需急诊手术应积极准备红细胞、血小板和新鲜血浆。

（六）术前用药

主动脉病变的患者多伴有其他心血管系统改变，术前紧张可能引起血压升高或心绞痛发作，甚至瘤体破裂，故应充分镇静、镇痛。

（1）用于治疗心脏疾病的特殊用药，持续至术晨。

（2）控制血压：控制收缩压在 $100\sim120mmHg$ 或更低的理想水平，常用硝普钠、尼卡地平等。

（3）镇静、镇痛：择期手术在术前晚司可巴比妥 0.1g 口服，地西泮 10mg 或咪哒唑仑 15mg 术前 1 小时口服，吗啡 10mg 和长托宁 1mg 术前半小时肌内注射。

五、术中监测

（一）循环监测

（1）常规监测中心静脉压和有创动脉压，两侧上肢动脉压差别较大时选择压力高的一侧测压。胸、降主动脉瘤手术，有时需在左锁骨下动脉近端阻断，应选用右桡动脉监测上半身动脉压，但右腋动脉插管时例外。下半身动脉压测定应选择股动脉插管对侧的股动脉或足背动脉。有时术中需同时监测上、下肢的压力，以指导循环调控。对于左心功能不良（EF 小于 30％）、充血性心力衰竭病史、严重肾功能不全的病例可考虑 Swan−Ganz 导管。

（2）常规监测 ECG 和 SpO_2。

（3）选择性使用经食道超声心动图（TEE）监测，有助于实时监测左心功能和心肌缺血，指导扩容、评价瓣膜功能、瘤体大小和范围。

（二）脊髓监测

（1）用体感诱发电位（SSEP）和运动诱发电位（MEP）监测脊髓缺血，有助于术中确定对脊髓供血有重要作用的肋间动脉，将其吻合到人工血管。通过监测如发现有脊髓缺血，应移动阻断钳的位置或提高动脉压，增加脊髓血管的侧支循环血供。

（2）脑脊液压力和脊髓温度监测。

（三）脑监测

（1）脑电图：对于行 DHCA 手术的患者可监测脑电图，以脑电图等电位线为指标，指导停循环的时机和抑制脑代谢药物的应用，脑电图被认为是监测脑缺血的早期预警手段。

（2）脑氧饱和度：可实时监测脑的氧供/需平衡状态，但有其局限性，仅反映监测部位的局部代谢情况，且局部微循环状态影响其结果。

（3）连续颈静脉窦血氧饱和度和颈静脉窦血氧分压：应用逐渐增多，常温下颈静脉窦血氧饱和度低于 50%，则术后神经功能异常明显增加。颈静脉窦血氧分压不受温度影响，但受脑组织微循环的影响，间接反映脑细胞内氧分压，低温下其临床监测意义越来越受重视。

（4）体感诱发电位、经颅多普勒也常被用于术中脑功能的监测。

（四）温度监测

同时监测鼻咽和直肠或膀胱温度，指导降温和复温。

（五）肾功能监测

常规监测尿量。

六、麻醉处理原则

（1）充分准备和相互协调：麻醉医师要充分了解病理生理，熟悉整个手术的操作过程，准确判断和处理血流动力学的剧烈改变，与外科、灌注医师充分交流，始终贯穿于整个围术期。同时做好充分准备：大号外周静脉（14G）和中心静脉（8.5F 三腔）导管、血管活性药物（快速升高或降低血压）、血液制品（红细胞、血浆，必要时血小板）和自体血回收设备等。

（2）围术期加强监测，严格控制血压，防止瘤体破裂，同时要保证机体重要脏器（脑、脊髓、心脏和肾脏等）的灌注。

（3）控制和预防出血：外科出血，体外循环后凝血功能异常等在大血管手术中很常见，出血和渗血的治疗具有挑战性。在适当控制性降压的同时，采取多项综合措施（术前血液稀释，大剂量抑肽酶、保温等）进行血液保护。

（4）麻醉药物和方法的选择，根据术中实际病情确定，取决于病变部位、手术涉及的范围、体外循环方式等各不相同。对血流动力学不稳定者，选用对心肌、体循环抑制轻的麻醉药和肌松药，剂量为有效控制麻醉深度的最小剂量。但要保证充分镇痛和镇静，有助于控制术中、术后高血压，维持氧供/需平衡，对重要脏器（脑、肾）具有保护作用，大剂量芬太尼复合麻醉是较优选择。大血管外科急症患者很多，要考虑许多不可预知因素。

（5）不同主动脉部位的手术对麻醉的要求可能大不相同，如主动脉弓部手术的重点在于脑的保护，而降主动脉的手术更重要的是恰当处理血流动力学的剧烈变化。

七、不同部位手术的麻醉特点

（一）升主动脉瘤

（1）监测：病变和手术操作往往累及右锁骨下动脉，需行左桡动脉或股动脉部位监测血压。高龄或心功能不良，伴有严重系统性疾病者，可放置 Swan-Ganz 导管。在升主动脉瘤较大时放置 TEE 探头要格外慎重，以防不慎破裂。鼻咽温度探头要正确到位，以便对脑温有准确的评估。

（2）降温与复温：升主动脉瘤手术多采用低温体外循环，如果累及主动脉弓则需要深低温停循环。如采用股动脉插管，降温与复温会较慢。

（3）涉及冠状动脉的手术要特别注意有无心肌缺血，尤其在脱离体外循环困难时，严密观察心电图的变化。

（二）主动脉弓部手术

（1）监测：如果无名动脉或左锁骨下动脉未被累及，可选择左、右桡动脉穿刺置管；如果均已累及，须同时行股动脉置管监测血压；如果对动脉压力有任何怀疑，检查主动脉根部压力做对照。选择性采取必要的脑监测措施。

（2）多数病例需要采取深低温停循环和选择性局部脑灌注技术，需将鼻咽温度降至15℃～22℃，取头低位和头部冰帽，使用必要的脑保护药物，避免使用含糖液体等。

（三）胸降主动脉瘤

1. 监测

阻断近端主动脉时可能累及左锁骨下动脉，用右桡动脉或肱动脉置管监测阻断处以上的血压，同时监测阻断部位以下的血压（股动脉或足背动脉置管）。对心功能欠佳者，可放置Swan-Ganz导管。注意尿量，尤其对涉及肾动脉手术者。

2. 单肺通气

为便于外科术野显露、肺保护、提高手术的安全性，通常采用双腔气管插管行单肺通气，尽管左侧双腔管容易操作、到位率高，但建议使用右侧双腔管，因为瘤体常常压迫左主支气管。手术结束时在充分吸痰后可将双腔管换成单腔气管导管，以利于术后呼吸管理。

3. 主动脉阻断

主动脉阻断所引起的病理生理改变与许多因素有关，包括阻断水平，心功能状态，阻断近端和远端的侧支循环、血容量、交感神经系统活性及麻醉药物和技术等。

（1）血流动力学改变：阻断近端血压显著增高，远端明显低血压，阻断远端的平均动脉压仅为近端的10%～20%。阻断的位置越高，血流动力学波动越大，对生理干扰也大。可导致急性左心衰竭、灾难性脑血管意外（脑动脉瘤破裂）肾血流量和脊髓血流量下降及内脏器官缺血。高位阻断时由于动脉血管床的急剧减少，外周血管阻力急剧升高，同时肝、脾等内脏器官血供减少，体内儿茶酚胺升高，导致肝、脾等内脏储血池收缩，血容量重新分布，由阻断远端转移到阻断近端。

（2）代谢变化：全身氧摄取率和氧耗量下降，SvO_2升高、血内儿茶酚胺升高、全身CO_2产量下降，容易引起呼吸性碱中毒合并代谢性酸中毒。

（3）处理措施：对于心功能受损、冠状动脉储备低下的患者，胸主动脉阻断是对循环系统维持稳定的最大挑战。

及时合理的处理：减轻后负荷、维持正常的前负荷，冠脉扩张药、正性肌力药等。硝普钠、异氟烷或米力农（有心功能不全时）均可用于降低后负荷。为保证阻断远端脏器的灌注，对心功能和冠脉储备良好的患者，应维持阻断近端平均动脉压在90～100mmHg左右。

阻断前适当控制血压，静脉输注硝普钠或硝酸甘油，必要时单次静脉注射扩血管药物（硝酸甘油、丙泊酚等），防止阻断后近端严重的高血压。

阻断主动脉后，常规检测血气，密切监测酸碱平衡，因低灌注引起的代谢性酸中毒很常见。单纯阻断主动脉，需要控制近端高血压，但必须意识到同时远端的血流量会减少。阻断主动脉的时间应尽可能短于30分钟，如果超过此时限，并发症尤其是截瘫的发生率会增加。对于采用部分体外循环的患者，可以通过调节泵流量控制近端高血压，同时保证远端足够的血供。

4. 主动脉开放

（1）血流动力学改变：主动脉开放引起的血流动力学改变主要取决于阻断水平、阻断时间、血容量等。以低血压最常见，原因有阻断远端反应性充血、手术野血液的大量丢失导致相对或绝对低血容量、外周阻力的突然下降等；从缺血组织中冲洗出来的乳酸氧自由基、前列腺素、中性粒细胞、激活的补体、细胞因子和心肌抑制因子的毒性等。

（2）代谢改变：全身氧耗量、血乳酸、前列腺素、补体激活、心肌抑制因子等增加，SvO_2降低，机体表现为代谢性酸中毒。

（3）处理措施：补足血容量、纠正酸中毒，暂时停止麻醉和使用扩血管药物，必要时给予缩血管药物，使血压回升至一定水平，缓慢开放主动脉。如果出现严重低血压，可用手指夹闭主动脉、重新阻断，再补充更多血容量。

5. 脊髓保护

远端主动脉血压尽量维持在 40～60mmHg，以增加脊髓中、下部的血供，保证脊髓血流，维持脊髓功能。

6. 肾脏保护

保证足够灌注压力和血容量对于肾脏保护至关重要；同时建议应用甘露醇、呋塞米和小剂量多巴胺等维持尿量。

八、重要器官的保护措施

（一）脊髓保护措施

（1）控制阻断时间。

（2）低温。

（3）保持远端灌注。

（4）脑脊液引流。

（5）药物：巴比妥类药，糖皮质激素、钙通道阻断剂、氧自由基清除剂和镁离子等。

（6）加强脊髓缺血的监护。

（二）脑保护

（1）低温。

（2）控制深低温停循环时间：在 12℃～15℃时脑部停循环的安全时间仅 30～45 分钟。

（3）选择性脑逆行灌注。

（4）选择性脑正行灌注：通过右腋动脉或左颈总动脉插管，以 10～15mL/（min·kg）的流量向脑部供血，维持灌注压在 40～60mmHg。

（5）药物：硫喷妥钠，丙泊酚糖皮质激素、钙通道阻断剂、氧自由基清除剂、镁离子和利多卡因等。

（三）肾脏保护

（1）低温。

（2）选择性肾脏动脉灌注。

（3）药物：甘露醇、襻利尿药、多巴胺［3～5μg/（kg·min）］等。

（四）凝血异常的处理

（1）补充红细胞悬液新鲜冰冻血浆及浓缩血小板。

（2）体外循环时使用抑肽酶、抗纤溶药物等。

（3）保温。

第二节　肺动脉内膜剥脱术的麻醉

肺动脉内膜剥脱术是治疗慢性栓塞性肺动脉高压的最有效手段。慢性栓塞性肺动脉高压是由于肺动脉内反复栓塞和血栓形成而造成的肺动脉高压（平均肺动脉压≥25mmHg）。可由急性肺动脉栓塞演变而成，也可因下肢静脉血栓等反复栓塞肺动脉所致。

一、病理生理

（1）慢性肺栓塞导致右心室压力负荷增加，右心室显著扩张、肥厚，右心室收缩功能减低。

（2）右心室扩大造成三尖瓣瓣环扩大，三尖瓣反流，有效右心室输出量减少。

（3）扩张的右心室使室间隔左移，致使左心室舒张功能受损，左心排出量减少。

二、手术方法及潜在问题

（1）肺动脉血栓内膜剥脱术在深低温间断停循环下进行。在血栓起始部位的肺动脉内膜和中层之间剥离到亚肺段水平。

（2）手术可引起再灌注肺损伤、神经系统并发症和反应性肺动脉高压。

三、麻醉处理

麻醉处理的基本原则是维护右心功能、改善肺的气体交换和氧合功能、降低肺动脉压力及肺血管阻力，避免增加肺动脉压及损害右心功能的因素。同时注意脑及肺保护。

（1）麻醉诱导及维持：以依托咪酯、咪哒唑仑，芬太尼和哌库溴胺复合诱导，应特别注意药物对循环的影响。以大剂量芬太尼，辅以低浓度吸入麻醉药维持麻醉。"

（2）监测：常规 ECG，桡动脉压及中心静脉压。大部分情况下需要放置 Swan－Ganz 导管，监测肺动脉压，连续心排出量（CCO）和混合静脉血氧饱和度（SvO_2）等，以便更全面地观察患者的血流动力学指标及氧代谢情况。TEE 在术中可用以评价右心功能。

（3）体外循环预充：以胶体液（血浆和血浆代用品）为主。手术需要在深低温停循环或深低温低流量下完成。

（4）由于患者术前就有右心功能不全，术中尤其是停体外循环后一般需使用正性肌力药。多巴酚丁胺在增加心排出量的同时能增加混合静脉血氧含量，降低肺血管阻力，改善酸中毒而不增加肺动脉压，故为首选。常用多巴酚丁胺 $3\sim10\mu g/$（kg·min）静脉输注。

（5）联合使用肺血管扩张药，降低肺动脉压，改善右心后负荷。$PGE_1 0.3\sim2\mu g/$（kg·min）或硝酸甘油 $0.5\sim2\mu g/$（kg·min）持续泵入，可较好降低肺动脉压而对血压影响较小。吸入一氧化氮 $20\sim40ppm$ 可有效降低肺动脉压，而不影响血压。

（6）积极纠正缺氧和酸中毒，术中适当过度通气，维持 $PaCO_2$ 小于 35mmHg。

（7）脑保护：肺动脉栓塞范围广泛者，需要在深低温低流量或深低温停循环下施行手术，易导致脑损伤。建议尽量缩短停循环或低流量时间，停循环的时间不宜过长，以 20～25 分钟为宜。恢复流量灌注期间使静脉血氧饱和度达 75％以上。转流中给予甲泼尼龙、硫喷妥钠，利多卡因或丙泊酚等药物，可能有一定的脑保护作用。

（8）肺保护措施：①限制液体入量，体外循环预充液中增加胶体含量，复温时超滤和利尿，停机后输入血浆或人清蛋白。②机械呼吸时用 PEEP。严重肺出血的患者，有时机械呼吸难以适应机体气体交换和氧合的需要，须改用手控通气。手控通气时采取大潮气量，高气道压（40～50cmH$_2$O），在吸气末停顿，以增加吸气时间使气体较好氧合和交换。术后机械呼吸应使 $SaO_2＞95％$，$PaCO_2＜35mmHg$。早期需吸入高浓度氧（80％～100％），同时给予 PEEP 5～10cmH$_2$O。③必要时纤维支气管镜吸引。

第三节　周围血管手术的麻醉

一、周围血管病

周围血管病是指走行于躯干以外的动、静脉血管发生病变，使动脉血流降低或静脉回流受阻，导致脑或四肢供血不足的一系列疾病。主要累及血管包括颈动脉，股动脉及其远端动脉，股静脉及其远端静脉，病变可仅局限于外周血管，也可能是全身血管病变的局部表现。主要疾病包括：

（一）慢性阻塞性周围动脉疾病

慢性阻塞性周围动脉疾病亦称动脉粥样硬化症，包括：①腹主动脉或髂动脉远端动脉粥样硬化。②股动脉动脉粥样硬化。

（二）急性周围动脉阻塞疾病

栓塞症：血栓、瘤栓、脂肪栓子等。

（三）系统性动脉炎

1. 大动脉炎综合征

大动脉炎综合征又称 Takayasu 动脉炎或无脉症：为主动脉及其分支的慢性、进行性闭塞性炎症，可造成躯体和肺动脉的狭窄，栓子和动脉瘤形成。此病的病因不明，可能与自身免疫异常有关。病变累及升主动脉及动脉弓时，脑、冠状动脉和上肢的血流供应会受到影响，可出现眩晕，视力减退，心肌缺血、上肢无脉等。病变累及腹主动脉及其分支时可出现肾性高血压，肾功能减退和间歇性跛行。有 50％的患者出现肺动脉炎，表现为肺动脉高压。强直性脊柱炎和类风湿关节炎患者有可能伴发大动脉炎。

2. 血栓闭塞性脉管炎

血栓闭塞性脉管炎又称 Buerger 病，是一种损害动，静脉的慢性闭塞性炎症性疾病，多见于青壮年男性多在 45 岁前发病。发病原因尚不完全清楚，可能与免疫功能异常有关，主要侵犯下肢的中小动、静脉，呈发作性、节段性炎症和血栓形成的慢性疾病。本病伴有雷诺现象，寒冷可恶化病程。

3. 颞动脉炎

颞动脉炎指颈部和头部的动脉形成的动脉炎，最常见的表现是头痛、头皮压痛和颌跛行。眼部分支发生炎症时可导致眼部缺血性神经炎和突然失明。

4. 结节性多动脉

结节性多动脉为好发于 20～60 岁女性的血管炎，通常与 B 型肝炎抗原血症和药物过敏有关，出现炎症变化的血管多为小一中型血管，临床表现有肾小球肾炎、心肌缺血、周围神经病、肾性高血压和惊厥。获得性免疫缺陷综合征（AIDS）可伴发多动脉炎样血管炎。

5. 韦格纳肉芽肿

韦格纳肉芽肿以炎症血管内新生肉芽形成为特征的周围血管病，可累及神经系统、气道和肺、心血管系统和肾脏内的血管。

（四）其他血管综合征

1. 雷诺病

雷诺病是由肢端小动脉间歇性痉挛所引起的病变。女性较男性多。以受冷和复温后指端苍白－发绀－潮红为特征性表现。雷诺现象常逐渐进展，也可数年维持在稳定状态。肢端颜色改变常见于手指、足趾。

2. 下肢大隐静脉曲张

下肢大隐静脉曲张指大隐静脉的异常扩张，早期往往没有明显的症状。曲张严重时可出现小腿皮肤痒、腿部肿胀、酸痛、疲劳、腿部沉重感。

3. 烟雾病

烟雾病为罕见的进行性脑血管阻塞疾病，多发于颈内动脉和大脑前、中动脉。成人和儿童均可受累。在儿童哭闹或运动后引起过度通气，会发生短暂的脑缺血，出现轻度偏瘫和下肢无力。成人更容易发展为脑室内或蛛网膜下隙出血。

4. 肥大性毛细血管瘤综合征

肥大性毛细血管瘤综合征由于先天性脊髓动静脉畸形形成的颈、躯干和四肢周围血管病，主要表现有下肢浅静脉曲张；痣状毛细血管扩张畸形（又称葡萄酒色斑）；软组织和（或）骨骼过度增生肥大。

5. 川崎病（Kawasaki disease）

川崎病是一种病因未明的幼儿高发的血管炎综合征，可累及动脉、静脉和毛细血管。临床特点为急性发热，皮肤黏膜病损和淋巴结肿大。

二、周围血管手术术式的种类和特点

（一）周围血管手术术式

1. 经皮血管内手术

随着生物医学技术的发展，许多血管疾病手术可以通过血管内手术技术完成，手术创伤和应激反应相对小，出血不明显。

有三种类型的动脉疾病可以进行血管内手术治疗：

（1）取栓术治疗动脉栓子或血栓形成。

（2）经皮血管扩张术或支架术治疗阻塞狭窄性血管疾病。

（3）支架置入扩张术治疗动脉瘤。

2．开放式血管切开手术

当血管内手术失败或难以解决问题时往往需要血管切开或进行旁路搭桥术，或植入人工血管，如颈动脉内膜剥脱术、腋—股动脉搭桥术，股—腘动脉搭桥术，颈内动脉搭桥术等。

3．血管内技术与开放的外科手术技术相结合

（二）周围血管手术患者的特点

周围血管疾病患者病变血管可位于局部或全身。除因大隐静脉曲张、闭塞性脉管炎术和某些先天性血管畸形患者外，大多数患者年龄大，合并多种慢性疾患，如糖尿病、高血压、高胆固醇血症。动脉硬化是外周动脉疾病的主要病因，可累及全身血管，导致功能性和器质性缺血。与其他类型的非心脏手术相比，周围血管手术围术期心脏事件的发生率和病死率较高，患者围手术期心肌梗死（PMI）的发生率可高达5％～15％，约50％的PMI患者的围手术期死亡也归因于此。当合并有缺血性心脏病、充血性心力衰竭、颅内血管疾病（短暂性脑缺血发作或卒中）胰岛素依赖型糖尿病，肌酐大于2.0mg/dL（166μmol/L）时手术风险明显增加。

（三）周围血管疾病麻醉前准备

1．心脏手术后周围血管手术的时机

由于许多周围血管疾病患者合并有冠状动脉粥样硬化症，在行周围血管手术前实施了心脏搭桥手术或支架植入术，对于这些患者，周围血管手术的时机对预后有很大影响。在心脏术后的早期，心肺分流会致双肺萎陷/实变和终末器官缺血，此时不是进行进一步手术和麻醉的理想时机。经皮冠状动脉内成形术（PTCA）后90天进行非心脏手术的患者其围术期心脏功能没有改善。虽然相比健康患者PTCA患者仍有两倍的心脏病危险，但90天后其风险会降低一半。如果非心脏手术在冠脉支架术后6周内进行，则围术期心肌梗死和死亡发生率会增加2～3倍。

2．术前准备

（1）术前检查。

1）血管造影是评估外周动脉疾病的金标准，通过造影结果可了解血管受损部位，严重程度，侧支循环情况，并有助于制订手术方案。

2）术前应重点评估受累重要器官，如心、脑、肾功能受累及代偿情况，当有多个器官受累或一个以上器官功能失代偿，麻醉风险将明显增加。

3）呼吸生理及功能检查：①动脉血气检查可了解患者术前血氧、二氧化碳和酸碱平衡情况。②肺功能检查中一秒钟用力呼气量（FEV_1）和用力肺活量（FVC），对于评估潜在的术后（特别是开腹手术后）呼吸困难很有价值。FVC<1.5L，FEV_1/FVC<50％提示有效咳嗽的能力较差。③如果患者可以吹动距其面部50cm远处的纸张并且持续移动纸张5～10秒，则提示咳嗽功能无大碍。

4）心血管功能检查：①心电图：除了可以了解心率和是否有心律失常外，心电图还可

提供有关是否存在心肌缺血等信息。②（经胸或经食管）超声心动图：可提供有关心脏各腔室的解剖结构改变的信息，评估心脏收缩和舒张功能，如舒张末容积、射血分数（EF 值）。③24 小时动态心电图：通过不同时段心电图的变化，可了解心律失常和心肌缺血发生情况以及窦房结功能。

5）其他检查：包括血糖、凝血功能、肝肾功能等。

（2）术前用药：①镇静剂：术前适当给予镇静剂可减少患者的紧张焦虑程度，减少心肌氧耗。②镇痛药：下肢动脉栓塞或狭窄的患者多伴有较严重或剧烈的疼痛。可选用阿片类镇痛药，如吗啡。除了镇痛作用外，吗啡还可以扩张血管，降低外周血管阻力，消除焦虑。由于肌肉松弛作用，还可能降低心肌氧需。禁用吗啡者可改用哌替啶肌内注射。③正在服用的药物：降压药、抗心律失常药和类固醇皮质激素等应维持到术日早晨，因为术前突然停药，会造成药理作用的剧烈波动。糖尿病患者若行动脉内手术，应激较开放手术小，可能不需要增加胰岛素的用量。通常可以先给予早晨胰岛素用量的半量和一支葡萄糖液，而后根据血糖情况估算液体和胰岛素的维持量。术前应用降糖药血糖控制满意且手术较小时，术晨停用降糖药，术中根据血糖水平适当补充胰岛素。④β 受体阻滞剂：β 受体阻滞剂可以降低重症高血压和冠心病患者心血管事件的发病率和病死率，术前或术中可选用阿替洛尔。β 受体阻滞剂为禁忌时给予 α_2 受体激动剂（可乐定）。

（四）麻醉处理

1. 麻醉方式的选择

周围血管手术选用何种麻醉方式对预后最好仍存在争议。在选择麻醉之前要在多个方面进行权衡，如将要采取的手术方式（血管内或切开手术），可能对术后心血管并发症及病死率的影响、对血管移植物功能的影响，围术期抗凝治疗的时间和强度、患者的重要器官受损及代偿情况等。可选用局部浸润麻醉、椎管内麻醉和全身麻醉。

（1）椎管内麻醉：椎管内麻醉包括硬膜外和腰麻，可满足大部分下肢血管手术的麻醉。胸段硬膜外麻醉对窄缩的心外膜冠状动脉有扩张作用，并可改善心内膜到心外膜的血流比及缺血心肌的血流，但胸段硬膜外麻醉常不能满足外周血管手术（如下肢）麻醉镇痛的要求。腰段硬膜外麻醉不但不能扩张冠脉，在阻滞水平以上，常有代偿性交感活性增加，反而有可能导致冠脉收缩及心肌血流减少。区域阻滞引起的难以纠正的低血压可影响冠脉灌注，也会减少冠脉血流。在正常人，腰段硬膜外麻醉可降低后负荷，从而增强心肌收缩，但在合并冠心病的患者，可恶化心肌运动能力。但从另外一方面讲，虽然腰段硬膜外对冠脉灌注存在不利影响，但也有降低前、后负荷，降低心肌氧耗，减少应激等优点，因此应权衡其利弊。

（2）全身麻醉：全身麻醉的优点在于血流动力学较易控制在相对稳定的水平，能够保证气道的安全，特别是对于可能术中出现大出血，液体出入量较大的手术应用全身麻醉更显安全。全身麻醉无绝对禁忌证，可满足所有手术的要求。急诊手术和拔管时应同样小心，以避免不必要的心肌氧耗增加及氧供减少。

（3）局部浸润麻醉或区域阻滞：适用于经皮血管内手术，如局部浸润麻醉可用于下肢血栓取出；颈丛神经阻滞可用于颈动脉内膜剥脱术；腰丛神经阻滞可用于下肢血管手术等。

2. 麻醉选择对预后的影响

(1) 心血管事件：多数研究显示全麻和区域阻滞麻醉对心脏事件，包括心肌梗死、不稳定型心绞痛、充血性心力衰竭 (CHF) 和心源性死亡等的影响没有显著差异。多项研究数据显示，无论患者接受全麻、腰麻、硬膜外麻醉，心血管事件发病率和病死率没有不同。

(2) 伤口愈合：膜外麻醉和镇痛可减弱手术应激反应、降低交感神经活性、扩张局部血管、提供良好的术后硬膜外镇痛等，上述因素的联合作用可使伤口局部氧利用度增高，改善术后伤口愈合。

(3) 血管移植物的功能全：麻会减少深静脉血流，有可能增加移植物栓塞的发生率。而用局麻药进行硬膜外麻醉可增加动脉血流和静脉排空，从而改善下肢血流。硬膜外麻醉可降低术后纤溶酶原活化物抑制剂的活性、迅速使抗凝血酶Ⅲ水平降至正常、抑制术后血小板聚集，增强纤溶活性。但必须指出的是，只有将硬膜外麻醉继续用于术后镇痛时，才可能显示其对移植物开通率的影响。

3. 术中监护

(1) 常规无创监测：包括心电图（Ⅱ、V_5、aVF 导联），无创血压、体温、脉搏氧饱和度及尿量的持续监测。

(2) 有创监测：对于心功能不良和血压控制不满意的患者、手术创伤较大、估计手术时间较长及出血多的手术，应进行直接动脉压和中心静脉压 (CVP) 测压，根据患者心功能情况酌情考虑是否进行肺动脉导管插管测压。

(3) 其他：心脏功能受损的患者可以监测经食管超声心动，能更好地监测室壁运动异常。颈动脉手术可采用脑多普勒，脑氧饱和度等监测脑功能情况。

4. 术中麻醉管理注意事项及相关问题

(1) 麻醉处理重点：在于控制手术引起的循环应激，避免心血管并发症。全身麻醉和局部麻醉有共同的管理目标，即小心，平稳的麻醉诱导，麻醉管理期间合理应用麻醉药品、补液、血管活性药物等以维持血流动力学稳定。

(2) 抗凝与麻醉：许多血管重建术的患者在围术期需要抗凝治疗。出血仍旧是抗凝和纤溶治疗的主要并发症，危险因素包括抗凝治疗的剂量和时程、老龄、女性、胃肠道出血和阿司匹林服药史。出血的发生率在凝血因子Ⅳ缺乏，应用肝素或低分子肝素时较低（<3%），而应用华法林（INR>4%～7%）和溶栓治疗（6%～30%）则会增高。

局部麻醉和出血的危险性仍旧是制订麻醉计划时需考虑的重要因素之一。目前关于抗凝与外周阻滞并发症关系的数据资料甚少。

1) 血栓和抗凝治疗：链激酶、尿激酶和重组组织型纤溶酶原激活剂可用于血栓栓塞性缺血患者的溶栓治疗。纤溶酶原激活剂能增加纤溶酶的生成，从而溶解血凝块。血凝块溶解后产生的纤维蛋白降解产物对全身凝血系统有广泛影响。另外，大多数接受溶栓治疗的患者同时也需接受抗血小板药或肝素等的抗凝治疗，以进一步确保正常的凝血功能。

目前尚无数据明确溶栓治疗后多久才适宜进行椎管内麻醉操作。因此，推荐如无特殊情况，溶栓治疗后应避免硬膜外麻醉或腰麻。

2) 静脉应用肝素：血管科手术经常在术中使用静脉肝素，肝素化剂量为 5000～

10000U，目前推荐应用肝素的注意事项包括：①合并其他凝血性疾病患者禁用。②有创性穿刺操作后 1 小时再应用肝素。③最后一次应用肝素后 2～4 小时后再拔出硬膜外导管，并应监测患者的凝血功能。④术后监测患者有无血肿的症状或体征。⑤虽然硬膜外置管困难或出血会增加危险性，但目前尚无被迫取消手术的报道，但神经外科医师的会诊还是必要的。

3）低分子肝素 LMWH；硬膜外置管时应用 LMWH 的指南包括：①有创穿刺操作至少在最后一次给予溶栓剂量 LMWH 后 10～12 小时，最后一次治疗剂量 LMWH 后 24 小时后才能进行。②LMWH 用药后 2 小时抗凝活性达高峰，此时应避免椎管内麻醉操作，包括椎管内穿刺、置管和拔管。

4）华法林：华法林等口服抗凝药物阻断维生素 K 依赖性凝血因子－Ⅱ、Ⅶ、Ⅸ、Ⅹ。凝血素（prothrom－bin）和 INR 对Ⅹ因子和Ⅶ因子的活性敏感，其中Ⅶ因子的半衰期最短。INR 增加至正常值的 1.2 倍时大约相当于Ⅶ、Ⅳ因子的活性降低了 40%。当口服抗凝治疗时，维持 INR<1.5 则凝血功能正常。停用华法林后凝血功能的恢复，需待 INR 恢复至正常，因为Ⅱ、Ⅹ因子的活性恢复缓慢，在 INR≤1.4 时，其活性尚未恢复正常。对近期间断服用华法林治疗患者进行椎管内麻醉出血的危险性，目前尚无相关研究，但操作时应格外小心。在这种情况下，应停止华法林治疗（最好在椎管内麻醉前 4～5 天），并在操作前检查凝血素和 INR。切记：Ⅱ、Ⅹ因子的活性恢复很缓慢。

5）抗血小板药物：①非甾体类抗感染药和阿司匹林：阿司匹林的作用时效持续于整个血小板的寿命，而其他非甾体类抗感染药（NSAIDS）作用时效相对较短，约 3 天血小板的功能即恢复正常。选择性 COX－2 抑制剂不抑制血小板的聚集。单独 NSAIDS 药物不会显著增加硬膜外血肿的发生率。目前的数据资料已证实仅应用 NSAIDS 类药物的患者接受椎管内麻醉不会增加出血的危险性。②噻氯吡啶衍生物：噻氯吡啶衍生物（噻氯匹定，氯吡格雷/波力维）通过抑制磷酸腺苷介导的原发及继发血小板聚集、阻断血小板－纤维蛋白原结合以及血小板聚集而达到抗凝作用。目前尚无发表的针对应用此类药物时进行椎管内麻醉的研究。但目前推荐在椎管内麻醉前 14 天停用噻氯匹定，前 7 天停用氯吡格雷。③血小板糖蛋白Ⅱb/Ⅲa 抑制剂：血小板糖蛋白Ⅱb/Ⅲa 抑制剂（阿昔单抗，依替巴肽）通过干扰血小板－纤维蛋白的相互作用以及血小板－vW 因子的结合而发挥抗凝作用。因其对血小板功能影响显著，因此在血小板功能恢复以前应避免椎管内麻醉。血小板功能恢复至正常时间不等，依替巴肽约需 8 小时，阿昔单抗约需 24～48 小时。

三、颈动脉内膜剥脱术

颈动脉内膜剥脱术为预防性手术，可降低因颈动脉疾病引起血栓性脑血管意外发生率。主要病因有全身大动脉炎、动脉粥样硬化症等，大多数行颈动脉内膜剥脱术的患者为高龄，合并动脉硬化性高血压和糖尿病。

研究表明，年龄超过 75 岁，未控制的高血压、心绞痛、颈动脉血栓、颈动脉虹吸部梗阻患者手术风险增加。颈动脉内膜剥脱术围术期发病率约为 4%～10%，术前合并神经功能障碍者发病率最高，因卒中和心肌梗死引起的病死率可高达 5%。

（一）术前准备

确定患者术前神经功能受损情况，治疗合并疾患，使其达到最佳的功能代偿状态，因为大多数的术后神经系统损害都与手术操作，未控制的高血压、高血糖有关。所有治疗药物需维持至术日（除降糖药和抗凝药外）。术前应给予适当的镇静药。

（二）麻醉方式的选择

无论是血管内手术还是开放式手术，麻醉处理是一样的。可选择全麻或区域阻滞麻醉（颈丛阻滞）。

（1）区域阻滞组的优点是血流动力学相对稳定，可显著减少局部出血和分流。由于患者清醒，利于对颈动脉阻断后脑灌注和神经功能进行评估。区域阻滞的局限性在于需要患者能够完全配合，另外气道不能确保安全，特别是手术开始后，一旦出现气道问题或患者变得不合作和不安时处理会很棘手。当应用局麻加强化麻醉时，麻醉师应该做好随时建立全麻的准备，在手术关键时刻能够满足手术操作的需要。研究显示在重症监护病房或住院期间肺部并发症的发生率全麻与区域阻滞无显著差异。

（2）全麻诱导药可选择硫喷妥钠，丙泊酚或依托咪酯，上述药物均可降低脑的代谢率。硫喷妥钠还对局灶性脑缺血有保护作用。小剂量β受体阻滞剂可有效抑制插管反应。阿片类药物选择芬太尼、瑞芬太尼等，可有降低应激反应的作用。麻醉维持可选用异氟烷或地氟烷吸入麻醉或静吸复合麻醉。

（三）麻醉管理要点

（1）监护应包括 V_5 导联的心电监护，直接动脉测压，视心功能情况决定是否应用其他有创血流动力学监测。

（2）术中术者有可能作颈动脉阻断试验，如果颈动脉阻断时患者出现神志或脑电图等异常，可实施分流或临时旁路术，即将带套囊的导管两端分别置入颈动脉狭窄的远、近端，形成临时旁路，可降低脑缺血的风险。但临时旁路有可能增加血管损伤和血栓形成的危险。

（3）血压应维持在基础水平或略高于基础水平以保证足够脑灌注，避免心动过速以减少心脏应激。

（4）警惕血压急剧升高会增加颈动脉血管成形部位出血的危险，特别是颈动脉阻断时血压会升高。对于术中轻到中度的高血压，可选用同时对冠脉灌注有利的硝酸甘油进行治疗，而血压显著增高时可选用更强效的尼卡地平和β受体阻滞剂。

（5）避免血压过低影响心，脑和肾脏的灌注。低血压时可适当补充液体，应用少量去氧肾上腺素，切忌使血压陡升。

（6）围术期应将血糖尽可能控制在正常范围，特别是合并糖尿病患者，因为脑缺血时，高血糖对脑功能有进一步损害作用。

（7）实施全麻时，应保持 $ETCO_2$ 不要过高或过低，因为高碳酸血症和低碳酸血症均会影响脑血流，从而影响脑灌注。

（8）术中分离颈动脉时，有可能牵拉颈动脉窦，刺激迷走神经引起血压和心率下降。应用局麻药实施局部阻滞可有效预防牵拉反应。必要时可暂停手术或应用抗胆碱药对症治疗。

（9）脑功能监测区域阻滞时可通过患者神智、说话、对侧手的握力等判断脑功能情况。如果是全身麻醉，脑功能的监测可采用如下几种方法。

①计算机脑电图（EEG）分析。②经颅中脑动脉多普勒超声（TCD）。通过 TCD 可以

在明显临床症状出现前发现术后过度灌注综合征，因此可以进行预防性控制降压。TCD 还可用于监测颈动脉支架植入术中栓子形成。③颈动脉内压力。④脑血氧饱和度，但其经验还十分有限。

（四）术后管理

颈动脉剥脱术患者术后应注意伤口出血情况，血肿可压迫气管引起急性上呼吸道梗阻。由于手术牵拉刺激喉返神经和舌下神经，术后患者可出现喘鸣和伸舌偏移。术后疼痛强度为轻到中度，通常口服镇痛药即可满足镇痛要求。

四、周围动脉血管重建术

（一）周围动脉疾病的特点

对周围动脉疾病自然病程的全面了解是正确评估、选择处理及干预手段的关键。行周围血管重建术的患者主要疾患有两类：外周动脉硬化症和血栓闭塞性脉管炎。两种疾病症状体征很相似，主要临床症状为间歇性跛行和静息痛。狭窄的血管病变无法满足运动时骨骼肌群的血流增加和代谢的需求，从而导致间歇性跛行。但两种疾病的发患者群和病因有所不同。

到目前为止，动脉粥样硬化仍是周围动脉疾病的主要原因。四肢的外周动脉硬化症多伴有主动脉、冠状动脉或颅外动脉等的硬化。外周动脉硬化症的发病率随着年龄增长，在超过 75 岁的老年人可高达 70%。外周动脉硬化症状（跛行）的患者中，股腘动脉狭窄占 80%，小腿动脉狭窄占 40%，主动脉或髂动脉病变占 30%。外周动脉硬化症的患者远期生存率下降，多数患者死于心肌梗死或卒中。尽管动脉硬化的确切发病机制尚不清楚，但该过程与特定的危险因素有关，如糖尿病、高血压、高胆固醇血症、吸烟、高同型半胱氨酸血症、早发性动脉硬化家族史。

外周动脉病变的最可信体征为动脉搏动减弱或阙如。腹部、盆腔、腹股沟区可闻及杂音，股动脉、腘动脉、胫后动脉、足背动脉的搏动减弱可提示动脉狭窄的解剖部位。慢性下肢缺血可导致皮下组织萎缩、毛发阙如、肢体冰凉、苍白、发绀。

吸烟者发生跛行的危险性加倍。另外，继续吸烟还会加快稳定性跛行到重度肢体缺血，截肢的进程。

（二）术前准备

（1）外周血管重建手术的危险性与动脉硬化相关，尤其是缺血性心肌病。合并心绞痛和跛行的患者，在外周血管手术之前有可能需要先实施冠状动脉搭桥术。因为跛行患者常不能进行运动平板试验，钩灌注显像是检测缺血性心肌病的有效手段。动态心电图监测可发现心肌缺血的证据，糖尿病患者的心肌缺血常常为无症状的（静息性）。

（2）合并 COPD 并有吸烟史的患者应作肺功能和血气的检查。

（3）糖尿病患者术前进行胰岛素治疗，将血糖尽可能调整在正常或接近正常范围。

（三）麻醉方法的选择

1. 椎管内麻醉

硬膜外麻醉可减轻此类手术后应激导致的高凝状态，并可能对行大的外周血管手术的高危患者有利。但必须提出的是血管重建手术在术中及术后阶段需要进行抗凝治疗，因此建议硬膜外穿刺置换和拔管的时机尽可能按照上述指南进行。

2. 全身麻醉

尽管硬膜外或腰麻单独使用或与全麻复合时，有许多可能的优势，如增加移植物血流，降低全身血管阻力、减轻术后疼痛，抑制凝血系统活化等，但是对抗凝治疗后应用硬膜外麻醉所引起的神经系统并发症风险的担忧，使得临床上更多麻醉医师倾向使用全身麻醉。药物选择同颈动脉内膜剥脱术。

（四）术中麻醉管理要点

（1）血流动力学变化：阻断肾下主动脉时，血流动力学改变较肾上小，对重要脏器的影响不大，特别是存在侧支循环的外周血管栓塞性疾病患者。同样的，开放后的血流动力学变化也较小。由于动脉阻断期间的血流动力学变化较小，尤其在没有左室功能障碍或缺血性心肌病的患者，可用中心静脉插管替代肺动脉导管。经食管超声心电图可有助于检测左室功能和血管内容量。

（2）出血：在移植血管开放阶段由于血液抗凝和吻合口漏，有可能短时期内出血较多，应及时补充血容量和红细胞。术前若估计手术较复杂、出血多，术中可使用自体血液回收。

（3）动脉阻断前使用肝素能降低血栓性并发症。对于远端栓塞性疾病，注意操作和钳夹动脉时，减少血栓碎片播散比使用肝素重要。

（4）液体治疗：维持正常血容量以保证移植血管的血流。但应避免过度输液，特别是使用硬膜外麻醉时，当硬膜外交感神经阻滞作用消退后，可增加充血性心力衰竭的危险。

（5）避免低温手术肢体的保温可减少血管收缩反应。

（五）术后管理

术后疼痛强度一般为中度。如果术中采用的是硬膜外麻醉，则延续至术后镇痛最理想，硬膜外神经阻滞不但可提供良好的镇痛，同时交感神经的阻滞对改善和维持下肢血流和移植血管的通畅均有明显益处。由于术中及术前应用抗凝药物，如果是采用椎管内麻醉，术后应密切观察下肢神经功能变化，严格按照指南推荐的时间拔除硬膜外导管。随时观察移植血管通畅情况。

五、急性动脉栓塞

（一）疾病特点

急性动脉栓塞是由脱落的栓子堵塞动脉，造成血流受阻的一种急性疾病。由于急性重度缺血，患者可表现为栓塞远端肢体突发的重度疼痛，感觉麻痹、无力，脉搏无法触及、皮肤变凉、明显的皮肤颜色改变（如苍白或发绀）。大多数情况下需急诊手术治疗方能解决问题。心脏来源的栓子有：继发于陈旧或近期心肌梗死或心室收缩功能低下（如特发性扩张型心肌病）后的左心室附壁血栓；瓣膜疾病（尤其是风湿性二尖瓣疾病）修补的心脏瓣膜、感染性心内膜炎、左房黏液瘤等原因形成的心室内栓子。心房纤颤是与瓣膜性心脏病相关的全身血栓的又一重要来源，即使不合并瓣膜疾病，仍可增加栓塞的风险。急性动脉栓塞的非心源性因素包括动脉瘤样病变（腹主动脉，髂动脉或腘动脉），动脉切开或创伤后影响了管腔的完整性，从而引起急性阻塞。大的血栓常位于动脉分叉处，如腹主动脉远端、股动脉分支处。

（二）诊断

无创的检查可作为外周动脉栓塞的辅助诊断依据，也可显示缺血的严重程度。血管造影可明确栓塞的部位和评估血管重建手术的可行性。

（三）手术指征及手术方式

发病后 2 小时内保守治疗失败，缺血部位血液循环无改善，应考虑手术取栓子。发病后 12 小时以内是手术最佳时期。如果肢体组织一直表现有活力，晚期取栓术仍可取得成功。急症患者多先采用取栓术，若血管内皮受损造成反复栓塞，下肢缺血改善不明显时，则有可能实施人工血管旁路手术。

（四）术前准备

由于急性起病，有些患者的合并疾患，如糖尿病，高血压、冠心病等控制不理想，因此加大了麻醉风险，有可能使围术期并发症的发生率增加。急救药品和器械应随时在侧。

（五）麻醉方法及管理

（1）依手术方式的不同及患者合并疾患的严重程度、对不同麻醉方法的耐受程度等可选择不同的麻醉方法，如单纯取栓术，可选用局部浸润麻醉或周围神经阻滞。若拟行血管重建手术，可选择椎管内麻醉或全身麻醉，术前若已采取了抗凝治疗，则禁用椎管内麻醉。

（2）术中保证充分的氧供，避免血压过低或过高。

（3）局麻药中不要加肾上腺素，以免引起血管进一步痉挛。

（4）注意肢体保温。

六、合并周围血管疾患行非血管手术的麻醉

某些择期手术，急症手术患者、行剖宫产的产妇术前可能合并有周围血管疾患，如大动脉炎综合征、血栓闭塞性脉管炎、肢端动脉痉挛症（又称雷诺病 Raynaud），结节性多动脉炎，动脉粥样硬化、静脉血栓等。一方面，由于血管疾患引发的重要脏器的损伤有可能增加麻醉风险，另一方面麻醉、手术创伤引起的应激可能使原发血管疾患恶化。

（一）术前准备

（1）明确重要脏器受累情况及严重程度。如结节性多动脉炎患者约有 70％以上合并有肾脏损害；动脉粥样硬化症患者多伴有高血压、冠心病和糖尿病。

（2）大动脉炎综合征，结节性多动脉炎患者若术前长期接受糖皮质激素治疗可导致肾上腺皮质功能受抑，围术期需要补充外源性糖皮质激素。

（二）麻醉方法的选择

（1）雷诺现象的患者在行外周手术时可实施区域阻滞。交感神经阻滞后不但可用于诊断，还对患者血供有帮助。

（2）术前应用抗凝治疗，且凝血功能未恢复正常者禁用椎管内麻醉。

（三）围术期麻醉管理要点

（1）合并有动脉炎的患者，特别是颈动脉受累患者，在直接喉镜暴露和气管插管时，应避免头部过伸，以减少对颈动脉血流的影响。

（2）应注意维持体温和室温，保证受累血管所支配肢体的血供。

（3）雷诺征患者术中尽可能采用无创测压，以避免动脉置管对血管的进一步刺激引起肢体缺血。如术中需要进行有创动脉测压时，可考虑行较大动脉置管（如股动脉）。

（4）动脉炎患者无创血压测压的数值有可能偏低，必要时应使用有创动脉监测。

（5）合并周围动脉炎患者使用区域阻滞时，麻醉药内应不含肾上腺素，因为儿茶酚胺可引起不必要的血管收缩。

第十一章　耳鼻咽喉科手术的麻醉

耳鼻喉科手术的迅速发展给麻醉学科提出了更高的要求，集中表现在如何有效地处理困难气道的问题，以及提高麻醉诱导和维持的安全性和可控性。麻醉学科的新发展为解决这一问题提供了可行性。根据不同部位手术的特性，采取相应的处理，使得耳鼻喉科手术的麻醉特色更加明显。

第一节　耳鼻咽喉科手术麻醉的特点

（1）耳鼻喉科疾病大部分局限于头颈部，各部分系为黏膜组织覆盖，因而部分手术可采用表面麻醉或神经阻滞麻醉来完成。

（2）气道管理的难度很大。鼻咽喉手术气道管理是一个突出问题，许多因素造成气道管理上的困难，如手术部位血供丰富，且不易止血，不利于维持气道通畅；麻醉医师离手术野相对较远，鼻咽喉和气管内手术又直接在呼吸道上操作，管理上有一定的难度；患喉癌、会厌肿瘤的成年患者，围术期已有不同程度的呼吸困难；已做喉部分切除，复发需再次行激光局部肿瘤切除术，而又未做气管造口者，气管插管难度增大；儿童喉乳头状瘤拟行激光切除者已有部分呼吸道梗阻，因顾虑气管狭窄不宜气管造口，气管插管和气道管理难度大；气管异物取出术和气管镜检查，麻醉与手术共用一个气道，临床有时反复多次将气管镜进入左右总支气管甚至达叶，段支气管，影响通气功能。

（3）鼻咽部纤维血管瘤和上颌骨摘除手术出血多且急，常需控制性降压术。

（4）控制中耳及鼻旁窦压力改变。中耳的鼓室通过咽鼓管与大气连通，鼻窦开口于鼻腔，当这些腔隙的开口阻塞时，其压力便不能与外界大气平衡。此时若吸入氧化亚氮麻醉，由于氧化亚氮的血/气分配系数是氮气的 34 倍，氧化亚氮便大量进入这些腔隙，使腔内压急剧升高，甚至使鼓膜穿破。而当术毕停用氧化亚氮时，腔隙内的氧化亚氮又很快进入血液内，使中耳腔内压力下降，这种压力改变将影响中耳成形手术的效果，甚至使手术失败。

（5）全麻苏醒期患者由麻醉状态转至清醒，但仍存在不同程度镇静，应加强呼吸道管理，尤其对鼾症和鼻咽部手术，肥胖患者及儿童，最好先送术后恢复室，以防转送过程中发生意外。

第二节　耳鼻咽喉科手术麻醉处理

一、麻醉前准备和术前用药

术前除检查耳鼻喉科情况外，还要了解全身状态。对伴上感者施行全麻时，麻醉并发症发生率较正常明显增高，择期手术应暂停。老年患者常并存呼吸，循环及内分泌系统病变，应了解病变的进展情况，尽量改善全身情况。鼾症、肿瘤、再次手术者，发育畸形者应进行气道困难（airway difficult）程度估计，做好技术和设备上的准备。拟经鼻气管插管者行术前鼻道检查。拟行气管异物取出术者明确气管异物的性质，有无肺不张、气胸。扁桃体手术出血再手术患者出血量，有无凝血功能障碍等均应考虑。

术前用药常选颠茄类以抑制腺体分泌，保持呼吸道干燥，小儿肌内注射阿托品 0.02mg/kg。对于情绪紧张患者给予地西泮肌内注射或用少许水口服，有抗焦虑和顺行性遗忘作用。1周岁以内婴儿和已有气道阻塞的患者一般不用阿片类术前药。严重气道梗阻或扁桃体出血再次手术者暂不给术前药，送至手术室后视病情给予颠茄类药。

二、麻醉选择

单纯乳突根治术，成年人扁桃体摘除术，范围较局限、表浅的鼻内手术及咽喉部手术，气管造口及上颌窦手术等，可采用局麻。常用的局部麻醉为表面麻醉，局部浸润麻醉和神经阻滞麻醉。力求阻滞完善，消除患者疼痛等不适。耳郭和外耳道口手术可用1%利多卡因局部浸润。耳道和中耳手术，如乳突根治术，鼓室成形术等需阻滞三叉神经的耳颞神经、耳大神经及迷走神经耳支。耳颞神经鼓室支的阻滞可在外耳道前壁用1%利多卡因2ml，浸润；耳大神经阻滞可在耳后的乳突区用1%利多卡因作数点浸润，需深达颅骨骨膜；耳颞神经耳支阻滞一般在外耳道外上方的耳郭，耳的最高附着点穿刺深达骨膜，注入1%利多卡因1mL；迷走神经耳支阻滞在耳道上三角区棘，乳突前缘浸润深达骨膜。鼻腔内手术可用1%丁卡因和1:100000肾上腺素棉片，分别置入中鼻甲后1/3与鼻中隔之间以阻滞蝶腭神经节，中鼻甲前端与鼻中隔之间以阻滞鼻睫神经，以及下鼻甲以阻滞鼻腭神经。外鼻手术需阻滞鼻外神经，滑车神经和眶下神经。上颌窦手术需表面麻醉及蝶腭神经节阻滞。咽喉部手术可用1%丁卡因或2%～4%利多卡因表面麻醉，在舌骨大角与甲状软骨上角之间阻滞喉上神经。要严格控制局麻药剂量，防止逾量中毒。

凡手术范围较广，局麻难以完成，或手术在呼吸道操作，有误吸危险，需行气道隔离或必须充分抑制咽喉部反射，使声带保持静止的气管内手术和喉显微手术，以及不能合作的儿童则必须全麻。全麻常选用气管内麻醉。术前查体除全身一般情况外，应对气管插管的困难程度和原因做出评估。如：①声门暴露困难：舌体大、颈短、颈部活动受限、张口受限，小下颌、下颌间距小等解剖异常，会厌或气道内肿物外突遮挡声门；②插管困难：喉乳头状瘤等脆性肿物占据或遮挡声门、喉头狭窄，声门下狭窄、颌下蜂窝织炎致喉头水肿；③经鼻插管困难：鼻甲肥厚、后鼻孔闭锁；极度肥胖。

对预测气管插管困难者，可在镇静表面麻醉状态下用直接喉镜轻柔快速观察喉部，对于轻易窥视到会厌者可用快速诱导，经窥视不能轻易显露会厌者可用慢诱导或清醒镇静下完成插管。少数困难插管需借助喉罩，纤维气管镜引导。声门或声门下阻塞者不宜快诱导，表面麻醉下准备中空管芯引导气管导管进入气管内，备好金属气管镜和喷射呼吸机，应急处理气道梗阻。

呼吸道外伤、声门部巨大肿物、经口、鼻插管可能造成严重损伤或插管失败者应行气管造口。

为减少局部出血，术中应用肾上腺素可致心律失常，应注意监测，且不宜选用氟烷吸入。颈动脉窦反射可致血压下降和心动过缓。气管镜检查和气管异物取出术较常见的并发症也是心律失常，以窦性心动过速常见，麻醉不宜过浅。

三、喷射通气

支气管镜检查和异物取出术经常遇到的问题是麻醉者与术者如何在气道这一狭小空间内既能做好呼吸管理，又要完成手术。以往的方法难以预防和纠正术中低氧血症和高碳酸血症，时有紧急情况出现。自喷射通气应用于临床后，支气管镜检查和异物取出术的呼吸管理即呈现出全新的变化。这种通气只占很小的气道空间，而且气道可以完全开放，不影响窥镜操作，且能维持充分的供氧和有效的肺泡通气。

喉显微手术包括声带和喉室肿物、息肉、囊肿的切除或激光切除术，要求麻醉不但保持呼吸道通畅又不妨碍操作，术野清晰，声带完全静止不动。喷射通气由于气道完全开放，故可选用内径更小的气管内导管置于声带后联合部，使声带或喉室肿物暴露更加清晰，易于手术操作。

高频喷射通气常用频率为 60～120 次/分，常频喷射通气较常用的频率为 18～22 次/分。驱动压于成年人控制呼吸时 0.8～1.2kg/cm²，辅助呼吸时 0.5～0.6kg/cm²，儿童控制呼吸时 0.6～1.0kg/cm²，辅助呼吸时 0.3～0.5kg/cm²，吸呼比为 1：2。

喷射通气的途径基本上有两种，即直接通过支气管镜或经镜外气管内置细吹氧管进行。后者成人用内径为 2～3mm，小儿用内径为 1.5～2.0mm，管子硬度适中。经气管镜外法的优点是通气不依赖气管镜独立进行，灵活性大，其缺点则是占据气道内一定空间以及管理不当，易于滑脱。

四、控制性降压

头面部血运丰富，上颌窦恶性肿瘤行上颌骨切除术出血量大且猛；鼻腔内镜手术视野小，止血困难，出血使术野不清，影响手术进行；中耳及内耳手术术野内极少量出血也会影响手术操作。

控制性降压可明显减少出血，使术野清晰，缩短手术时间，减少手术并发症而受到欢迎。选择控制性降压应注意其禁忌证。

常用药物为硝普钠。如吸入麻醉维持，可选用异氟烷，有浓度依赖性降压作用，可与硝普钠合用，减少硝普钠用量。

第三节　耳鼻咽喉科常见手术的麻醉

一、耳科手术

多数耳科手术不涉及呼吸道，但术中头部被消毒巾覆盖，麻醉者远离患者头部，应重视气道及呼吸管理。时间短暂简单的耳部手术多在局麻下完成。涉及前庭的某些手术，由于对平衡功能的影响，患者术中可出现失平衡感，应防止发生意外。中耳及内耳手术（包括电子耳蜗植入术）手术时间长，应在全麻下施行。

在用筋膜移植物行鼓室成形术时，在放置移植物过程中及之后，要避免用 N_2O，因为 N_2O 会在密闭的腔隙中弥散，并增加腔内的压力，这样会使移植物移位。而在咽鼓管不通的患者，吸入 N_2O 会使鼓膜穿孔和出血。儿童接受较长时间的手术时，应监测体温。常用静吸复合全麻。在关闭中耳前应停止吸入 N_2O 15 分钟以上，并用空气冲洗中耳腔。某些病例术中行面神经诱发电位监测，肌松剂的用量应控制在测定时 T4/T1＞20％。一般情况下耳科手术出血量不多，但出血使显微手术野不清，可取头高位 10°～15°，以利静脉回流。术者常局部使用肾上腺素，应注意其全身作用。

中耳手术经常涉及面神经周围的分离，为防止术后面神经麻痹，术中需检查面神经的刺激征和对伤害刺激的运动反应。长效肌松剂明显使外科神经刺激变得迟钝，使用时应注意。也有报道，面肌对潘库溴铵的敏感性较骨骼肌稍差，肌松监测 T4/T1 在 18％～98％ 范围内，均可诱发面肌动作电位。且面神经监测均在手术中，后期进行，此时神经肌肉阻滞处于不同程度的恢复期，术中行面神经诱发电位监测是可行的。

有些耳科病变涉及颅腔，需开颅手术，可参照脑外科麻醉。

二、鼻腔及鼻旁窦手术

多数鼻腔及鼻旁窦手术可在局麻下完成。随着鼻内镜手术的开展，鼻腔手术范围扩大。全麻下控制性降压可减少术中出血，保持术野清晰。异氟烷吸入全麻有降压作用，可控性好。为避免麻醉过深，可合用硝普钠降压，术中保持出入量恒定。降压期间最好停吸氧化亚氮，以增加吸入氧浓度。气管导管套囊除充气外，应在下咽部填塞纱布。为减少术野渗血，可取头高位 10°～20°。术中常用肾上腺素棉片止血，应注意对心血管系统的影响。术毕鼻腔填塞止血，应在完全吸尽残血待清醒后拔除气管导管，确保经口呼吸通畅。需术中监测尿量者，术前应留置尿管。

鼻腔及鼻旁窦手术后，多在术后两天将镇塞的纱条自鼻腔及鼻窦中取出，取纱条时患者常疼痛难忍。有的医院开展氯胺酮－咪达唑仑镇静止痛术用于鼻腔术后的换药，首先静脉注射咪达唑仑 0.03mg/kg，3 分钟后静脉注射氯胺酮 0.3mg/kg，待患者神志淡漠时便可开始换药。术中与患者保持语言联系，必要时追加首量 1/3～1/2 的氯胺酮，不使患者意识消失。镇静过深可抑制吞咽反射，术中发生呛咳。年老体弱者应酌情减少用药量。

三、扁桃体切除术的麻醉

扁桃体切除术是常见的耳鼻喉科手术，多见于儿童。儿童扁桃体手术应选用全身麻醉，成人扁桃体切除术可选用局部麻醉。

（一）术前估计

仔细询问有无出血倾向的个人史和家族史。有时候通过询问病史可发现一些不常见的疾病，如 VonWillebrand 病。术前实验室检查应包括凝血酶原时间，部分促凝血酶原时间、血小板计数和出血时间。检查口咽部，了解扁桃体的肿大程度，估计是否影响面罩通气及气管插管。若双侧扁桃体增大至几乎相连接，麻醉诱导后可能发生严重的呼吸道梗阻，而且经口气管插管难度极大。对于儿童还应检查有无松动的牙齿，避免手术放置张口器引起牙齿脱落。

（二）麻醉管理要点

全身麻醉患者应行气管内插管，而且气管导管必须带完好的套囊，以防止血液流入气管。

对于有气道阻塞的患者，麻醉前避免使用镇静剂、麻醉性镇痛剂或安定类药物，仅给予阿托品即可。合并阻塞性睡眠呼吸暂停综合征的患者，若术前在睡眠时发生严重的呼吸道梗阻，全身麻醉诱导可引起类似睡眠状态的咽部肌肉松弛，导致面罩通气困难，过多的咽部组织也使喉镜难以暴露声门。唐氏综合征患者有巨大舌和不稳定的寰枕关节。对于此类患者麻醉诱导应保留自主呼吸或在清醒表面麻醉下进行气管内插管。对于不合作的儿童，可选用吸入麻醉诱导。无气道梗阻的患者可选用静脉麻醉诱导。气管插管前在声门和声门上部使用2％的利多卡因进行表面麻醉可降低术后喘息和喉痉挛的发生。麻醉维持可选用吸入麻醉、静脉麻醉或静吸复合麻醉，使用肌肉松弛剂以防止患者术中挣扎、咳嗽或用力。麻醉深度要达到松弛下颌肌肉和咽部肌肉，并能抑制喉反射。

开口器放置不当或手术操作可引起气管导管受压、扭曲，移位或脱出，因此在整个手术过程中必须严密监测呼吸音和气道压力，以了解气道是否通畅。

扁桃体切除术的患者手术结束后在麻醉恢复期间应保持"扁桃体体位"（侧卧头略低位），以便于血液和分泌物排出口腔。待患者完全清醒，肌力及气道反射完全恢复，并彻底吸除咽部残余血液和分泌物后方可拔除气管导管。拔除气管导管后，继续保持患者的侧卧头低位，以防血液或分泌物流入声门引起喉痉挛，吸入100％氧气，并观察呼吸是否通畅。在麻醉后监护室，患者经面罩吸入湿化的氧气。转出麻醉后监护室之前应检查患者口咽部是否干净。

（三）扁桃体术后出血的麻醉处理

小儿扁桃体切除术后出血多发生在术后6小时内，通常是慢性渗血，这是扁桃体切除术后最常见的并发症。在出血未被发现之前，患者一般可吞入大量的血液。此时患者可出现呕血，心动过速、频繁吞咽、皮肤苍白和呼吸道梗阻。由于患者将血液吞至胃内，因此，往往低估了出血量。

对于低血容量的患儿，麻醉诱导可引起低血压甚至心搏骤停。避免应用术前药，术前备足血液成分，并且开放足够大的静脉通路以保证复苏的需要。对于出血和低血容量的患儿，麻醉诱导可导致严重低血压，甚至心搏骤停，所以麻醉药用量宜减少。麻醉诱导前备好两台吸引器和一根比拟用气管导管小一号的带管芯的气管导管。麻醉诱导时助手应吸尽口咽部的血液，将患者置轻度头低位，快速诱导时须压迫环状软骨，以防止血液和胃液被误吸至气管，诱导时手术医师也应在场。诱导完毕后经鼻放置胃管。手术结束后在患者完全清醒状态下拔管是最安全的。

四、喉镜、支气管镜检查术的麻醉

喉镜、支气管镜检查术全身麻醉的目的是防止患者体动，减轻喉和气管反射，松弛颌肌，便于气道的器械操作。术后要求苏醒迅速，恢复气道反射，维持足够的通气和氧合，减轻心血管反应。对于老年患者，尤其是合并高血压，冠心病者，行喉镜、支气管镜检查时，由于器械严重刺激气道，可引起高血压，心动过速、心肌缺血，甚至心肌梗死。此外，在浅麻醉下，刺激喉部可引起心动过缓和心律失常。

采用多种麻醉技术和麻醉药物可以达到上述目的。为了获得良好的手术环境，可静脉使用肌肉松弛剂，可选用顺式阿曲库铵、罗库溴铵、维库溴铵或琥珀胆碱。持续静脉注射琥珀胆碱的优点是可使患者术后迅速恢复气道反射。如果怀疑气道存在通气困难，必须在清醒下对患者做直接喉镜检查，以评估插管困难程度。全麻醉时加用喉头、气管内表面麻醉，可减少全身麻醉药的用量，并易于维持麻醉的平稳。术中可因器械刺激气道出现高血压，心动过速和心律不齐，经加深麻醉仍无改善时，静脉注射或局部使用利多卡因，并静脉注射小剂量芬太尼（1~2μg/kg）或瑞芬太尼可缓解上述交感反应，必要时还可使用β－受体阻断药。

喉镜，支气管镜检查麻醉管理的关键在于通气模式的选择。对于喉镜检查术，呼吸道管理的常用方法之一是插入大套囊小管径的气管导管，如于成人可插入内径为 5.0~6.0mm 的气管导管。气管插管的优点是易于控制呼吸，便于监测呼气末 CO_2，并可预防组织碎片进入下呼吸道。气管插管的缺点是在激光手术期间可导致气道烧伤或干扰术野。对于多数喉镜检查术来说，气管插管通气安全可靠。喉镜检查通气方式还可选用喷射通气。喷射气体可经声门下或声门上途径进入肺内。声门下喷射通气时，可将喷射针或柔软的管子插至声门下方。这种通气方式的缺点是当较大的气道异物位于喷射气体的上方时，可发生球形活瓣现象，即在吸气时气体可进入气管内，呼气时气体呼出受阻，气道压力增加，可引起皮下气肿或气胸。声门上喷射通气的方法是将 14G 的钝针插入直喉镜的侧孔进行喷射通气。由于喷射通气不能监测呼吸气体，因此，主要通过观察胸廓运动以判断通气是否足够。脉搏血氧饱和度监测对氧合功能的判断很有帮助。利用血气分析也有助于估计喉镜检查时喷射通气状况。

支气管镜检查术与喉镜检查术的麻醉有许多相同之处。在全身麻醉诱导后可用 4% 利多卡因喷布喉头、气管及支气管，充分显效后即可置入支气管镜。支气管镜通过声门后，将喷射通气装置或 Jackson－ReesT 管装置与支气管镜侧孔相连接，作喷射通气或辅助呼吸。在支气管镜检查术中，保留自主呼吸较为安全。但在喷射通气或以其他方式控制呼吸有效的前提下，也可使用短效肌肉松弛剂，以获得良好的手术环境，并可减少全麻药的用量。术后注意监护，警惕显微喉镜术后心肌梗死或缺血的发生。

五、气道异物取出术的麻醉

气道异物以 1~3 岁小儿多见，异物多为花生米和瓜子。多发生在右侧支气管，较大异物嵌在气管或两侧支气管均有异物时可造成严重的呼吸道梗阻。气道异物取出术的麻醉要求是有效地抑制气管、支气管反射，防止患者剧烈咳嗽和支气管痉挛，同时又要保证患者足够的通气，防止术中严重缺氧。

（一）全身麻醉药物的选择

1. 氯胺酮复合羟丁酸钠

氯胺酮复合羟丁酸钠使用的优点是对气管、支气管反射抑制作用肯定，缺点是气道分泌物增多，苏醒延迟，故这两种药已很少用于此类手术的麻醉。

2. 丙泊酚复合芬太尼或瑞芬太尼

丙泊酚复合芬太尼或瑞芬太尼的优点是起效快，作用时间短、苏醒迅速。缺点为对呼吸、循环仍有一定的抑制作用，应加强呼吸循环系统的管理。

3. 吸入麻醉药

吸入麻醉药如氟烷、七氟烷，优点是起效快，对呼吸抑制轻，苏醒迅速。麻醉方法通常为经面罩通气吸入麻醉药，麻醉达到一定深度后置入支气管镜。缺点为术中吸入麻醉药难以通过支气管镜吸入而加深麻醉。

（二）麻醉管理要点

（1）饱胃小儿注意预防误吸。麻醉诱导时轻压环状软骨，插入气管导管后放置粗胃管，充分抽空胃内容物。之后，将气管导管拔出，插入硬支气管镜进行手术。手术医生必须做好紧急气管切开术或环甲膜切开的准备，以防部分气道阻塞突然转变成完全阻塞。

（2）为减少全身麻醉用药，更有效地抑制气道反射，在置入支气管镜前，应用2%～4%利多卡因（最大量4mg/kg）充分表面麻醉口咽、喉、气管及支气管。

（3）术中通气模式多采用保留自主呼吸并辅以高频喷射通气。但应该注意，经支气管镜通气时，由于支气管镜管腔狭窄，不能进行有效的气体交换，加之支气管镜周围大量漏气，可引起通气不足，导致缺氧和高碳酸血症。上述情况一旦出现，应立即将支气管镜退至气管进行有效的通气。

（4）在检查气道过程中一旦发生支气管痉挛，应加深麻醉，雾化吸入沙丁胺醇（舒喘灵）或静脉注射支气管扩张药。若术中病情突然恶化，严重缺氧，应怀疑并发气胸。

（5）取出异物后检查所有气管支气管树，以明确有无其他异物或碎片。为了预防术后肺不张，需要反复刺激和吸引梗阻部位的分泌物。术后应给予类固醇激素（地塞米松0.1mg/kg）和抗生素，并吸入湿化的氧气。术后严密观察病情，及时处理呼吸抑制和喉头水肿等并发症。

六、气道激光手术的麻醉

激光是受激辐射产生的一束波长相同、光子相同、同一方向运动的单色光。激光产生的能量可被生物组织吸收并转变为热能。由某种激光媒质产生的特定波长的激光对组织产生不同的作用。波长越长，组织对激光能量的吸收就越多；相反，短波长的光束容易发生散射。例如，在电磁光谐的红外部分中，CO_2激光波长相对较长。CO_2激光束几乎被组织表面全部吸收，并通过气化细胞水分而破坏组织，因而适用于喉及声带病变的表浅手术。钕－钇－铝－石榴红激光其波长仅为CO_2激光波长的1/10，其能量可被深处的含有色素的组织所吸收，故适用于深部肿瘤的热切除。此外，钕－钇－铝－石榴红激光可在柔软的纤维光学仪器中传播，而CO_2激光则必须直接瞄准目标。气道激光手术麻醉的关键是如何防止激光引起的气道燃烧及其对正常组织的损伤。

（一）激光的危险

激光手术确实为手术医生提供了许多方便，如手术切除精确，术野无器械妨碍，并可减轻组织水肿和出血。然而，使用激光也有一定的缺点和危险。激光可损害其他组织，如眼睛。使用激光有增加手术室火灾的危险，燃烧时可产生有害的烟雾。因此，气道激光手术的麻醉关键是如何处理激光所造成的意外事故。

1. 眼睛损伤

CO_2 激光最初被角膜的含水组织吸收，而钕－钇－铝－石榴红激光则可达含有色素的视网膜，从而引起眼睛损伤。除此之外，激光可灼伤皮肤，因此，所有毗邻术野的皮肤应使用湿纱布或毛巾加以保护。

2. 燃烧

气道内燃烧是激光手术威胁患者生命安全的并发症。国外已有大量的气道燃烧的病例报道，气道燃烧的最大危险是点燃气管导管，所有非金属的气管导管均有被激光点燃的可能。采用非插管技术如喷射通气或间歇呼吸暂停可以预防气管导管的燃烧。喷射通气去除了激光通道中的可燃物质，但同时也增加了将烟雾和碎片吹入气管和下呼吸道的危险，激光束仍可击穿气管和支气管。金属导管可免除燃烧的危险，但金属导管也有一些缺点，如没有套囊、导管笨重、柔软性差、还可能损伤声带。此外，激光束可被金属导管反射出管外，引起导管毗邻气道组织的损伤。

防止非金属导管燃烧的方法是在导管外包裹箔片，可防止激光击穿和点燃导管。使用箔片保护导管时应注意：①如包裹太紧时可使柔软的导管扭结。②粗糙的箔片边缘可损伤黏膜表面，箔片可能碎裂并被吸入呼吸道。

气管导管的套囊极薄，易被激光击穿，可用盐水浸湿的纱布包裹套囊或将套囊充以盐水以保护套囊。

套囊中的液体可吸收热量。套囊一旦被击穿，流出的液体将有助于熄灭火焰。在套囊中加入亚甲蓝，有助于及时发现激光击穿套囊。使用专门用于 CO_2 激光手术的特殊气管导管，可有效地预防气道燃烧。

除此之外，还应采取如下措施预防气道燃烧：①尽可能使用最低的吸入氧浓度（FIO_2）。②使用水溶性软膏。③纸制品应远离术野。④使用最低有效的能量设置。⑤尽量避免持续使用激光。⑥手术野应保持潮湿。

一旦发生气道燃烧事故，应采取如下措施处理：①立即终止通气，阻止火焰向气管支气管树蔓延。②钳夹气管导管，断开与呼吸回路的连接，关闭氧源。③拔除气管导管。④如果在气道内的气管导管仍有残余燃烧，立即用盐水或水熄灭。⑤面罩通气。⑥重新插入气管导管或直型支气管镜。⑦用支气管镜检查气道并清除碎片。⑧用湿化氧气通气。⑨送 ICU 密切观察。

3. 有毒烟雾

激光引起组织燃烧产生的烟雾主要由炭化的细胞碎片，水蒸气和碳氢化合物组成。

（二）钕－钇－铝－石榴红激光手术

钕－钇－铝－石榴红激光手术主要用于姑息性切除可引起气道梗阻，塌陷和感染的支气管肿瘤。此类手术除了可引燃气道外，还可引起气管、支气管穿孔和支气管痉挛。气道穿孔可导致大血管穿孔，招致难以控制的致命性出血。

七、阻塞性睡眠呼吸暂停综合征手术的麻醉

阻塞性睡眠呼吸暂停综合征（obstructive sleep apnea syndrome，OSAS）是指睡眠时因上呼吸道塌陷或阻塞而引发阵发性呼吸暂停或低通气，并由此引起血氧饱和度下降和频繁觉

醒，从而导致日间的不适症状。OSAS 患者睡眠时上气道狭窄，软组织松弛，舌根松弛后坠，吸气时在胸腔负压的作用下，软腭、舌根坠入咽腔紧贴咽后壁，造成上呼吸道阻塞，这是引起阻塞性睡眠呼吸暂停的主要原因。OSAS 可见于多种疾患，如肥胖、鼻部疾患、扁桃体肥大、肢端肥大症、甲状腺功能减退症等。

（一）OSAS 主要病理生理及并发症

OSAS 患者睡眠时反复的呼吸暂停及低通气，导致低氧血症和高碳酸血症，严重者可导致神经调节功能失衡，儿茶酚胺、肾素－血管紧张素，内皮素分泌增加，内分泌功能紊乱及血流动力学改变等，造成组织器官缺血、缺氧，多系统多器官功能障碍。由于个体差异，器官功能损害的临床表现及严重程度也有很大的不同。心、肺、脑血管严重损害可导致肺动脉高压，高血压，夜间心律失常、心肌缺血或心绞痛、心力衰竭和记忆力衰退。

（二）OSAS 手术的麻醉管理

OSAS 患者内科治疗效果不佳时需行手术治疗。手术疗法目前多采用悬雍垂腭咽成形术（uvulo palato pharyngo plasty，UPPP）。此法经口摘除扁桃体，切除部分扁桃体的前后弓、包括悬雍垂在内的部分软腭后缘，增大口咽和鼻咽入口直径，减少腭咽括约肌的容积，以防止睡眠时的上气道阻塞。成人 UPPP 麻醉方式可选用局部麻醉或全身麻醉。但肥胖的 OSAS 患者因舌肥厚，悬雍垂粗大以及软腭宽松，采用局部麻醉效果较差，患者痛苦难以配合手术。全身麻醉则克服了局部麻醉的缺点。但是，不管是采用局部麻醉还是全身麻醉，UPPP 术并非绝对安全。部分 OSAS 患者可因镇静镇痛药、肌肉松弛剂的使用而致上呼吸道塌陷，或因术中、术后局部水肿，分泌物潴留等因素而导致呼吸道严重梗阻，甚至因严重缺氧而死亡。因此，OSAS 患者麻醉时必须注意以下几个方面：

1. 麻醉前访视与评估

对 OSAS 患者的病情进行全面评估，详细了解上呼吸道阻塞的严重程度，明确其全身状况和重要器官功能损害的程度，并充分做好处理困难气道的准备。一般情况下，OSAS 患者麻醉前不宜使用镇静镇痛类药物，以免引起严重呼吸道梗阻。若需要使用时，也应在严密监测下谨慎使用。为减少麻醉诱导后发生反流误吸，肥胖患者麻醉前还可服用 H_2 受体阻滞剂（如雷尼替丁）和甲氧氯普胺。

2. 麻醉诱导

由于麻醉诱导后可能出现呼吸道阻塞，通气功能下降和插管时间延长，OSAS 患者在插管过程中更易发生低氧血症，对已伴有低氧血症和并发肺疾病的患者更为危险。因此，术前估计有严重困难气道的患者，宜采用清醒气管内插管。已有心肺功能损害的患者，清醒插管前须谨慎给予镇静镇痛药物，插管前应充分表面麻醉咽喉及气管黏膜以减轻插管反应。为了预防术中或术后早期发生急性呼吸道梗阻，国内有学者建议有下列情况的重症 OSAS 患者，手术麻醉前应在局麻下行预防性气管造口术：①患者睡眠期最低 SaO_2 低于 50%。②每小时呼吸暂停和低通气次数大于 50 次/h。③合并较严重的心，肺和脑并发症。④有严重的缺氧表现。⑤体胖、颈粗短、舌根肥厚后坠者。

3. 术中麻醉管理

为了保证足够的通气，避免发生低氧血症和二氧化碳潴留，术中应控制呼吸。术中口内操作可引起导管扭曲，折叠、滑脱等异常情况，因此，必须严密监测呼吸音、SpO_2，有条件者还应监测呼气末二氧化碳，间断性进行血气分析。对于术前合并高血压、心肌缺血、心力衰竭或心律失常的患者，充分做好循环功能的监测，术中应尽力维持血流动力学的稳定。持续监测心电图有助于及早发现和治疗心律失常及心肌缺血、梗死等并发症。病情严重者或极度肥胖患者袖带测压难以进行时，应考虑持续监测动脉压。

4. 麻醉后处理

OSAS 患者术后必须严格掌握拔管指征。待患者完全清醒、气道反射和肌力恢复正常、呼吸功能恢复良好后方可拔管。部分患者拔管后可因麻醉药或肌松药的残余作用、伤口局部出血或水肿而造成急性呼吸道梗阻，甚至窒息死亡。因此，拔管前必须做好紧急通气的准备。拔管后严密观察呼吸是否通畅，氧合是否良好、创面有无出血以及循环功能是否稳定。患者返回病房后仍需严密监测呼吸和循环情况，常规给氧，及时清除口腔内分泌物或血液。如果条件许可，病情严重者术后当晚应在麻醉监护室度过。

UPPP 术后咽喉部疼痛剧烈，在严密监护下可使用 PCA。但 PCA 可引起或加重呼吸道梗阻，应高度警惕。上述情况一旦出现应立即停用 PCA。对于伴有神经系统疾病、低氧血症、心肺功能不全或仍有严重气道阻塞症状的 OSAS 患者，不宜使用 PCA。

八、全喉或部分喉切除术

喉切除创伤大，范围广，刺激强。部分患者伴有气道梗阻和喉解剖上的异常，给气管插管带来困难。术前应做纤维喉镜或间接喉镜检查。对预计插管困难者不宜快速诱导，有些病例麻醉前无气道梗阻，但使用镇静及诱导药物后，可立即出现明显梗阻，应有所准备。对于有气道梗阻的病例，全麻前先于局麻下气管造口，经造口气管插管，采用静吸复合全麻。导管妥善固定。术毕需更换用于气管造口的专用导管，但因这种导管多不能与麻醉机相接，故更换前呼吸功能应恢复完全，必要时拮抗残余肌松作用。喉切除患者多长期吸烟或患有慢性支气管炎，术中应及时吸除气道分泌物，换管前应吸净残血，注意吸引时间不宜过长。

九、耳部手术

耳部手术因麻醉者远离患者头部，呼吸管理仍然是麻醉的重点。由于耳部手术的特殊性，因此，耳部手术麻醉也有其特点。耳部手术多数可在局麻下完成。估计手术超过 2 小时，操作较困难，尤其显微外科手术，则多在全麻下进行，常气管内麻醉。

对于耳部手术麻醉，麻醉医师首先要考虑的问题包括氧化亚氮对中耳的影响，面神经的保护以及控制出血。

耳部手术术中常需要辨认面神经，并加以保护。手术医生术中需要分离出面神经并通过监测脑干听觉诱发电位和耳蜗电图来确认其功能。如果选用阿片类药物复合肌肉松弛剂，将掩盖 30% 的肌肉反应，但也有证据显示，在使用肌松剂完全消除鱼际肌电刺激反应时，此时电刺激面神经，仍可产生明显的肌肉收缩反应。因此，对于需要监测面神经功能的手术，肌松剂并非绝对不能使用。

精细的中耳手术应尽可能减少术野出血。减少出血的有效方法是维持相对低血压（平均动脉压比基础值低 25%）。鼓室管内注射 1:1000 的肾上腺素可收缩血管，但必须严格抑制肾上腺素的用量，防止肾上腺素用量过多引起的心律失常和血压的剧烈波动。

　　中耳和耳窦是充满空气的不可扩张的腔隙，腔内气体一旦增多将引起腔内压力升高。氧化亚氮可顺着浓度梯度扩散到充满空气的中耳，其进入中耳的速度比氮气从中耳逸出的速度快。当中耳内部压力达到 $20\sim30cmH_2O$ 时，咽鼓管被动打开。使用氧化亚氮 5 分钟，即可使中耳压力升高，而且超过咽鼓管自动减压的能力，从而导致中耳压力急剧上升。在鼓膜置换或鼓膜穿孔修补的手术过程中，应停用氧化亚氮。若不能停用氧化亚氮者，在植入鼓膜移植片之前，应限制氧化亚氮的浓度在 50% 以下，以防中耳压力过高引起移植片的移位。

　　停用氧化亚氮之后，中耳内的氧化亚氮迅速减少，并形成近似真空状态而产生负压。中耳负压可导致严重的中耳炎、中耳小骨尤其是镫骨脱落和听力损害，这些并发症可持续 6 周以上。氧化亚氮可增加术后恶心呕吐的发生率，这是由中耳负压所引起的。小于 8 岁的患儿术后呕吐更为常见，术后应使用抗吐剂。

第十二章　眼科手术的麻醉

通常情况下，视觉信息占人类全部信息接受量的 80% 以上，视觉功能的重要性也就不言而喻。眼科手术尽管手术范围局限，但眼眶区内血管神经丰富，结构复杂，手术操作精细，这些都对眼科手术麻醉提出特殊的要求。而且，眼科手术麻醉还要考虑到患者全身情况，如老年人常合并心血管和代谢性疾病，婴幼儿常合并先天性或者代谢障碍性疾病。麻醉前应注意全身性疾病的进展状况，重要脏器功能的受损程度，做好围术期相应处理，才能防止术中意外的发生。

根据手术部位的不同，眼科手术分为内眼和外眼手术。需切开眼球者属内眼手术，不需切开眼球者属外眼手术。

第一节　眼科手术麻醉的特点

眼内压和眼心反射是内眼和外眼手术所涉及的两个重要问题，与麻醉关系极为密切。眼科的一些疾病是全身疾病在眼部的表现。而眼科围术期用药又常干扰患者的正常生理，均需特别引起重视。

一、眼内压与房水

房水是保持眼内压和运送氧，葡萄糖和蛋白质以营养晶体的主要系统。眼内压为房水、晶体和玻璃体等眼球内容物作用于眼壁的，超过大气的压力，简称眼压。眼内压正常值为 $2.13 \pm 0.67 kPa$（$16 \pm 5 mmHg$），保持眼压接近正常水平可维持适当的眼屈光。眼压随脉搏和呼吸产生的波动在 $0.4 kPa$（$3 mmHg$）以内。正常情况下，房水的生成与排出率及眼眶内容物（晶状体、玻璃体、房水和血液）的容积处于动态平衡。眼内压慢性升高，干扰眼内血供和角膜代谢，可引起角膜混浊和视网膜血流减少；眼内压急剧升高可严重影响眼内血供，有发生眼内容物脱出，压迫视神经的危险；而眼压降低则增加视网膜脱离和玻璃体积血的发生率。

麻醉过程中，凡影响房水循环，眼脉络膜血容量、中心静脉压、血压、眼外肌张力等的因素均可影响眼压。胆碱能阻滞药及交感胺类血管活性药均有散瞳作用，使虹膜角膜间隙受压，升高眼内压；去极化肌松药琥珀胆碱可使眼外肌纤维成束收缩，增加脉络膜血容量和房水生成，导致眼压急剧升高；氯胺酮使眼外肌张力增高，增加交感神经张力，升高眼压和颅内压，并引起眼球震颤；安定类镇静药使闭角型青光眼患者房水流出通道受阻，升高眼压。大多数静脉全麻药和镇静药、麻醉性镇痛药，神经安定药等均有不同程度的降低眼压作用。含氟吸入麻醉药通过抑制中枢神经系统改善房水循环，松弛眼外肌，降低眼压。静脉注射异丙酚 1mg/kg 降低眼压作用显著，尤其对已有眼压增高者。

麻醉中的操作和管理也直接影响眼压。全身麻醉时，患者经历由清醒至麻醉与术毕由麻醉转至清醒、保护性反射由抑制至恢复的过程。其中使眼压增高的因素有麻醉过浅、呛咳、躁动、血压升高、呼吸道不通畅、呼吸阻力增大，动脉血二氧化碳分压升高、头低位以及任何使颅内压增高的因素。

二、眼心反射

眼心反射是在压迫、刺激眼球或眼眶，牵拉眼外肌引起的心动过缓或其他心律失常。眼心反射是一种三叉神经－迷走神经反射，刺激由三叉神经的睫状长，短神经传至睫状神经，经三叉神经眼支再传至半月神经节和第四脑室底部的三叉神经感觉核；传出支则为迷走神经心支从而减弱心肌收缩力及影响心脏传导系统。

眼心反射在全麻与局麻中均可发生。产生心动过缓的个体差异较大，有的患者可在心电图上无明显变化，而严重者心率减慢可达基础值的 50% 以上，甚至心跳骤停。小儿较老年人常见。患者焦虑不安、全身麻醉过浅、缺氧或高碳酸血症以及迷走张力增加时，眼心反射加重。需要特别注意的是首次刺激引起的眼心反射最显著，且刺激强度越大，越易发生。

术前应用阿托品可减少眼心反射的程度，但对年长者不明显。球后阻滞的预防作用并不可靠。眼心反射一旦出现，应暂停手术刺激，加深麻醉，保证足够通气，即可终止眼心反射，若严重心动过缓仍持续存在，可静脉注射阿托品纠正。

三、眼科用药的全身作用

眼科围术期用药常干扰患者正常生理，如散瞳与缩瞳药不仅具有局部效果，且作用于自主神经，对全身循环、呼吸系统功能产生影响，与麻醉药和（或）肌松药可产生相互作用。阿托品等扩瞳药或噻吗洛尔等缩瞳药吸收后可引起全身反应。治疗青光眼的 β 受体阻滞药可引起心动过缓、低血压；肾上腺素可导致心动过速、室性期前收缩等。青光眼患者为降低眼压而长期服用乙酰唑胺（Diamox），可引起低血钾和代谢性酸中毒，围术期需注意纠正。甘露醇使血浆胶体渗透压升高、组织脱水，心功能不全者慎用。

眼局部用药经鼻泪管流入鼻腔，可被鼻黏膜迅速吸收，产生全身作用；眼部手术局部用药的药液浓度高，有些药物仅几滴就已超过全身用药的最大剂量。因而在年老体弱和小儿，眼科局部用药吸收后易致药物过量中毒。控制眼科局部用药的浓度和总量，以及用药后压迫内眦 1～2 分钟以防药液流入鼻腔而吸收，可预防眼科局部用药的吸收所引起的全身作用。

四、眼科手术的基本要求

不同的眼科手术对麻醉的要求不同。外眼手术麻醉的重点在于完善的止痛，预防眼心反射，内眼手术则为防止眼压升高和保持眼压稳定。

显微外科的发展使得眼科手术已较以前更为精细和复杂。对于合作的成年患者虽然相当部分手术可以在局部麻醉下施行，但局部麻醉难以克服患者的紧张焦虑心理。而且局麻镇痛效果有限，所以近年来靶控模式下的镇静镇痛受到欢迎和重视。对于复位困难的视网膜脱离手术，术毕要求立即或尽可能短时间内改为俯卧位，以提高复位手术的成功率。常规全麻似乎难以达到此要求，而靶控模式下的镇静镇痛在一定程度上显示出其优越性。

第二节　　眼科手术的麻醉选择

一、术前访视

眼科患者因视力障碍或已失明，术前多紧张焦虑，术前访视应认真解释，取得患者的信任和合作。术前访视还应注意和眼科医师相互沟通，做好必要的术前准备。

眼科麻醉应注意患者的全身情况以及先天性或代谢性的并发症，有些眼科疾病实质上是全身性疾病在眼部的病理表现，如高半胱氨酸尿、Marfan 综合征，重症肌无力、甲状腺功能亢进、糖尿病和高血压等。眼科患者中，老年和小儿患者所占的比例大，老年患者常合并呼吸循环或内分泌系统疾病，小儿患者常伴有先天性疾病。术前访视应掌握这些眼部疾病和全身疾病的用药情况，充分估计这些药物的药理特性和可能发生的药物相互作用。麻醉医师应在充分掌握眼科疾病病理生理，解剖和药理等特点的基础上，结合全身状况，全面考虑麻醉方案。

二、麻醉前用药

眼科麻醉前用药目的是为了消除患者的焦虑，抑制呼吸道黏膜腺体和唾液分泌，还要考虑减少麻醉中自主神经反射，减少恶心呕吐，维持稳定的眼内压。眼科术前用药包括抗胆碱药，镇静镇吐药，麻醉性镇痛药和神经安定药，麻醉前用药的种类应根据患者的具体病情需要而定。

麻醉前用药剂量的抗胆碱药不会对眼压产生明显影响。阿托品不仅可有效地抑制呼吸道分泌物，还可预防和治疗眼心反射引起的心动过缓，肌内注射阿托品的维持时间大概为 60 分钟。安定具有良好的抗焦虑，遗忘和中枢性肌松作用，并能对抗氯胺酮的兴奋作用，尽管可引起瞳孔扩大，如控制其用量在 10mg 以内，一般不会使眼压升高。咪哒唑仑起效快，半衰期短，肌内注射剂量 0.07～0.1mg/kg，效果满意。麻醉性镇痛药哌替啶，吗啡有良好的镇静镇痛作用，但易致恶心呕吐，仅适用于疼痛剧烈的患者，使用时可与镇吐药物合用，以减少恶心呕吐的发生。1 岁以内婴儿可只用阿托品。

三、麻醉选择

(一) 局部麻醉

眼部神经支配涉及第 Ⅱ 至第 Ⅴ 对颅神经和自主神经系统。眼肌由第 Ⅱ、Ⅳ、Ⅶ 对颅神经支配。眼球的感觉神经来自三叉神经，传导疼痛等躯体感觉。副交感神经节后纤维（源于动眼神经内脏运动纤维）支配瞳孔括约肌和睫状肌，交感神经节后纤维支配瞳孔开大肌。

局部麻醉包括表面麻醉、结膜下浸润，球后阻滞和球周阻滞。成人外眼手术和简单的内眼手术均可在局部麻醉下进行，如眼睑成形术，晶体摘除、脉络膜角膜移植，周围性虹膜切除等，均可在局部浸润和球后视神经阻滞下完成。

1. 表面麻醉

角膜化学烧伤处理、角膜或结膜表面的异物取出、结膜裂伤缝合，均可选用表面麻醉，间或辅助神经阻滞麻醉。常用 0.25％～1％盐酸丁卡因溶液滴入结膜囊，1～3 分钟内起效，效果可持续 1~2 小时。给药后 30 秒内出现轻度球结膜充血，无扩大瞳孔与收缩血管作用，对角膜无明显影响，但高浓度的丁卡因可引起角膜上皮脱落。角膜损伤后，丁卡因吸收迅速，虑及该药毒性较大，可使用 2% 利多卡因溶液。手术中不宜用表面麻醉剂湿润角膜，以免损伤角膜上皮。

2. 上直肌鞘浸润麻醉

在做上直肌牵引线时，用于防止疼痛反应。方法：患者向下注视，暴露上半部眼球，针尖于角膜缘后 7~8mm 穿过结膜和筋膜囊旁注射 0.5~1mL 局麻药。注意不可穿通肌肉，以免发生血肿。

3. 球后阻滞麻醉

球后麻醉是将麻醉药物直接注入肌椎内，以阻滞睫状神经节和睫状神经的麻醉方法。此方法可使眼球完全麻醉，眼外肌松弛；并降低眼内压。睫状神经节位于眶尖，距视神经孔约 10mm 处，在眼动脉外侧，外直肌和视神经之间，紧贴视神经。睫状神经节节后有三个根：长根为感觉根；短根为运动根，含有至虹膜括约肌、括约肌、睫状肌的纤维；交感根来自颈内动脉的交感神经丛，并与长根合并，含有至瞳孔开大肌与收缩眼血管的纤维。睫状神经节向前发出睫状短神经，约 6~10 支，在视神经周围穿过巩膜，在巩膜与脉络膜之间向前分布于虹膜、睫状体和角膜。

（1）球后阻滞方法：患者平卧，嘱其向鼻上方注视，皮肤消毒后，用 5 号针头（不能过于尖锐），由眶下缘中外 1/3 交界处先平行眶底垂直向后进针至赤道部，然后转向球后，从外直肌与下直肌之间缓缓推进，在肌椎内直达球后。针尖斜面朝向眼球，进针深度不得超过 35mm，使针尖恰好位于睫状神经节和眼球后壁之间，回抽无血时，注入局麻药 2.5~3mL。出针后，嘱患者闭合眼睑，并轻轻下压眼球片刻，以预防出血，也有利于局麻药物扩散及降低眼压。

（2）球后阻滞成功的体征：上睑下垂，眼球固定，轻度外斜，角膜知觉消失，瞳孔扩大，虹膜、睫状体及眼球深部组织均无痛觉，由于眼外肌张力的减低，眼压也相应地降低。

（3）球后麻醉的并发症：①球后血肿：其发生率多报道为 1%~3%，因球后注射损伤血管所致。如刺破静脉则出血比较缓慢，应立即用手掌压迫眼球，一般压迫 1 分钟后放松 10 秒钟，直到出血停止。继续压迫 5 分钟左右，待眼睑松弛后，仍可继续手术。如为动脉出血，则眼眶压力迅速增高，眼球突出，眼睑紧闭，必须暂停手术，压迫止血并用绷带包扎，待 2~3 天后根据情况再行手术。最严重者可因眼眶压力增高导致视网膜动脉阻塞，最后发生视神经萎缩。为避免球后出血，必须熟练掌握球后注射技巧，同时不宜选用过细，过锐的穿刺针头。②局麻药所致暂时性黑矇：可发生于球后注射局麻药后即刻或数分钟内。先出现眼前发黑，然后黑矇。眼部可见上睑下垂，瞳孔开大，眼底正常或出现视网膜中央动脉痉挛，视神经、视网膜缺血等表现。发生的原因可能是局麻药的直接作用，造成视网膜中央动脉或视神经动脉分支痉挛。对于青光眼晚期视野已呈管状者，更易出现以上症状。一旦发生黑矇应立即按视网膜中央动脉阻塞处理，吸入亚硝酸异戊酯 0.2mL，3~5 分钟后便可出现光感。若不加处理，约 30~60 分钟左右也可出现光感，约数小时后随麻醉作用消失，视力逐渐恢复。③局麻药引起呼吸抑制：局麻药注入后快速渗入视神经周围硬膜下间隙，进入脑桥及中脑部，因此在循环系统受累之前就可出现呼吸停止和意识丧失。该并发症虽然很少发生，但病情紧急。关键是及时发现，控制气道，进行人工呼吸，直至恢复。④刺破眼球引起视网膜剥离和玻璃体积血。⑤严重心律失常和眼心反射。

4. 球周麻醉

20 世纪 80 年代以来，球周麻醉被推广应用。

（1）球周麻醉方法：嘱患者睁眼不动，用 25mm 长的针头，分别于眶上缘内 1/3 与中外 2/3 交界处及眶下缘外 1/3 与中内 2/3 交界处为注射点。先作皮下注射 0.5mL 局麻药浅表浸润，以防进一步操作引起疼痛，然后将针尖斜面朝向眼球，从注射点垂直进针，沿眶缘刺入 25mm，接近眶底，回吸无血，上下分别缓慢注入局麻药 2～4mL，注药后 10～15 分钟，可阻滞Ⅲ～Ⅴ颅神经末梢及睫状神经节，使眼外肌麻痹，产生与球后麻醉相同甚至更完善的镇痛。

（2）球周麻醉的优点：①不易损伤眼外肌及附近组织，注射针距离眼球，视神经、视神经鞘膜及视神经孔较远，较球后麻醉更安全。②减少刺破血管出血的机会。③注射时疼痛不适较轻。④不易引起后部眶压增高。⑤一般不会发生黑朦现象。

（3）球周麻醉的并发症：尚未发现有严重的并发症。由于注入的局麻药量较大，可引起球结膜水肿、皮肤淤血、早期上睑下垂、眼外肌麻痹等。

5. 面神经阻滞麻醉

面神经阻滞麻醉是一种对面神经眼睑分支的阻滞麻醉。可消除眼轮匝肌和其他面部肌肉的运动，抑制由于瞬目反应引起的眼内压升高。

（1）VanLint 法：是对眶缘部面神经的末梢分支（额支和颧支）阻滞的麻醉方法。具体操作是距外眦部 1cm 眶缘侧皮肤进针达眶骨骨面，注入少量局麻药，然后沿眶外上缘推进到略越过眶上缘中央部，在进针和退针时注入局麻药 2mL。退针到原刺入点皮下时，将针转向眶外下缘，沿骨面推进直到眶下缘中央处，同样注入局麻药 2mL，出针后加压按摩。注意在注射局麻药时，针尖需深达骨膜，勿接近睑缘。否则麻醉剂会扩散至眼睑皮下，引起弥散性肿胀，使睑裂变窄，不仅影响麻醉效果，而且影响手术操作。

（2）O'Brien 法：是在下颌骨课状突处对面神经主干的上支进行阻滞的方法，可达到麻醉眼轮匝肌的目的。具体操作为，首先确定准确的注射点。嘱患者张口，闭口动作，此时在耳屏前可触到下颌骨髁状突滑动，从力状突和颧弓的交角处垂直刺入 1cm 深至骨面，回吸无血，注入局麻药 2mL，不可将局麻药注入关节腔内。

（3）Atkinson 法：本法主要是对面神经主干和部分末梢阻滞的方法。具体操作为，于经过外眦稍后的垂直线与颧骨下缘交界（即眶下角）处进针，深达骨膜后向顶端方向平行于眶外缘，越过颧骨弓，直达耳郭上方。边进针边注射局麻药 2mL，直至眶下缘中部。

（二）静吸复合全麻

手术中患者头部被无菌单覆盖，麻醉医师很难直接接近面部。因而，术中应维持呼吸道通畅；气管插管应妥善固定，麻醉机和气管导管的连接必须可靠；术中应密切监测患者的 ECG、血氧饱和度、脉搏、血压等指标，发现状况及时处理。

常用的麻醉诱导药物为起效迅速地静脉麻醉药，强效止痛药和肌肉松弛剂。巴比妥类镇静催眠药、麻醉性镇痛药均可使眼内压下降 $10\%\sim15\%$。异丙酚降低眼压的效果明显大于硫喷妥钠，尤其对已有眼压增高的患者，降眼压的效果更为明显。肌肉松弛剂首选非去极化类，如维库溴铵、阿曲库铵等。去极化肌松剂琥珀胆碱会升高眼内压，注射前使用小量非去极化肌松剂防止或减轻肌颤的效果并不确切。挥发性吸入麻醉药氟烷、安氟醚、异氟醚及七氟醚均有降低眼压作用。

静吸复合全麻的可控性较强，诱导及苏醒迅速。麻醉诱导及维持时均应力求眼内压平稳，避免呛咳和躁动，使用氧气面罩时位置应得当，不得压迫眼球。麻醉管理中应注意全麻深度要足够，术中要维持眼眶肌、眼外肌群松弛，避免缺氧和二氧化碳蓄积，以及静脉淤血。

（三）异丙酚全凭静脉麻醉

异丙酚静脉注射 $1.5\sim2.5mg/kg$，2 分钟后血药浓度达峰值。异丙酚代谢迅速，即使连续静脉注射 6 小时，停药后 15 分钟血药浓度即可降低 50%，这一快速的代谢清除率使之具有十分突出的清醒迅速而完全的优点。异丙酚降低眼内压的作用明显大于硫喷妥钠，尤其对于已有眼内压增高的患者。其不良反应表现在该药快速大剂量静脉注射时（大于 $2.5mg/kg$）可引起血压下降和呼吸抑制，对心率影响则不明显。

异丙酚与瑞芬太尼及中短效非去极化肌松剂如维库溴铵或阿曲库铵联合应用，构成一组比较理想的全凭静脉麻醉药物组合，配合气管插管或喉罩通气，适用于手术时间较短的内眼手术。

麻醉维持可用异丙酚分次注射和微量泵持续静脉给药法。分次注药法血药浓度波动较大。目前多用静脉持续输注法。根据其药代动力学和药效学设计出的立计算机管理给药系统，即为靶控输注（TCI）技术，可实现血药浓度与效应室浓度的动态平衡。TCI 系统通过药代动力学模型及其参数控制药物的输注速率，维持过程中，不断计算维持中央室浓度所需的维持速率，以补偿药物的清除和再分布。能快速达到并维持于目标血药浓度，维持稳定的麻醉状态。增加脑电 BIS 值或 EEG 监测，可以更好地维持患者的麻醉深度在所需的水平。对于短小眼科手术，异丙酚靶控镇静和局部阻滞的结合，无须气管插管，通过 EEG 的反馈调节麻醉深度，即可满足手术需要。

（四）氯胺酮静脉麻醉

氯胺酮具有良好的镇痛作用，咽部的保护性反射依然大部分存在，对自主呼吸基本不抑制，特别适用于手术时间较短，要求镇痛良好，又不需控制呼吸的病例，所以较常用于小儿的眼科全身麻醉，而无须气管插管。麻醉过程中，必须保持呼吸道通畅，加强呼吸管理，密切观察患者的通气和氧供，及时排除潜在问题。应用氯胺酮时首次剂量 $1\sim2mg/kg$，术中要注意临床体征的多样化和清醒期的并发症。

氯胺酮麻醉的缺点是升高眼压，颅内压和血压及精神症状，目前已较少单独应用。禁忌单纯使用氯胺酮用于内眼手术。为克服氯胺酮的缺点，近年来常将异丙酚与氯胺酮合用，后者仅使用亚临床麻醉剂量（$0.5mg/kg$），可以有效抑制眼压升高，减少精神症状的发生。此外，氯胺酮与利多卡因合用或与咪哒唑仑合用的临床应用也有报道。

（五）眼科麻醉进展

1. 喉罩的应用

大多数眼科浅表手术如白内障吸取、人工晶体植入，青光眼手术、角膜移植、眼睑成形、眼肌和虹膜等常见手术，不需要术中使用肌松剂控制呼吸，但要求麻醉清醒迅速完全。眼底手术恢复期尤其需要尽量平顺，手术后需要尽快改为特殊体位（如俯卧位），以提高视网膜复位手术的成功率。气管内插管操作刺激较大，术中需维持较深的麻醉，而术毕时减浅麻醉、拔管时呛咳和头部运动均会导致眼内压升高，不利于内眼手术。喉罩则可在保留自主呼吸时插入，操作简便，也不会发生气管插管所致的明显血流动力学改变。浅麻醉下患者即可良好耐受，轻度变换体位时也不会诱发咳嗽反射。

近年来，喉罩为临床麻醉吸入给药和呼吸管理提供了新的手段。与面罩相比，喉罩更接近声门，不受上呼吸道解剖特点的影响，因此对通气的管理更加确实可靠。与气管插管相比，喉罩不会对喉头、气管造成损伤，操作简便。无论患者自主呼吸还是行辅助或控制呼吸均能经喉罩施行。由于对咽喉部刺激轻，因此对循环功能的影响也很小。

通过喉罩维持通气时，仍需注意检查通气效果，监测 $P_{ET}CO_2$，SpO_2 或血气，必要时给予辅助通气。气管插管时，呼吸道可完全隔离，而喉罩依靠充气后在喉头形成不耐压的密封圈与周围组织相隔离，因而通气时气道内压不宜超过 $20cmH_2O$，否则易发生漏气以及气体进入胃内。

使用喉罩时要注意下列问题：①饱胃或胃内容物残余的患者禁忌使用。②严重肥胖或肺顺应性低的患者，应用喉罩行辅助或控制呼吸时，由于需要较高（＞$20cmH_2O$）的气道压，易发生漏气和气体入胃，诱发呕吐，故应列为禁忌。③存在潜在呼吸道梗阻的患者，如气管受压、气管软化，咽喉部肿瘤、脓肿、血肿等禁忌使用喉罩。特殊体位，如俯卧位手术患者不宜使用。④浅麻醉下置入喉罩易发生喉痉挛，应予避免。⑤置入喉罩后不得做托下颌的操作，否则将导致喉痉挛或位置移动，术中应密切注意有无呼吸道梗阻。⑥呼吸道分泌物多的患者，不易经喉罩清除。

2. 监测下麻醉管理（MAC）与镇静术的应用

复杂的内眼手术过去均需在气管插管下完成。术毕清醒时间长，潜在风险较大。近年来，激光、玻璃体切割等技术的应用和完善使眼科手术的时间大大缩短，手术刺激也相应减少。因此，相当种类的手术可在局麻下完成。局部麻醉虽可完成手术，但不能消除患者的恐惧和焦虑。局麻辅以镇静术可以减轻患者的恐惧和焦虑，镇痛良好而相对安全。目前，ASA 将麻醉科医师参加的从术前评估，制订麻醉计划到指导给药达到所需程度的镇静或对局麻患者监护，随时处理紧急情况称为监测下麻醉管理（monitored anesthesia care，MAC），以强调麻醉安全。

镇静镇痛给药必须是渐进性的，在患者舒适和安全之间获得满意的平衡，防止镇静过深，同时对呼吸、循环系统的变化持续监护，否则难以保证患者安全。如需逆转过深镇静，可用相应拮抗药。

部分眼科手术操作在局麻完善的基础上，MAC 可获得满意效果。成年人可用氟哌利多 10ug/kg 加芬太尼 1ug/kg 静脉注射为首次量，此后不再应用氟哌利多，仅以芬太尼 $0.008\sim0.01\mu g/$（kg·min）静脉注射维持。这一方法镇静镇痛效果较好，但顺行性遗忘欠佳。咪哒唑仑首次量 $25\sim60\mu g/kg$ 静脉注射，$0.25\sim1.0\mu g/$（kg·min）静脉注射维持，或异丙酚首剂量 $0.5\sim1mg/kg$ 静脉注射，$10\sim50\mu g/$（kg·min）静脉注射维持，可维持良好镇静。术中与患者保持语言联系，随时了解镇静程度，调整注药速度，可取得完善的镇静遗忘和心理保护作用。如果给予 EEG 监测，能更好地判断患者的镇静程度。

3. 七氟烷的应用

婴幼儿由于解剖生理特点，胸廓小，胸骨软，深吸气或哭泣时，下胸部易呈凹陷。尤其 6 个月以内婴儿牙齿尚未长出，上下颌缺乏支架，舌大而厚，常紧贴上腭。麻醉过程中，其鼻咽部易为舌所阻，加重呼吸道阻塞。婴幼儿颈部短而软，扁桃体及腺样体常较肥大，而鼻腔，喉及气管较细小，呼吸道分泌旺盛，易发生呼吸道梗阻。婴儿的外周静脉穿刺和固定较困难。若选用基础麻醉，常发生术中麻醉偏浅，术后镇静过度等情况。选用七氟烷一氧化亚氮一氧半紧闭吸入麻醉诱导，通过喉罩辅助通气，以吸入麻醉维持，可使麻醉的安全性和可靠性得到很大提高。一般经口盲探插入 1 号或 2 号喉罩，置入困难者可用喉镜辅助，到位后套囊充气，妥善固定。继续吸入七氟烷一氧化亚氮一氧以维持麻醉，根据患者及手术情况调节流量和七氟烷吸入浓度。术毕停用吸入麻醉药物，以纯氧大流量冲洗，患者在数分钟内即可清醒，拔出喉罩。这一麻醉方法中，应注意氧化亚氮易进入体内任何含气腔隙的特性，某些内眼手术会在玻璃体内注入气体，氧化亚氮的吸入和排出会影响眼内压。这时通常也可单纯吸入七氟烷，镇痛药物则给予亚麻醉剂量的氯胺酮或者麻醉性镇痛药物。

第三节　眼科常见手术的麻醉

成年人外眼手术一般均可在局麻下完成。斜视矫正术和眼睑成形术是小儿眼科最常见的外眼手术，需行全麻，对于合作的大龄儿童可在镇静止痛和局麻下施行。

一、斜视矫正术

现认为斜视患儿接受手术的年龄越早越好。通常手术时间均在 1 个小时内。气管插管或喉罩通气，静吸复合全麻或全凭静脉麻醉均可。在呼吸道管理有保障的情况下，也可选用氯胺酮间断静脉注射，不做气管内插管或喉罩通气。采用氯胺酮辅以利多卡因或丙泊酚则可获得更平稳的效果。实施此类手术的麻醉需注意以下问题：①斜视患儿可合并其他先天性疾病。②斜视矫正术由于牵拉眼肌，特别是内直肌时易引起眼心反射，术前应用足量阿托品有预防作用。术中监测心电图，一旦发生严重的心动过缓或心律失常，应暂停手术并作相应处理。③施行眼肌手术的患者发生恶性高热的比例大。如术中出现心动过速，呼吸频率加快，呼气末 CO_2 分压增高，但不能用麻醉浅解释者，应测体温。对于体温上升迅速，于 15 分钟内增高 0.5℃ 以上者，必须警惕恶性高热。④眼肌手术后易发生恶心呕吐，是由于眼胃反射所致，氟哌利多和甲氧氯普胺有预防作用。

术后通常不需要眼罩，因此要限制小儿手臂运动或用夹板固定，患儿虽然清醒了，但因眼部肿胀或眼药膏影响而造成视力不佳，使患儿很烦躁。斜视术后患儿的疼痛轻微，特别是小的儿童，通常非麻醉性镇痛药或可待因 1.0～1.5mg/kg 口服可以缓解患儿的不适。眼肌手术的小儿术后恶心呕吐的发生率较其他眼部手术为高，在个别因长时间呕吐不能离院的患儿，要制止这一并发症的发生。采取的措施有，避免术前用麻醉性镇痛剂，麻醉前使用抗呕吐药。氟哌啶是很有效的抗呕吐药，术前 0.4mg/kg 口服还可起到镇静的作用。

二、眼外伤

眼睛是人体组织中最精密的器官，但同时又相当脆弱。其他部位的外伤可以直接或间接地波及到眼，例如颅脑外伤。另一方面眼外伤患者又常合并其他部位损伤，尤其是颌面部外伤。

随着科学技术进步，有关眼外伤的观点和治疗在不断改进，治疗效果取得了明显的进步。医生们已经不满足于单纯保存眼球，而是争取进一步恢复视力。20世纪80年代以来最重要的技术进步是早期控制感染、显微手术的普及和玻璃体切割术的临床应用。这些技术进步使眼外伤急诊手术较以前更为精细和多样。麻醉科专业技术的发展与之相结合，促进了整体治疗水平的提高。

眼外伤急诊手术依手术大小，手术是否进入眼球，其麻醉处理有一定差异。局部麻醉以表面麻醉、结膜下浸润，球后麻醉，球周麻醉较常用。常用药为 0.25%～0.5%丁哌卡因、2%利多卡因。球后阻滞注意不可加用肾上腺素，因为视网膜中央动脉为一终末动脉，痉挛后会引起视网膜缺血而损害视力，尤其对于青光眼已成管状视野患者会使视力突然丧失。复杂的眼外伤手术刺激强，单纯局麻止痛不全，在局麻完善的基础上镇静止痛术可获得较满意效果。对于局麻和镇静止痛术难以完成的手术及不合作的儿童均选择全身麻醉。小儿简单的浅表外伤手术可采用以氯胺酮为主的静脉麻醉。

（一）小儿眼外伤合并上呼吸道感染的麻醉处理

小儿眼科急诊手术以眼外伤最常见。发病突然，病情急。为使创伤得到及时处理，减少继发感染，宜及早手术。然而据统计，小儿眼外伤合并上呼吸道感染者约占半数以上。其中5岁以下的儿童及转诊待手术时间1天以上者，合并上呼吸道感染者达80%。其原因为：①小儿全身免疫功能和呼吸道局部免疫功能不足，1岁时IgA仅为成人的5%，IgG与呼吸道分泌的其他抗微生物物质也较成人低。而眼外伤可致机体暂时性免疫抑制，使患儿更易发生呼吸道感染。②小儿呼吸系统发育尚不完全，鼻道狭窄，缺乏鼻毛，局部黏膜的屏障作用弱。气管、支气管黏膜腺体分泌不足，表面干燥，影响纤毛运动，分泌物清除困难，使呼吸道感染容易发生。③眼部伤口未及时处理而发生感染。病原菌随分泌物从鼻泪管流入眼部引发上呼吸道感染。国外一组报告认为合并上呼吸道感染的小儿若行气管内麻醉，呼吸道并发症比不行插管者高11倍。在麻醉期间出现与呼吸道有关的异常情况者要比呼吸道无感染者多2～7倍。婴幼儿由于气管内径增生速度快于支气管和细支气管，当上呼吸道感染使黏膜充血肿胀容易发生气道梗阻。为了早期处理控制感染，手术不宜拖延，要综合眼局部和全身的情况决定麻醉时机。此类患儿麻醉前用药阿托品不宜减量，剂量 0.02mg/kg 肌内注射或静脉注射。麻醉诱导力求平顺，避免患儿哭闹。术中注意气道管理，及时清除分泌物，避免频繁吞咽。若行气管内麻醉，术后应在恢复室或病房看护，不宜早离院。

（二）饱胃患者的麻醉处理

眼外伤急诊与其他外伤急诊一样，患者多为饱胃。全麻诱导前至少禁食6小时，禁饮4小时，而创伤、疼痛、焦虑、孕妇胃排空时间还要延长。眼外伤急诊患者多未禁食，如病情许可，可延迟数小时再行全麻手术。即便如此，仍不能保证胃内容全部排空。而婴幼儿禁食时间不宜过长，否则易发生酮症。全麻诱导仍要注意防呕吐和误吸。呕吐还可使眼压增高，对眼球穿通伤合并眼球内容物脱出病例极其危险。

饱胃患者麻醉行快速诱导气管内插管需由富有经验的麻醉科医师实施。术前1小时肌内注射或静脉注射甲氧氯普胺 10mg 促进胃排空，但阿托品可拮抗灭吐灵作用，不可同时使用。减少胃液量和提高胃液 pH 可用竞争性 H_2 组胺受体拮抗剂雷尼替丁等。预计无气道困难时，诱导前静脉推注阿托品减少分泌，减轻迷走神经张力。充分去氮给氧，静脉注射维库溴铵0.2mg/kg。当患者眼睑下垂时，表明肌松作用已发生，此时助手持续压环状软骨，以防胃内容反流。同时立即静脉快速注入硫喷妥钠 8mg/kg 或异丙酚 2.5mg/kg，起效后插入带套囊气管导管。术毕拔管时仍要防止呕吐和误吸。

（三）麻醉中呼吸管理

眼科急诊手术患者的头面部及颈部均被无菌巾覆盖，短小手术有时不做气管插管亦不用喉罩通气，维持呼吸道通畅尤为重要。麻醉机和负压吸引器必须在手边备好，随时可用。放置合适的头颈部位置，密切观察患者的呼吸运动，可及时发现呼吸道轻微的梗阻情况。无创脉搏血氧饱和度监测很有必要。用喉罩通气时，头位改变或喉罩固定不牢也可发生通气不畅。

（四）小儿全麻时体温监测

小儿体表面积相对较大，其体温易受环境温度的影响，所以麻醉期间体温变化大。尤其小儿眼科急诊合并上呼吸道感染时，由于感染发展、手术创伤，可引发高热，所以必须重视体温监测。术中如出现心动过速，呼吸频率加快，但不能用浅麻醉解释者，应立即测量鼻咽温或肛温。确诊高热后要积极采用降温治疗，以物理降温为主，使体温降至 38.5℃ 以下。对于体温上升迅速于 15 分钟内增高 0.5℃ 以上者，必须高度警惕恶性高热。恶性高热越早诊断越好，并立即治疗。首先立即停用所有触发恶性高热药物，用纯氧过度换气，更换麻醉机和钠石灰，立即应用坦屈洛林（dantrolene），该药是逆转恶性高热关键性用药。如 10mg/kg 无反应，可用到 20mg/kg，直到病情稳定，再加上强有力降温措施，$NaHCO_3$ 纠正酸中毒，治疗高血钾，维持尿量不少于每小时 1mL/kg。待病情稳定后转送 ICU 继续治疗。

三、眼内容物剜出术

眼球摘除术需完善的止痛和预防眼心反射。眶内肿瘤摘除术也会发生眼心反射。术中出血可沿鼻泪管进入呼吸道，应选择气管内全麻，做好气道保护。

四、急性闭角型青光眼急性发作患者的麻醉问题

该病是眼科急诊之一，需要在最短的时间内降低眼压，开放房角，挽救患病眼的视功能。降眼压药可同时应用，但也不必被动等待眼压下降，特别是反复用药效果不佳者。必要时需做前房穿刺术，有条件者行周边虹膜成形术，开放房角，缓解急性发作过程。或行小梁切除术等滤过手术，降低眼压。

在手术前及术后，均需积极用药控制高眼压。根据药物的化学结构和药理性质，抗青光眼药可分为五大类，即拟副交感神经药、拟肾上腺素能药、肾上腺素能阻断药，碳酸酐酶抑

制剂和高渗脱水剂。对于眼压顽固不降的难治性青光眼急诊手术，在术前 1.5 小时给予静脉点滴 20％甘露醇 250～500mL，或口服 50％甘油盐水 2.5mL/kg。麻醉前需注意局部用药如频繁点药过量，经鼻泪道吸收可引起全身性不良反应，如低血压、心动过缓、低血钾、代谢性酸中毒、高血糖等。

未经手术的闭角型青光眼禁用肾上腺素，胆碱能阻断药、安定类镇静药，以上药物均可散瞳，于闭角型青光眼不利。氯胺酮可升高眼压和颅内压，琥珀酰胆碱致眼外肌成束收缩，使眼内压急剧升高，以上药物对急性青光眼患者单独使用时属禁忌。青光眼手术局麻多采用球后阻滞及上直肌浸润。

五、白内障、角膜移植或角膜、巩膜修复术

对于合作的成年人均可选择局麻或镇静止痛术，对不合作的儿童及复杂内眼手术则选择全麻。双侧先天性白内障越早手术越好，因为它严重阻碍了对视网膜的刺激，妨碍视力的正常发展。单侧完全性先天性白内障也应在出生后头几个月内摘除，以防止剥夺性弱视。许多行先天性白内障摘除术的小儿，在出生后几天或几个星期即应接受手术。麻醉科医师要注意高氧引起的成熟前视网膜病变，因为直至出生后协同视网膜血管才长全。尽管视网膜病变是多因素的，但观察者仍建议吸入 O_2 浓度控制在维持氧分压于 60～80mmHg。保持眼内压稳定，避免眼内容被挤出，因此必须保持足够深度的麻醉，直到伤口完全关闭。

六、眼底手术

视网膜脱离修补术、玻璃体切割术等眼底手术通常需 1～3 小时，对于合作的成年人一般局部麻醉加镇静术即可，复杂的网脱及玻璃体切除手术则需气管插管吸入麻醉。网脱术中牵拉眼外肌转动眼球是必需的操作，可引起眼—心反射。通常采用玻璃体内注气的方法作为辅助的治疗手段，当吸入 70％ N_2O 时，玻璃体注入 1mL 空气，30 分钟时会变成 2.4mL，60 分钟时会变成 2.85mL，因 N_2O 较氮气在血中溶解性更高，因而 N_2O 可更快地占据有空腔的地方。增大的气泡可导致眼压急剧、显著增高，影响视网膜的血循环。当停止吸入 N_2 O 时，气泡会因 N_2O 快速消失而迅速缩小，这也将干扰手术的效果。因此，在注气前 15～30 分钟应停吸氧化亚氮。以注入硅油代替注入惰性气体，可避免使用氧化亚氮的顾虑。难度高的视网膜脱离修补术，常要求术后即刻改成俯卧位，以提高复位的成功率。全身麻醉难以做到，而镇静止痛术加局麻常可达到此要求。

第四节 眼科手术的并发症

一、眼科手术常见并发症

（一）出血

出血是眼科麻醉的一个严重并发症，多发生于既往有血管疾病的患者。眼科出血分为动脉性和静脉性两种。静脉性出血常表现为出血性球结膜水肿，伴 IOP 增高。动脉性出血则是非常严重的并发症，需紧急止血和降 IOP，避免视网膜的血供受阻。内眦切开术，经静脉

乙酰唑胺、甘露醇注射，或前房穿刺放液都可以降低 IOP。手指持续压迫眼球有利于止血。

预防出血的措施包括：高血压患者术前应经过内科的正规治疗并将血压控制在理想状态；需行局部神经阻滞的患者，应尽量选择球周神经阻滞；对需行球后神经阻滞的患者，应在穿刺后手指压迫眼球一段时间；术中避免患者及眼球的活动。

（二）眼球穿孔

眼内手术和眼外手术都可能出现眼球穿孔。多见于高度近视、既往有视网膜粘连或眼眶狭窄凹陷的患者。正常眼球的前后径平均为 24cm。高度近视患者的眼球的前后径可达 25～33cm，从而增加了眼球穿孔的可能。通常眼球穿孔在术中可被发现并给予处理。

（三）视神经损伤

视神经损伤的并发症很少见，多是由于视网膜中央动脉阻塞引起，IOP 升高压迫视网膜，是造成视网膜中央动脉阻塞的常见原因。眼内静脉压增高导致灌注压降低，以及视神经鞘内动脉出血也可导致视神经损伤。早期发现和及时治疗是关键，包括静脉给予乙酰唑胺、呋塞米、甘露醇、激素类，或经视神经外科减压等。

二、麻醉过程中的眼损伤

麻醉过程中的眼损伤主要表现为术后眼痛，通常有以下几种原因：

（一）角膜磨损

角膜磨损主要是由于麻醉中闭眼反射减少，基础及反射性眼泪生成减少。暴露在外的角膜特别容易磨损。主要的临床表现为眼的异物感，流泪、结膜炎、畏光。眨眼时疼痛加重。可采用涂抹眼膏，麻醉中用胶带闭合眼睑，麻醉苏醒期不让患者揉眼等措施以减少角膜磨损。

荧光染色可诊断角膜磨损，治疗措施包括使用抗生素软膏并用眼罩遮住眼睛至少 48 小时。

（二）急性青光眼

急性青光眼可能由于散瞳药物的使用造成，表现为术后眼周钝痛。甘露醇和乙酰唑胺可以迅速缓解急性眼内压升高和相关疼痛。

（三）缺血性眼损伤

当患者俯卧，又未被及时发现，外在压力作用于眼球时易引起缺血性眼损伤。若加在眼球上的外来压力超过静脉压，则静脉闭锁，动脉血继续流入易引起动脉出血。若外来压力超过动脉压，则造成视网膜缺血。因此，手术及麻醉过程中使用合适的头圈以避免外来压力对眼球的压迫，同时手术过程中要经常检查患者眼睛以确定头在头圈上的位置没有改变。建议将此观察记录在麻醉单上。

（四）患者意外活动

眼科手术过程中患者意外的活动多由于咳嗽或对气管导管的反应所引起，易造成眼的损伤。因此，眼科手术过程中用外周神经刺激器监测肌松药的作用，便于将肌松维持在需要的水平。

总之，随着显微外科手术的普及和发展，眼科手术越发表现出其精细准确的特点。多数眼科手术可以在神经阻滞和局部麻醉下完成，但需要患者的良好配合。对于不能合作的患者或小儿，实施全身麻醉时应注意麻醉的平稳和眼压的稳定，减少患者躁动，防止眼心反射以及其他并发症的发生。

第十三章　口腔颌面外科手术的麻醉

口腔颌面外科学是一门在牙外科基础上发展起来的年轻医学分支学科，近年来发展迅速。口腔颌面外科手术内容广泛，麻醉也有其独到之处。简单的手术如第三磨牙拔除一般在局麻下即可完成。而诸如唇腭裂畸形整复、颞下颌关节疾病的治疗，以及颅颌面联合切除治疗口腔颌面恶性肿瘤同时使用显微外科技术对肿瘤切除后缺损进行游离组织移植修复等，一些复杂的口腔颌面外科操作的麻醉要求很高，需要严格的气道管理和围术期监测。

第一节　口腔颌面外科手术的特点

一、口腔颌面外科患者的特点

（一）患者的年龄跨度大

口腔颌面部疾病可发生于任何年龄，患者的年龄跨度大，从出生一周的新生儿到一百多岁的超高龄老年人都有。

1. 小儿

总体上说，在口腔颌面外科中，小儿多因先天性颅颌面畸形而实施手术。许多先天性口腔颌面畸形如唇裂，颅狭症等都主张在1～2岁以内实施早期手术，除了改善外形和功能以外，还能获得术后较佳的发育条件。小儿颞下颌关节强直可导致张口困难甚至完全不能张口影响进食，仅能通过磨牙后间隙处塞入小块的软固体食物或吸入流质、半流质食物以维持生存。长此以往将严重影响其生长发育并造成营养不良，往往需要早期手术治疗。小儿各时期的解剖生理特点随年龄增长而不断变化，年龄愈小，与成年人之间差别愈大。必须注意采用合适的方法和监测手段以尽可能减小手术麻醉的不利影响，维持其生理内环境的稳态。

2. 青壮年

青壮年患者以颌面部外伤、炎症治疗以及正颌整复手术居多，气道问题比较突出。近年来，青壮年人群中因阻塞性睡眠呼吸暂停综合征而接受手术治疗的患者也日益增多。这类患者多由于长期间断的低氧及高碳酸血症可引起体循环肺循环高压，进而引起心脏损害、动脉硬化及血液黏滞度增高。

3. 老年

老年患者则以各种肿瘤性疾病为主。因年龄增长，老年人全身各器官的生理功能发生退行性变化甚至出现病理性改变，常伴有高血压、缺血性心脏病、慢性阻塞性肺疾病、水电解质酸碱平衡失调以及体内药物生物转化和排泄能力下降，对手术和麻醉的耐受力显著降低。老年恶性肿瘤患者全身状况很差，加上摄食障碍，常出现消瘦，并伴有贫血，营养不良和低蛋白血症，术前也应尽可能予以改善和纠正。

(二) 困难气道十分常见

口腔颌面外科患者中，困难气道十分常见且程度严重。易发生气道困难的常见疾患有先天性口腔颌面畸形、口腔颌面肿瘤、颞下颌关节强直、阻塞性睡眠呼吸暂停综合征，外伤、感染、肿瘤造成口腔颌面畸形或缺损、手术或放疗引起气道附近解剖结构改变、颌颈部肿瘤压迫致气管移位等。其他的如肥胖颈短、颈椎病变、小下颌、门齿前突或松动、高喉头、巨舌等也会给气管插管带来困难，术前应准确预测并选择好合适的诱导方法和插管技术。

(三) 口腔颌面畸形与综合征

对于那些同时出现全身各部位多处畸形的，临床上通常采用"综合征"来命名。许多先天性畸形均可有口腔颌面部的表现。其中最常见的是 PierreRobin 综合征和 TreacherCollin 综合征，患者表现为小颌、舌后坠等畸形，患儿出生后即表现出明显的气道问题。Goldenhar 综合征的患者表现为一侧面部发育不良、下颌骨发育不良和颈部脊髓畸形。KlippelFeil 综合征则表现为外耳和眼部畸形包括脊柱融合，颈胸椎侧凸和高腭弓等畸形特征。脊柱融合往往造成颈部后仰严重受限。Apert 综合征除有突眼、眶距增宽、腭裂外，还伴有脑积水心血管畸形、多囊肾等。由于先天性多发畸形继发的各种病理生理改变将使其病情变得更为复杂。麻醉医师应充分认识到其不仅存在口腔颌面部畸形，而且可能伴有其他重要脏器的畸形以及这些缺陷所引起的严重生理功能紊乱。多方面病因的影响无疑会使麻醉处理的难度大大增加，麻醉医师应针对各类患者不同的解剖、生理、病理特点作综合考虑。

(四) 心理问题突出

口腔颌面外科疾病与心理问题密切相关。一方面精神和内分泌因素可诱发口腔颌面肿瘤；另一方面，对于已患肿瘤的患者，在实施肿瘤手术前，也常会因大面积组织切除后可能造成的头面部外观畸形和诸如咀嚼、吞咽、语言、呼吸等生理功能改变，而存在明显的心理障碍。先天性口腔颌面畸形的患者往往因颜面丑陋或生理功能障碍而产生各种心理的异常变化。对已接受了多次手术治疗的患者而言，手术麻醉的痛苦体验与不良回忆则会使其在再次手术前存在极度恐惧甚至拒绝心理。老年患者可因对病情发展和健康状况的过分关注而引起其焦虑，抑郁等情绪改变。因此，对于可能出现的诸多心理问题，麻醉医师应予以高度重视，术前应做好耐心细致的解释工作，与患者及家属建立起良好的医患关系，尽可能地取得他们的合作。不良心理活动的抑制与阻断，无疑对减少麻醉用药量、维持生理状态稳定和减少术后并发症都有着重要意义。

二、口腔颌面外科手术的特点

(一) 根治性外科与功能性外科

手术仍是口腔颌面部肿瘤的主要有效治疗手段。根治手术和整复手术相辅相成而存在，只有在完全根治肿瘤后才有必要实施整复手术。总之，应以肿瘤根治手术为主，与整复手术相结合，即使肿瘤得到根治，又能在功能和外形上获得一定程度的恢复。如今，头颈肿瘤外科、整复外科和显微技术的飞速发展，使肿瘤根治术后大面积缺损和功能障碍的修复成为可能，从而可为术后患者生存率和生存质量的同时提高提供前提保障。

对晚期恶性肿瘤，复发癌癌和多原发癌癌也应持积极态度，能一次切除者应给予一次切除，不能一次切除者应予以分次切除。另外，对恶性肿瘤的颈淋巴结处理，不应待临床上已查明有癌瘤转移时才进行颈淋巴清扫术以避免降低手术治疗效果。根据不同情况可采用选择性颈淋巴清扫术或治疗性颈清扫术、功能性颈淋巴清扫术或根治性颈清扫术。

(二) 综合与序列治疗

目前趋向于在口腔颌面部的肿瘤患者中应用放疗、化疗等其他方法与外科手术合并进行综合治疗，以取得较好的疗效。放疗和化疗可在术前或术后使用。口腔颌面外科中，序列治疗概念的提出是由唇腭裂治疗开始的。无论序列也好，综合也好，都是多学科的排列有序的治疗。它应依托于多学科之间的密切协作，由一个以口腔颌面外科医师为主的协作组来完成，其他有关的还包括麻醉科、耳鼻喉科、放射科等医师。

(三) 牙颌面畸形与正颌外科

对牙颌面畸形患者的治疗，可通过正颌外科手术矫正其牙颌面畸形，实现重建正常牙颌面三维空间关系和恢复其牙颌正常功能，使其达到和谐、相对满意的容貌。由于正颌手术多经口内途径施行，在狭窄而有较深的部位进行操作、止血困难，软组织切口和骨切开线均要求十分准确，以免损坏众多的重要解剖结构。由于骨切开的创伤部位难以按常规止血，手术后可能会有渗血出现。术后张口困难和口内渗血可使患者在麻醉恢复期内发生上呼吸道梗阻的风险大大增加。对这类患者，麻醉恢复期和术后早期均须加强监测，谨防意外发生。

(四) 显微外科技术的广泛应用

显微外科技术已广泛应用于口腔颌面外科的手术中，尤其是小血管吻合游离组织瓣移植手术的成功，使口腔颌面部大面积缺损后施行立即修复成为可能。

显微外科手术具有一定的特殊性，其技术条件要求高、操作精细复杂、手术时间长，手术操作和围术期管理过程中的各环节都会直接影响到手术最终的成败。手术过程中必须使患者保持合适体位并严格制动以利长时间手术的实施。还应保持充足的循环血容量并根据情况给予扩血管和抗凝处理。术后应尽可能使颈部制动，防止血管受压形成血栓、压迫静脉导致回流受阻等。此外，维持正常的体温，对预防吻合小血管痉挛、提高游离组织的成活率也十分重要。在小血管吻合重建血循环游离组织移植手术后，不仅要进行全身循环、呼吸等重要系统的监测，而且应加强对局部移植组织的严密观察和护理。

三、麻醉处理原则

口腔颌面外科手术对麻醉的要求包括安全有效地控制气道，麻醉诱导和维持阶段力求平稳、维持适当的肌肉松弛、苏醒迅速、保证术中及术后镇痛完全。

第二节　口腔颌面外科手术的麻醉处理

一、麻醉选择

口腔颌面外科手术的常用麻醉方法包括局部区域神经阻滞和全身麻醉。选择麻醉时应以患者能接受，手术无痛、安全，术后恢复迅速为原则，根据患者的年龄，体质、精神状况，手术的部位，范围、时间长短等综合考虑而定。

二、常用麻醉方法

(一) 局部麻醉

一般由手术者自行操作。局部麻醉对生理干扰小，易于管理、恢复快，多用于第三磨牙拔除或短小手术。也可以在全身麻醉时复合应用，以减少术中的全身麻醉药用量，缩短麻醉恢复时间。它的缺点在于手术区疼痛感受器的阻滞不易完善。对于精神紧张，焦虑者，可在局部麻醉的基础上，经静脉辅助应用镇静、镇痛药物以完善麻醉效果。

(二) 全身麻醉

由于口腔颌面部手术的解剖部位特殊，多数手术时间较长且操作精细，而手术区域又毗邻呼吸道甚至颅底，眼眶，颈部重要的神经血管，术野周围血流丰富，渗血较多。有些复杂的手术还涉及重要组织和器官。因此，气管内插管全身麻醉应是最为理想的麻醉选择。全身麻醉优点在于能完全消除手术的疼痛与不适，解除患者的焦虑感，较好地控制机体反应，并适合于术中使用低温、控制性降压和机械通气等技术，为外科手术提供最理想的手术条件。常用的全身麻醉包括以下几种：

1. 氯胺酮基础麻醉

氯胺酮基础麻醉实施相对简单，对药物输注设备要求不高。氯胺酮麻醉对骨骼肌张力的影响小，上呼吸道反射也可维持，术中基本能保持自主呼吸，不产生明显的呼吸功能抑制，不影响对二氧化碳的反应性。给药 2~3 分钟后可引起呼吸频率减慢，当快速大剂量给药或与阿片类药合用时才产生明显的呼吸抑制。以往被广泛用于小儿麻醉，尤其是短小手术。但氯胺酮可引起呼吸道分泌物增加，还有兴奋心血管中枢的作用，造成血压和心率同时上升。由于缺乏呼吸道保护和有效呼吸支持，这种方法已逐渐淘汰。

2. 全凭静脉麻醉

多种静脉麻醉药、麻醉性镇痛药复合非去极化肌松药是比较理想的全凭静脉麻醉药组合。全凭静脉麻醉不刺激呼吸道，无手术时污染和燃烧爆炸的危险，起效快、麻醉效果确切。气管内插管有助于维持气道通畅，便于清理气道，实施人工通气。静脉麻醉药首选丙泊酚，起效迅速可控性好。麻醉性镇痛药常选芬太尼，舒芬太尼和瑞芬太尼，镇痛作用强大。肌松药首选中、短效非去极化类，如维库溴铵、罗库溴铵和阿曲库铵等，不仅可有助于呼吸管理，而且能松弛口咽部肌肉以利于手术操作。

3. 静吸复合全身麻醉

静吸复合全身麻醉方法多样，如静脉麻醉诱导，吸入麻醉维持；或吸入麻醉诱导，静脉麻醉维持；抑或静吸复合麻醉诱导，静吸复合麻醉维持等。由于静脉麻醉起效快，患者易于接受，而吸入麻醉便于管理，麻醉深度易于控制，故临床普遍采用静脉麻醉诱导，而吸入或静吸复合维持麻醉。常用的吸入麻醉药包括挥发性麻醉药恩氟烷、异氟烷和七氟烷以及非挥发性吸入麻醉药氧化亚氮。

(三) 全身麻醉复合外周神经阻滞

口腔颌面部外周神经阻滞可以提供超前及延迟的镇痛。一般在麻醉诱导后，手术开始前是实施神经阻滞的最佳时机。全身麻醉诱导后可行眶下神经阻滞。一旦神经阻滞起效，将减少全身麻醉药物的用量。眶下神经是三叉神经的终末支，支配上唇、下眼睑，两者之间直至鼻旁的皮肤和黏膜的感觉。它从眶下孔穿出，位于颧骨突出部位（鼻外侧的骨性突起）的内侧，所以很容易被阻滞。阻滞成功可麻醉上唇、鼻翼、鼻中隔、下眼睑和面颊的中部。

三、麻醉期间患者的管理

（一）病史和体格检查

麻醉医师在术前必须进行全面的病史采集和体格检查。常规的术前实验室检查包括血常规，尿常规、血生化，肝肾功能、胸片和心电图等。麻醉前访视时，应仔细复习病史资料，了解患者是否合并其他的先天性畸形，评估有无气道困难存在、有无呼吸和循环代偿功能减退、有无营养不良和发育不全，是否存在呼吸道感染和严重贫血等。

（二）气道评估

了解有无喉鸣、打鼾、鼻出血史；有无气道附近手术外伤史；有无头颈部放射治疗史；有无麻醉后发生气道困难史等。检查有无肥胖、鼻腔堵塞、鼻中隔偏曲、门齿前突或松动、颞下颌关节强直、小下颌，颈短粗，检查有无口腔、颌面及颈部病变，气管是否移位等。特殊检查包括张口度、甲颏间距，颈部活动度、Mallampati 试验。Mallampati 试验和 Cormack-Lehane 分级密切相关。

有些综合征伴有颌骨畸形则会明显影响气道的显露，例如 PierreRobin 综合征和 TreacherCollin 综合征，由于患者下颌骨过小，呈小颌畸形，正常情况下行气管插管时暴露气道十分困难，因而对该类患者的麻醉需要做好充分的困难气管插管的思想准备和器械准备，要避免因准备不充分而导致的急症气道出现。

（三）术前准备

1. 小儿患者

年龄越小，手术麻醉风险也越大，婴儿施行选择性手术的安全年龄被定为出生前孕龄＋出生后年龄大于 44 周。伴急性上呼吸道感染和严重贫血的患儿，应暂缓手术。检查先天性颌面畸形患儿有无并存的重要脏器畸形及其功能改变。检查先天性唇腭裂患儿有无喂养困难造成营养不良，发育迟缓。

2. 中老年患者

中老年患者中对原已有内科并发症的患者，需着重了解其脏器功能损害的严重程度，与内科医师共同制订术前治疗方案，包括控制高血压，改善呼吸功能，治疗心律失常，安置临时起搏器，纠正水、电解质以及酸碱平衡紊乱和营养不良等，以提高患者的手术麻醉耐受力。恶性肿瘤患者全身状况差，加上摄食障碍，常出现消瘦，并伴有贫血、营养不良和低蛋白血症，术前也应尽可能予以改善和纠正。

3. 阻塞性睡眠呼吸暂停综合征患者

阻塞性睡眠呼吸暂停综合征患者应注意从病史、症状、体征上给予判断，明确引起上呼吸道阻塞的病因，评估其上呼吸道阻塞程度和肺通气功能状况，检查有无低氧血症和高碳酸血症以及心肺并发症等。遇肥胖患者，麻醉前还应了解其肥胖的严重程度以及在心血管、呼吸和代谢等方面可能出现的异常变化，以能采取合理的麻醉处理手段。

（四）麻醉前用药

麻醉前用药主要包括镇静药和抗胆碱药，一般于麻醉前 30 分钟到 1 小时给予。抗胆碱药对于清醒插管尤为重要，干燥的气道能显著提高局麻药的效果。

麻醉前用药应尽力做到个体化，需结合患者的年龄、身体状况，焦虑程度、药物反应及手术麻醉史等作综合考虑。1岁以内的婴儿在麻醉前无须使用镇静药物，1岁以上的小儿可视具体情况在麻醉前给予镇静药物。高龄，有严重肺病、气道受损、休克或颅内压增高的患者，可不使用麻醉前用药。对于困难气道患者术前镇静药宜小心、谨慎。

（五）插管路径和气管导管

插管路径常根据手术需要而定，如无特殊禁忌原则上应避免妨碍手术操作。颅底、眼眶、鼻部、上颌骨、上颌窦手术宜采用经口插管，口腔内、腮腺区、下颌骨，颈部手术宜采用经鼻插管。相对而言，经鼻插管在口腔颌面外科麻醉中更为普遍，但有鼻出血，鼻甲切割伤、鼻骨骨折以及鼻翼缺血坏死等并发症的报道。

根据不同手术的需要选择合适的气管导管：RAE（Ring Adair Elwyn）导管常被用于口腔颌面及颈部手术中，口插管外露的近端向下弯曲，鼻插管外露的近端向上弯曲，能最大限度地暴露手术野；钢丝螺纹加强型导管弯曲后不变形，用于头位常需变动的手术中，可避免导管发生折叠和阻塞。激光手术导管在制作中添加箔、不锈钢，铝等金属材料，使导管能耐受激光，避免在喉，气管激光手术中发生导管熔化，断裂；喉切除术导管直接经气管造瘘口插入气管，外露的近端向下弯曲，在喉切除手术操作过程中，可将导管近端置于手术野外；气管切开术导管长度较短，直接经气管切口处插入气管，其远端开口呈圆形，可减少气管黏膜的损伤。

（六）插管方式

一般来说，非手术方式插管具有操作简便、成功率高、风险性小、并发症少的优点，常被作为建立气道管理的首选方法。

在口腔颌面外科患者中困难气道的比例高，程度严重，情况复杂。对于严重的困难气道患者往往考虑采用清醒插管，较安全。清醒插管法具有以下优点：①保留自主呼吸，维持肺部有效的气体交换。②气道反射不被抑制，降低了误吸引起窒息的危险。③保持肌肉的紧张性，使气道解剖结构维持在原来位置上，更有利于气管插管操作。④不需要使用吸入麻醉剂和肌松药，在某些高危患者中可避免这些药物引起的不良反应。清醒插管没有绝对的禁忌证，除非患者不能合作（如儿童，精神迟缓、醉酒及好斗的患者），或者患者对所有局部麻醉药有过敏史。对于不合作或同时患有颅内高压、冠心病，哮喘的患者，则应权衡插管困难与清醒插管的风险，给予全面考虑。

但在某些情况下需施行气管切开术后麻醉，具体如下：①口，鼻、咽部有活动性出血。②会厌及声门部炎症、软组织肿胀或异物阻挡而妨碍显露声门。③出现上呼吸道梗阻无法维持通气。④全面部骨折（上、下颌骨和鼻骨复合骨折）者在手术复位过程中需多次改变气管导管径路。

（七）气管导管固定

在口腔颌面手术中，口内的操作或搬动头部均会引起导管移位，小的移动增加导管和气管黏膜之间的摩擦，增加喉水肿的危险性；大的移位有可能造成手术中导管滑出，或进入一侧支气管内。另一方面由于气管导管经过手术区域，所以常被手术巾所覆盖，则导管的移位，折叠不易被发现，所以导管固定非常重要。在进行口腔颌面外科手术时意外拔管是手术的真正危险。麻醉医师应充分认识到这种可能性，并保持与外科医师的不断沟通，共同避免意外拔管的发生。

一般经鼻插管比经口插管易于固定。RAE 导管和异型导管的特殊弧度能限制气管导管的移动，有利于术中气道管理。为了使导管固定更安全还可用缝线固定导管于鼻翼、口角或门齿上，或使用手术贴膜固定导管于皮肤。

（八）术中监测

麻醉医师必须在使用各种仪器前进行检查。麻醉机功能监测应包括吸入氧浓度、气道压力，呼出气量和呼出气麻醉药物浓度的监测。应持续监测心率、无创动脉压、脉搏氧饱和度、呼气末二氧化碳分压。在某些情况下，麻醉医师可根据需要增加其他的监测项目如测定中心静脉压、有创动脉压，颅内压、肺动脉压，心排出量、体温及其他指标，最好兼有波形及数字显示，尤其要注意动态变化过程及时处理。使用肌松药时，需监测神经肌肉功能。

（九）远距离麻醉管理

由于手术医生占据了患者的头端位置，而麻醉机远离头部。术中应严密观察有无气管导管或静脉输液管的扭曲、折叠、脱出，以及麻醉呼吸回路的脱落等异常情况。

（十）长时间手术时的躯体保护

对于长时间手术要注意躯体的保护，比如：①眼睛的保护：颌面外科手术中，手术牵拉，消毒药水等易导致眼睛损伤。术前涂抹抗生素眼膏并用无菌胶带粘贴上下眼睑，手术操作时提醒医师避免压迫眼球或牵拉眼内容物，可减少眼的损伤、失明的危险。②鼻翼的保护：导管过分向上牵拉或衔接管过重，均会压迫鼻翼，长时间压迫，鼻翼缺血，会导致局部皮肤坏死，瘢痕形成。③外周神经的保护：患者身体过长，手术时双脚腾空于手术床外，易造成腓神经损伤；由于手术床过窄而导致术中上肢下垂或受压，易造成尺神经损伤，尤多见于肥胖患者中；放置体位时上肢过于外展，或俯卧位时垫衬安放不到位，可造成臂丛神经损伤。

（十一）控制性降压

施行控制性降压有利于减少组织的渗血并提供一个干燥的手术野，使组织解剖易于辨认，也适合某些精细操作如血管吻合术的要求，故目前在口腔颌面手术中控制性降压技术的运用非常普遍。由于整个手术时间相对较长；故只需在截骨、肿瘤切除等出血多的步骤时，实行严格的控制性降压，而在血管吻合等显微操作时，可控制血压略低于基础，待血管吻合结束后要立即复压，一方面有助于移植物的血液供应，另一方面也有助于外科医生判断和止血。

降压的前提是血容量充足，这样才不会损害组织器官，通常的做法是在诱导后即利用血浆代用品如羟乙基淀粉、明胶等进行扩容，保证循环血量充足的同时还起到血液稀释的作用。

降压的实施：①可以通过吸入麻醉剂加深麻醉而达到降压的目的。②应用降压药物，常用的如扩血管药（硝普钠、硝酸甘油等），钙通道阻滞剂（佩尔地平等）、肾上腺受体阻滞剂（艾司洛尔、拉贝洛尔等）。在控制降压时，可尽量使手术部位高于身体其他部位，这样可使手术野的血压降得最低而不影响其他部位灌注。降压的过程中必须进行有创动脉监护。

四、麻醉后患者的处理

（一）拔管术

拔管术在大多数情况下是顺利的，但在有些特殊患者甚至比插管的困难更大。由于术后组织的水肿、颜面部结构的改变以及术后的包扎使得面罩通气变得困难甚至无法通气。并且由于担心会破坏修补后口咽和鼻咽的解剖，通气道或喉罩可能也无法使用。为了确保拔管安全，麻醉医师应首先考虑两个问题。第一，套囊放气后导管周围是否漏气？第二，如果患者在拔管过程中出现气道梗阻，紧急通气包括外科建立气道是否可行？如果以上答案是肯定的则可尝试拔管。

拔管前应准备好困难气道急救车。充分供氧并吸尽患者气道分泌物和胃内容物。拔管前可静脉注射地塞米松并将患者头稍抬高，有可能缓解气道水肿。可以应用少量气管扩张剂和短效 β 受体阻滞剂如艾司洛尔，有助于改善患者呼吸和循环情况。确认患者已完全清醒并且没有残留肌松作用，潮气量和每分通气量基本正常，SpO_2 维持 95％以上。

只要没有外科特殊禁忌，拔管时可让患者半卧，以增加功能残气量和减少气道梗阻。如果拔管后有舌后坠的可能应先将舌牵出并用缝线固定。拔管前将气管引导管或其他类似导管如高频喷射通气管、气道交换导管或纤维支气管镜等留置于气管导管中。这样，拔管后保留的气管因导管还可引导再次插管。用鼻胃管或光索等作为引导管也可起到相应效果。拔管动作要轻柔，先试将气管导管退至声门上，观察有无气管狭窄或塌陷，然后再将气管导管缓慢拔除。少数患者可能出现短暂的喉水肿或喉痉挛，通过加压供氧，肾上腺素雾化吸入等处理，症状一般都能缓解。如症状持续加重甚至出现呼吸困难应考虑再次插管或气管切开。

（二）急性喉痉挛的处理

喉痉挛为拔管后严重的气道并发症，多见于小儿，处理必须争分夺秒，稍有贻误即可危及患者的生命。应立即吸除声门和会厌附近的分泌物，然后可进行如下处理：①用 100％氧进行持续气道正压，同时应注意将下颌托起，以除外机械性梗阻因素，直至喉痉挛消失。②小剂量的丙泊酚（20～50mg）加深麻醉，直至喉痉挛消失。③如果上述处理无效，可应用短效肌肉松弛药来改善氧合或协助进行气管插管。

（三）术后恶心呕吐

很多因素均会造成术后恶心呕吐（post－operative nausea and vomit，PONV），如术前过度的焦虑，麻醉药物的影响、缺氧、低血压，以及术中大量的血液、分泌物刺激咽部或吞入胃内。由于呕吐物可能污染包扎敷料和创面从而增加感染机会。对术后吞咽功能不全的患者，也增加了误吸的机会。因此，控制 PONV 对口腔颌面部手术显得尤其重要。

对于 PONV 的高危患者，可采取一些预防措施，如：①术后清除咽部的分泌物和血液，术后常规胃肠减压。②避免术后低氧和低血压。③预防和治疗可给予三联抗呕吐药，如昂丹司琼、氟哌利多和地塞米松。

（四）术后镇静和镇痛

术后镇静、镇痛可减少患者的躁动，减少头部的移动，避免血管蒂扭曲，游离皮瓣坏死。术后镇静、镇痛还有助于患者对留置气管导管或气管切开的耐受。

用于术后镇静和镇痛的药物包括：①咪达唑仑：由于此药有多种给药途径，且起效快，对循环和呼吸无特别抑制，所以在临床上用得比较多，单次静脉给药 1～2mg，但反复给药时，需注意其蓄积作用。②丙泊酚，它的最大优点是停药后恢复快而且质量高，易于调控，能起到很好的镇静效果。③芬太尼：是很常用的阿片类镇痛药，一般选择患者自控静脉镇痛的方式给药，既可有效镇痛又可避免用药过量。目前认为 4 岁以上的小儿，只要有人监护，即可给予自控镇痛。④非甾体镇痛药：对口腔颌面外科患者可提供有效的镇痛，并有抗感染作用，可经 PCIA 给药，但在有亚临床肾损害，出凝血时间延长，使用环孢素、甲氨蝶呤等抗肿瘤药治疗的患者中需慎重。

第三节　口腔颌面外科常见手术的麻醉

一、上颌骨/下颌骨截骨术（正颌术）

颌面部畸形常通过外科手术截去部分上/下颌骨，去骨植骨固定等操作达到矫正的目的。此类手术应选择全身麻醉。

（一）术前评估和准备

1. 术前评估

（1）多数正颌手术的患者为年轻健康患者，一般身体状况良好。除非存在特殊情况，通常基本的辅助检查即可。

（2）因需经鼻气管插管，术前应评估患者双侧鼻腔的通畅情况。

（3）尽管选择经鼻气管插管，也应常规预测困难气道。

（4）对于拟行控制性降压的患者，术前应了解有无相应的禁忌证。

（5）特别注意了解有无药物过敏史和特异质反应。

（6）手术时间一般较长，范围较广，术前应充分和患者沟通，做好心理准备。

2. 术前用药

（1）对于紧张患者，术前一日晚间睡前给予艾司唑仑，以保障良好的睡眠。

（2）术前应常规给予阿托品 0.5mg，或东莨菪碱 0.3mg 肌内注射。

（二）麻醉实施

1. 麻醉诱导

必须选择经鼻气管插管，最好使用鼻腔异型气管导管。

（1）快速诱导：快速诱导经鼻气管插管的前提是必须保证能够顺利通过后鼻孔，且在插管不顺利时可以面罩通气。诱导用药可给予丙泊酚、芬太尼、咪哒唑仑、琥珀胆碱。可先将气管导管通过后鼻孔，然后将鼻腔外导管弯曲于面罩内进行快速诱导。也可诱导后，再经鼻放置气管导管。

（2）清醒诱导：通常可在保留患者意识的条件下，顺利完成经鼻气管插管。成功的关键是充分的鼻腔收缩、表面麻醉（鼻腔、口咽腔、气管内）和适度镇静。可用丁卡因和麻黄碱棉条交替填塞鼻腔，并依次表面麻醉口咽腔和气管内黏膜。同时给予适量咪哒唑仑镇静。在此基础上盲探经鼻插入气管导管。如遇插管困难，可借助纤维支气管镜引导完成。插管成功后，依次给予静脉麻醉药和肌松剂完成诱导。

2. 麻醉维持和管理

（1）麻醉维持：吸入七氟醚/异氟醚复合氧化亚氮，或丙泊酚复合瑞芬太尼/舒芬太尼（TIVA）维持麻醉均可。也可采取静脉吸入复合麻醉，或先以吸入麻醉为主，手术后期改为静脉麻醉，以减少清醒期躁动发生率。

（2）术中管理：①确保有效的镇痛，特别是在麻醉的前、中期和截骨操作时。②妥善固定气管导管，以免术中导管滑出或与麻醉机接口脱离。③必要时实施下咽填塞，并确保呼吸道的隔离。④可行控制性降压，以减少术中出血。⑤确保有效的静脉通路，放置导尿管，以满足术中输血及补液需求。⑥加强监测，包括循环、呼吸、体温监测。如手术时间冗长或考虑有较大量的出血，应进行有创动、静脉监测。根据情况监测动脉血气和血糖。⑦手术开始后静脉给予地塞米松 10mg，以减轻组织水肿。

（3）清醒期及术后管理：①正确选择拔管时机：术后待患者完全清醒，咳嗽有力，保护性反射恢复，自主呼吸频率>12 次/分，潮气量 10mL/kg 以上，无明显活动出血和局部组织严重水肿，方可拔除气管导管。手术创伤较大或局部组织水肿严重者，应保留气管导管，送 ICU 进行监护。②在手术室拔管的患者均应送恢复室观察，然后送回普通病房。局部组织水肿可能在术后进一步加重，因此回病房后，要注意监测，保证呼吸道通畅。③手术结束前，要注意将口内填塞物取出，并充分清除口咽部的血液和组织碎片。④术后镇痛：应给予患者适当的术后镇痛，但在缺乏监测的病房，注意麻醉性镇痛药潜在的呼吸抑制的危险。

二、口腔颌面肿瘤手术的麻醉

口腔颌面肿瘤患者重点要了解肿瘤和口腔颌面部、气管的关系，是否影响气管插管和面罩通气及影响程度。

（一）术前评估

（1）肿瘤生长的部位及其大小可能影响患者的张口度，导致气管插管困难。应评估肿瘤的大小及位置、患者的张口度、颈部活动度、肿瘤对气道的影响。

（2）评估肿瘤是否影响托下颌动作，判断面罩通气的效果。

（3）面部巨大肿瘤应评估术中大出血的可能。

（4）口腔内肿物应界定其性质是实性，囊性还是血管瘤，并判断其对气管插管的干扰程度，以及肿瘤组织脱落或出血的可能。

（二）麻醉选择及管理

1. 麻醉选择的原则

（1）短小，简单的面部肿瘤可以选择局部麻醉或复合清醒镇静术，肿瘤较大，位置特殊的手术均应选择全身麻醉。

（2）全静脉麻醉或静脉吸入复合麻醉均可满足手术需求。

（3）气道建立途径。

1）无明显困难气道者可选择经口气管插管。

2）有下列情况者应首选经鼻气管插管：①口腔内较大肿瘤，妨碍经口明视插管。②头后仰明显受限或开口度过小。③经口插管妨碍手术操作。④术后需保留气管插管。

3）严重气管插管困难或术前存在明显呼吸困难者宜选择气管切开。

（4）应选择异型气管导管或加强型导管。

2. 麻醉管理

（1）诱导期注意事项：①无困难气道者可选择快速诱导气管插管。②困难气道者应保留自主呼吸，在充分表面麻醉下完成气管插管。③口腔内较大肿瘤，宜首选纤维支气管镜引导下经鼻气管插管。④开口度较小，但口咽解剖正常者可采用视可尼引导气管插管。⑤较大面部肿瘤应警惕面罩通气困难的可能。⑥妥善固定气管导管。⑦控制诱导期心血管不良反应。

（2）术中管理：①加强术中监测，必要时行动、静脉有创监测。②可采取如下手段进行血液保护、减少出血：控制性降压，局部肾上腺素浸润、头高位15°、血液稀释、自体血回输。③麻醉医师远离患者头部，应密切观察。动态观察气道压力，及时发现可能出现的气管导管打折、受压、脱出等情况。④手术时间较长者要妥善安置患者体位，防止皮肤或神经压伤，损伤。⑤麻醉期间注意体温保护和监测。⑥注意补液，维持血流动力学稳定。

（3）术后管理：①口腔或口内手术，术后可能出现局部组织水肿，待患者完全清醒后拔管，并做好紧急气道处理的准备。②咽喉、口底组织肿胀明显者，或手术创伤较大者应保留气管导管回 ICU 观察。③注意伤口包扎对通气的影响。④注意观察伤口出血情况。⑤采取必要的静脉术后镇痛，但应防止过度镇静。

三、口腔颌面外伤手术的麻醉

口腔颌面外伤常复合身体其他部位的外伤，此时多需紧急手术。简单的颌面外伤局部麻醉下处理即可，复杂的面部多发骨折需全麻下完成手术。一些面部外伤可能需二期处理，有些手术可能涉及多科、多部位一次完成。

（一）术前评估

（1）首先要详细询问受伤经过，包括有无昏迷史，呕吐误吸等情况。

（2）仔细检查患者，有无复合伤，特别是颅脑、胸、腹重要器官，有无昏迷，大出血、休克等危及生命需紧急处理的情况。

（3）确认有无呼吸困难和气道梗阻，决定是否行气管切开。

（4）详细了解口腔颌面外伤的具体部位，严重程度、是否有活动性出血、拟行的手术术式等。

（5）评估是否存在困难气道，包括困难气管插管和困难面罩通气。特别是张口受限或牙关紧闭，口内软组织肿胀或移位导致的气道梗阻。

（6）所有颌面部外伤，均应警惕伴发的颈椎损伤。

（7）只要时间允许均应做详细的全面检查，包括体格检查、影像学检查和化验检查。必要时请多科会诊，共同评估患者。

（二）麻醉原则

1. 气道管理原则

（1）首先注意清除口腔内异物、血液、分泌物、胃内容物。

（2）简单的手术，无气道困难且在不妨碍手术操作前提下，可以按一般诱导方法经口气管插管建立气道。

（3）部分张口受限患者，可在纤维支气管镜或视可尼喉镜引导下完成气管插管。

（4）在不能保证顺利完成气管插管或面部多发骨折无法面罩通气的情况下，不宜快速诱导。

（5）严重开口受限、颈椎损伤、经口插管妨碍手术操作等情况，应首选保留自主呼吸经鼻气管插管，但应注意以下问题：①合并颅底骨折、脑脊液漏者，经鼻插管易引起颅内感染，应视为禁忌。②鼻骨骨折累及鼻中隔者，也不宜采取经鼻插管，以免加重损伤或骨折断端划破气管导管套囊。

（6）部分患者需术前行气管切开，包括全面部骨折，术中需反复移动气管导管、合并严重颅脑损伤、口鼻及咽部有明显活动性出血、咽喉部肿胀妨碍气管插管、上呼吸道梗阻无法维持通气等。

（7）昏迷患者，应迅速在表麻下完成气管插管，然后即刻套囊充气，隔离呼吸道，并吸引误吸入肺的胃内容物及血液。必要时用生理盐水冲洗气道，同时给予激素，抗生素。

（8）妥善固定气管导管。

2. 麻醉处理原则

（1）急诊患者，首先紧急处理是止血和保证呼吸道通畅。

（2）在没有把握迅速建立气道的情况下，不应采取快速诱导。

（3）麻醉维持术中可采用静脉或吸入全身麻醉，应选用代谢快，排出迅速地药物，以利于患者术后的早期清醒。

（4）创伤患者可能出现休克或血容量不足，无论诱导期还是维持期均需加强监测，维持血流动力学的稳定。原则上应建立两条静脉通路，同时监测中心静脉压，动脉压，尿量、血气分析，必要时监测凝血功能。根据监测结果选择液体种类。

（5）术中确保气道通畅，动态监测气道压力。

（6）麻醉后管理：①拔除气管导管条件：除达到一般手术拔管条件外，还应强调患者无须刺激，自觉处于清醒状态。同时，要排除活动出血，口咽局部组织的严重水肿、加压包扎等拔管后造成气道梗阻的可能性。②术后局部水肿严重或有复合伤影响保护性反射恢复者，应保留气管导管或行气管切开。③任何情况下拔除气管导管时，均应备好紧急气道抢救装置。④有效的术后镇痛可以减少患者创伤应激反应，有利于术后恢复。但要注意有潜在呼吸抑制的危险。⑤术后应有预防恶心呕吐的措施，避免呕吐造成的渗血和污染伤口。

四、唇腭裂手术的麻醉

唇裂手术在出生后 3～6 个月实施，腭裂修复术应在 12～18 个月左右进行。因此行唇腭裂修补术的患儿多数在 5 岁以内，特别是 3 岁以内的更为常见。

（一）术前评估和准备

1. 病史方面

（1）术前会诊要仔细了解患儿身体状况，熟悉与年龄相关的解剖生理情况。

（2）先天性唇腭裂的患者，可能并存有其他先天的异常，如合并颅颌面畸形（最常见的

Pierre-Robin 综合征，以小颌，腭裂，舌后坠为主）、先天性心脏病等。因此术前要仔细询问病史和进行体格检查。

（3）唇腭裂常并发慢性鼻溢液，需与上呼吸道感染鉴别。后者应伴有上呼吸道感染的其他症状。

（4）了解有无气道困难，特别是腭裂患儿。

（5）评估患儿的营养发育状况，有无贫血、脱水，感染、电解质紊乱等。血红蛋白低于90g/L 或合并有感染者宜推迟手术。

2. 术前准备

（1）禁食时间。

（2）术前用药：①镇静、安定类药：苯巴比妥 3mg/kg，或地西泮 0.2mg/kg。②抗胆碱能药；阿托品 0.01～0.02mg/kg，或东莨菪碱 0.006～0.007mg/kg。③镇痛药：一般不用。

（二）麻醉选择及管理

1. 麻醉方法选择

（1）唇腭裂患儿均应在全身麻醉下完成手术。

（2）除单侧一度唇裂手术可不采用气管内插管外，均应采用气管内插管方式。

2. 麻醉实施原则

（1）麻醉诱导：①无困难气道的患儿应直接实施快速诱导，否则应选择保留自主呼吸慢诱导。②静脉快速诱导：适合较易开放静脉的患儿。可直接静脉给药进行诱导，部分配合较差的婴幼儿可先肌内注射氯胺酮行基础麻醉，然后开放静脉实施快速诱导。常用诱导用药为：丙泊酚 2～2.5mg/kg、芬太尼 1～2μg/kg、琥珀胆碱 1mg/kg 静脉注射；或氯胺酮 2mg/kg，维库溴铵 0.08～0.1mg/kg 静脉注射。然后实施气管插管。③吸入诱导：适合清醒状态下建立静脉通路困难的患儿。七氟烷可快速满意地实施小儿吸入诱导。七氟烷从 5% 开始，每 3 次呼吸增加 0.5%，至 7%，约 0.5～1 分钟患儿入睡，然后开放静脉给予非去极化肌松剂和麻醉性镇痛剂，并进行气管插管。采用高流量肺活量吸入诱导，能获得更快的诱导时间。④慢诱导：适合困难气道小儿。首先让小儿入睡并保留自主呼吸，吸入七氟烷或肌内注射氯胺酮均可。然后对口咽和气管内实施表面麻醉，同时根据情况适当给予咪哒唑仑。最后在自主呼吸下完成气管插管。一旦气管插管完成，即刻给予非去极化肌松剂。

（2）麻醉维持：①吸入七氟烷/异氟烷、氧化亚氮维持麻醉。②微量泵持续静脉输注丙泊酚辅助瑞芬太尼/舒芬太尼维持麻醉。③吸入七氟烷/异氟烷，复合静脉持续泵入丙泊酚维持麻醉。上述三种维持方法均可，术中根据情况补充肌松剂。

（3）麻醉管理注意事项：①尽量选择异型气管导管，以方便手术操作。②唇裂手术时，气管导管套囊可不充气，但导管大小应选择合适，且需行下咽纱条填塞。腭裂手术则均需导管套囊充气。③如腭裂患儿诱导时发生呼吸道梗阻，可放置口咽通气道。④采用长时效局部麻醉剂行眶下神经阻滞对于唇裂手术可维持较长时间的镇痛。⑤术中密切注意导管的位置，以防进入支气管或脱出。⑥使用普通开口器时，应注意对气管导管的挤压，术中持续监测气道压力。⑦术中应密切监测患儿的通气情况：气道压、肺通气顺应性、SpO_2、$P_{ET}CO_2$ 同时监测患儿循环变化，根据失血量、禁食时间及小儿补液原则进行补液。唇裂手术一般仅补充术前丢失和术中维持量即可。⑧术中注意保温，特别是 1 岁以下患者。⑨麻醉后尽早静脉注射地塞米松，以防止口咽黏膜及喉头水肿。

（4）术后管理：①麻醉后患儿没完全清醒前易发生舌后坠，是造成术后上呼吸道梗阻的常见原因，此类患儿常需在舌上用一缝线悬吊在下颌上固定，防止舌后坠的发生。②婴幼儿要严格掌握拔管指征，待患儿清醒、咳嗽，吞咽反射完全恢复后再拔管。③术后镇痛；待患儿完全清醒、呼吸道保护性反射和呼吸功能恢复良好后，可酌情给予少量麻醉性镇痛药，一般不选用芬太尼，可用吗啡和哌替啶肌内注射。

第十四章　整形外科手术的麻醉

随着我国人民生活水平的提高，要求整形和美容的不断增多，整形手术在外科手术中的比例越来越大，对麻醉和手术的效果和期望也越来越高。

第一节　整形外科手术的特点

一、患者的特点

（一）畸形，缺损多种多样

整形外科手术主要是对身体的各种畸形、缺损进行整复。这些病变有时可对麻醉操作或管理造成一定的困难。对预测有气管插管困难的患者，在全身麻醉诱导时应使用特殊的方法，并需准备特殊器械，如喉罩通气道和光导纤维支气管镜等。

（二）需多次手术

许多整形外科手术治疗常常需要分期进行，多次才能完成，手术的痛苦体验可能使患者对再次手术和麻醉的思想负担加重，甚至恐惧。因此，从患者安全的角度出发，麻醉和手术均应有计划地进行，由麻醉医师和手术医师共同商讨，决定什么部位的手术应该先做，什么部位的手术应该后做，每次麻醉都应完善、舒适，苏醒期平顺，手术后镇痛治疗效果满意，才能免除患者的精神创伤。

（三）年龄跨度大

整形外科手术患者从幼儿到老年各年龄段都有。小儿以先天畸形为多，除体表畸形外，还常伴有内脏畸形。老年患者则必须考虑其他并发病，如心脏病、高血压，慢性阻塞性肺疾病和糖尿病等，此类并发疾病及其平时所用药物均可对麻醉处理造成影响。

（四）多部位同时进行手术

整形外科手术常常需要在两个或多个部位同时进行，并且各手术部位相距较远，无法采用同一区域阻滞麻醉达到多处无痛的目的，因此，需采用全身麻醉或联合应用多种麻醉方法。

（五）手术中可能应用止血带或变换体位

四肢手术大多需要应用止血带，止血带所致的局部缺血性疼痛（属于一种剧痛）常常令患者难以忍受，所以要求麻醉必须镇痛完善。另外，在双上肢或下肢同时应用止血带时，必须缓慢和分次放松止血带，以免发生止血带休克。有些手术对患者的体位有特殊的要求，如侧卧位或俯卧位，并且在手术中可能需要变换体位，体位的改变可对呼吸及循环功能产生一定的影响，应结合患者的具体情况给予相应处理，如防止肺受压、保护眼球，防止气管导管脱出或与麻醉机脱开等，以保证患者的安全。

（六）自身情况特殊

有些整形美容手术患者是演员，由于职业关系，不仅需要做全身麻醉，而且还需要避免采用气管插管。

（七）精神状态

整形外科手术患者大多因反复手术而存在种种思想顾虑，恐惧，紧张和焦虑心理。情绪激动或彻夜不眠均可导致中枢神经和交感神经过度活动，从而削弱对手术和麻醉的耐受力。因此术前应观察患者是否紧张和焦虑，估计其合作程度，征询患者对手术和麻醉有何顾虑和具体要求，酌情进行解释和安慰，并合理使用一定的术前药物。

二、麻醉的特点

（一）镇痛要求

整形外科手术大多可在局部麻醉下完成，只要镇痛效果完善即可，所以需要注意局部麻醉药物的选择；如果手术是在多个部位实施，还需特别注意局部麻醉药物的浓度和用量。即使采用全身麻醉，对肌肉松弛亦无特殊要求，只要达到完善的镇痛效果，在浅麻醉下即可顺利完成手术。

（二）远距离操作

在头颈部整形外科手术中，患者的头部位置需按手术要求而定，有时可能不是维持通气的最佳位置，甚至是极为不利的位置。另外，头周围常常被手术医师所占据，麻醉医师不易接近，需远距离操作，对患者观察和处理均受限制。

（三）手术后期

在全身麻醉下实施口腔和头颈部手术后，可因肌肉松弛、舌后坠、咽或颈部肿胀、渗出或出血、血肿压迫等原因而导致急性上呼吸道梗阻。另外，面颈部手术常需应用敷料包扎，一旦发生呼吸道梗阻很难处理，故要求麻醉应尽早苏醒，并确保拔管后呼吸道通畅。同时要求苏醒期平稳，无恶心，呕吐或躁动，否则可能造成伤口污染，缝合处撕裂，带蒂皮瓣或皮管撕坏等。

第二节　整形外科手术麻醉前准备

一、手术前估计

（一）详细了解病史

手术前一日探视患者，并复习病史，着重了解患者既往病史及长期服药史。了解既往手术、麻醉经过，如曾经使用何种麻醉药物和麻醉方法，有无不良反应及药物过敏，全身麻醉后有无并发症或呼吸功能不全，蛛网膜下隙阻滞后有无头痛、腰背痛等并发症。

（二）体格检查

除了对患者进行心、肺、肝、肾和中枢神经系统的体格检查之外，还要对呼吸道进行详细的评估，例如张口度、口咽部结构分级、颞下颌关节和寰枕关节活动度、甲颏间距和胸颏间距以及肿块压迫等，以确定患者是否存在可导致困难气管插管和呼吸道梗阻的因素。

（三）实验室检查

在对整形外科手术患者进行手术前评估时，应尽可能避免不必要的实验室检查。因为单纯以"全面"的实验室检查进行病情筛查在整形外科手术前评估中的作用往往十分有限，远不及综合分析病史和体格检查的作用，实验室检查中的假阴性和假阳性结果还常会干扰对患者病情的判断。另外，全面的实验室检查无疑还将导致患者支付过高的医疗费用，甚至引起患者不必要的伤害。为此，手术前应根据患者的病史资料和体格检查结果，安排适宜的实验室检查内容。

（四）了解手术方案

与手术医师交谈，了解手术意图、目的、部位、切口、范围、手术难度、出血程度、手术时间长短和手术危险程度，以及所需要的特殊器械，例如内镜等。

二、手术前禁食

成年患者应常规禁食 6～8 小时；小儿患者手术前 6 小时禁食固体食物和奶制品，手术前 4 小时停止哺乳，但手术前 2～3 小时应鼓励小儿饮用适量的清亮液体，如糖水、饮料等，以预防低血容量和低血糖的发生。

三、麻醉前用药

（一）麻醉前用药的目的

患者麻醉前用药目的包括：①使患者得到充分镇静，减少其对手术和麻醉的紧张情绪和恐惧心理，从而使麻醉诱导和操作过程能够更加平稳、顺利地进行。②增强麻醉药物的效果，减少和防止某些麻醉药物或麻醉方法引起的不良反应。③降低患者的代谢率和反射性兴奋，减轻局部麻醉时的疼痛，提高机体对手术的耐受力。④抑制唾液、呼吸道及胃液分泌，防止并发症。

即使是局部麻醉手术患者，合理地使用手术前用药，使患者获得满意的镇静和镇痛作用，将有利于手术的顺利进行。

（二）常用药物

整形手术患者的常用麻醉前用药包括：①麻醉性镇痛药，如吗啡、哌替啶和芬太尼等。②镇静催眠类药物，常用药物为苯二氮䓬类（如地西泮、咪达唑仑等）和巴比妥类。③抗胆碱药物，如阿托品和东莨菪碱。④预防呕吐误吸的药物：对于容易发生呕吐的患者，手术前还应常规服用相关药物加以预防，如 H 受体阻滞剂（西咪替丁和雷尼替丁），抗酸药物（枸橼酸钠）和胃动力药物（甲氧氯普胺）等。⑤其他特殊药物：长期服用降压药物、抗心律失常药物、抗心绞痛药物和治疗哮喘药物等的患者，手术当日应坚持口服用药。2 型糖尿病患者应停用口服降糖药，手术开始前和手术中可根据患者的血糖监测情况酌情使用胰岛素。

四、麻醉方法的选择

与其他外科手术一样，整形外科手术的麻醉方法包括全身麻醉、局部麻醉（包括表面麻醉，局部浸润阻滞，区域阻滞、神经阻滞、局部静脉麻醉和椎管内阻滞）和监测麻醉等。理想的麻醉方法应具有作用可靠、安全舒适、手术后恢复快，并发症少以及节省费用等特点。目前尚无任何一种麻醉方法能够完全达到所有的这些要求，所以麻醉医师必须结合手术的类型和患者的病情妥善加以选择。此外，麻醉医师对不同麻醉方法熟悉程度的差异、手术医师的偏好以及手术室的设备状况等亦是选择麻醉方法时必须考虑的因素。

许多整形外科手术可在局部麻醉下进行，为了确保患者手术中舒适，在局部麻醉下实施手术时可经静脉给予小剂量的镇静镇痛药物，同时监护患者的生命体征，即监测麻醉。对于一些大手术如颌骨手术，身体几个区域同时进行的手术，或患者对手术麻醉有一定的顾虑等，则需要在全身麻醉下进行手术。

第三节　整形外科常用的麻醉方法及其实施

一、局部浸润阻滞

局部浸润阻滞是整形外科手术最常用的局部麻醉方法。操作中沿手术切口线分层注射局部麻醉药，以阻滞组织中的神经末梢而产生麻醉作用。

（一）操作方法

常用的局部麻醉药是普鲁卡因，利多卡因和氯普鲁卡因。采用 23～25 号皮内注射针，在手术切口一端斜形刺入皮内后注入局部麻醉药液，造成白色橘皮样皮丘。然后采用长 10cm 的 22 号穿刺针经皮丘刺入，沿皮肤切口在皮内做连续局部麻醉药皮丘，经皮丘按层次浸润皮下，肌膜等。如果需要浸润远方的组织，应由上次已浸润过的部位进针以减少疼痛。注射局部麻醉药时应适当用力加压，以使药液在组织内形成张力性浸润，达到与神经末梢广泛接触的目的，以增强麻醉效果。

为了浸润确切，也可浸润一层切开一层，使注射与手术交替进行。这样还可延长麻醉作用时间和减少单位时间内局部麻醉药的用量。

（二）注意事项

（1）腹膜，肌膜下和骨膜等处神经末梢丰富，而且常有粗大的神经通过，应增大局部麻醉药用量并提高浓度，但应注意每次应用局部麻醉药的极限量。肌肉纤维中痛觉神经末梢少，少量的低浓度局部麻醉药即可达到阻滞效果。

（2）穿刺进针应缓慢，改变穿刺针方向时应先将其退回至皮下，以避免穿刺针弯曲或折断。另外，每次注药前均应进行回抽，以防将局部麻醉药误注入血管内。

（3）整形外科手术通常是由手术医师兼作麻醉医师，容易忽视对患者全身状态的观察。所以，手术中应尽量与患者交谈，询问其有无不适反应，以尽早发现和处理局部麻醉的并发症。

二、区域阻滞

区域阻滞是将局部麻醉药注射于手术野的四周和底部，以阻滞手术野进入和传出的神经干和神经末梢，手术野可得到完善的麻醉。该方法的主要优点在于避免穿刺病理组织，特别适用于整形外科手术。区域阻滞应用的局部麻醉药，操作要点和注意事项与局部浸润阻滞相同，只是不像局部浸润阻滞沿切口注射局部麻醉药，而是通过环绕被切除的组织或切口做包围性注射或者是在悬垂的组织如舌、阴茎、乳腺或有蒂的肿瘤环绕其基底作注射。

三、神经阻滞

神经阻滞是将局部麻醉药注射于神经干或神经丛的周围，使神经传导受阻，从而达到神经分布区麻醉的一种麻醉方法。此法用药量少，麻醉区域广，麻醉作用时间长。适于头面，颈部、四肢等部位的整形外科手术。

(一) 常用的颌面部神经阻滞方法

1. 眶上神经和滑车上神经阻滞

眶上神经和滑车上神经均是眼神经的分支。眶上神经阻滞可麻醉上眼睑、上结膜，泪窝上部、泪管上段和额的眶上部等区域。滑车上神经阻滞可以麻醉额中下部和上睑内侧的皮肤。

在实施眶上神经阻滞操作时，患者取坐位或仰卧位，在眶上缘中间偏内侧部摸到眶上切迹，此处大多有压痛。采用一长 2.5cm 的穿刺针，于眶上切迹处（距正中线外侧大约 2.5cm）垂直刺入，遇骨质（如有骨孔可将针头插入少许）或异感，回抽无血，注入局部麻醉药 0.1～1.0mL。

滑车上神经阻滞的操作步骤和局部麻醉药用量与眶上神经阻滞相同，只是其穿刺进针点在眶上切迹内侧 0.5～1.0cm 处。

2. 眶下神经阻滞

眶下神经是上颌神经的分支。眶下神经阻滞可用于上颌切牙、尖牙、前磨牙以及这些牙齿骨性支持组织和周围唇区软组织的麻醉。下眼睑、鼻侧和上眼睑亦可同时被麻醉。在眶下孔部位实施眶下神经阻滞适用于其支配区的皮肤浅表手术，如果需要对上颌神经支配的深层组织（例如牙齿）实施手术，则必须直接将局部麻醉药注入眶下管内，并同时进行前上牙槽神经阻滞。

眶下孔位于眶下缘正中线下上颌骨的前面，距眶下缘大约 0.5～0.8cm，距鼻中线大约 2.5～3cm，是眶下管的外口，其内口在眶底面与眶下沟相接，眶下神经即通过此管及眶下孔穿出。阻滞操作时患者取坐位或仰卧位，穿刺时操作者用左手示指按住眶下孔以指引穿刺针针尖的方向，右手持注射器从眶下孔内下方 1cm 处进针，针尖指向眶下孔刺入，出现异感或针尖进入孔内触及骨质，回抽无血后注入局部麻醉药 2mL。拔针后按摩局部，麻醉范围为下颌、上唇、下睑和鼻外侧。

3. 鼻腭神经阻滞

鼻腭神经是上颌神经在翼腭窝内的分支，分布于鼻中隔黏膜并经切牙管到达硬腭前部。经口腔实施鼻腭神经阻滞可用于双侧自前磨牙向前的硬腭和软组织的麻醉。

在阻滞操作时，将长 2.5cm 的 25 号穿刺针刺入紧靠上颌中切牙后方的切牙乳头内，在回抽试验无血后，注入局部麻醉药液 0.25～0.5mL。

4. 腭大 (前) 神经阻滞

腭大神经是上颌神经在蝶腭窝内的分支，经腭大孔入腭，分布于腭后部的黏膜。经口腔入路实施腭大神经阻滞可用于同侧硬腭后部的麻醉。

在阻滞操作时，将长 2.5cm 的 25 号穿刺针刺入腭大孔，并尽可能使穿刺针与腭骨的弯曲部分成直角。在回抽试验无血后，注入局部麻醉药液 0.25～0.5mL。注药速度必须十分缓慢，以免引起剧烈疼痛。

5. 颏神经阻滞

在颏孔部位实施颏神经阻滞可用于颏部、下唇及其下方黏膜和牙龈软组织的麻醉。

颏孔位于下颌第二前白齿下方约中线旁 2.5cm。患者双眼平视前方时，瞳孔、颏孔、眶上孔、眶下孔几乎在一条垂线上，颏神经即由颏孔发出。阻滞操作时患者取坐位或仰卧位，于颏孔外上方 1cm 处进针，向颏孔内斜方向刺，遇异感或针尖进入颏孔，回抽无血后注入局部麻醉药 2mL，拔针后按摩局部。

6. 下牙槽神经阻滞

下牙槽神经是下颌神经的分支。下牙槽神经阻滞可用于同侧下颌骨骨性组织的麻醉，以及同侧前磨牙至中线唇区软组织的麻醉。

嘱患者张大口，阻滞右侧时，针筒在左侧下颌第二前磨牙的位置，针尖从右颊侧翼下颌皱襞外侧的颊脂垫上方刺入。注意针筒与颌面平行，推进穿刺针使针尖通过翼下颌间隙，直至触及骨壁，进针深度大约为 2.5cm，此时针尖大约是在下颌孔的上方，回抽无血即可缓慢注入局部麻醉药 1.5～2mL，随后边后退穿刺针边注射局部麻醉药，到黏膜下将局部麻醉药 3～4mL 注完。左侧阻滞方法与右侧相同，但方向相反。阻滞效果完全时，下颌骨及皮区感觉消失，但下颌骨边缘皮区需配合以颈丛升支阻滞。

(二) 颈丛阻滞

颈丛由 $C_{1～4}$ 脊神经的前支组成。颈丛阻滞适用于颈部和枕部头皮的手术，分为颈浅丛阻滞和颈深丛阻滞。

1. 颈浅丛阻滞

患者仰卧去枕，头转向对侧，在胸锁乳突肌后缘中点做标记。采用长 5～6cm 的穿刺针于标记点刺入，缓慢进针 1cm 左右即进入浅筋膜（可感到刺穿纸样的落空感）。回抽无血后在此处以扇形方式浸润注入 0.25％丁哌卡因或 0.5％利多卡因（均加有 1:20 万肾上腺素）15mL。如需加强颈丛升支阻滞，可将针尖转向乳突方向推进 2cm，此处注入局部麻醉药 5mL。

2. 颈深丛阻滞

患者的体位同上，首先在乳突和 C_6 颈椎的颈动脉结节之间做一条连线，在乳突和 C_6 颈动脉结节上，C_2、C_3 和 C_4 横突分别是位于此连线上乳突下大约 2cm，4cm 和 6cm 处。

阻滞操作时首先行 C_4 神经阻滞，在 C_4 横突标记处做局部麻醉药皮丘后，经皮丘垂直于皮肤平面刺入穿刺针。缓慢推进穿刺针，并将进针方向稍偏向尾侧，直至触及坚实的骨质感，即为 C_4 横突。通常在进针深度 1～2cm 时即可触及颈椎横突，切忌使穿刺进针深度超过 2.5cm，以避免损伤脊髓和刺破颈动脉或椎动脉的危险。在回抽无血或脑脊液后，注入局部麻醉药 3～4mL。然后以同样方法阻滞 C_2、C_3 神经。

目前临床上常采用一针法颈丛阻滞技术，即在 C_4 横突处穿刺，抵达横突后，一次注入局部麻醉药 10～15mL 即可获得整个颈丛阻滞。

颈深丛阻滞的最常见并发症是颈交感神经链和喉返神经阻滞，对于极少数患者，此并发症可致呼吸窘迫。另外，颈深丛阻滞中尚有发生膈神经阻滞的可能，所以1天内仅能实施一侧颈深丛阻滞，尤其是肥胖或伴有慢性呼吸功能衰竭的患者，并且必须监测动脉血氧饱和度。

（三）臂丛阻滞

臂丛是支配上肢的主要神经，由$C_{5\sim8}$及T_1脊神经前支组成，有时C_4或T_2脊神经前支分出的小支也加入。这些脊神经穿出椎间孔后，经前、中斜角肌间隙，向外、向下行走，形成上、中、下三条神经干，并横过肩胛舌骨肌后方伴同锁骨下动脉于斜角肌间隙跨越第一肋骨面。在此，臂丛神经下干在锁骨下动脉的后外侧，而中、上干则在此血管的上方。经锁骨中点后方下行至腋窝顶，臂丛各干又重新组成内侧、外侧、后侧三束包绕于腋动脉周围向下延伸，于腋窝中部外侧束分出肌皮神经，又与内侧束的分支合成正中神经。后侧束分出腋神经等分支后延长为桡神经。内侧束的末支为尺神经。臂丛自颈椎到腋窝远端一直被椎前筋膜及其延续的筋膜所围绕，各段筋膜间隙彼此相连并与颈丛相通。胸膜顶高出锁骨，其外侧缘位于锁骨内1/3段上，部分延伸至前斜角肌后缘甚至肌间沟三角内。

臂丛阻滞的常用方法有肌间沟法、锁骨上法、腋部法等，其中以腋部法最为安全。

1. 腋部臂丛阻滞

腋部臂丛阻滞的麻醉范围主要在前臂和手部，是肘部、前臂和手部手术的最佳局部麻醉方法。

阻滞操作时患者取仰卧位，上肢外展90°，肘部屈曲，前臂外旋90°，手背贴床，似行军礼姿态。先在腋窝处摸到腋动脉搏动，再沿腋动脉向上摸，至胸大肌下缘处动脉搏动消失，选取腋动脉搏动最高点作为穿刺进针点。左手食指按在腋动脉上作为指示，右手持穿刺针向腋窝方向刺入，遇阻力减小或有破膜感时，表明已到达腋部血管神经鞘，部分患者可有异感。如果采用神经刺激器，应该能够在0.2~0.4mA的刺激电流下诱发出手的肌肉颤搐反应，刺激尺神经、桡神经和正中神经的肌肉颤搐反应。松开针头可见穿刺针随腋动脉搏动而摆动。固定针头，回抽无血后分别在腋动脉上、下缘各注入局部麻醉药15~20mL，患者腋窝可见一梭形包块，按摩局部以帮助药液扩散。

如果在出现异感或臂丛刺激反应前穿刺针刺入了腋动脉，就不必再继续寻找异感或臂丛刺激反应，而应转用"经腋动脉"技术，即在腋动脉前面和后面分别注入1/3和2/3总量的局部麻醉药。

2. 肌间沟臂丛阻滞

肌间沟臂丛阻滞能够使肩、臂和肘获得可靠的麻醉效果，但前臂尺侧往往不能获得满意的麻醉效果。肌间沟臂丛阻滞特别适用于肩部手术，一般不主张将其用于手的手术。在实施手的手术时，应采用更靠远端的穿刺进针入路实施臂丛阻滞，例如锁骨下入路和腋部入路。

阻滞操作时患者去枕仰卧，两肩平放，头转向对侧，双臂靠于身体两侧。在锁骨上方2横指处（即环状软骨水平或C_6横突水平）最易触及前斜角肌与中斜角肌之间的肌间沟，在该水平的肌间沟处做局部麻醉皮丘，将长3.75cm的22号穿刺针经皮丘垂直刺入，向内、向下和向后方向推进穿刺针，穿过浅筋膜后有突破感，穿刺深度大约为1~2cm。对准对侧肩部、乳腺或尾骨方向寻找异感或臂丛刺激反应。获得异感或臂丛刺激反应后，回抽无血、无脑脊液或气体时注入局部麻醉药 25～30mL。用手指压迫穿刺进针点上部的肌间沟，迫使药液向下扩散，以使尺神经阻滞完善。

3. 锁骨上臂丛阻滞

锁骨上入路是在臂丛的三个干水平实施阻滞，因而是对臂丛终末分支阻滞效果最为可靠的方法。它避免了肌间沟臂丛阻滞技术对尺侧阻滞不全的缺点，并能较完善的阻滞腋部臂丛阻滞技术无法阻滞的肌皮神经。从理论上讲，锁骨上臂丛阻滞可用于上臂、前臂和手部的所有手术。但是，由于该臂丛阻滞技术有并发气胸的高度危险，所以其临床应用有所限制。

阻滞操作时患者的体位同肌间沟法，经典锁骨上臂丛阻滞技术的穿刺进针点是位于锁骨中点上方 1～2cm 处锁骨下动脉搏动最明显处。采用长 3.75cm 的 22 号穿刺针，以与脊柱相平行的方向刺入穿刺针，这样在穿刺针触及第 1 肋时正好与该肋相垂直，通常进针 1～2cm 可触及第 1 肋骨。在触及第 1 肋后，在前、后方向垂直于臂丛神经走行探查神经的位置。获得异感或臂丛刺激反应后，固定针头回抽无血液及气体时注入局部麻醉药 20～25mL。

锁骨上施行臂丛阻滞的另一种穿刺操作方法是"铅锤"法。将穿刺针自锁骨中点垂直刺向后方，进针时平行于第 1 肋而不是正对第 1 肋。患者取仰卧位，将穿刺针朝向地板的方向垂直刺入，穿刺径路如同假想的铅锤落地时的轨迹。将穿刺针自该点缓慢刺入，然后逐步向尾侧转动穿刺针，使其在刺入肺穹隆前即触及臂丛。

4. 锁骨下臂丛阻滞

锁骨下臂丛阻滞是在腋窝上部进入臂丛鞘，其穿刺位置比腋部臂丛阻滞技术高，而又比锁骨上臂丛阻滞技术低，所以该方法是将局部麻醉药液注射在了臂丛束分支的水平。锁骨下臂丛阻滞的麻醉效果优于腋部臂丛阻滞，适用于自肩部至手部手术的麻醉。另外，由于经锁骨下部位置入臂丛鞘内的导管较易固定，所以便于实施连续臂丛阻滞。

患者取仰卧位，阻滞侧上肢外展 90°。沿锁骨全长画一条直线，并标记出锁骨中点的位置。为了确定位于锁骨下区深部的臂丛，操作中必须应用神经刺激器。在锁骨中点下方大约 2.5cm 处的胸壁上做局部麻醉药皮丘。经皮丘刺入长 8cm 的 22 号穿刺针，穿刺针应与皮肤呈 45°角，平行于锁骨内侧头和喙突连线缓慢推进穿刺针。当穿刺针通过皮下组织进入胸肌时，通常可获得直接刺激胸肌所诱发的局部颤搐反应。胸肌颤搐反应消失后，再稍微推进穿刺针通常即可诱发出刺激臂丛的肌肉颤搐反应。

5. 喙突旁臂丛阻滞

喙突下臂丛阻滞技术的适应证同肌间沟臂丛阻滞技术。在喙突周围实施臂丛阻滞的主要优点是体表定位容易，操作方法简便，效果确切，无累及膈神经，迷走神经和喉返神经以及误入椎管内的危险，并且气胸的发生率低。

喙突是肩胛骨上缘外端的一个屈指状突起，在喙突内后方，喙突胸筋膜及胸小肌的深面是包裹喙突根部前血管和臂丛的筋膜鞘，即臂丛的腋鞘，为前、中斜角肌间沟筋膜鞘的延续部。

阻滞操作时患者取仰卧位，头偏向对侧。肥胖患者可在其肩下垫枕，阻滞侧上肢外展 45°离开手术台，并自然悬垂，以利于喙突的暴露。首先在锁骨中、外 1/3 交点下方 1.5～

2. 0cm 处触摸到喙突，在喙突中点向内，向下 2cm 处做标记，此即为穿刺进针点。采用局部麻醉药对穿刺进针部位实施浸润阻滞。由于此部位的臂丛神经筋膜鞘有胸大肌和胸小肌双重覆盖，所以位置较深，操作中必须应用神经刺激器。将穿刺针垂直于操作台面刺入浸润阻滞后的皮肤，并直接向后进针，直至诱发出合适的臂丛刺激反应（任一手指的运动）。固定穿刺针，在回抽试验无血后注入局部麻醉药。

6. 连续臂丛阻滞

对于手术时间很长的患者可采用此法。目前已有专门用于连续周围神经阻滞或神经丛阻滞的穿刺针和导管，并且可与神经刺激器相连接。采用专用穿刺针按常规方法进针到臂丛部位后，取出针芯，单次注入局部麻醉药后在臂丛鞘内置入导管 1～2cm，退出穿刺针并固定导管，根据药物作用时间按时追加局部麻醉药。

（四）上肢神经阻滞

上肢神经阻滞大多是作为臂丛阻滞效果不完善时的补充性阻滞，可在肘部或腕部实施。与肘部相比，在腕部实施上肢神经阻滞亦可十分容易地使手部的桡神经、正中神经和尺神经感觉支配区获得满意的麻醉效果，而且操作更为简单，并发症更少，所以在手的手术时选择肘部神经阻滞需认真权衡利弊。

1. 尺神经阻滞

适用于手尺侧和尺侧一个半手指（通常情况下）的手术。

（1）肘部尺神经阻滞：在肱骨内上菱和尺骨鹰嘴之间的沟（尺神经沟）内，用手指可摸到尺神经。阻滞操作时患者前臂屈曲至 90°，在尺神经沟下缘相当于尺神经部位作局部麻醉药皮丘，以拇指和示指固定尺神经，将长 3. 5cm 的 23 号穿刺针从皮丘处刺入皮肤，与尺神经平行沿神经沟向心推进，有异感时注入局部麻醉药 5～15mL。

（2）腕部尺神经阻滞：①前方入路：在第 2 条腕部横纹与尺侧腕屈肌腱桡侧缘的交点（穿刺进针点）处做局部麻醉药皮丘，采用长 3. 5cm 的 23 号穿刺针，找到异感后注入局部麻醉药 5～10mL。②外侧入路：从腕屈肌腱尺侧大约 1. 5cm 处向桡侧进针实施尺神经阻滞，找到异感后注入局部麻醉药液 3～5mL。采用外侧入路时，穿刺操作中找到异感十分重要，以防穿刺针进入神经血管束前方的平面，从而使其位于厚筋膜的前面。

2. 正中神经阻滞

正中神经阻滞适用于手掌桡侧和桡侧 31/2 个手指的手术。

（1）肘部正中神经阻滞：在肱骨内，外上先之间画一连线，该线与肱动脉交点的内侧 0. 7cm 处即为正中神经所在的部位，相当于肱二头肌腱外缘与肱骨内上髁连线的中点，在此做局部麻醉药皮丘。经皮丘垂直刺入长 3. 5cm 的穿刺针，出现异感后注入局部麻醉药 5mL。如果穿刺针触及骨质而无异感，后退穿刺针至皮下，稍偏桡侧重新刺入穿刺针寻找异感。

（2）腕部正中神经阻滞：在桡侧腕屈肌腱与掌长肌腱之间的腕横纹上做局部麻醉药皮丘。经皮丘垂直刺入长 3. 5cm 的穿刺针，穿过深筋膜后再进针大约 0. 5cm 即可出现异感，注入局部麻醉药 5mL。

3. 桡神经阻滞

桡神经阻滞适用于手背第 1、2 掌骨中间皮肤的手术。

（1）肘部桡神经阻滞：桡神经位于肱二头肌外侧的沟内，肱桡肌与肱肌之间。在肱骨内、外先连线上，于肱二头肌腱外侧缘桡侧 2cm 处做局部麻醉药皮丘。经皮丘向肱骨垂直刺入长 3.5cm 的穿刺针并寻找异感，出现异感后注入局部麻醉药 5～10mL。

（2）腕部桡神经阻滞：在腕部，桡神经已分为多个细小分支，阻滞方法比较简单，在腕部做环形皮下浸润注射即可。由于大多数桡神经纤维是通过腕背桡侧的鼻烟窝，所以在鼻烟窝内注入局部麻醉药 5～10mL 亦可将其满意阻滞。

（五）下肢神经阻滞

需注意的是，除腰骶丛之外，下肢神经分布较为分散，不如上肢集中，所以下肢神经阻滞主要是用于不宜实施椎管内阻滞的患者。在临床实施中，应结合下肢手术部位及神经分布范围选择一处或多处进行神经阻滞。

1. 腰骶丛阻滞

完善的腰骶丛阻滞几乎适用于各种下肢手术的麻醉。

阻滞操作时患者取侧卧位，患肢在上，屈腿。在两侧髂嵴上缘之间做连线，再经阻滞侧髂后上棘作一与脊柱相平行的线，两线交汇处即为穿刺进针点。在穿刺进针点做局部麻醉药皮丘。垂直皮肤刺入长 8～10cm 的 22 号穿刺针，然后稍偏向内（勿太偏内，以防误入椎管）缓慢推进穿刺针，触及腰椎横突骨质后稍微偏向尾侧调整穿刺进针方向，然后继续进针直至出现异感或诱发出腰骶丛神经的刺激反应。穿刺进针深度一般为 5～6cm，回吸无血和脑脊液后注入局部麻醉药 20～30mL，注药后保持原体位 5 分钟，以使局部麻醉药液得以充分扩散。如果坐骨神经阻滞不全，而手术又涉及其分布区，必须另施坐骨神经阻滞以改善麻醉效果。

2. 坐骨神经阻滞

坐骨神经阻滞可使股后皮肤，腘绳肌、股二头肌、部分髋关节和膝关节以及膝以下小腿（除隐神经支配的小腿内侧的条带状皮肤区之外）获得麻醉。根据下肢手术的部位，可能需要联合实施隐神经阻滞或股神经阻滞。在临床上可通过多种途径实施坐骨神经阻滞。

（1）后路法：①侧卧位阻滞：患者取侧卧位，患肢在上，屈髋 30°～50°，屈膝 90°，健侧下肢伸直。取髂后上棘与股骨大转子连线中点垂直向下 3cm 处或者坐骨结节与股骨大转子连线的中、内 1/3 交界处即为穿刺进针点。在穿刺进针点做局部麻醉药皮丘。经皮丘垂直刺入长 8～12cm 的 22 号穿刺针，缓慢推进穿刺针，常常在触及骨质之前即可刺激坐骨神经而出现异感或神经刺激反应。在神经刺激器协助下实施坐骨神经阻滞时，定位坐骨神经的最佳神经刺激反应是在 0.2～0.5mA 的刺激电流下诱发出明显可见的足或足趾的肌肉颤搐反应。进针的深度依患者胖瘦为 6～8cm。在回抽无血后注射局部麻醉药 15～20mL。如果穿刺针遇骨质而无异感或神经刺激反应，应后退穿刺针至皮下，调整穿刺进针方向，稍向内，再向外顺序重新进行试探性穿刺操作，但不应超过上次穿刺针触及骨质的深度。②仰卧位阻滞：主要适用于不能侧卧的患者。阻滞操作时患者取仰卧位，操作者站于阻滞侧，由助手扶持患者患侧屈髋屈膝 90°并略内收。在股骨大转子与坐骨结节之间做一连线，该连线中点的凹陷处即为穿刺进针点，坐骨神经位于此凹陷的深处。在穿刺进针点做局部麻醉药皮丘，经皮丘刺入长 8～10cm 的 22 号穿刺针，沿水平方向朝头、略向内侧推进穿刺针，直至出现异感或神经刺激反应注入局部麻醉药 15～20mL。

（2）前方入路：主要适用于不能侧卧的患者，例如下肢骨折患者。阻滞操作时患者取仰卧位。于髂前上棘与耻骨结节间作一与腹股沟韧带相一致的连线（A 线）；在 A 线的中、内1/3 交界处作 A 线的垂线并向大腿外上部延伸（B 线）；再从股骨大转子作 A 线的平行线并向内侧延伸（C 线）。B，C 两线交汇处为穿刺进针点。在穿刺进针点做局部麻醉药皮丘。采用长10～12cm 的 21 号穿刺针，以近乎与皮肤垂直的角度进针，直至触及股骨，并记录此次进针的深度。后退穿刺针至皮下，调整穿刺进针方向，以稍微偏向内侧的方向进针，使穿刺针刚好滑过股骨，进针深度较前次大约深 5cm，直至诱发出异感或坐骨神经刺激反应。注射少量局部麻醉药试探阻力，如果阻力很小或无阻力，可进一步证实穿刺针已进入血管神经鞘内。在确认穿刺针的位置正确之后，回抽无血即可注入局部麻醉药 20～30mL。

3. 股神经阻滞

股神经阻滞的麻醉分布区包括整个大腿前面以及股骨和膝关节的大部分。股神经阻滞亦可使膝关节以下小腿内侧的皮肤（由股神经的终末皮支—隐神经支配）获得麻醉。

阻滞操作时患者取仰卧位，在腹股沟韧带下方大约 2.5cm 触摸股动脉搏动最明显处，从此点向外旁开 1cm 处即为穿刺进针点。在穿刺进针点做局部麻醉药皮丘，操作者用左手食指和中指触摸股动脉搏动点并轻轻向一旁牵拉，经皮丘垂直刺入长 4～5cm 的 22 号穿刺针，进针大约 1.5～2.5cm 刺破股筋膜时可有轻微突破感，放手后可见穿刺针随股动脉搏动，此时通常可诱发出传导至膝关节或下肢内侧的异感或神经刺激反应。在神经刺激器协助下实施股神经阻滞时，定位股神经的最佳神经刺激反应是在 0.2～0.5mA 的刺激电流下诱发出明显可见或可触摸到的股四头肌颤搐反应，即髌骨运动。在回抽无血后注射局部麻醉药10mL。如果无异感或神经刺激反应出现，亦可在股动脉外侧从内至外做宽大约3cm 范围的扇形浸润（注意勿伤及股动脉），局部麻醉药的总用量为 15～20mL，亦可达满意的股神经阻滞效果。

4. 股外侧皮神经阻滞

股外侧皮神经阻滞可为在大腿外侧实施小面积皮肤移植术的患者提供满意的麻醉效果，或者是与股神经阻滞技术联合应用以完善膝关节手术时股神经阻滞技术的麻醉效果。

阻滞操作时患者的体位同股神经阻滞。在髂前上棘内侧大约 2cm 做一条与身体纵轴平行的线，再于髂前上棘下方2cm 处做前一条线的垂线，两线交汇处即为穿刺进针点。在穿刺进针点做局部麻醉药皮丘，经皮丘垂直刺入长 5cm 的 22 号穿刺针，穿过筋膜后直至触及髂骨，在后退穿刺针时边回抽边注射局部麻醉药。然后，再次以同样的方法刺入穿刺针，并在后退穿刺针时向内、外侧做一扇形浸润面，深度大约 2～3cm。局部麻醉药的总用量为 15～20mL。阻滞操作时必须注意，只有将局部麻醉药液注射在筋膜下方可有效。

5. 闭孔神经阻滞

闭孔神经阻滞仅可使大腿下部内侧小范围的皮肤获得麻醉，其通常是与股外侧皮神经、股神经和坐骨神经阻滞联合应用于下肢手术。

阻滞操作时患者取仰卧位，双下肢略外展。操作者站于阻滞侧。在耻骨结节下方2cm，向外旁开 1cm 即为穿刺进针点。在穿刺进针点做局部麻醉药皮丘，经皮丘垂直刺入长 8～

10cm 的 22 号穿刺针，推进穿刺针直至触及耻骨支，深度依患者胖瘦大约为 2. 5～6cm，记住此深度。然后稍微后退穿刺针，将穿刺进针方向偏外、上方调整，以与皮肤大约呈 80°角再刺入穿刺针，逐渐改变穿刺进针方向，直至穿刺针从闭孔上方滑过而进入闭孔，此时的穿刺进针深度较先前触及骨质的深度大约深 2～3cm。在回抽无血和液体后，注射局部麻醉药 10～15mL。

6. 膝部神经阻滞

下肢有三条周围神经可在膝部平面实施阻滞。其中胫神经和腓总神经是坐骨神经的分支，为混合神经；隐神经是股神经的末梢分支，为感觉神经。膝部神经阻滞的最大优点是能够使整个下肢远端获得麻醉，并能避免椎管内阻滞的潜在危险以及在下肢近端、腹股沟、臀部实施神经阻滞操作所引起的不适感。不仅适用于足部和踝部手术，而且亦允许在踝部上方应用止血带。

(1) 胫神经和腓总神经阻滞。

1) 腘窝入路：采用腘窝入路可经同一穿刺进针点实施胫神经和腓总神经阻滞。操作时患者取俯卧位，嘱患者屈膝，以确定腘窝的边界。将腘窝分成内，外相等的两个三角形，两个三角形的基底为腘窝皮肤皱纹，即股骨内，外更连线。在腘窝皮肤皱纹上方 5cm 和两个三角形中线外侧 1cm 处做局部麻醉药皮丘，此点正好是位于胫神经和腓总神经的上方。以与皮肤成 45°～60°角刺入长 3～6cm 的 22 号穿刺针，向前向上推进穿刺针，直至出现异感或神经刺激反应。刺激胫神经可出现足跖屈；刺激腓总神经可出现足背屈。对于成年人，穿刺进针深度通常大约为 1. 5～2cm。在仔细进行回抽试验后，注入局部麻醉药液 35～40mL。

2) 外侧入路：由于采用外侧入路时患者是取仰卧位，所以操作中其较为舒适，尤其适用于不宜反复翻动体位的患者，例如小腿骨折患者。操作时患者下肢伸直，足长轴与手术台面成 90°角。从股骨外上课最高点向头侧水平移动 7cm 即为穿刺进针点。将穿刺针刺入股二头肌和股外侧肌之间的沟内，直至触到股骨干。一旦穿刺针前端触及股骨，将其退回至皮下，以与水平面成 30°角的方向向后推进穿刺针。如果穿刺进针中出现异感或采用神经刺激器诱发出足背屈（腓总神经）或足（趾）跖屈（胫神经），说明穿刺进针方向正确。

如果在穿刺进针中没有刺激到神经，应将穿刺针后退至皮下组织内，从相同的穿刺进针点重新刺入穿刺针，首先将穿刺针向前倾斜 5°～10°进针，然后再向后倾斜 5°～10［以最初的进针角度（30°）为参考］进行试探性进针。如果重新进针仍不能探触到神经，可在距原穿刺进针点后方 5mm 处按上述方法重新进行穿刺操作。在证实穿刺针位置正确和仔细进行回抽试验后，注入局部麻醉药液 35～40mL。

(2) 隐神经阻滞：隐神经是股神经最大的皮支，分布区包括上自膝关节（作为骶丛的一部分）下至第 1 跖趾关节（在一些患者）之间的小腿内侧、前内侧和后内侧的皮肤。隐神经阻滞最常与坐骨神经阻滞或膝部神经阻滞联合应用，作为各种小腿手术和足部手术的补充麻醉措施。另外，膝部隐神经阻滞亦可单独用于小腿内侧的浅表手术，例如皮肤移植术、隐静脉移植术，隐神经分布区的溃疡清创术和慢性溃疡性疼痛的治疗。

由于隐神经进入皮下间隙后分成了许多细小分支，所以对分布广泛的整个隐神经网实施阻滞操作非常困难。因此，最好是在尽可能靠近远端的位置实施隐神经阻滞。阻滞操作时患者取仰卧位，在膝关节下部自胫骨内侧至猴韧带边缘，采用局部麻醉药液 5～10mL 实施皮下环形浸润注射即可阻滞隐神经。另外，可在小腿内侧、紧靠骸骨远端于大隐静脉周围刺入穿刺针，在距皮肤 0.5cm 的深度处扇形浸润注射局部麻醉药液 10mL 亦可获得隐神经阻滞。

7. 踝部神经阻滞

支配下肢的周围神经分出五个终末分支：胫神经、腓肠神经、腓浅神经、隐神经和腓深神经，可在踝部分别对这些终末分支实施阻滞。踝部神经阻滞操作简便且容易掌握，满意阻滞的成功率相当高。踝部神经阻滞几乎适用于足部各种手术，如截肢术，足清创术和木囊肿切除术等，但是在应用驱血带时，踝部神经阻滞的作用有限。

(1) 胫神经阻滞：患者取仰卧位并外旋下肢，在内踝处紧靠胫后动脉后方（即内踝平面跟腱的前方）做局部麻醉药皮丘。垂直刺入长 2.5cm 的穿刺针，推进穿刺针直至触及胫骨后部。后退穿刺针 2～3mm，回抽无血后注射局部麻醉药 5mL。

(2) 腓肠神经阻滞：患者取仰卧位并内旋下肢，在外踝平面跟腱前方做局部麻醉药皮丘。经皮丘刺入长 2.5cm 的穿刺针，经皮下向外踝方向推进穿刺针，然后边后退穿刺针边扇形浸润注射局部麻醉药 5mL。

(3) 腓浅神经阻滞：在胫骨前缘至外踝前缘的皮下组织内浸润注射局部麻醉药 5mL，即可阻滞腓浅神经。

(4) 腓深神经阻滞：嘱患者背屈踝部以定位姆长伸肌腱，在该肌腱外侧触摸到胫前动脉，在胫前动脉一侧的伸肌支持带深面注射局部麻醉药 2～3mL。

(5) 隐神经阻滞：在内踝近端的前方做局部麻醉药皮丘。在隐静脉区扇形浸润注射局部麻醉药 3～5mL，操作时必须注意勿伤及隐静脉。

(6) 腓深神经、腓浅神经和隐神经一点阻滞法：在足背部做内外踝连线，并让患者背屈大晦趾以确认爵长伸肌腱。胫前动脉位于晦长伸肌腱与趾长伸肌腱之间，可用手指触摸到。在两伸肌腱之间的动脉搏动处，于内、外踝连线上做局部麻醉药皮丘，垂直刺入长 2.5cm 的 25 号穿刺针直至伸肌支持带深面，注射局部麻醉药 5mL 以阻滞腓深神经。在同一局部麻醉药皮丘内将穿刺针刺向外侧，并在皮下组织内注射局部麻醉药 3～5mL，以阻滞腓浅神经；然后将穿刺针刺向内侧，并在皮下组织内注射局部麻醉药 3～5mL，以阻滞隐神经。

四、椎管内阻滞

（一）蛛网膜下隙阻滞（腰麻）

蛛网膜下隙阻滞是操作最简单且作用最可靠的一种区域阻滞方法，适用于中下腹、会阴部和下肢的某些手术。但传统蛛网膜下隙阻滞方法中使用的穿刺针和局部麻醉药剂量，容易使患者手术后出现头痛和尿潴留等并发症，因此恢复时间可明显延迟，所以不提倡在整形外科手术患者中应用。使用新型笔尖样细穿刺针（25～27G）可明显降低患者手术后头痛的发生率（1%～2%），从而使患者较易接受这种方法。但是使用过细的穿刺针（≥29G）则会增加穿刺操作的难度，容易导致麻醉失败。

在蛛网膜下隙内注射小剂量局部麻醉药行"选择性蛛网膜下隙阻滞"的方法，可仅阻滞支配机体某一区域或司某一功能的神经纤维的传导，特别适宜在整形外科手术中使用。例如，0.5%利多卡因 5mL（盐水稀释，等张液）可仅阻断皮肤针刺痛（T_{10}以下），而不影响轻触觉和本体感觉；0.1%丁哌卡因（4～5mL）可选择性阻滞感觉神经（T_{10}以下），适合于较长时间的手术（2～3小时）。在蛛网膜下隙复合应用小剂量阿片类药物，如芬太尼20～40μg或舒芬太尼10μg，可延长局部麻醉药对感觉神经的阻滞作用，但对运动神经无影响，尤其不会延长患者手术后排尿的时间。如0.5%利多卡因2.5mL和芬太尼25μg复合用于蛛网膜下隙阻滞，可维持满意的麻醉效果（T_8以下）60分钟。需要指出的是，复合应用阿片类药物容易导致患者手术后出现瘙痒。

（二）硬脊膜外间隙阻滞

硬脊膜外间隙阻滞在整形外科手术中的应用相当广泛，可用于除头部之外的从颈部到下肢的分节段麻醉，不仅麻醉效果确切，而且麻醉时间可根据手术需要延长。穿刺部位的选择原则上是在麻醉范围的中点，根据手术部位和范围亦可选择实施单侧肢体硬脊膜外间隙阻滞、单管硬脊膜外间隙阻滞和双管硬脊膜外间隙阻滞。

由于大多数整形外科手术为短小手术，并且不需要肌肉松弛，所以在硬脊膜外间隙阻滞时，应选择能够满足手术需要的最低有效浓度的局部麻醉药，尤其是颈、上胸段硬脊膜外间隙阻滞，以减轻对呼吸和循环系统的影响。

对于多部位手术患者，如果采用两点穿刺实施硬脊膜外间隙阻滞，应特别注意按手术程序需要，使两部位给药的时间间隔开，并使两部位单次用药的总量与一点穿刺时的一次量相接近，至少不应大于一点穿刺所用的一次较大用量。另外，两部位应用的局部麻醉药浓度亦应视手术需要而有所不同。

除非有禁忌证，局部麻醉药中应常规加入肾上腺素，浓度以1∶20万或更低为宜。加入肾上腺素对减少局部麻醉药吸收，延长麻醉时间、增强麻醉效果和提升血压均有一定的作用。

对于手术后疼痛明显的患者，可保留硬脊膜外导管间隙进行镇痛治疗，以减少手术后应激反应及其引发的并发症，有利于患者的康复。目前能够用于硬脊膜外间隙镇痛治疗的药物很多，如阿片类药物、局部麻醉药、非麻醉性镇痛药、α_2—受体激动剂、非甾体抗感染药等，可单独应用，亦可复合应用，并各有优缺点。在临床工作中，大多是联合应用低浓度的丁哌卡因（0.125%～0.25%）与小剂量阿片类药物。临床研究表明，将局部麻醉药与阿片类药物联合应用可减少两种药物的用量和降低药物的毒不良反应。

手术后疼痛治疗时的硬脊膜外间隙给药方式包括间断分次给药，持续输注给药和患者自控给药。间断分次给药法的缺点主要包括快速耐受、增加医护人员的工作量、每次给药后存在发生低血压的危险和患者有出现突发性疼痛的可能。

在进行硬脊膜外间隙连续输注给药时，以采用电动输注泵最为可靠，因为其可排除硬脊膜外导管的阻力而进行精确和定量的连续输注给药，并且具有一定的药物储量，不必每天更换药物储器。合适的给药方案是：开始以20mL/h的速率输注0.1%丁哌卡因和小剂量阿片类药物的混合液，通常在几小时后调整输注速率。如果发生阻滞平面消退，在调整到较大输注速率之前，必须通过输注泵给予单次剂量的局部麻醉药，因为单纯靠提高输注给药速率往往不能达到满意的镇痛效果。

硬脊膜外间隙PCA（PCEA）是将PCA技术与硬脊膜外间隙给药相结合，适用于上胸部以下区域的手术后疼痛治疗。与硬脊膜外间隙持续输注给药相比较，PCEA 获得的镇痛效果相似或者更好，并且用药量更少。

新型长效局部麻醉药罗哌卡因也已被用于 PCEA，最佳给药方案：选用浓度为 0.1%～0.3% 的罗哌卡因，背景输注速率为 4～6mL/h。研究发现，在 PCEA 中联合应用罗哌卡因和吗啡亦是一种良好的手术后疼痛治疗方法，不仅可减少 PCEA 中吗啡的用量，而且还可提高患者对疼痛治疗的满意度，降低不良反应。

（三）骶管阻滞

骶管阻滞是经骶管裂孔而到达骶部硬脊膜外间隙的麻醉方法，穿刺体位有侧卧位和俯卧位两种。其优点是操作简单，仅限于低位脊神经阻滞，且对呼吸循环功能干扰少。缺点是失败率高，局部麻醉药用量大，穿刺进针点邻近肛门会阴，易污染。

骶管阻滞特别适合脐以下的手术。虽然各种标准局部麻醉药均适用于骶管阻滞，但对于实施整形外科手术的成年人，则应避免应用布比卡因，因为下肢肌肉无力时间过长可延长患者离院的时间，最好是选用利多卡因。此外，联合应用少量 NMDA 受体拮抗剂（如 0.5mg/kg 氯胺酮）或 α 受体拮抗剂（如 1～2μg/kg 可乐定）可有效延长骶管阻滞时局部麻醉药的镇痛效能，而且不会出现明显的镇静和精神不良反应以及呼吸或循环功能抑制等。

骶管阻滞的效果、持续时间和范围取决于三个重要因素：药物容量、剂量和浓度。在成年人，一般应用总量为 15～20mL 的局部麻醉药即可达到满意的骶管阻滞效果。在小儿，将局部麻醉药 0.5mL/kg 注入骶管通常即可产生满意的骶神经阻滞效果；达低位胸段阻滞所需的局部麻醉药液用量为 1mL/kg；达中胸段阻滞所需的用药量为 1.25mL/kg。在小儿给药前，应仔细核对药物的总用量，以确保每公斤体重的局部麻醉药剂量在可接受的安全剂量范围之内。

骶管阻滞时，达满意感觉神经阻滞所需的局部麻醉药浓度：布比卡因为 0.25%；依替卡因为 1%；甲哌卡因为 1%；利多卡因为 1%；丙胺卡因为 1%，氯普鲁卡因为 2%。在局部麻醉药液中加用肾上腺素可增强运动神经阻滞的程度、降低局部麻醉药的血药浓度和延长短效局部麻醉药的作用时间。

当穿刺针位置正确时，在骶管内置入导管非常容易。在大多数情况下，最理想的置管部位是导管前端位于 S_2～S_3 之间。在骶管内置入导管后，最重要的是立即注入生理盐水，以防凝血块阻塞导管前端妨碍继续注药。与腰段硬脊膜外间隙阻滞一样，连续骶管阻滞时应相应减少追加用药的剂量。

五、全身麻醉

近年来，由于新型静脉麻醉药（如咪达唑仑，丙泊酚等）吸入麻醉药（如七氟烷、地氟烷等）和短效阿片类药物（如雷米芬太尼）的广泛应用，全身麻醉在整形外科手术中的应用呈上升的趋势。

一般来讲，整形外科手术全身麻醉中应用的药物应符合以下标准：①麻醉诱导速度快，有效半衰期短。②镇静、镇痛作用强，手术中无知晓。③临床剂量对呼吸功能的抑制作用轻。④停药后苏醒迅速，无兴奋及手术后精神症状。⑤无残余药物作用。

（一）麻醉诱导和气管插管

1. 静脉麻醉诱导

不仅具有起效迅速和安全舒适的特点，而且有报道称它对患者心理的影响小于吸入麻醉诱导，尤其是小儿患者。对于整形外科手术患者来讲，丙泊酚是最适宜的静脉麻醉诱导药，静脉注射 1. 5～2. 5mg/kg，在一次臂一脑循环时间内即可起效，而且其对上呼吸道反射具有良好的抑制作用，特别有利于快速和顺利地插入喉罩通气道。但是丙泊酚容易引起注射部位的疼痛，为此宜选择经粗大静脉注入该药，或在注射前预先注入少量利多卡因（0. 2kg/kg）。应用硫喷妥钠（5～6mg/kg）进行麻醉诱导，效果同样迅速可靠，但其可增加喉反射的敏感性，而且患者手术后早期恢复较丙泊酚迟缓，不适宜在短小整形外科手术中应用。

2. 吸入麻醉诱导

特别适宜在恐针症或静脉穿刺困难的患者中使用，尤其适用于小儿。对于特别焦虑的小儿，麻醉诱导时还可允许其父母在旁边陪伴。既往数年一直是以氟烷作为标准的吸入麻醉诱导药，而目前则提倡使用七氟烷进行麻醉诱导。七氟烷气味宜人，是目前对呼吸道刺激性最小的吸入麻醉药，并且较其他吸入麻醉药的肺泡浓度上升速度快，所以可相当容易地迅速完成麻醉诱导，而且麻醉诱导中患者很少出现咳嗽，屏气和喉痉挛等不良反应。虽然地氟烷的血/气分配系数更小，但其刺激气味明显，并对呼吸道具有一定的刺激性，所以其麻醉诱导效能往往难及氟烷和七氟烷。

近年来大量的临床研究也发现，吸入麻醉诱导亦特别适用于气管插管困难的患者，因为其不仅能够维持满意的自主呼吸，而且允许麻醉医师逐渐估计麻醉诱导后患者保持呼吸道通畅的能力，如果随麻醉加深患者出现呼吸道不通畅，可停止麻醉药的吸入而减浅麻醉，甚至让患者清醒。

3. 气管插管

虽然一般整形外科手术患者不需要进行气管插管，但在有误吸高危因素或实施较长时间头面部手术的患者，气管插管则可提高麻醉的安全性。虽然常用去极化肌肉松弛药琥珀胆碱来协助完成气管插管，但是麻醉后肌痛是其常见并发症，而且肌痛可能比手术本身的疼痛更加强烈，持续时间一般 2～3 天，也可达 4 天以上。手术后短时间内就活动患者的肌痛发生率（66％）明显高于术后卧床休息的患者（13. 9％），因此一般不主张将琥珀胆碱用于整形外科手术的麻醉。

非去极化肌肉松弛药美维库铵可取代琥珀胆碱用于气管插管，并且其不引起手术后肌痛。虽然美维库铵的恢复时间比琥珀胆碱长 15 分钟，但是并不需要进行拮抗。采用预注剂量能加快美维库铵的起效时间。单次注射美维库铵 0. 15mg/kg，起效时间是 3. 5 分钟；如果采用预注法，起效时间将缩短至 2. 分钟。使用更大剂量，则起效更快。新型非去极化肌肉松弛药—罗库溴铵的起效时间与琥珀胆碱非常接近，可代替琥珀胆碱在气管插管时应用，给予较大剂量（0. 8～1mg/kg）可在 1 分钟左右达到满意的气管插管条件，即使给予较小剂量（0. 4～0. 5mg/kg），达到满意气管插管条件的时间也只有 90 秒。

（二）麻醉维持

1. 吸入麻醉维持

吸入麻醉维持是整形外科手术患者最常用的麻醉维持方法，尤其是七氟烷和地氟烷。七氟烷的血/气分配系数为 $0.6\sim0.7$，成年人的 MAC 值为 2.93%，复合吸入 $60\%N_2O$ 时仅为 $0.6\%\sim0.7\%$，手术中麻醉深度易于调节，而且没有明显的交感神经激活效应，手术中容易维持循环功能稳定。七氟烷麻醉患者不仅手术后恢复迅速和完全，而且往往在 $2\sim3$ 小时后即可安全恢复离院，价格/效能之比较为优越。与异氟烷麻醉相比，七氟烷麻醉后患者睁眼、拔管和清醒时间均相对缩短，尤其在长时间手术和老年患者中最为明显；与丙泊酚麻醉相比，患者手术后苏醒和定向力恢复时间也缩短，但他们最终的离院时间没有显著差异。与其他吸入麻醉药相比，七氟烷麻醉患者手术后的恶心呕吐发生率最低。但七氟烷麻醉患者在苏醒期有时可出现躁动。

地氟烷的血/气分配系数为 0.42，成年人的 MAC 值为 6%，复合吸入 $60\%N_2O$ 时仅为 $3\%\sim4\%$，手术中调节麻醉深度的可控性强于七氟烷，但其有明显的交感神经系统激活作用，容易引起高血压和心动过速。手术前应用可乐定（$5\mu g/kg$，口服）或者手术中静脉滴注适量芬太尼（$1\sim1.5\mu g/kg$）或艾司洛尔 [$50\sim200\mu g/$（$kg\cdot min$）]，可减轻该反应。为了更经济，手术中不宜使用"全开放"或"半紧闭""式通气环路行高流量麻醉，而应以"全紧闭"通气环路行低流量麻醉。与包括七氟烷在内的其他吸入麻醉药相比，地氟烷麻醉患者手术后苏醒和意识恢复速度最快，但后期恢复和离院时间则没有明显改变。与七氟烷相同，地氟烷麻醉患者苏醒期也容易出现躁动，并且手术后恶心呕吐的发生率相对较高。

2. 静脉麻醉维持

静脉麻醉维持是整形外科手术的另一种重要麻醉维持方法。在众多静脉麻醉药中，以丙泊酚最为常用。对于镇痛要求不高的手术操作，如离子磨削手术、超声吸脂手术等，可采用分次静脉注射（$30\sim50mg/$次）或持续静脉输注的方法，单独使用丙泊酚来完成手术；但对于其他大多数手术，手术中则宜复合使用适量的短效阿片类药物或吸入 N_2O 辅助。由于体内消除迅速，而且具有明显的再分布特征，所以丙泊酚麻醉后患者苏醒迅速，恢复过程与七氟烷麻醉相当。此外，丙泊酚具有明显的抗呕吐作用，可降低手术后患者的恶心呕吐发生率，而且患者手术后困倦、眩晕、视觉模糊等并发症的发生率亦少于其他麻醉药物。如果使用新型的"目标控制输注"（target－controlled infusion，TCI）装置，并辅以脑电图 BIS 监测，手术中便能更为精确地调控丙泊酚用量，避免药物的过量使用，从而可显著改善静脉麻醉的质量，也有助于降低患者的麻醉费用。

虽然整形外科手术操作创伤小，但是手术中酌情使用适量的强效阿片类药物，如舒芬太尼，芬太尼或阿芬太尼，可在短时间内迅速加深麻醉，以便于维持患者血流动力学稳定，患者手术后的恢复和离院时间并不会因此而延长，而且其手术后的残余镇痛效能还能避免患者因疼痛而发生恶心呕吐。超短效阿片类药物雷米芬太尼，可持续静脉输注 [$0.25\sim0.5\mu g/$（$kg\cdot min$）] 用于维持手术中镇痛手术后作用消失迅速，没有残余呼吸抑制效应，但由于在停药后往往需要立即给患者补充长效镇痛药物，所以使其上述优点难以发挥。此外，有研究发现，手术中使用雷米芬太尼容易造成体内阿片受体快速出现耐受，从而导致手术后患者对镇痛药物的需要量增加。

3. 肌肉松弛药的选择

在整形外科手术患者麻醉维持中，应尽可能避免使用肌肉松弛药，尤其是不宜使用长效肌肉松弛药；必要时可选用不良反应小的中，短效非去极化肌肉松弛药，如维库溴铵和罗库溴铵等。米库氯铵为新型的短效非去极化肌肉松弛药，经血浆假性胆碱酯酶分解，作用时间仅为 10～15 分钟，无论是分次静脉注射，还是持续静脉滴注，停药后患者的自主呼吸均能很快恢复，从而避免因使用新斯的明等抗胆碱酯酶药物而增加患者手术后出现恶心呕吐的危险。

(三) 呼吸道管理

近年来，喉罩通气道（laryngeal mask airway，LMA）的广泛应用使整形外科手术患者全身麻醉中的呼吸道管理已大为改观。与传统的气管插管相比，LMA 具有以下非常突出的优点：①插入操作不需使用肌肉松弛药，从而可避免手术后肌痛和残余呼吸抑制等一系列并发症的发生，亦无使用直接喉镜造成患者牙齿和黏膜损伤之忧。②并发症显著少于气管插管，尤其是能减少手术后咽痛、发音异常等情况的发生。③对呼吸道刺激小，无须使用深度麻醉以抑制呼吸道反射，所以手术中易于维持患者循环和呼吸功能稳定。④与使用面罩或口咽通气道相比，使用 LMA 道能减轻麻醉医师的劳动量，有更多时间进行监护和用药。

一般来讲，在麻醉诱导后只要按照正确的操作步骤，即使一个新手也能相当容易地插入 LMA。然后，仅需使用丙泊酚或强效吸入麻醉药维持较浅的麻醉，患者就能很好地耐受 LMA。手术中宜保留患者的自主呼吸，必要时也可进行间歇正压通气，但呼吸道压应保持在 20～30cmH$_2$O 之内，以防气体漏入食管造成胃胀气。手术结束后，可将 LMA 的通气罩放气，保留 LMA 于原位，待患者完全清醒后拔除，或者在麻醉尚深时即将 LMA 拔除。相比之下，后一种方法可减少拔除 LMA 时患者咳嗽和喉痉挛的发生，特别适用于小儿患者。

(四) 循环管理

在整形外科手术麻醉期间，循环管理主要包括以下几方面。

1. 确保静脉径路通畅

这对及时补充血容量和给药均很重要，最好是应用塑料外套管留置针，特别是带有侧注射孔的塑料外套管留置针。这种留置针不仅内径大、输液速度快和能从侧注射孔向静脉内注药，而且不影响患者肢体活动和能长期留置。

2. 液体管理

满意的液体管理直接关系到患者手术中的安全和手术后的恢复。对于整形外科手术患者，麻醉中主要是维持性输液，以补充因手术前禁食所致的水，电解质和热量缺失，其补给量为手术当日需要量的 1/2 左右。其次是补充因手术引起的功能性细胞外液丢失，成年人输入量为 300～500mL，小儿为 10mL/kg。维持输液常用乳酸钠林格注射液。如果因手术意外而导致出血较多或手术时间长，则应正确估计体液丢失，并及时予以补充。

3. 维持血压和心率稳定

麻醉期间维持血压稳定的关键有二：一是要分析造成血压波动的可能原因，并加以预防；二是要对血压波动的病理生理做出判断，弄清血容量、心脏功能和外周血管的舒缩状态，并针对主要矛盾进行处理。

一般来讲，心率不超过 150 次/分和不低于 60 次/分对心排出量无明显影响，不需要进行特殊处理，否则需要应用药物进行适当调控。阿托品是增速心率的首选药物，当心率缓慢且伴血压明显降低时，可静脉注射麻黄碱提高心率和升高血压。当心率明显增速时，可静脉滴注美托洛尔或拉贝洛尔降低心率，这些药物的用量需依心率减少的次数而定，美托洛尔 1mg 可使心率降低 8～15 次/分，拉贝洛尔 1mg 可使心率降低 15～30 次/分。

（五）麻醉期间管理的注意事项

（1）在整形外科手术中，应特别注意患者的体位和头部位置。体位和头部位置除了可影响气管导管的通畅之外，还可明显影响头部血液循环。如患者头部位置不当导致颈部大静脉或椎静脉丛受压，可使颈内静脉压升高，患者颜面表现发绀，结膜水肿，手术野渗血增加，血色紫暗。应及时调整患者的体位和头部位置，改善淤血状态。

（2）麻醉用药和麻醉管理不当可加重创面渗血，导致手术野模糊和操作困难。吸入麻醉药、氟哌利多和吩噻嗪类药物等均具有扩张血管作用，应尽量少用。通气不足，CO_2 蓄积亦可使血管扩张。如果平均气道压升高导致右心回血受阻，则可增加头颈部静脉渗血。

（3）长时间手术，除维持麻醉平稳之外，还需要保证周围循环灌注良好，注意四肢温度和尿量的变化。

六、麻醉监测

虽然许多整形外科手术完全可以在局部麻醉下完成，但是手术中注射局部麻醉药（尤其是多点注射）、牵拉深部组织以及较长时间地保持某种体位等均可引起患者明显的不舒适。另外，当患者在完全清醒状态下接受手术时，亦可因焦虑和恐惧等心理应激反应而使其很难满意地配合手术操作。因此，无论是患者，还是手术医师，均希望在局部麻醉手术中能辅助使用适量的镇静药物和（或）镇痛药物，即在所谓的"监测麻醉"（monitor anesthesia care，MAC）下完成手术。实践证明，该种麻醉方法不仅可保留局部麻醉方法手术中和手术后早期镇痛效果可靠的优点，而且与全身麻醉或区域阻滞相比，手术后并发症少，恢复快，也更为经济，所以特别适宜在整形外科手术中应用。

虽然许多静脉麻醉药和吸入麻醉药均可用于监测麻醉，但目前较提倡使用起效迅速、作用时间短的镇静药物和镇痛药物，以利于手术中对镇静程度的调控和手术后尽快地恢复。手术中应根据各种药物的作用特性和不同手术的操作特点，适时，适量地使用镇静药物和镇痛药物。

咪达唑仑解除患者焦虑的功效显著，特别适合在相对无痛的手术中使用，如超声吸脂手术和内镜美容外科手术。丙泊酚则适合在要求患者静止不动的手术中使用，如激光治疗。芬太尼类药物宜在手术操作引起疼痛之前给药。对于老年患者，应注意适量减少镇静药物和镇痛药物的用量。当手术中镇痛效果不满意时，如患者出现心动过速，高血压，面露苦相，体动和有意躲避手术等，应注意及时补充局部麻醉药，而不能盲目追加镇痛药物，以防出现严重呼吸抑制。此外，选用较细的注射针头（25 号或 27 号）和温度适宜（25℃～40℃）的局部麻醉药液，也有利于减轻注射局部麻醉药时患者的不适感和疼痛。

目前，联合用药在临床监测麻醉中使用比较普遍，以期利用药物间协同或相加性质的相互作用，提高监测麻醉的质量。在镇静方面，首先静脉注射咪达唑仑 1～3mg，然后持续静脉输注丙泊酚 [10～100μg/（kg·min）]，可维持满意的镇静程度，完全消除患者的焦虑和记忆，而且手术后恢复亦快。在镇痛方面，可间断静脉注射芬太尼 25～50μg，阿芬太尼 250～500μg 或氯胺酮 20～30mg，也可持续静脉输注阿芬太尼 0.5～1.0μg/（kg·min）或雷米芬太尼 0.025～0.15μg/（kg·min）。追加给药时应注意给药间隔，以防药物在体内蓄积而导致各种不良反应的发生。

"患者自控镇静"技术作为一种新方法，目前已经在临床上应用。虽然该方法的可靠性和安全性尚有待进一步验证，而且还有研究发现使用该方法的患者手术后的镇静程度容易偏深，使恢复和离院时间延长；但由于手术中患者可根据手术刺激的强度和个人的感觉与要求自己来调控药物的用量，所以其良好的心理影响往往使患者对门诊手术和麻醉的效果更为满意。使用时通常是将锁定时间设定为 5～10 分钟，每次给药的剂量为咪达唑仑 0.5mg 或丙泊酚 10mg。另外，还可复合使用少量的阿片类药物，如芬太尼 25μg 或阿芬太尼 125μg。

患者合作，局部麻醉效果满意以及手术操作轻柔是整形外科手术中监测麻醉成功的关键。在理想的情况下，通过应用适量的镇静药物和镇痛药物，应使患者在手术中始终保持一种"清醒镇静"状态，即精神松弛，保留各种保护性反射，并能对言语指令做出正确的反应。然而，由于这些药物的中枢抑制效应具有明显的剂量依赖性，而且不同患者对其作用的个体反应性差异亦十分显著，所以手术中患者有时会处于"深度镇静"状态（意识消失，嗜睡），甚至全身麻醉状态（对痛刺激没有反应）。因此，严密监测对保证患者的安全具有重要的意义。

美国麻醉医师协会经过调查发现，由于许多非麻醉人员在实施监测麻醉时忽视了对患者生命体征的监测，造成了该方法并没有表现出比全身麻醉或区域阻滞更高的安全性，所以它在相关的工作指南中要求，监测麻醉时必须执行与全身麻醉和区域阻滞相同的监测内容，对患者的氧合，通气，循环和体温等生命体征进行持续监测。脉搏氧饱和度（SpO_2）监测以其无创，经济、使用简单等特点，已成为除血压，心率之外，监测麻醉中必不可少的一项监测内容。当 SpO_2 降低（＜90％）提示患者存在缺氧时，医务人员应及时采取措施进行纠正。但必须强调的是，尽管有了各种精确的监测仪器，但医务人员严密、细致的观察对保证患者麻醉安全的作用仍然不容忽视。

第四节　　整形外科手术麻醉后的管理

一、麻醉后的恢复

大多数整形外科手术的创伤很小，所以决定患者手术后安全的关键因素是手术后麻醉的恢复情况。通常情况下全身麻醉手术后患者应被转送到 I 级恢复区，即具有加强监护功能的麻醉恢复室（post anes－thesia care unit，PACU），在专业医护人员的严密监护下完成早期的恢复，以保证其手术后的安全。当患者完全清醒，各种重要保护性反射恢复，并达到改良

Aldrete 评分系统中 9 分以上的标准后，便可转入Ⅱ级恢复区，即普通观察室或病房，由患者家属陪护，在 1～2 名专业护士的指导下，完成手术后中期的恢复。

目前，随着新型麻醉药物和镇痛药物的广泛使用，越来越多在全身麻醉下实施的整形外科手术实现了"快车道化"（fast－tracking），即患者在手术室中完成早期的恢复，手术后不再经过 PACU，而是直接转入观察室。对于接受区域阻滞和监测麻醉的患者，只要麻醉方法选择适宜、用药剂量适宜，往往更容易实现手术后的"快车道"化。通过这种"快车道"体系，可明显缩短整形外科手术患者手术后的离院时间，并明显降低其医疗费用。

二、常见并发症

（一）手术后疼痛

手术后伤口疼痛是整形外科手术后最常见的并发症，并且已成为限制此类手术实现""快车道"化的主要瓶颈，因为疼痛不仅可使患者在手术后康复期出现入睡困难和活动障碍等，而且可使其倍感不适和痛苦。另外，疼痛还易诱发恶心呕吐。

对于整形外科手术患者，使用各种镇痛药物进行手术后疼痛治疗仍是临床上最常用的方法。虽然阿片类药物（尤其是吗啡）的镇痛效能强，但容易诱发恶心呕吐，影响患者手术后的离院时间，并有导致呼吸抑制的危险，所以仅适用于少数中度至重度疼痛的患者；而对于大多数轻度至中度疼痛的患者，则宜使用镇痛效能相对较弱的非甾体抗感染药物（NSAID），这类药物没有应用阿片类药物的危险和不良反应，使用一般较为安全。实践证明，那种传统的在疼痛出现后给药的用药方式极不科学，很难达到满意的手术后镇痛效果；而只有在坚持定期服药和在疼痛出现前服药的原则，才能充分发挥药物的镇痛效能。

"多模式镇痛"方式为复合使用阿片类药物—非甾体抗感染药—局部麻醉药，它充分利用了这些具有不同镇痛机制药物间的协同或相加效应，从而可明显减少每种药物的用量，避免不良反应的发生，镇痛效能强于单独使用任何一种药物，是目前最为提倡的手术后镇痛治疗方式。

理想的手术后镇痛治疗方法应该具有安全，高效、不良反应少和使用简便等特点，在治疗中能随时便捷地调节其效能，以适应不同的镇痛要求。与其他镇痛治疗方法相比，"患者自控镇痛"（patient－con－trolled analgesia，PCA）技术更趋理想。通过预先设定好的持续药物（镇痛药物或局部麻醉药）背景输注，可提供一个稳定的基础镇痛水平，以保证患者在日常活动中的无痛；在剧烈活动引起疼痛时，患者可根据自身的感觉自行追加给药，引起药物效应室浓度出现瞬时的高峰，迅速使疼痛缓解；而预先设定好的锁定时间又可避免药物使用过量。

（二）手术后恶心呕吐

手术后恶心呕吐（postoperative nausea and vomiting，PONV）是整形外科手术后的另一个常见并发症，许多患者甚至在离院回家后仍然出现严重的恶心呕吐。目前，PONV 已成为患者抱怨整形外科手术麻醉失败的一个主要原因，因为它不仅在生理上和心理上给患者带来了极大的伤害和痛苦，而且还能明显延迟患者的离院时间和明显增加患者的经济负担，部分患者有时甚至还需要住院治疗。因此，在整形外科手术患者的围术期处理中，麻醉医师应格外注意对 PONV 的防治。

因为受患者自身因素、手术因素和麻醉因素等多方面的影响，目前文献报道的整形外科手术患者的 PONV 发生率差异极大，为 $10\%\sim67\%$。为了预防 PONV 的发生，手术前应避免长时间禁食；面罩控制呼吸时宜采用 Sellick 手法压迫环状软骨，以减轻胃胀气；手术中应注意及时补液，以防止发生脱水；手术后搬动患者时动作应轻柔；避免手术后患者过早饮水、进食和剧烈活动，并保证其充足的卧床休息时间。

虽然一般不主张给所有整形外科手术患者常规应用镇吐药物来预防 PONV 的发生，但对于容易发生 PONV 的"高危"患者，如处于黄体期的妇女、肥胖患者、有 PONV 病史或晕动症的患者、使用吸入麻醉药和（或）麻醉性镇痛药的患者等，则采用药物预防为妥。

PONV 的治疗应从药物效应、不良反应和经济角度等诸多方面进行综合考虑，选择适宜的镇吐药物，并注意给药的剂量和时机。由于效能弱或不良反应多（如过度镇静、锥体外系反应等）等明显的缺点，传统的镇吐药物在整形外科手术患者常常难以取得满意效果。例如，临床最常用的氟哌利多 $15\sim75\mu g/kg$ 静脉注射，在有效预防 PONV 的同时可明显延长患者的恢复和离院时间；甲氧氯普胺 $0.15mg/kg$ 静脉注射的镇吐效能相对较弱，虽然不引起患者过度镇静，但可引起锥体外系反应等其他中枢神经系统不良反应。新型镇吐药物昂丹司琼（ondansetron）为高选择性 $5-HT_3$ 受体阻滞剂，镇吐效能强于传统镇吐药物，而且没有中枢神经系统和自主神经系统不良反应，所以特别适用于整形外科手术患者。在治疗 PONV 时，昂丹司琼的常用剂量为 $8\sim16mg$ 口服或 $4\sim8mg$ 静脉注射。但是，昂丹司琼昂贵的价格在很大程度上限制了其广泛临床应用。

（三）其他

在整形外科手术后，还会发生其他一些并发症，如头痛、咽喉痛、头晕和困乏等。与恶心、呕吐和疼痛相比，虽然这些并发症一般不会造成严重危害，但可影响手术后患者正常功能的恢复。目前，临床上对之尚缺乏系统研究，虽然尚难肯定脱水是否为其发生的主要原因，但是脱水无疑可使其加重。因此，手术后应注意及时补液。研究发现，与 $2mL/kg$ 的补液量相比，手术后补液 $20mL/kg$ 可显著减少手术后口渴、头晕和困乏的发生率。

参考文献

[1] 李俊等编著. 临床麻醉与镇痛 [M]. 长春：吉林科学技术出版社，2017.

[2] 黄宇光，薛张纲主编. 腹腔镜手术麻醉管理 [M]. 上海：上海科学技术出版社，2020

[3] 付会莉主编. 现代麻醉要点及围手术期处理 [M]. 长春：吉林科学技术出版社，2019.

[4] 方向明，王英伟主编. 麻醉学 [M]. 北京：中国医药科技出版社，2019.

[5] 柳永健等主编. 现代临床麻醉技术与疼痛治疗学 [M]. 长春：吉林科学技术出版社，2019.

[6] 郭正安，胡格吉胡，王艳冰主编. 实用临床麻醉学 [M]. 南昌：江西科学技术出版社，2018.

[7] 刘保江，韩冲芳主编. 新编麻醉工作指南 [M]. 太原：山西科学技术出版社，2000.

[8] 齐英花主编. 外科手术麻醉及高危患者麻醉 [M]. 北京：科学技术文献出版社，2019.

[9] 翟欣荣著. 实用麻醉学技术 [M]. 长春：吉林科学技术出版社，2019.

[10] 左明章主编. 麻醉科诊疗常规 [M]. 北京：中国医药科技出版社，2020.

[11] 翟欣荣著. 实用麻醉学技术 [M]. 长春：吉林科学技术出版社，2019.

[12] 姚洪霞主编. 麻醉技术与临床实践 [M]. 长春：吉林科学技术出版社，2019.

[13] 王艳萍主编. 临床麻醉与应用 [M]. 长春：吉林科学技术出版社，2019.

[14] 王红雷主编. 临床麻醉学 [M]. 长春：吉林科学技术出版社，2019.

[15] 北京医轩国际医学研究院编. 临床麻醉学研究 [M]. 南昌：江西科学技术出版社，2019.